预防医学国家级教学团队教材

儿童青少年卫生学
Child and Adolescent Health

主　编　史慧静

副主编　谭　晖

主　审　汪　玲

编写者（按姓氏笔画排序）

丁艳华　复旦大学附属儿科医院

王　群　复旦大学公共卫生学院

王震维　复旦大学公共卫生学院

贝品联　上海市普陀区疾病预防控制中心

史慧静　复旦大学公共卫生学院

刘　鸿　上海市疾病预防控制中心

刘　漪　上海市精神卫生中心

江文庆　上海市精神卫生中心

孙锦华　上海市精神卫生中心

杜亚松　上海市精神卫生中心

李存荣　上海市口腔病防治院

李露茜　复旦大学公共卫生学院

张　喆　复旦大学公共卫生学院

张蕴晖　复旦大学公共卫生学院

陆大江　上海体育学院

罗春燕　上海市疾病预防控制中心

蒋　泓　复旦大学公共卫生学院

童　连　复旦大学公共卫生学院

谭　晖　复旦大学公共卫生学院

翟德胜　新乡医学院公共卫生学院

瞿小妹　复旦大学附属眼耳鼻喉科医院

秘　书　王震维　童　连

复旦大學 出版社

内 容 提 要

　　本书以现代健康观和健康促进理念为引领，包括绪论和12章内容，并配有详细实习指导。绪论重在介绍本学科特性和主要研究内容。第一章和第二章介绍儿童青少年时期的体格生长发育规律、心理行为和社会化发展特点。第三章和第四章着重介绍儿童青少年人群生长发育和健康的调查评价方法。第五章和第六章详细阐述当前儿童青少年多种常见病和心理卫生问题的流行程度与健康危害性、特征性表现、发生原因与机制，以及基于个体、学校、社会和政策多层面的干预策略与措施。第七章和第八章主要围绕青少年健康危险行为，在介绍危险行为种类、流行趋势、生物心理社会影响模式的基础上，着重介绍多种基于行为改变理论的青少年健康危险行为干预策略与方法，并详细介绍了对当前青少年健康构成重要威胁的各种伤害和暴力问题。第九章至第十二章主要围绕如何营造有利于儿童青少年健康发展的学校环境，包括学校健康教育内容、实施途径和方法，学校健康促进工作范畴和发展方向，学校教学过程、设施设备的卫生学要求和学校卫生监督要求，学校突发公共卫生事件的预防和应急处置。

　　本书可供高等院校预防医学专业、学校卫生保健及相关专业的学生使用，也可供学校卫生领域的研究和实践工作者参考。

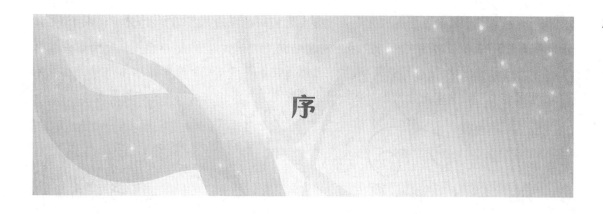

序

在教育部、财政部《关于实施高等学校本科教学质量与教学改革工程的意见》指引下，由复旦大学姜庆五教授为首的"预防医学国家级教学团队"编写的系列骨干教材之一的《儿童青少年卫生学》正式出版。这在预防医学领域和儿少卫生学科，都是一件大事。它有助于深化本科教学改革，促进国家级教学团队建设，改革教学内容和方法，开发教学资源，推进教学工作的传、帮、带和老中青相结合，提高中青年教师的教学水平；积极探索教学团队在组织架构、运行机制、监督约束机制等方面的运行模式，为兄弟院校培训教师提供可推广、借鉴的示范性经验；同时也将为鼓励高校和地方教育行政部门建设校级、省级教学团队作出重要贡献。

半个多世纪以来，伴随我国社会经济的快速发展，人民生活水平大幅提高，初级卫生保健和临床医疗救治水平显著改善，城乡儿童死亡率明显下降。但是，由于社会变迁而导致的生活环境和生活方式改变，加上社会心理应激增加，各种与儿童青少年身心发育相关的健康问题依然普遍存在，视力不良、肥胖等学生常见病、慢性病危险因素的检出率居高不下，集体性传染病暴发、食物中毒、意外伤害等校园突发公共卫生事件时有发生。与此同时，社会各界和广大民众对儿童青少年身心健康的关注程度空前提高；越来越多的民众认识到：促进儿童健康成长，正成为我们国家和各级地方政府实现经济和社会全面进步的优先战略目标。新时期的儿童青少年卫生保健工作，必须逐步承担起健康监测、健康教育、健康干预和健康管理等四大功能：既要促进生理健康，也要促进心理健康；既要采取人群健康保护策略，又要注重个性化的预防保健。因而，如何针对儿童青少年这一人群的一系列身心健康问题开展深入的研究和实践，是当前我国公共卫生和预防医学工作的重大需求。

本书由复旦大学公共卫生学院"预防医学国家级教学团队"编写，史慧静老师任主编。全文重点突出，层次清晰，理论部分和实习内容丰富，文字精练。系统阐述了城市化背景下儿童青少年人群的生长发育规律、健康决定因素、健康干预策略与方法，力求反映国内外经济发达地区和国家在儿童青少年健康研究领域的新理论、新技术和新方法，注重培养学生分析问题和解决问题的能力，强调学校健康促进相关理论和方法在实践中的具体运用，具有较强的针对性和实用性。参编人员来源广泛，不仅有从事公共卫生专业的多学科研究专门人员，更有来自临床医学、学校保健和运动医学各相关专业的有丰富实践经验的基层工作者,充分体现了《儿童青少年卫生学》在教学、科研和实践中多学科密切协作的特性。因此,本书可以向全国各地推广,不仅作为预防医学、卫生事业管理、学校卫生保健等各相关专业的专科、本科和研究生教学用书,也可作为广大从事儿少卫生与学校卫生研究和实践工作人员的参考和指导用书。

北京大学医学部公共卫生学院儿童青少年卫生研究所教授

中华预防医学协会儿少卫生专业分会主任委员

2014 年 6 月

前　言

　　儿童青少年的身心健康水平关系到国家未来的市民素质、可持续发展能力、和谐社会建设成效,促进儿童青少年健康成长正成为当前我们国家和各级地方政府实现经济和社会全面进步的优先战略目标。随着政府、社会各界和广大民众对儿童青少年身心健康的关注程度越来越高,各级卫生、教育行政部门对儿童青少年卫生保健和学校卫生工作提出了更高的要求,相关教材建设也应反映国内外儿童青少年健康研究领域的新理论、新技术和新方法,以适应新时代儿少卫生和学校卫生研究与实践的工作需要。

　　儿童青少年卫生学是一门公共卫生与预防医学领域的核心课程,也是教育学、学校卫生教育等专业的重要基础学科。《儿童青少年卫生学》以现代健康观和健康促进理念为引领,理论知识教育和操作技能培育并重,以适应教学改革需要。全书分理论和实习两大部分,理论部分旨在让读者对儿童青少年健康相关的基础概念和理论建立清晰、系统的认识,实习部分则围绕当前儿少卫生、学校卫生领域科学研究和工作实践的方法学需要而设计。同时,本教材编写上力求做到图文并茂、通俗易懂、叙述清楚、重点突出、板块清晰,通过使用明了化、简单化、生动化的语言和案例,尽量让学生明白深奥的科学理论知识。

　　本书在编写过程中,得到了多学科专家的鼎力相助,各位作者在百忙之中抽出时间参与了本书的编写。主审汪玲教授给予了建设性意见,复旦大学公共卫生学院和复旦大学出版社也给予了大力支持,季成叶教授更是亲自为本书作序。在此,向参与本书编写的全体人员表示深深的谢意!

　　同时恳请广大同道、同学不吝赐教,把使用过程中发现的问题、建议或者意见给予及时反馈,以便我们能够弥补不足,更上一层楼。

史慧静

2014 年 6 月

目　录

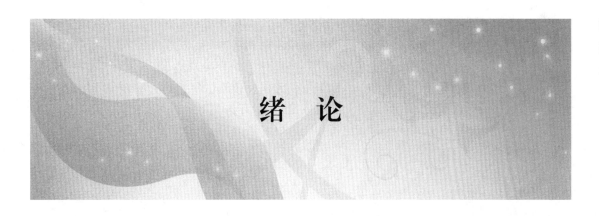

绪 论

儿童青少年卫生学(child and adolescent health)简称儿少卫生学,是一门专门研究如何保护和促进儿童青少年人群身心健康发展的科学,是公共卫生和预防医学的重要组成部分。

一、研究对象和目的

本学科以保护、促进、增强儿童青少年人群身心健康为宗旨,通过研究儿童青少年时期不同年龄阶段的生理、心理和社会性发展规律与特点,分析各种决定儿童青少年健康的生物遗传因素、物质环境因素和社会心理环境因素,提出相应的卫生要求和适宜的健康促进措施,充分利用各种有利因素,减少和控制不利因素,预防疾病,增强体质,促进个人潜能的充分发挥,提高身心发育和健康水平,为生命全程健康奠定坚实的基础。

本学科研究的目标人群是从出生后的婴儿到发育成熟的青年,年龄范围为0~25岁。其中,中小学生群体是重点对象,在此基础上向学龄前儿童和大学生群体延伸。根据第六次全国人口普查资料,25岁以下群体合计占我国总人口数的33.7%。

值得注意的是,本学科关注的目标人群具有3个鲜明的特征:①身心正处于旺盛的生长和发育;②正在接受教育,学习各类知识和技能;③相当一部分时间集体处于校园环境里。因此,在制订针对儿童青少年人群的卫生工作目标和提出干预措施时,不仅要关注其生长发育水平、心理-情绪-行为发展特征及相关的影响因素,预防和控制各种常见的传染性、非传染性慢性疾病和伤害,而且还要通过学校健康教育和学校健康促进,为儿童青少年营造健康的校园环境,在满足教育、教学需求的前提下,促进身心健康发展,推进全面的素质教育。

二、主要研究内容

为了系统、全面地阐述儿童青少年卫生学的主要研究内容,有必要从健康促进这个概念说起。

(一)现代健康促进的基本概念和行动策略

1986年首届全球健康促进大会的《渥太华宪章》提出了现代健康促进的概念:"健康促进是促使人们维护和改善自身健康的过程。"这是一个涵盖多层面的疾病预防和干预手段的综合过程,它不仅仅是提高个人的健康知识、加强个人的健康生活技能,还包括改善社会、环境和经济的条件来减少对大众和个人健康的影响。所以,健康促进是针对健康的多种决定因素而采取的切实行动,强调的是社会、部门以及个人对促进人类健康应承担的义务和责任。

健康促进的 5 项行动策略:制订健康的公共政策,营造有利于健康的支持性环境,强化社区公众参与,培养个人健康生活技能,确立疾病预防为主的卫生服务方向。

对于儿童青少年而言,健康促进的策略措施应该包括以下 5 项内容。

(1) 制订并严格执行专门的儿童和青少年健康保护政策。各托幼机构、学校以及社区应把儿童青少年的健康成长问题列入各项决策依据,在制订各类生活、学习制度和规定时,充分考虑到决策因素对儿童和青少年健康成长可能造成的影响,始终以儿童和青少年的身心健康发展为宗旨。

(2) 为儿童青少年的身心健康发展营造支持性环境,既包括物质环境方面,也包括社会和心理环境。

(3) 加强学校、家庭和社区的沟通与协作,共同做好儿童和青少年人群的教育、教养和预防保健工作。

(4) 开展适宜的健康教育,培养儿童和青少年的健康意识,使他们逐渐学会健康、安全的生活知识和技能,形成健康行为习惯。

(5) 将学校作为重要的儿童青少年健康促进实施场所之一,开展各种针对个体和群体的适宜卫生保健服务。

事实上,研究如何保护和促进儿童青少年人群身心健康发展的"儿童青少年卫生学",其主要工作内容的构成就是以上述现代健康促进的行动策略为依据而确定的。

(二) 儿童青少年卫生学的主要研究内容

儿童青少年卫生学涵盖的内容十分丰富。总的来说,是在研究儿童和青少年时期体格生长、心理发育和社会化发展各方面规律的基础上,找出影响和决定身心健康发展的各种因素,提出相应的卫生要求和卫生标准,以便学校、家庭和社会各有关部门采取适宜的干预措施,利用各种有利因素,控制和消除不利因素,为儿童青少年创设健康的生活和教育环境,科学组织各类教育和教学活动,提供充分、优质的健康教育和初级卫生保健,保护和促进儿童和青少年人群的健康发展。

过去半个多世纪以来,我国儿童的总死亡率随着生活水平的逐步提高、初级卫生保健和临床医疗救治水平的不断提高而出现明显下降。但是,由于社会变迁导致的生活环境和生活方式改变、社会心理应激增加,儿童青少年时期身心发育相关的健康问题依然普遍,视力不良和肥胖等学生常见病、慢性病危险因素的检出率居高不下,集体性传染病暴发、食物中毒和意外伤害等校园突发公共卫生事件时有发生,而社会各界和广大民众对儿童青少年学生身心健康状态的关注程度却又相当高。如何进一步加强学校卫生工作,实现"预防为主"、"关口前移"的公共卫生全局目标,维护和促进广大儿童青少年学生健康成长,正成为各级政府、卫生和教育主管部门共同关注的重要问题。为此,当前形势下儿童青少年卫生学的教学、科研和实践应重点围绕以下 8 个方面的内容。

1. **身心发展的规律与健康决定因素** 儿童青少年虽然已经具有人体的基本结构,但是各器官、系统和全身功能尚未达到成熟状态。因此,只有在充分了解儿童青少年身心发育规律与特点、个体和群体差异性及影响因素的基础上,才能提出并采取有针对性的健康干预活动。人类的生长发育包括生理和心理两方面,两者相辅相成、相互影响。生理方面包括体格大小形状、生理功能、运动素质等;心理发育方面既包括认知、记忆、思维、想象力、创造性等智力因素,也涵盖气质、个性、性格、情绪、行为等非智力因素。在这其中,围绕青春期生长发育的研究是本学科的重要特色。目前,对于儿童青少年身心健康发展的遗传决定因素研究已深入到细胞和分子生物学水平;环境影响方面,除了传统的营养和清洁饮用水供给、疾病、建筑和绿地的规划布局、生活制度安排、教学设施设备、环境污染物暴露等物质性因素外,家庭生活质量、亲子情感联结、学校人际氛围和伙伴关系、传播媒介和社会文化、社会经济和政策等社会心理环境因素的影响作用也越来越受重视。

2. 健康监测与常见病防控 与临床医学学科不同,本学科着重以人群为基础的儿童青少年常见病预防和控制。早在 1992 年,卫生部和教育部就联合颁布《学生常见病综合防治规划》,确定了以沙眼、肠道蠕虫感染、视力不良和近视、龋齿和牙周疾病、缺铁性贫血、营养不良和肥胖等为重点的学生常见病、多发病的筛查、诊断和防治,成为学校卫生的常规工作。截至目前,虽然上述多种学生常见病的检出率明显下降,且分布类型出现了一定的地域和人群差异,但近视、龋病和单纯性肥胖的防控任务依然严峻。与此同时,随着疾病谱和死因顺位改变,伤害已成为儿童青少年人群伤残和死亡的主要原因,许多慢性病危险因素的检出率也居高不下,不健康饮食、缺乏身体活动、静态行为时间过长、吸烟、酗酒、不安全性行为等问题日渐突出。儿童青少年正处于快速的生长发育阶段,尚未发育完善的各器官、各系统对外界环境甚为敏感,行为生活模式也正处于形成期,很容易受到不良环境因素的伤害,处于多变状态,因而非常有必要定期对儿童青少年的健康和相关危险因素进行评定,以便及时发现问题,及时进行纠正。

3. 心理卫生和行为问题的防控 儿童和青少年时期也是认知、情绪、人格和社会适应性等心理发展的重要时期,近几年有关儿童心理、情绪、行为问题及其发生、发展有关的个体素质、人文社会环境、社会变革背景的研究取得重大进展。为此,应充分发挥学校机构在儿童青少年心理卫生问题防治网络中的初级预防作用,开展心理健康教育,结合生活技能训练,提供有关改进学习能力、人际交往、情绪疏泄、消费、择业、休闲活动指导,促使心理和社会适应能力健康发展。同时,如果能够尽早地识别儿童的情绪问题、顽固性不良习惯、注意缺陷多动综合征、学习困难等发育性心理行为问题,针对儿童开展行为指导,针对青春期少年开展心理咨询,提高患儿教师和家长的应对能力与养育技巧,必将在很大程度上缓解这些心理行为问题对于患儿社会适应和生活质量造成的损害。近年来愈来愈凸显的青少年健康危险行为也是本学科的研究重点。

4. 教学过程卫生 有规律的生活和学习安排,可以保证儿童青少年机体各器官得到活动和休息的良好交替,有张有弛,身心不容易产生疲劳;有规律的进餐和身体活动,可以保证儿童获得足量的必需营养素,加快机体新陈代谢,提高学习能力和环境适应能力,促进身心发育。因此,围绕儿童青少年在接受文化教育、体育和劳动教育过程中可能出现的各种健康问题进行研究,提出具体的卫生标准和干预措施,这是本学科的重要特色内容之一。研究重点包括:①学习中脑力工作能力的变化规律和影响因素;②运用大脑皮质的功能活动特性,对学习负荷、各种疲劳和生活作息制度安排进行科学评价;③根据身体功能素质发育特点,合理组织体育课和课外体育活动,科学健身,预防运动伤害。这些知识和技能对于学校卫生实践具有重要现实意义。

5. 营造有益于健康的校园环境 学校场所的建筑和设备卫生条件可以为儿童青少年身心健康发展提供可靠的物质保障。本学科将从校址选择、校内建筑布局、普通教室内部配置、学生用品等多个方面提出具体的卫生学要求,这些内容具有鲜明的中国特色,也是目前我国学校卫生标准的构成主体之一,是对学校的卫生工作实行规范化监督和管理的主要科学依据。同时,良好的社会心理环境可以为儿童营造相互尊重、彼此平等的人际氛围,激发儿童青少年探索和学习的兴趣,促进认知发展和心理健康。

6. 学校健康教育和健康促进　学校健康教育是素质教育的重要组成部分,也是学校卫生的核心工作。近几年的科学研究已经证明,从幼年儿童开始培养健康的行为和生活习惯,加强对孩子本人和家长以及教师的康复指导,都是低成本、高效益的学生常见病和慢性病干预手段。本学科着重研究学校健康教育的作用和目标、学校健康教育内容、实施途径与方法以及优化学校健康教育的策略和措施等。20 世纪 90 年代以来,WHO 试点并倡导健康促进学校工作经验,提出围绕学校场所开展一系列健康促进活动的综合干预策略,有力促进了学校与社区、家庭的密切合作,在为儿童青少年营造良好的学习和身心发展环境,培养健康行为和生活习惯等方面发挥着重要作用。

7. 校园突发公共卫生事件防控　学校等教育机构是儿童青少年集体生活和活动的场所,由于人口密集、活动场所集中、集体活动频繁,免疫功能发育还不完善的儿童之间相互密切接触又缺乏相关防范知识,是传染病暴发、食物中毒等突发公共卫生事件的易发场所。因此,本学科近年来高度重视对学校传染病、集体性食物中毒和水源性事件、集体性伤害事件的预防预警和应急处置方案的研究。

8. 学校卫生保健和学生健康管理　学校卫生保健工作是学校教育工作和公共卫生工作的重要组成部分,不仅关系儿童、青少年个人的健康成长和家庭的幸福生活,也关系国民的整体健康素质。加强学校卫生保健工作是维护广大学生身心健康、深入贯彻素质教育的必然要求,也是促进基本公共卫生服务均等化的重要举措。随着社会进步和生活水平的不断提高,家庭和社会都对卫生保健工作提出了更高的要求。新时期儿童青少年卫生保健工作将逐渐承担起健康监测、健康教育、健康干预和健康管理四大功能:既要促进生理健康,也要促进心理健康;既要采取人群健康干预策略,又要注重个性化的预防保健和康复。

三、本学科的跨学科特性和基本学习方法

(一) 跨学科发展特性

欧洲国家在学校卫生方面的体制和实施都建立较早。早在 1866 年,鉴于学生中近视的高发态势,德国 Breslau 大学的眼科学教授 Cohn 博士提出应向学校分派医生,以检查和监督学校的卫生和环境状况。自此,欧洲便开始了对学校卫生的管理和监督工作。随后,日本和美国相继形成了一套学校卫生工作体系,用以管理在校学生的健康,并促进其生长和发育。日本三岛通良的《学校卫生学》就是吸收德国、法国等国家的学校卫生范例,1901 年翻译后引入我国。

在我国,儿童青少年卫生学是公共卫生和预防医学中历史最为悠久的学科之一。新中国成立前就赴美攻读公共卫生课程或考察的徐苏恩、朱文思、叶恭绍等著名学者,陆续成为我国儿童青少年卫生学科的奠基人。有关本学科发端,一部分人主张从民国政府 1929 年成立学校卫生委员会开始计算,迄今已有 80 余年;另有一部分人主张从 1951 年新中国五大医学院卫生系(原北京医学院卫生系、原上海医学院卫生系、原哈尔滨医科大学卫生系、原武汉医学院卫生系、原山西医学院卫生系)成立儿童青少年卫生学教研室开始,也历时 60 余年。

新中国的儿童青少年卫生学科经历了漫长而曲折的发展过程,成为国运盛衰的历史见证。经过 60 余年的积累和发展,无论是教材建设、人才培养、科研论著和成果,本学科成就显著。同时,在长期的儿少/学校卫生研究和实践工作中,广大专业人员也愈来愈意识到,多学科理论和方法对于本学科的重要性。这是因为,本学科面对的目标人群,经历了从生命早期到青春期、再到青年期的身心快速发展过程,又生活在由不同家庭、学校、社区乃至国家制度构成的复

杂的社会环境中,为了促进儿童青少年人群的健康,促使科学研究向纵深发展,当代的儿童青少年卫生学必定是多学科融合的结果,需要兼顾多学科的知识和经验。

(二)基本学习方法

本学科有自身坚实的学科基础,又从各相关学科中汲取大量知识、经验和方法,有很强的综合性和应用性。要学好儿童青少年卫生学,必须采取以下基本方法和技巧。

1. **掌握多学科基础知识** 流行病学和卫生统计学是儿童青少年卫生学的两大基础学科。儿童青少年卫生工作者需利用流行病学方法,对儿童青少年人群的生长发育、功能发展和疾病状况,以及不同群体、不同时期的资料进行调查。不同年龄段儿童青少年群体的生长发育、健康检查、疾病防治、心理测验等资料,都需要利用卫生统计学方法进行分析,建立各种正常值和标准,用于评价个体、群体的生长发育和健康状况。在研究某些影响因素作用大小,或者干预措施的效果大小时,常用流行病学的分组比较,或者实验性干预-对照设计,以检验各种病因假设乃至因果关系,提出预防疾病、降低危险因素的切实措施。

本学科也与预防医学的其他学科,如营养卫生、劳动卫生、环境卫生、遗传流行病学、社会医学、卫生管理学、卫生法学等有着密切联系。合理运用这些学科的知识和概念、理论、研究方法都可以有效提高本学科对于儿童青少年人群生长发育和健康影响因素的研究水平,充实、扩充儿童青少年/学校卫生领域在保健、服务、监督、管理等方面的理论知识和实践经验。

同时,本学科还与临床、基础、康复等许多医学学科分支联系密切,与非医学领域的生物学、体质人类学、建筑学、心理学、行为学、教育学、社会学乃至传播学等相互交叉。应密切关注这些学科的最新研究成果,主动汲取其知识和经验,形成面向儿童青少年健康的多学科融合创新研究和实践模式。

2. **熟悉自身领域特点需求,灵活运用各种知识技能** 本学科汲取、运用上述诸多学科的理论、知识和方法,但绝不是任何学科的翻版,而是根据自身的学科需求,通过长期实践,发展并形成了独立的学科理论和知识体系。

例如,进行生长发育调研,不能简单套用流行病学的样本估计方法,而应针对儿童青少年人群正在快速发展变化,个体差异大的特点,有自身的样本量和分组需求。出于青春期性发育的评价需要,发展了具有自身特点的非连续性发育资料调查方法。建立了学生因病缺课、因病休退学等特色指标,采用符合群体体质健康调研要求的质控方法。这些都丰富了卫生统计的理论方法体系。

营养方面,本学科注重生长发育旺盛期的特殊需要,提出诸如科学早餐、学校午餐标准等营养卫生措施,建立了预防学校集体食物中毒事件发生的监督体系等。

心理卫生方面,本学科以筛查、预防学生心理-行为问题为重点,建立心理档案,开展儿童行为指导、青春期心理咨询、学生心理教育等工作,这也与心理学、精神医学等有不同的侧重点。

根据青少年健康风险因素而建立的青少年健康危险行为监测体系,这是本学科的特色;以学校建筑设备卫生科研为先导,通过建立一系列的学校卫生标准对学校进行卫生监督,也具有鲜明的中国特色,已走在世界先进行列。

因此,只有充分掌握儿童青少年人群的特点和健康需求,合理、灵活利用多学科理论、知识和技能,才能发展本学科特有的技术和方法,满足儿童青少年/学校卫生研究和实践的需要,推动学科不断发展。

3. **熟悉法律、法规,依法从事儿童青少年/学校卫生工作**

本学科具有高度的社会性。无论是对儿童青少年的生长发育和健康状况进行监测,提出各项卫生和干预措施,提供各种卫生服务,或是对学校卫生工作进行规范的监督和管理,需要通过广泛动员,发动家庭、学校和整个社会采取切实行动,需要在法律和规范的基础上进行。

党和国家历来关心儿童青少年的健康成长。1982年第五届全国人民代表大会通过的宪法中规定:"国家培养青年、少年、儿童在品德、智力、体育等方面全面发展。"十七大提出人才强国战略,《国家中长期教育改革和发展规划纲要(2010～2020)》提出的建设人力资源强国,《国家中长期人才发展规划纲要(2010～2020)》的实现人力资源大国向人才强国转变,这些都离不开儿童青少年身心健康作为基础。

1990年经国务院批准,教育部和卫生部联合颁布了《学校卫生工作条例》,提出了学校卫生的工作任务,明确规定了各行政管理部门、技术单位的职权、任务和责任。各届人民代表大会先后通过的《中华人民共和国教育法》、《中华人民共和国义务教育法》、《中华人民共和国未成年人保护法》和《中华人民共和国预防未成年人犯罪法》等,都明确规定家庭、学校、社会、司法等方面有责任和义务保护儿童青少年的身心健康和合法权益。国家各相关机构周期性颁布《儿童青少年健康发展规划纲要》,为儿童青少年卫生工作指明了方向。《中华人民共和国传染病防治法》、《中华人民共和国食品卫生法》以及其他许多相关的法律、法规、规章制度等,都为保障儿童青少年的身心健康提供了充分的法律依据。各项学校卫生标准,则是具有法律效应的技术规范。

近几年来,国家和各级地方政府相继颁布多个有关学生体质和健康的纲领性文件,为进一步提高儿童青少年卫生学学科的科研、实践和教学工作水平带来了机遇。比如,中共中央国务院关于《加强青少年体育增强青少年体质的意见》对学校的体育卫生和青少年健康提出了要求。2011年7月,中共上海市委、上海市人民政府《关于切实提高青少年学生身心健康水平,实施学生健康促进工程的通知》中指出:上海青少年学生身心健康水平关系城市未来的市民素质、可持续发展能力及和谐社会建设成效。在上述国家和地方政府的纲领性文件指引下,学校卫生和健康教育工作领域又相继制定、更新了一系列的规范性文件,儿童青少年卫生学专业工作者必须熟悉、掌握这些法规依据,才能采取有效措施,保障儿童少年身心健康成长;使学校卫生工作走上法制化、规范化道路,促进我国儿童青少年卫生学学科的科学、全面发展。

(史慧静)

第一章
儿童青少年生长发育

人的生长发育是指从受精卵开始到成人的发展和成熟过程,包含体格生长发育和神经心理行为发育两个方面。人类的生长发育,不论在总的速度上还是在各器官、系统的发育顺序上,都遵循一些共有的规律。认识这些一般规律,掌握儿童青少年形态、功能、心理发展的年龄特点,是开展生长发育评价,探究生长发育影响因素,制订各项健康促进策略和学校卫生政策的前提和依据。生长发育研究是儿童青少年卫生学学科的重要基础之一。

第一节 生长发育的基本概念和一般规律

一、生长发育的基本概念

1. 生长(growth) 属量变范畴,包括形态生长和化学生长。前者主要指细胞、组织和器官等在数量、大小、重量上的增加;后者主要指细胞、组织、器官、系统的化学成分变化。日常工作中使用较多的是涉及形态变化的生长,如身高生长、体重生长等。

2. 发育(development) 属质变范畴,是细胞、组织、器官和系统的功能分化与成熟,包括"身"(体格、体力)和"心"(心理、行为)两个密不可分的方面。

生长是发育的物质基础。细胞、组织、器官形态变化的同时,必然伴随着功能的分化和增强,通常并述为"生长发育(growth and development)"。有时也可用"发育"一词来指代生长,比如用体格发育表述其生长过程中的形态变化;但不能反过来以"生长"指代发育。在心理学和教育学领域,"发育"也称"发展"。

3. 成熟(maturity) 指生长和发育达到一个相对完备的状态,标志着个体在形态、功能和心理-行为方面达到成人水平,具有独立生活和生养下一代的能力。

生长和发育相互交织,共同组成机体成长的动态变化过程。

二、生长发育的一般规律

生长发育的一般规律是指生长发育过程中所具有的普遍方式。受种族、遗传、环境等诸多因素的影响,每个儿童的生长发育都有其特殊性,但又都遵循一些普遍规律。了解生长发育的一般规律,有助于正确评价儿童生长发育现状,探究既往生长发育史和未来生长潜力。

（一）生长发育的连续性和阶段性

从受精卵开始到发育成熟，人体各组织、器官、系统在不同时期有不同的生长速度，但在发育成熟前，生长发育是一个持续、累积的动态过程，该过程有量的积累，同时伴随功能的成熟。

根据不同时期儿童的生长特点和发展任务，将连续的生长发育过程人为地划分为不同的阶段，提出了生长发育的年龄分期（表1-1）。这里所指的发展任务（developmental task）是指在一定的年龄阶段，儿童的心理-行为成熟程度应当达到的水平。发展任务既是特定年龄阶段的基本教养目标，也是判断个体或群体发育水平的重要依据。

表1-1　生长发育的年龄分期

发育阶段	粗略年龄范围	发育阶段	粗略年龄范围
产前期	胎儿阶段	学龄期（童年中期）	6岁～青春期开始
婴儿期	0～1岁[a]	青春期	10～20岁[b]，女孩比男孩早1～2年
幼儿期（学步儿期）	1～3岁	青年期	18～25岁[c]
学前期	3～6岁		

a. 多数国外儿科学和发展心理学将0～2岁划分为婴儿期；b. 青春期年龄范围尚无清晰的界定，表中为WHO建议的年龄范围；c. 联合国将15～24岁界定为青年期

发育分期的提出适应了医疗和卫生保健工作的需要，与教育阶段的划分也基本一致。实际上，各年龄期的规定是人为的，相邻各年龄期间并没有明显的界限。

（二）生长发育的程序性

生长发育阶段是对生长发育连续性的渐变性认识，前阶段为后阶段奠定基础，后阶段是前阶段的发展趋势；任何一个阶段的发育出现障碍，都将对其后的阶段产生不良影响。各发育阶段顺序衔接，使生长发育呈现鲜明的程序性，表现为：从胎儿期至儿童期，生长发育遵循着头尾发展和近侧发展的原则；在青春期，遵循向心发展原则。

1. **头尾发展律（cephalo-caudal pattern）**　胎儿-婴幼儿期体格和粗大动作发育遵循头尾发展律，即生长的顺序由头部到尾部。

在体格发育方面，头颅发育早于躯干，躯干早于四肢，保证了神经系统的优先发育。胎儿期头颅生长最快；婴儿期躯干增长最快；2～6岁期间下肢增长幅度超过头颅和躯干，直至青春期生长突增高峰，下肢的增长最快；其后，躯干再一次成为生长最快的身体部位。随着儿童的生长发育，其身体各部分比例不断变化（图1-1）。2个月胎儿头长占整个体长的50%；1岁时头长占20%；至成年终身高时，下肢占整个身高的50%，头长仅占12%。

粗大动作的发育也遵循头尾发展律，头、颈、上端的动作发展先于腿和下端。婴儿的粗大动作遵循着抬头、翻身、坐、爬、站、走、跑、跳等特定的程序发展。

2. **近侧发展律（proximo-distal pattern）**　婴幼儿在向上生长的同时，也按照近侧发展律向外生长，即生长的顺序从身体的中部（或近端）到周围部分（或远端）。例如，妊娠期胎儿的胸腔和内部器官最先形成，然后是胳膊和腿，最后是手和脚；在婴幼儿期，近躯干的肩部肌肉先发育，然后发展到上臂、前臂、手腕、手指远端小肌肉，使婴幼儿的精细动作发育也呈现近侧发展律。

3. **向心律（centripetal pattern）**　在青春期，身体形态发育遵循向心律，即呈现从周围（或远端）到中心（或近端）的生长顺序。下肢生长突增先于上肢，四肢先于躯干，呈自下而上、自肢体远端向中心躯干的规律性变化。

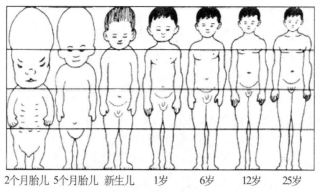

2个月胎儿 5个月胎儿 新生儿 1岁 6岁 12岁 25岁

图 1-1 由胎儿到成人身体各部分的比例

青春期，儿童下肢加速生长以足长的突增最早出现，也最早停止生长；足长突增后小腿开始突增，其后是大腿、骨盆宽、胸宽、肩宽、躯干高，最后是胸壁厚度。上肢突增的顺序依次为手长、前臂和上臂；手的骨骺愈合也由远及近，呈现指骨末端、中端、近端→掌骨→腕骨→桡骨、尺骨近端的生长顺序。

（三）生长发育速度的不均衡性

整个生长期，体格生长是一个连续过程；生长不是匀速进行的，各发育阶段生长速度不同，有快有慢，使生长速度曲线呈波浪式变化；同时，身体各部分的生长速度也不同，使身体各部分比例不断变化，最终形成成人的体态。

1. 生长速度曲线呈波浪式变化 以身高和体重为例（图 1-2，图 1-3），每个人都经历了两次生长高峰。第一个生长高峰出现在胎儿中后期至婴儿期，在出生后第一年内体重和身长仍快速增加，体重增加 6～7 kg，至 1 岁末体重约为出生时的 3 倍；身长增加 25～27 cm，约为出生时的 1.5 倍。自出生第二年以后，生长速度快速下降；至青春期再次快速增加，出现第二个生长高峰。

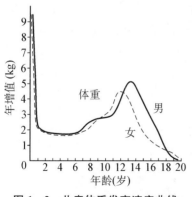

图 1-2 儿童体重发育速度曲线

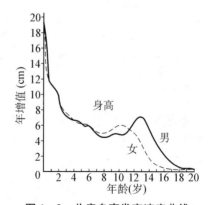

图 1-3 儿童身高发育速度曲线

Karlber 等人提出，按照生长调控机制的不同，生长模式可分为宫内和出生后生长，而出生后生长又分为婴儿型、儿童型和青春期型 3 种模式。

（1）胎儿期生长。主要受控于营养状况，母亲的体格、宫内营养状态等与胎儿出生体重、身长密切相关。宫内营养状态可影响胎儿胰岛素水平，继之影响胰岛素样生长因子（IGFs）的水平，从而影响胎儿生长。因此，胎儿期生长的调控是以代谢轴调控生长轴。

（2）婴幼儿生长。出生后至 2 岁，体格生长速度处于高峰状态；2 岁后生长速度逐渐下降，并过渡到儿童时期的生长模式。出生后6个月内的生长调控仍维持了胎儿期主要受营养调控的模式;其后垂体-生长激素轴开始呈现促生长作用,并逐渐替代了营养代谢调控模式。因此,婴儿期的生长可以看作是胎儿期生长模式的延续以及向儿童期生长模式转化的过渡阶段。一般认为,婴儿期的生长模式在2周岁左右基本终止。

(3)儿童期生长。经过婴儿期的过渡,生长速度下降并相对稳定于5~7 cm/年。生长速度并非均匀,一年内的不同月份生长速度也可有波动。因此,为准确评估生长速度,应至少追踪观察6个月(最好12个月)以上。儿童期的生长主要受促生长素轴调控,并受遗传、营养、精神心理状态等影响。

(4)青春期生长。青春发育启动后,体格生长进入出生后的第二个高峰期。以身高的快速增长为特点,表现为加速-减速-停止的生长模式,此独特的生长模式受促生长素轴和下丘脑-垂体-性腺轴(HPG轴)的协同调控。①青春期早期,性激素和生长激素(GH)的相互作用触发了青春期生长加速。性激素通过刺激GH分泌以及协同GH共同促进IGF-1的释放,触发了青春期生长加速。②青春期中期,生长加速的幅度与性激素和GH-IGF-1作用有关。GH与性激素存在相互协同作用,从而维持了正常的身高速度高峰(PHV)的增幅。③青春期后期,性激素部分地参与了骨骺闭合。在青春期后期,GH分泌逐渐降低,并向成人分泌模式转变;同时性激素水平显著升高,对骨生长呈现出抑制性调控——加速骨成熟,激发骨骺融合,使身高生长减速直至停止。当生长停止后,GH-IGF-1的作用转为代谢调控,而不再与生长有关。

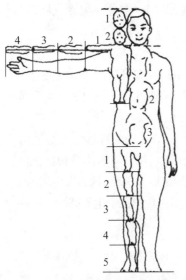

图1-4 婴儿至成人身体各部分发育的比例

2. 各形态指标和身体各部分的生长速度不同 从不同形态指标生长速度曲线的年增加率来看,体重峰值较高,而身高峰值较低;胸围、四肢围度的生长速度曲线形状与体重相似;坐高、四肢长与身高的生长速度曲线相似;肩宽、骨盆宽处于两者之间。

由于身体各部分的增长速度不同,出生后的整个生长过程中,身体各部分增长幅度的比例大致是:头颅增1倍,躯干增2倍,上肢增3倍,下肢增4倍(图1-4),最终形成以较小的头颅(占全身12%)、较短的躯干、较长的下肢(占全身50%)为特征的成人体态。

(四)各系统生长模式的时间顺序性与统一协调性

人体各器官、系统的生长发育模式在时间进程上各有先后,Scammon将其大致归为4类(图1-5)。

1. 一般型 全身的肌肉、骨骼、主要脏器和血流量等,生长模式与身高、体重相似,先后出现胎-婴儿期和青春期两次生长突增,其余时间稳步增长;青春发育后期增长幅度减慢,直到成熟。

2. 神经系统型 脑、脊髓、视觉器官和反映头颅大小的头围、头径等,是优先发育的系统,只有一个突增期,出现在胎儿期至6岁前。在神经系统中,大脑发育最早,在出生后头2年发育最快,6岁时脑的大小和重量已接近成人水平。神经系统"优先发育"的生长模式对提高婴幼儿生存能力、保障其他器

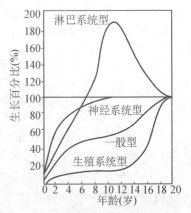

图1-5 身体组织和器官的
4种生长发育模式

(据 Scammon, 1930)

官、系统的有序发展具有特殊意义。

3. 淋巴系统型 胸腺、淋巴结、间质性淋巴组织等，在出生后的前 10 年生长非常迅速；青春期达到顶峰，12 岁时约为成人的 2 倍；其后，伴随其他系统功能的逐渐成熟及免疫系统的完善，淋巴系统逐渐萎缩。

4. 生殖系统型 在青春发育前，生殖系统形态几乎没有发展；至青春期启动开始迅速发育，并通过分泌性激素，促进机体的全面发育成熟。

机体各系统的发育既不平衡又相互协调，任何一个系统的发育都不是孤立的，而任何一种作用于机体的因素都可对多个系统产生影响。例如，体育锻炼不仅促进肌肉和骨骼发育，也促进呼吸、心血管、神经系统功能的提高。

三、生长轨迹和赶上生长

(一) 生长轨迹现象

生长轨迹（growth canalization）是指在正常环境下，健康儿童的生长发育将按遗传潜能决定的方向、速度朝着成熟的目标发展，呈现出其自身特定的轨迹；这种动态、连续、自我稳定的生长过程称生长轨迹。该轨迹有动态的、复杂的调控系统，其中遗传起关键作用；它使正在生长中的个体的发育水平在群体中保持有限的上下波动幅度。

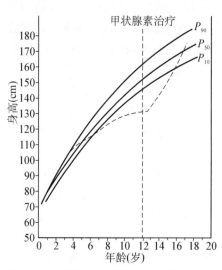

图1-6 某甲状腺功能低下患儿的赶上生长

（据 Prader，1963）

(二) 赶上生长

赶上生长（catch-up growth）是德国医生 Bauer 等在 1954 年提出，用来描述因病理因素导致生长迟缓的儿童，在去除这些因素后出现的生长加速，并在不同程度上赶上正常生长轨迹的现象。

赶上生长对促进儿童生长发育具有重要的现实意义。赶上生长的特点可促使人们主动采取各种积极的措施消除儿童生长发育过程中的不利因素，而不是消极地等待生长的自然恢复。图 1-6 是一名甲状腺功能低下患儿接受治疗后出现完全性赶上生长的典型生长曲线。该患儿因病 4 岁时身高开始落后，至 12 岁接受治疗前身高已下降至正常标准的 P_{10} 以下；接受甲状腺素治疗后，立即表现出快速的赶上生长，17 岁时身高已恢复到 P_{50} 左右。

然而，并非所有的疾病恢复过程必然伴随赶上生长。能否出现赶上生长或赶上生长的幅度取决于病因、疾病的持续时间和严重程度、年龄和发育关键期等因素。

1. 病因 疾病的引发机制不同所导致的生长结局也不同，例如，甲状腺功能低下和特发性生长激素缺乏症（growth hormone deficit，GHD）是常见的引起生长障碍的内分泌疾病，前者只要适时适当治疗，大多能实现完全赶上生长；而后者在同样条件下，大多只能实现不完全性赶上生长。

2. 治疗初期生长落后程度 对 GHD 患儿的研究发现，治疗开始时身高越落后，赶上生长的幅度越弱，成年终身高越矮；治疗初期身高与成年终身高呈正相关，而与治疗疗程无关。

3. 年龄与发育关键期　同一类疾病、同样的治疗方案,治疗开始越早,赶上生长幅度越大。人体许多重要器官和组织都存在"关键生长期"(critical growth period),若关键生长期的正常发育受到干扰,常导致永久性的缺陷或功能障碍,或者出现不完全赶上生长,无法恢复到正常轨迹上。

例如,胎儿中后期到出生后 6 个月,是神经细胞快速增殖的脑组织关键生长期。此时若发生产伤、缺氧、严重的热量-蛋白质营养不良等情况,细胞的分裂、增殖速度会急剧减慢;如果错失这一阶段,即便以后进行各种积极干预,赶上生长也不能完全实现,对智力的损伤将呈不可逆性。

青春早期是长骨组织的关键生长期。各种阻碍生长的因素若作用于该阶段,将使成骨过程减慢,骨骼生长受阻;如果该阶段未能采取积极治疗措施,伴随骨的干骺愈合,那么长骨就将丧失继续生长的机会,儿童的身高无法实现完全性赶上生长。

许多能力的发展也有关键期,这类关键期更适宜称为"敏感期",是指个体发展中非常适合特定技能学习的特定时期,如 2～3 岁是口头语言发展的敏感期,6～8 岁是平衡能力发展的敏感期等。敏感期是个体学习某些特定技能的最好时机,如果敏感期内学习没有发生,并不意味着特定的技能不可以发展,只是需要更多的时间和认知资源,效率也较低。

(三) 早产儿和低出生体重儿的赶上生长

一般来说,早期的赶上生长对早产儿和低出生体重儿的体格和智力发育均是有益的。早产儿和低出生体重儿通过赶上生长可提升生长水平,缩小与同龄儿童的差距,对体格和心理健康均有长远影响。低出生体重儿出生后 12 个月,85% 实现体重赶上生长,74% 实现身高赶上生长。

儿童早期生长受损可引起认知发育延迟、学习能力差,出生后赶上生长中脑的快速发育可弥补这些缺陷。美国一项关于超低出生体重儿的研究发现,随着早期赶上生长速度的递增,脑瘫、运动和智力发育指数<70、神经系统检查异常、再入院率和宫外发育迟缓发生率均降低。

但是,赶上生长也并非总是给个体健康带来益处。近期研究发现,赶上生长与一些成年期疾病如肥胖、2 型糖尿病、心血管疾病及代谢综合征等密切相关。此类疾病高发病风险与赶上生长中的体重增加过快有关,尤其是出生后前 6 个月的过度快速生长。可能的机制是,出生后早期的生长主要受代谢轴调控,早期营养过度使处在成熟过程中的下丘脑饮食中枢发生了结构改变,这种改变持续终身,影响调节体重、食欲、代谢以及脂肪沉积的激素轴,导致相关疾病发生。

四、生长长期趋势

生长长期趋势(secular growth trend,简称生长趋势)是 19 世纪以来出现的重要发育现象,具有 4 个明显的群体特征:①体格发育水平不断提高;②青春期发育提前;③身体比例逐渐变化;④成年终身高持续增长。

生长趋势反映了人类生长发育伴随社会经济发展所经历的系列性变化。大量研究显示,生长趋势在几乎所有发达国家、越来越多的发展中国家已经或正在出现。美国、加拿大、北欧斯堪纳维亚等国家,生长趋势从 19 世纪早期开始,持续 150～180 年,历经 6～8 代,呈现稳定、持续的增长,少数国家自 1970 年后进入平台期。第二次世界大战后,全球范围内许多国家开始出现明显的生长加速趋势,与都市化、工业化、生活现代化等进程密切相关。

欧美学者 Tanner、Malina、Cole 等人在观察了全球儿童生长长期趋势的表现后提出：①生长长期趋势，尤其在早期，表现为各年龄儿童体格发育水平提高、生长速度加快，成熟年龄（青春期 PHV、月经初潮）提前。②生长长期变化在时间、强度、延续性等方面具有人群多样性表现。发展中国家处于"社会转型期"的群体，长期变化尤其显著；存在巨大社会经济差异的亚群体间，可呈现不同的变化模式。③生长趋势并非只表现为正向，也可呈现负向变化，即因不利环境因素影响而导致生长减慢、停滞甚至倒退，如战争、饥荒等。

（一）世界发达国家儿童生长长期趋势的表现

1. **各年龄儿童体格发育普遍呈高大化趋势** Tanner 归纳各发达国家 1880～1950 年间的生长长期趋势，提出了不同年龄儿童青少年生长长期趋势评价的身高和体重增速参照（表 1-2）。

表 1-2　生长长期趋势评价的身高和体重增速参照

年龄		身高增速 cm/10 年	体重增速 kg/10 年
5～7 岁		1.0	0.3
8～11 岁		1.3	0.45
12～14 岁	男	2.5	2.0
	女	2.1	1.5
5～18 岁平均变化幅度		1.0	0.5

引自 Tanner，1978

2. **初潮年龄提前** 1840～1970 年欧美各国女孩初潮平均年龄每 10 年提前 3～4 个月，之后，多数发达国家女孩初潮年龄的提前趋势逐渐趋于停滞。近 20 几年来，由于儿童肥胖高发、环境内分泌干扰物暴露因素的大量出现，月经初潮年龄出现再度提前的可能。

3. **BMI 的长期变化** BMI 较体重能更确切、更稳定地反映不同群体、不同年代的身体充实度变化趋势。BMI 的变化与社会经济背景，尤其是群体营养摄取水平密切相关。以欧洲儿童为例，其变化趋势分为 3 个阶段：①1946～1955 年，历经第二次世界大战后的经济恢复期，儿童平均身高、体重出现恢复性增长；营养改善对身高的促进作用优先于体重，身体比例呈细长化。②1956～1985 年，随着营养、医疗卫生、社会福利全面改善，儿童身高、体重同步增长，身体比例从细长变为均衡。③20 世纪 80 年代后，饮食模式、生活方式发生变化，儿童群体 BMI 曲线明显右移，P_{80} 以上高百分位数值增幅明显，体重/身高比例关系失调越来越严重，超重和肥胖儿童急剧增加。

4. **成年终身高的长期趋势** 欧洲的研究表明，在长期稳定发展的国家中，成年终身高的长期趋势将至少延续 150 年，平均增幅 0.3～1 cm/10 年。这种增长并非匀速，而是与社会经济水平密切相关；持续、高速的经济发展可加快成年终身高增长。

（二）我国儿童生长长期趋势的表现

对 1950 年以来的地区性生长发育资料、1975 年以来九城市 7 岁以下儿童体格发育调查资料和 1985 年以来全国学生体质调研生长发育资料的分析显示，我国儿童生长长期趋势明显，不同亚群的表现特点不同。

图 1-7 为 1975～2005 年我国九城市 7 岁以下儿童体格发育调查数据，30 年间除出生组及婴儿组外，其他年龄组体重、身高均有明显增长；尤其是 6～7 岁组，城区儿童身高平均增幅 1.7 cm/10 年，体重增幅 1.1 kg/10 年；郊区儿童身高增幅 0.9 cm/10 年，体重增幅 2.5 kg/10 年。

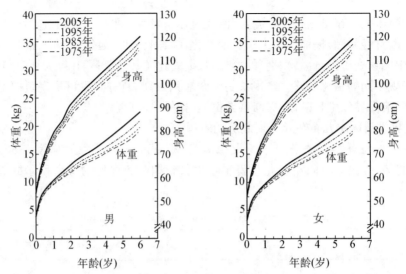

图 1－7　中国九城市 7 岁以下儿童 1975～2005 年体重、身高的长期趋势

数据来源:卫生部,中国九市 7 岁以下儿童体格发育调查研究,2008

　　图 1－8 为我国近半个世纪来大城市儿童生长发育调查数据,各年龄儿童体格发育均呈高大化趋势,7 岁男、女生身高增幅分别为 1.6 和 1.9 cm/10 年;围绕青春发育高峰期的男 9～15 岁身高增幅超过 2.5 cm/10 年(12 岁达峰值 3.7),女 8～13 岁身高增幅超过 2.0 cm/10 年(11 岁达峰值 3.0);7～18 岁男、女生身高平均增幅为 1.3 和 1.0 cm/10 年。

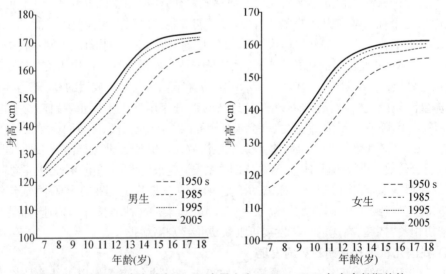

图 1－8　中国 16 个大城市 7～18 岁男女生 1950 s～2005 年身高长期趋势

数据来源:季成叶,现代儿童少年卫生学,2010

　　伴随生长长期趋势的进程,儿童群体身高和体重的比例(以 BMI 为代表)也在变化,具体表现为:①低百分位数(P_{10}以下)BMI 值变化很小;②P_{50}BMI 值逐步提高;③高百分位数(P_{80}以上)BMI 值增长趋势更加明显。

　　因历史资料的缺乏,我国对女孩初潮年龄长期趋势研究一直处于落后状态,1985～2010

年的"全国学生体质健康调研"资料分析,城市女孩初潮年龄从 13.17 岁下降至 12.35 岁,平均每 10 年提前 3.9 个月;乡村从 13.83 岁下降至 12.59 岁,平均每 10 年提前 5.9 个月。

生长长期趋势的进程具有一定规律性,启动阶段快速增长,中期之后速度逐步减慢,最终经历数十年的成年终身高增长,直至完全停止。将我国儿童分为大城市、中小城市、较富裕农村和中小水平乡村等不同亚群,其长期趋势具有不同的表现特点。大城市儿童生长长期趋势是否减慢尚待确定,但 1995～2005 年身高、体重的增幅已低于 1985～1995 年;中小城市和较富裕农村突出地表现出长期趋势的早期特征;中下水平乡村有长期变化的表现,但程度较低。

(三) 生长长期趋势的原因及其影响

生长长期趋势是一个复杂的生物-社会现象,是遗传和多种环境因素综合作用的结果。这些因素可归纳为:①对儿童生长产生直接作用的因素,如营养的改善、疾病的控制。②对长期变化起"允许"作用的因素,如社会经济状况改善,通过保障营养、减少疾病、提高健康水平等间接发挥影响。③遗传因素,基因所规定的"生长轨迹"在长期趋势的不同阶段对各种生长发育的表型性状都具有重要作用;远缘婚配的遗传杂交优势也是促使生长潜能提高,出现长期趋势的重要原因之一。

生长长期趋势对人类社会的影响具有双重性,既有积极的意义,也有消极的影响。正向的生长长期趋势,使遗传潜力充分发挥,儿童体格发育水平普遍提高,体质状况全面改善,对提高整个民族的整体素质具有深远的影响。同时,也应关注长期趋势所带来的消极影响,如青春期性发育提前加重了青少年青春期的适应性困难,易导致未婚性行为、未婚妊娠、未婚人工流产及一系列相关的医学、社会、法律和伦理问题;伴随体格的高大化,肥胖发生率急剧增加,生命全程中女性激素源性肿瘤的危险性显著增多,高血压、高脂血症和 2 型糖尿病的发病风险增加、发病年龄提前。

(谭　晖,丁艳华)

第二节　儿童青少年体格生长

体格生长(physical growth)指人体外部形态、身体比例和体型等方面随年龄而发生的变化。

一、体格生长的阶段变化

从胎儿期到发育成熟,体格生长大体经历了 4 个阶段。

1. 第一次生长突增期　身长的突增期从孕中期开始持续至 1 岁末(图 1-9)。身长在整个胎儿期平均增长 50 cm,其中孕中期(孕 13～27 周)增长 27.5 cm,占胎儿期身长总增长量的 50% 以上;出生后第一年平均增长 25 cm;第二年平均增长 10 cm;到 2 岁末身长已达到成年终身高的一半左右。

体重的突增期从孕晚期开始持续至 1 岁末(图 1-9)。体重在整个胎儿期平均增长 3 000 g,其中孕晚期(28 周至分娩)增长 2 000 g,占胎儿期总增长量的 70% 左右;出生后第一年平均增加 6～7 kg,至 1 岁末体重约为出生时的 3 倍,2 岁达出生时的 4 倍。

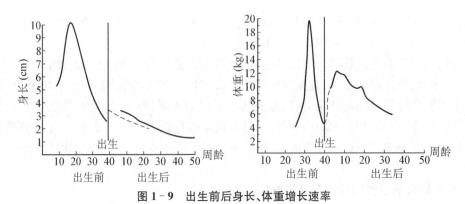

图 1-9　出生前后身长、体重增长速率

2. **相对稳定期**　从 2 岁到青春期发育启动前,体格生长持续而稳定。儿童身高每年增长 5~7 cm,体重每年增长 2~3 kg。

3. **第二次生长突增期**　又称青春期生长突增,出现于青春发育早期。身高从每年增长 5~10 cm 开始,逐渐进入突增高峰,最大年增长值可达 10~14 cm。体重从每年增加 4~7 kg,至突增高峰可达 8~10 kg。

4. **生长停滞期**　在经历了青春期生长突增后,自青春中后期开始,身高生长缓慢并逐渐停止,体重一般也停止明显增长。

二、身体比例的变化

通常通过两类指数反映生长发育中身体比例的变化。

1. **反映身体各横截面指标的相互关系**　如胸围/身高指数、肩宽/盆宽指数、BMI 等。目前,国内外使用较多的是 BMI。BMI 的高百分位数值或低百分位数值的变化能灵敏地反映体重/身高比例关系失调对儿童超重和肥胖、营养不良流行产生的影响。近半个世纪以来,我国大城市儿童 BMI 的 P_{80} 以上各百分位数值持续上升,百分位越高增幅越大。对 BMI 高百分位数值的变化实施动态监测可以为制定肥胖防治策略、措施提供重要依据。

2. **反映个体下肢长度和身高间的比例关系**　通常使用 3 项指标:①坐高/身高指数,在青春期生长突增高峰前随年龄增长而下降,突增高峰后随年龄增长而上升,20 岁后趋于稳定;我国儿童生长长期趋势明显。随着年代的变化,该指数下降趋势明显,提示下肢长增幅较躯干更加明显。②下肢长指数 Ⅰ $\left(\dfrac{身高-坐高}{身高}\times 100\%\right)$,间接反映下肢长的变化。在生长长期趋势中,随着年代变化,该指数上升。③下肢长指数 Ⅱ $\left(\dfrac{身高-坐高}{坐高}\times 100\%\right)$,青春期中后期坐高值相对稳定,因此该指数分母以坐高代替指数 Ⅰ 中的身高,间接反映下肢长的变化。

三、体成分发育

身体成分(body composition)简称体成分,指人体总重量中不同身体成分的构成比例,属化学生长范畴。体成分是反映人体内在结构比例特征的重要指标,能反映人体的体质状况、体型特征和身材大小,也是诊断肥胖和超重、准确衡量体重控制效果的参考依据。体成分在研究体格发育与健康的关联方面发挥关键的中介作用。

(一)体成分模型

目前在生长发育相关研究中常用到两类体成分模型:两组分和多组分模型,其中以两组分模型更为简单常用。

1. **两组分模型** 由 Behnke 等人在 1942 年建立,即以脂肪组织为核心将人体分为体脂重(fat mass,FM)和去脂体重(free fat mass,FFM)两部分。体脂重占体重的百分比称体脂率(body fat percentage,BF%)。去脂体重又称瘦体重(lean body mass,LBM),包括全身的总水量、蛋白质、无机物和糖原等。

2. **多组分模型** 该模型中最具影响力的是人体成分的 5 层次模型,该模型将已知的约 40 多种人体成分归纳到 5 个层次中,即原子层次、分子层次、细胞层次、组织器官层次和整体层次。

(二) 体成分发育的年龄特征

儿童自出生后,随着体格的生长发育,体成分也在不断变化。

1. **体脂发育** 理论上,体脂是指全部人体中可用乙醚提取的成分。实际工作中,通常通过对局部脂肪组织的测量来推算全身脂肪量,常用测量方法包括皮褶厚度测量法、双能 X 线吸收法(DEXA)、CT 法和磁共振成像(MRI)法等。

体脂发育规律可用体脂量、BF% 和皮下脂肪厚度的年龄变化特征反映。

(1) 体脂量。在婴儿早期,男女儿童体脂含量相当;至青春期前,女孩的总体脂、躯干和腹部脂肪量均大于男孩,男孩则瘦体重明显高于女孩。青春期发育开始后,体脂生长模式的性别差异更加明显,男孩瘦体重增加显著,而体脂率随年龄增加逐渐减少;女孩则皮褶厚度、腰围和体脂率等反映体脂的指标均随年龄增长而明显上升,显著大于同龄男孩。

Wells(2007)以体脂指数$\left(\text{FMI}=\dfrac{\text{体脂重}}{\text{身高}^2}\right)$描述男女儿童 0~20 岁的体脂发育规律(图 1 - 10)。呈现出,在生命早期,男、女儿童体脂量接近;在儿童期,均出现下降;在青春期,女孩的体脂成分大量增加。总体而言,在整个生长发育期,女性的体脂含量均高于男性,且自青春期开始差异逐步扩大。

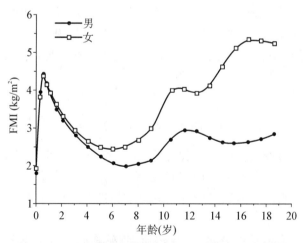

图 1 - 10 儿童青少年体脂指数(FMI)的年龄变化趋势

(据 Wells,2007)

(2) BF%。Samuel 等(1982)报道了 0~10 岁儿童 BF% 的年龄变化规律(图1 - 11),婴儿 6 个月时 BF% 达最高,以后逐渐下降;男孩 7 岁、女孩 6 岁时为最低水平,其后又逐渐升高;之后,伴随年龄的增长,女孩 BF% 高于男孩的趋势越来越明显。

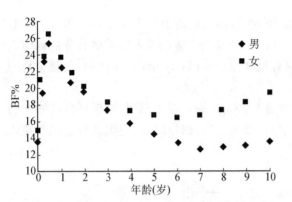

图 1－11　青春期前男女儿童体脂率(BF%)的变化
(Samuel,1982)

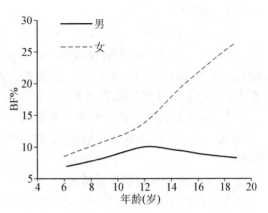

图 1－12　6～18 岁儿童青少年体脂率(BF%)的年龄变化趋势
(据 Wang 等,2007)

Wang 等(2007)对中国乡村 6～18 岁儿童通过 DEXA 测量体脂,分析围青春期 BF％的年龄变化趋势(图 1－12)。男孩 6～12 岁,BF％呈持续缓慢增加,进入青春期后则明显降低;女孩青春期前 BF％也表现为持续缓慢增加,进入青春期后则快速增长,呈现出明显的性别发育特征。

Laurson 等(2011)利用美国健康和营养调查(NHANES)测量数据,以肱三头肌和肩胛下角部位的皮褶厚度估算 BF％,发现:①男、女孩在青春期生长突增前 BF％均上升;②男孩的增长高峰在 11 岁,其后下降,青春后期再度上升,18 岁时 BF％平均为 17.0％;③女孩在整个青春期 BF％持续上升,18 岁时平均为 27.8％。

(3) 皮下脂肪厚度。皮下脂肪约占全身脂肪的 50％,皮褶厚度是反映皮下脂肪的常用指标。姚家兴等(1981)分析中国 7～17 岁儿童肱三头肌部、肩胛下角部、腰部、腹部、大腿内侧部的皮褶厚度,发现:①大腿内侧部、肱三头肌部皮褶厚度的发育特征相似,表现为青春期前男、女均呈持续缓慢增加;进入青春期,男生呈初期下降、后期回升,女生呈持续快速增长模式。②腰部、腹部和肩胛下角部皮褶厚度的发育特征一致,在整个生长期,男、女儿童均呈持续增长趋势,青春期性别差异加大,女生增长快于男生。

2. 瘦体重发育

(1) 瘦体重量。Wells(2007)以去脂体重指数 $\left(\text{FFMI}=\dfrac{\text{去脂体重}}{\text{身高}^2}\right)$ 分析 0～20 岁男、女儿童青少年瘦体重的年龄变化规律(图 1－13),呈现:①整个生长期,男孩 LBM 的量始终高于同龄女孩。②青春期前,男、女儿童 LBM 均随年龄增长而增加。③进入青春期后,男性 LBM 增长量显著高于女性,性别差异亦随之扩大;10～20 岁男性 LBM 平均增长 33 kg,女性则仅增长 16 kg。

(2) 瘦体重成分。瘦体重中总水量、蛋白质、骨矿物质等成分的发育变化主要表现在:①新生儿各成分性别差异不明显。②从出生到 10 岁,总体水的比例相对稳定,但肌肉中的水分逐步减少;骨矿物质的比例逐步出现性别差异,男孩高于女孩;而非骨矿物质的比例在各年龄组相近,也无性别差异。③青春期,男、女青少年总体水的比例均逐年减少,且男性减少幅度大于女性,性别差异出现并逐步扩大。④青春期,体内钙含量的改变与生长突增关系密切,男孩 13～14 岁总体钙增加最明显,增幅约达 35％;女孩则在 11～12 岁增加最多,

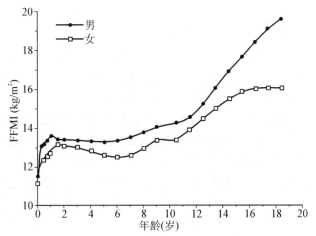

图 1-13　0～20 岁男女儿童少年去脂体重指数(FFMI)的变化

(据 Wells, 2007)

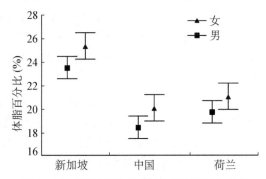

增幅约 40%。⑤青春期 LBM 中骨骼成分的增长比非骨骼成分更明显。女孩骨矿物质的沉积在青春期开始后的 3～4 年实现;而男孩整个青春期均有沉积,且 16 岁后增加明显。

(三) 体成分发育的种族差异

不同种族有不同的遗传背景、不同的文化风俗和饮食习惯,其所处的地理环境亦不同,这些都可能导致体成分的种族差异。

对美国非裔黑人、欧裔白人与西班牙裔儿童体成分的比较,在校正体格大小后,可以发现西班牙裔儿童 BF% 最高,欧裔白人的内脏脂肪含量明显高于非裔黑人。

王京钟等(2004)对新加坡(南方华人)、北京(北方华人)和荷兰青少年(白人)的 BMI、BF% 比较发现,在校正年龄、身高后,相同 BMI 水平下,南方华人青少年 BF% 明显较高(图 1-14),且这种种族差异性从青春期开始日益明显。南方华人青少年所呈现的 BMI 水平相对低而 BF% 相对高的特征,与其肢体肌肉重量较轻、骨骼较纤细的身体构成特征有关,故在相同 BMI 条件下其 BF% 明显高于白人。

对南亚印度人和欧洲白人的体脂分布比较也发现,体脂分布的种族差异在青春期前即已出现;南亚青少年有明显较高的 BF% 和躯干脂肪百分比,提示其体脂更趋向于中心性分布。

图 1-14　不同国家儿童青少年在相同年龄和 BMI 条件下的体脂率

(据王京钟,2004)

不同种族间 BMI、BF% 的差异,必然导致其瘦体重的差异。近年来,有关体脂瘦体重比值(体脂/瘦体重)的种族差异研究备受关注。临床证据表明,该比值越大,发生糖耐量异常、2型糖尿病、心血管疾病的风险也越大。流行病学分析提示,不同种族间体脂瘦体重比值的差异与上述慢性病发生的种族差异一致。Lear 等(2009)比较居住在加拿大的土著人、华裔、欧裔、南亚裔的体脂瘦体重比值,经年龄调整后,无论男女,南亚裔都最高,加拿大土著人次之,华裔最低。

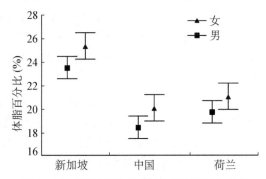

四、儿童青少年体能发育

体能也叫体适能(physical fitness),世界卫生组织(WHO)将其定义为具备充足的精力从事日常工作和学习而不感疲劳,同时有余力享受休闲娱乐活动的乐趣,能够应付突发紧急状况的能力;即能满足生活需要和有足够的能量完成各种活动任务的能力。

美国 Caspersen 等(1985)将体能分为健康相关体能和运动相关体能两类,在体育科学界得到广泛认可和应用。健康相关体能是体能的基础部分,泛指人的体质,是维持身体健康、提高工作、学习和生活效率所必需的基本能力。运动技能相关体能则是建立在健康相关体能基础上,属于更高的需求层次。狭义的运动相关体能主要针对运动员,是竞技能力的重要部分。

对儿童青少年而言,两类体能相辅相成,提高两类体能水平,都应成为儿童青少年体能发展的努力目标。

(一) 健康相关体能

美国体育与竞技总统委员会将健康相关体能确定为体成分、心肺耐力、柔韧性、肌力和肌耐力等 4 个要素。

1. 体成分　无论是体脂,还是骨骼、肌肉和骨矿物盐等瘦体重成分,在身体质量(体重)中所占的构成比应达到合理水平。这对预防慢性非传染性疾病,如 2 型糖尿病、高血压、动脉硬化等有重要意义。

2. 心肺耐力　反映心、肺及其所代表的循环系统、呼吸系统为身体活动提供足够氧气和养分的能力。心肺功能的强弱直接影响到全身器官和肌肉运动的效能和效率,是健康相关体能中最重要的要素。其中,心血管功能可通过一定负荷下人体心率、脉搏、动脉血压的变化来反映;肺功能可通过呼吸频率、肺活量、最大通气量(maximum minute ventilation,MMV)等指标反映;最大吸氧量(maximal oxygen consumption,VO_{2max})是综合反映心肺功能的指标。

3. 柔韧性　指在无疼痛的情况下,人体关节活动所达到的范围和幅度;对于保持人体运动能力,防止运动损伤有重要意义。柔韧性指标有立位体前屈、坐位体前屈、俯卧上体上抬等。

4. 肌力和肌耐力　肌力指人体各肌肉、肌群收缩时产生的最大力量;肌耐力指这些肌肉、肌群在一定时间内能多次重复收缩,或维持一定用力状态的持久力。肌力和肌耐力是机体正常活动和工作的基础。测量指标包括握力、背肌力、屈臂悬垂/引体向上、仰卧起坐等。

(二) 儿童青少年体能发展的意义

儿童青少年健康相关体能的发展对增进心肺、肌肉和骨骼健康,减少成年期慢性非传染性疾病具有深远影响。体力活动,包括玩耍、游戏、体育锻炼、交通往来、娱乐、体育课和课外体育锻炼等是促进儿童青少年体能发展的主要途径。我国"每天锻炼 1 小时"、"阳光体育运动"是以提高学生健康相关体能为目标的重要措施。

大量研究已经证实了儿童青少年体力活动和体能发展对终生健康的重要意义。

体力活动与儿童青少年心肺和代谢功能健康呈正相关。足够量的体力活动可显著改善心肺和代谢功能健康指标。综合性观察和实验研究均表明,始于童年期的较高水平体力活动,可显著降低成年期心血管疾病、2 型糖尿病等的患病率和死亡率。儿童青少年坚持每天 1 小时的中、高强度体力活动有助于长久保持其心肺和代谢功能健康。

此外,运动可增进青春期前、青春期的心肺健康,显著增进肌肉力量。对骨骼形成负荷的体力活动,可提高骨矿物质含量和骨密度。

（三）儿童青少年体能发育的特点

1. **体能发育进程不均衡** 突出表现在体能发育的年龄特征上,即不同的体能指标在不同年龄阶段的发育速度有快有慢。例如,心血管和肺功能指标随年龄增长而提升,有明显的突增表现。

最大吸氧量(VO_{2max})代表机体的最大有氧代谢能力,是综合反映心肺功能的指标。该指标绝对值随年龄增长而逐渐上升,青春期后期达高峰。美国 1999～2002 年 NHANES 调查中发现,男孩 VO_{2max} 在 12～16 岁期间逐渐上升,17 岁、18 岁基本稳定;女孩 12～18 岁期间相对稳定,略有上下波动。

2. **体能发育具有阶段性** 儿童青少年的体能发展突出表现在身体素质方面,身体素质(如速度、力量、爆发力、耐力、灵敏性、柔韧性、平衡性等)的发展在学龄期呈现 3 个阶段性表现:①快速增长阶段,出现在男孩 6～14 岁,女孩 6～12 岁。②慢速增长阶段,出现在男孩 15～18 岁,女孩 12～15 岁。约 85% 女孩该阶段身体素质指标有暂时性停滞或下降趋势,在 16～18 岁出现恢复性增长;但是如果坚持锻炼,女孩将不出现身体素质的停滞或下降。③稳定阶段,出现在男性 19～25 岁,女性 19～22 岁。

3. **体能发育不平衡** 由身体各部分发育的暂时性差异造成,在青春期生长突增阶段,肌力发育的不平衡现象尤其明显。青春期身高突增时,伴随长骨的快速生长,肌纤维首先表现为长度增长;突增高峰后长骨生长减慢,肌纤维发育逐渐表现为增粗。在青春期,肌肉的发育也遵循"向心律"原则,四肢肌肉发育早于躯干,躯干大肌群发育早于小肌群;整体上大肌群发育落后于身高突增 8～10 个月,小肌群落后 12～16 个月;全身肌肉的充分协调通常在青春期后期。

4. **体能发育的性别特征** 男女儿童青少年的身体素质指标发育曲线在生长过程中不发生交叉,男性始终优于女性。女性肌肉不如男性发达,骨骼承重和抗拉能力较差,心脏重量较男性低 10%～15%,心脏容积、每搏输出量相对较小。图 1-15 以握力发育曲线为例显示男女的性别差异。

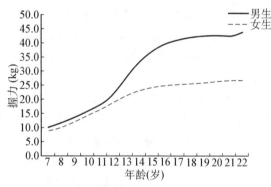

图 1-15 中国汉族男女生握力发育曲线图

（据 2005 年全国学生体质健康调研）

（丁艳华,谭 晖）

第三节 儿童青少年心理行为发育

在儿童成长过程中,心理-行为的发育与体格生长具有同等重要的意义。儿童心理-行为发育是一个复杂、持续发展的过程,从受精卵开始到成熟,每个年龄阶段都有不同的特征,其总趋势是从简单到复杂、从低级到高级的上升过程。婴幼儿期是心理-行为发育的关键期,也是人格的初步形成阶段,有巨大的发展潜力和可塑性;学龄前期是儿童入学前的生理-心理准备期;学龄期是心理-行为发育的重要转折阶段;青春期在生理发育逐步成熟的同时,其个性及其他心理品质表现出更丰富和稳定的特征。

心理-行为发育包括感知觉、运动、语言、认知、情绪情感、个性及社会化发展等方面,以神经系统特别是脑的发育和成熟为物质基础。了解和掌握儿童心理-行为发育的整体规律性和正常水平,对于早期甄别发育异常从而及早干预,帮助儿童早日回归到正常的发展轨迹上具有重要意义。

学习儿童心理-行为发展过程,需注意两个要点:第一,应了解儿童的运动、语言、认知、情绪、行为等心理品质在不同年龄段有不同的发展规律,具有动态发展、相对平衡的特点,故评价其心理-行为发展水平时,通常应以年龄别心理-行为发展水平为标准。第二,同龄儿童各种心理品质的发展水平上存在明显个体差异;只有当这些差异超过正常范围时,才属心理异常。

一、脑的发育

脑是人体结构和功能最为复杂和精细的器官。从大体解剖上,脑包括两个大脑半球、基底神经节和丘脑、脑干、小脑;大脑是思维之所,每个大脑半球可进一步分为额叶、颞叶、顶叶、枕叶等,各有其特定的功能。脑由大量神经元和神经胶质细胞组成,它们构成了脑的基本功能单位;神经元以功能网络的形式组织在一起,分布于脑的特定区域。

(一)生命早期的脑发育

神经元产生于胚胎早期的神经管,移行至特定位置,形成大脑的主要部分;继而逐级分化、扩散,各神经元间构成突触联结,构建功能各异的网络。胎儿期(受精后 10～26 周)是脑发育最快的时候,每分钟产生大约 250 000 个神经元。到出生的时候,脑已经包含了一生之中的大部分神经元,为 150 亿～320 亿个。

出生以后,神经网络会不断修饰,环境刺激促使神经元之间时而建立联结(突触发生,synaptogenesis)并得到加强,时而联结变弱并最终消失(突触修剪,synaptic pruning)。心理能力的发展不仅受神经元的数量影响,也受神经联结的数量和强度影响。除了突触变化外,神经元的发育还包括髓鞘化,即在神经元的轴突外围形成一层名为髓磷脂的物质;该物质由神经胶质细胞产生,起到绝缘的作用。髓鞘化后,电冲动能够在轴突表面的脂鞘之间不断"跳跃"传递,其传递速度比非髓鞘化轴突快 100 倍。

从脑的重量发育来看,胎儿期的最后 3 个月和婴儿出生后头两年可称为"大脑发育加速期",成人脑一半以上的重量都在该阶段获得;婴儿出生时脑的重量是成人的 25%,2 岁时达75%。伴随脑重量的增加和神经网络的复杂化,功能发育随之加强。大脑各部位的发育遵循着一定的时间顺序,出生时发育相对最完善的区域是脑的低级中枢(皮质下中枢),这些中枢控制着觉醒、新生儿反射和其他如心率、体温、呼吸、消化和排泄等生命所必需的功能。大脑最先发育成熟的部位是初级运动区和初级感觉区,因此新生儿能够对外界刺激做出反射,具有感知运动能力;婴儿期某些先天反射(如抓握反射、巴宾斯基反射等)按照特定时间顺序的消失,意味着脑功能的进一步发展。

(二)童年期的脑发育

2～6 岁儿童,脑重量仍以较快的速度增加,6 岁时达到成人的 90% 以上。神经纤维分支显著增多、增长,使神经突触的联结形成和加强。同时,神经纤维的髓鞘化逐步遍及整个大脑皮层,使神经兴奋的传导更迅速准确;神经中枢的内在联系加强,分化作用提高,条件反射更加巩固和稳定。

7～8 岁儿童神经突触分支更多、更密,大量神经环路形成。该阶段大脑额叶迅速增长,皮质内抑制和分析综合能力提高,为学习和记忆的发展创造条件,运动的准确性与协调性也得到发展,行为更有意识和主动。

脑适应环境要求的能力称为可塑性。脑一生都能根据环境经验发生显著变化。某些脑区,包括对学习和记忆起着关键作用的海马区,一生都能产生新的神经元。在经验的作用下,通过突触形成(突触发生)、突触消失(修剪)、突触增强和突触减弱的方式,神经元之间的突触联结能够不断得到修饰。在人的一生中,神经元和神经联结不断产生,脑发展出不断适应环境的结构。可塑性分为两种:经验期待型和经验依赖型。前者指遗传倾向所引起的脑结构的改变,发生于较早时期;后者指面对复杂环境时发生的脑结构改变,在一生中都能发生。与经验期待型可塑性相关的是经验期待型学习,即脑遇到相关经历时发生的一种学习,最佳的学习时期称为"敏感期",如视觉敏感期、语音敏感期、语言学习敏感期。

早期经验的剥夺、不良教养和生活经历,影响神经元的产生(神经发生)、消亡和突触联结的修饰,将导致脑功能的永久性损害;应及早发现并采取措施,改善儿童营养、保健和教养环境。另一方面,生命早期的大脑两种类型的可塑性均很强,脑组织受损时具有很强的代偿、修复能力;早期诊断发育性损伤,给予功能性训练,可降低功能损害,减少不良预后。

(三) 青春期的脑发育

从青春期到成年早期,脑体积持续增长,髓鞘化进程不断发展。美国国家精神卫生研究所Jay Giedd 等人应用脑成像技术发现,青少年的脑不仅远没有发育成熟,而且在青春期后,灰质和白质仍会发生显著变化,具体有以下一些脑区变化。

(1) 调节奖赏行为的右脑腹侧纹状体(right ventral striatum)会发生改变,促使青少年更倾向于高奖励、高危险的行为。

(2) 在青春期前和青春期,胼胝体不断发育。

(3) 松果体发生变化。松果体调节褪黑激素的分泌,在青春期每天的分泌时间比儿童期和成人期明显推迟,从而使青春期的睡眠模式发生改变。

(4) 小脑继续发育直至青春期晚期。小脑负责姿势、运动和平衡能力,而且小脑通过大脑-小脑连接回路与大脑皮质联结起来,促进脑的各项能力(包括运动能力和心理能力);如果大脑-小脑联结出现问题,将引起言语交流、社会行为和学习等心理功能障碍。

(5) 前额叶皮质发生变化。从儿童晚期开始出现的第二次神经增殖和修剪高潮,最后发生"修剪"的区域就是前额叶皮质;前额叶皮质在 10 岁之前不断发展,青春期由于修剪的作用而使神经联结数量下降。前额叶皮质负责许多重要的执行功能,也与青春期情绪调控有关。

青春期心理变化非常显著,影响着青少年社会知觉、性格和心理疾病的发展倾向。青春期的多种心理变化都有一定的神经生物学基础,例如,青春期是情绪发展的关键时期,性激素在青少年的强烈情绪中发挥着重要作用。Steinberg 等(2004)的研究表明,脑边缘系统(情绪调控中枢)存在性激素活动,这些激素能够直接影响 5 -羟色胺和其他调节情绪的神经化学物质,使青少年喜欢寻求冒险行为。由于青少年前额叶尚未发育成熟,迫使他们充分利用另外一个替代性的脑区——杏仁核区,这也是青少年较易出现不稳定行为的原因之一。脑成像技术发现,青少年皮质修剪中灰质平均损失 15% 左右,而精神分裂症个体的损失率达 25% 左右。青春期脑灰质下降以及脑结构的变化,可能是这一时期情绪问题的生物学基础。

二、认知的发育

认知(cognition)指认识活动的过程,是大脑反映客观事物的特征、状态及其相互联系,揭示事物对人的意义、作用的一类高级心理活动。认知发育与脑的形态变化,功能发育有密切关系。认知能力包括感知觉、注意、记忆、思维和想象等方面，习惯上将认知与情感、意志相对应。

儿童的认知发育是一个具有质的差异的多阶段连续过程。皮亚杰将认知发展划分为4个阶段：感知运动阶段（0～2岁）、前运算阶段（2～7岁）、具体运算阶段（7～11岁）和形式运算阶段（11岁以后）。这些发展阶段代表了认知功能和形式的不同质的水平，每一阶段都是建立在前一阶段发展完成的基础之上；但儿童进入特定阶段的年龄存在很大的个体差异。

（一）感知觉发育

感知觉是认知能力中最优先发展的成分。感知觉是大脑对当前作用于感觉器官的客观事物的反映，儿童通过感知觉获取周围环境的信息，由此适应周围环境。

1. 视感知发育　新生儿已有视觉感应功能，瞳孔有对光反应，在安静状态下可短暂注视物体，但只能看清15～20 cm内的事物；第2个月起开始出现头眼协调注视物体的能力，从追视水平方向运动的物体发展到追随垂直移动的物体；8～9个月时开始出现视深度觉，能看到小物体；18个月时已能区别各种形状；2～3岁能正确辨别红、黄、绿、蓝四种基本颜色并出现双眼视觉；5岁时已可区别各种颜色；6岁时视深度觉已充分发育。

2. 听感知发育　新生儿刚出生时双耳鼓室无空气，听力差，3～7日听觉已相当良好，50～90 dB的声音可引起呼吸改变；3～4个月头可转向声源，听悦耳声微笑；7～9个月能确定声源，区别不同语气的含义；13～16个月可寻找不同高度声源，听懂别人叫自己的名字；4岁时听觉发育完善。听感知发育和儿童的语言发育直接相关，听力障碍如果不能在语言发育的关键时期内或之前得到确诊和干预，则可因聋致哑。

3. 味觉发育　味觉在婴幼儿期最发达，以后逐渐衰退。出生仅2小时的新生儿就能分辨出甜、酸、苦、咸等多种味道；4～5个月是味觉发育敏感期，对食物轻微的味道改变都能敏锐觉察，此期应适时添加各类转乳期辅食。

4. 嗅觉发育　出生时嗅觉中枢与神经末梢已基本发育成熟；3～4个月时能区分愉快与不愉快的气味；7～8个月时开始对芳香气味有反应。

5. 皮肤觉发育　皮肤觉包括触觉、痛觉和温度觉等。新生儿触觉发达，尤以眼、口周、手掌、足底等部位最敏感。触觉是婴儿认识事物的主要途径之一。抚触（touch）就是一种通过对婴儿触觉的刺激，增强其触觉敏感性，加强对外界反应性，从而促进其发育的手段。新生儿已有痛觉，但较迟钝，第2个月起才逐渐改善。温度觉在出生时就已很灵敏。

随着感觉功能的完善，儿童感知觉进一步发展，主要表现为：①空间知觉上，辨别形状和方向能力逐渐增强。3岁时能辨别圆形、方形和三角形，4～5岁时能认识椭圆形、菱形和五角形；3岁能辨别上下方位，4岁能辨别前后方向，5岁左右能以自身为中心辨别左右方位。②时间知觉上，幼儿已有粗浅的时间观念；4～5岁开始使用表示时间的词语，如"早上"、"晚上"、"今天"等；6岁时可掌握周、月、年等时间概念。

（二）注意力发展

注意力（attention）是指人的心理活动指向和集中于某种事物的能力。注意并非一个独立的心理过程，它是人们获得知识、提高工作效率的必要前提。

注意力的发展有其鲜明的阶段性特征。

新生儿出生12～24小时后，就会把眼睛转向光源；强的响声还可使其停止吮吸动作。这种无条件定向反射是最原始的初级注意。婴儿6个月前的注意主要表现在视、听知觉上。6个月后，婴儿注意迅速发展，不仅表现在视听觉方面，还表现在吮吸、抓握、够物等方面。婴儿越感兴趣的对象，集中注意的时间越长。1岁婴儿的注意时间一般为2分钟左右，以无意注意为主。此后伴随语言的发展,儿童开始出现有意注意的萌芽。

学龄前儿童依然以无意注意占优势,注意的稳定水平较低,注意时间短、易分散、注意范围窄。强烈的声音、鲜明的颜色、突然出现的刺激物体或新颖事物都能引起无意注意。2岁儿童的注意时间一般为5分钟;3岁时可达10分钟左右。让儿童完成具体而明确的活动任务,可促进有意注意的发展。

到了学龄期,儿童的有意注意逐渐发展,但小学低级阶段无意注意仍起着重要作用。学龄儿童注意发展突出表现在以下3个方面:①注意的稳定性和持久性。随年龄增长而增强,从7~10岁每次能集中20分钟逐步发展到10~12岁时的25分钟,12岁以上则提高到30分钟。②注意的范围。注意范围大小与年龄有关,儿童的注意范围比成人窄,且与思维发展密切相关。由于此时儿童思维的具体性,所以他们在一些复杂事物面前,往往只能找出一些个别的特点,而不能发现这些特点间的联系,故其注意范围较狭窄。③注意的分配与转移。学龄儿童往往对需要注意的不熟悉事物,不善于分配自己的注意,且容易受外界刺激物干扰而分心;小学高年级到初中,才逐步学会分配和控制自己的注意力。

在青春期,青少年有意注意全面发展,注意的集中性和稳定性也不断增长,平均能维持40分钟有意注意,注意的范围、分配能力也不断提高,15~16岁后逐步达到成人水平。

(三) 记忆力发展

记忆力(memory)是识记、保持、再认识和重现客观事物所反映的内容和经验的能力。记忆力发展建立在注意力发展的基础上,两者的关联极其密切。此外,个体以往的知识、经验、动机、情绪和某些个性品质,以及生活环境的丰富性、多样性等主客观因素,也对记忆效果产生重要影响。

记忆力的发展也有其鲜明的阶段性特征。

条件反射的出现是早期记忆发生的重要标志。新生儿出生后2周左右形成第一个条件反射——吸吮反射;4~5个月,已能认出自己熟悉的人和物品,但再认保持的时间极短;10~12个月已有明显的记忆力,并发展了初步的回忆。2岁的幼儿记忆能力发展迅速,能再认几周以前的事物;3岁儿童可以再认几个月以前感知的事物。总体来说,3岁前婴幼儿的记忆以无意记忆为主,由于缺乏对记忆材料进行分类、重组等精确加工的策略,记忆常呈片段、不完整、不精确,容易出现"指鹿为马"的错误。

有意识记的出现和发展是儿童记忆发展的另一个"里程碑"。一般发生在4岁左右,以成人提出的记忆任务为主;5~6岁时记忆的有意性发展开始明显;学龄前期儿童开始形成自己的记忆策略;10岁以后记忆策略逐渐稳定发展。

学龄期系统学习的需要促使儿童记忆发生质的变化。学龄期记忆力发展的特点:①有意识记超过无意识记,成为记忆的重要形式;②理解性识记在记忆活动中逐渐占主导地位;③抽象记忆的发展逐渐超过形象记忆。

青少年的记忆力处于人生的最佳时期,尤其到高中阶段,随着抽象记忆的快速发展,青少年对抽象材料的记忆能力大幅度上升。

(四) 思维能力发展

思维(thinking)是人脑利用记忆、理解、综合分析能力的一种高级心理活动。伴随思维发展,人类能透过事物的表象去认识事物的本质及不同事物间的内在联系。

婴儿期的思维依靠感知觉、动作来完成;1岁以后,儿童开始出现了思维的初级形式——直觉行动思维。通过这种思维形式,儿童对事物的外部特征有了初步的概括能力。2~3岁是儿童从直觉行动思维向具体形象思维转化的关键阶段。

整个学龄前阶段,儿童的思维从直觉行动思维向具体形象思维再向抽象逻辑思维方向发展,其中占主导地位的是具体形象思维。4～5岁后开始出现抽象逻辑思维的萌芽。

学龄期儿童思维的基本特点是从具体形象思维向抽象逻辑思维过渡,是思维发展过程的质变。但是,此时的抽象逻辑思维在很大程度上仍直接与感性经验相关联,带有很大的具体形象性。学龄期儿童思维发展主要体现在概括、推理能力等方面。

青春期少年的思维能力快速发展,抽象逻辑思维逐步占据优势地位,不再受具体事物限制,能理解各种抽象的概念,并获得更多增长新知识的机会。随着逻辑推理能力的加强,可形成假设并据此推理,青少年思考问题、解决问题和分析性操作能力不断加强。

(五) 想象力发展

想象(imaging)是人们对头脑中已有的表象进行加工、改造而产生新形象的心理过程。

想象是随着语言的发展而产生的,儿童在18个月左右出现了想象的萌芽,主要是通过动作和口头语言表达出来的,如抱着娃娃给它喂饭、穿衣等。3岁时,随着在日常生活中积累的经验和语言的发育,出现更为复杂的想象性游戏。

学龄前儿童仍以无意想象和再造想象为主,想象力集中表现在游戏活动中。儿童的求知欲在学龄前迅速发展,表现为强烈的好奇、好问,该特点将持续整个儿童期。

有意想象和创造性想象在学龄期得以迅速发展。小学低年级儿童已有丰富的想象力,但多数属于以模仿为主的再造性想象;小学3～4年级开始再造性想象中创造和加工的成分增加,在言谈、绘画、模型制作、游戏中表现出创造力的萌芽。进入高年级后,随着生活范围的扩大,知识经验的积累,儿童的想象力和创造力更加丰富,能编造出非常逼真的故事情节,扮演各种正、反角色,制作精巧的航模。

青春期开始后,创造性想象在学习、生活中处处体现,并于青春后期达到一生的最高峰。

从小培养孩子的想象力将使他受益终生,丰富的想象力能帮助孩子从生活、书本、音乐以及其他所有的艺术中获益更多,成为一个心灵丰富和充满情趣的人。

三、语言的发育

语言(language)作为人类特有的交流工具,在人际交往中发挥重要作用。语言在儿童建立概念、指导思维、控制行为、帮助记忆、调节情绪等方面发挥着广泛而重要的作用。

大脑在生理上为语言的获得做好了准备,但语言习得需要经验的催化,语言发展存在敏感期。从出生到10个月,脑最容易获得所处语言环境中的语音原型。1～3岁是语法学习的敏感期,此时身处外语环境,大脑就会如同学习母语一样,运用左半球加工语法信息;延迟接触语言会导致大脑使用不同的策略来加工语法信息,加工效率降低。12岁前是口音获得的敏感期。

婴幼儿的言语发育大致可分为3个阶段:言语发展的准备期(0～1岁),单词句时期(1～1.5岁),多词句时期(1.5～3岁)。准备期又称"前言语阶段"(prespeech stage),一般指从出生到第一个有真正意义的词产生前的时期。在该阶段,婴儿的语言知觉能力、发音能力、对语言的理解能力逐步发生、发展,出现了"咿呀学语"(6～10个月)和非言语性的声音与姿态交流现象。婴儿在11～13个月间有意识表达的第一个能被理解的真正的"词",标志着语言的正式发生。10～15个月间一般每月平均增加1～3个新词,18个月以后的幼儿掌握新词的速度提高到每月25个左右,这种掌握新词的速度猛然加快现象,被称为"词语爆炸"。此外,词类的范围不断扩大,通常是先名词、动词,后代词、形容词、副词、介词等。

儿童语言发育的年龄大致相似,但也有个体差异。一般2岁时可掌握50~550个词汇,语言能力好的会说短句;3岁时的词汇量达900~1 000个,已能表达基本完整的句子;4岁时的词汇量达1 600个左右,能唱歌,爱提问,会说较多复杂的语句;5岁时的词汇量达2 100~2 200个;6岁时达到2 500~3 000个。

学龄前儿童常出现一种自言自语的现象。这是儿童语言发展过程的必经阶段,一般有游戏语言和问题语言两种形式。3~4岁时出现边活动边自言自语的游戏语言;4~5岁时在遇到困难、产生怀疑时会自言自语地提问,甚至自问自答。

学龄期,口头语言表达能力继续大幅提高。在教学与生活实践中,内部语言逐渐发展起来,它是儿童思维能力显著提高的基础,大体经历3个过程:出声思维期,过渡期和无声思维期。学龄期内部语言得到迅速的发展,自言自语逐渐减少,并逐步转化为独立思考。

学龄期也是儿童开始真正学习和掌握书面语言学习的时期。书面语言的掌握一般要经过识字、阅读和写作3个过程。识字是从口头语言过渡到书面语言的最基本的环节,也是阅读和写作的基础。低年级小学生一般只会朗读,随年龄增长,词汇量增多,内部语言发展,逐渐从朗读过渡到默读,速度也逐渐提高。小学生的写作能力发展一般经历从口述到独立写作的阶段。在掌握书面语言的基础上,逐步有意识地掌握语法规则,并自觉组织自己的语言,从而使自己的语言逐步规范化,发生新的质变。

四、情绪和情感的发展

情绪(emotion)和情感(emotional feeling)都属于内在的心理体验。情绪由客观事物是否符合人的需要而产生,大多与人的生理需要相联系;情感则与人的高级社会需求是否满足相关联,在情绪发展的基础上产生和发展。情绪具有较大的情境性、暂时性和冲动性;情感则具有稳定性、深刻性和持久性。同时,两者又是密不可分的,情感通过情绪表现出来,情绪服从于情感。

儿童情绪、情感的发展有其明显的阶段性特征。

婴幼儿期,情绪反应与其生理需要是否得到满足有直接关系。高兴或不高兴是新生儿最初的情感分化,哭和笑是新生儿最初的原始的情绪反应。6~7个月时,婴儿产生了对母亲的特别依恋之情。依恋是最初的社会联结,是儿童情感社会化的重要标志。儿童对母亲的依恋情感在1岁左右表现得最为强烈,一直要持续到1.5~2岁。2岁左右幼儿能清楚地表达骄傲和同情;2~3岁时,会逐渐感受到自己在自我认知、评价方面有不合规则之处,由此感到尴尬、内疚和害羞,同时表现出自尊心,至此,儿童具有了成人的几乎所有基本情绪、情感。

学龄前期,儿童随着对情绪的自我调节能力增强,一些早期的社会情感(如友谊感、集体荣誉感等)陆续形成。进入学龄期后,随着脑神经系统的逐步发育成熟,情绪稳定性不断提高。小学高年级学生已能意识到自己的情绪表现及随之而来的后果,学会有意识地控制情绪。通过教育和集体活动,各种情感迅速发展,如友谊感、道德感、理智感、美感和责任感等。

青春期是情绪、情感急剧发展的阶段,各种身心变化的急剧性、过渡性,使青春期少年的情绪、情感特征既有童年期的痕迹,又出现成人期的萌芽,体现出半成熟、半幼稚的转型期特征。随着生活经验的日益丰富,他们的情绪、情感体验逐渐趋向稳定。

情绪化是青春期早期的正常现象,此时青少年会更频繁地出现情绪高峰和情绪低谷,在很多情况下,情绪的强度与引发这些情绪的事件似乎并不相称。青春期的变化经常伴随着消极情绪的增加,与儿童期相比,青春期早期男孩和女孩体验到非常快乐的状态都减少了50%。除了发育因素,环境体验对青少年情绪的影响更大。可能引起青少年情绪变化的压力事件包括升学、恋爱关系的开始,真实或想象的浪漫关系都会引发青少年的强烈情绪。

随着情绪体验的丰富和深刻,青少年情绪管理的能力日趋成熟。青少年更多地意识到自己的情绪周期,对情绪的表达也更具技巧性,逐渐意识到在社会关系中掩饰愤怒、建设性沟通方式的重要性。对青少年有重要意义的情绪管理能力包括:①意识到情绪表达对人际关系具有重要作用。②通过减少情绪的强度和持续时间等自我调节策略适应性地应对消极情绪,如通过离开消极情境、使自己忙于其他活动等以减少愤怒。③理解内在情绪状态不一定与外在表情一致。青少年开始理解自己的情绪表达行为可能会影响别人,并且在表达的时候会考虑到这种理解;如意识到可以感到愤怒,但可以使自己看上去不愤怒。④意识到自己的情绪状态,而不被其击溃,如能区分悲伤和焦虑,并专注于应对这些情绪。⑤觉察他人情绪。

五、个性和社会性的发展

(一) 自我意识发展

自我意识(self-consciousness)的发展是一个由自我概念、自我评价、自我体验和自我控制等共同组成的心理过程,也是个体不断社会化的进程。自我意识的成熟标志着个性(人格)的基本形成。

婴儿期的自我意识处于萌芽阶段;幼儿期,在教育引导下自我意识发展进入初级阶段,发展顺序依次为自我认识、自我命名、自我评价。1岁儿童能把自己的动作和动作的对象区分开来,把主体与客观世界区分开来,并从中认识到自己跟事物的关系,开始感受到自己的存在和自己的力量(如喜欢反复扔物),这是自我意识的最初表现。2～3岁开始,幼儿把自己当作主体来认识,从称呼自己名字变为称"我",这是自我意识发展的一个重要转折,自我评价也大约从这个时期开始出现。

学龄前儿童的自我意识和自我评价往往带有极大的主观情绪性和不稳定性,特别容易受到成人看法的影响。大多数儿童直到5～6岁时,才能较完整地进行自我评价。自我体验逐渐产生,并由情绪体验(愤怒、愉悦)不断向社会性情感体验(自尊、委屈、羞愧感)方向深化和发展。

进入学龄期后,儿童的自我意识发展进入质的飞跃,表现为自我评价对象、内容和范围全面扩大,自我情绪体验进一步发展,突出表现在自尊心发展上。

青春期伴随性发育、第二性征出现等生理变化,以及抽象思维的发展,青少年进入自我意识发展的第二次飞跃。青春期的生理变化会引发青少年自我意识的波动,以及对自己到底是谁这一问题的重新思考;青春期抽象思维能力的发展,使青少年能够以全新的方式思考自身,设想可能自我的能力更强,对未来取向的思考也明显增强。

整个青春期,青少年自我概念的结构和内容都发生转变。①从结构上来说,自我概念会变得更加分化,也更有组织性;这在青春期早期表现得尤为明显。与学龄儿童相比,青少年对自我的关注度显著提高,关注点从外貌、体态、外显行为逐步转向行为背后的动机和自己的个性品质;在自我描述中,青少年比儿童更多地将个性特质或属性描绘为在特定场景中的表现,如"我和熟人在一起会很友善",而不仅仅是"我对人友善"。与自我概念分化相伴而生的是更高的组织性和整合性,青少年能够将自我的不同特质和属性整合到一个更有逻辑性、更为和谐的整体中,如"我在第一次遇见别人的时候会害羞,但是当我认识了他们之后,通常会相当友善"。②从内容上,自我概念进一步抽象化、复杂化。青少年的自我描述更抽象,更多强调潜在的心理特征,如感受、信念、动机、品质等。这使青少年能够分辨出真正自我、理想自我以及担心的自我,这种区分能力的发展可促使青少年的真正自我趋向理想自我,而努力避免成为担心的自我;拥有健康自我概念的一个重要方面就是能用理想自我去制衡所担心的自我。

从青春早期到中后期,自我评价能力逐步成熟,日益客观和深刻化。从早期自我评价中更多关注自己或他人身体形象、相貌等方面,逐渐发展到能全面、客观、辩证地分析评价;到青春期晚期已具备对自己整个心理面貌和稳定的心理品质给予贴切评价的能力。在青少年整体自我评价中,自我评价的某些方面具有更大的影响力。一般而言,青少年对生理方面的自我评价(青少年觉得自己的外貌如何)对整体自我评价最为重要,其次是对与同龄人关系的自我评价,学习能力、运动能力、道德素养等方面相对较弱;但我国青少年的自我评价中受学业成功的影响更为明显。

自我体验的发展突出表现为自尊感。自尊(self-esteem)是基于整体自我而作出的对自我价值和自我形象的评价。自尊心在青少年自我意识成分中是最敏感的、最不容侵犯的,对青少年行为和心理健康的所有方面具有影响。

自我理解的一个重要特征是自我整合,自我整合体现在同一性(identity)的发展中;同一性是青少年发展的核心问题。现代的理论认为,同一性发展这个极度复杂的过程既不是从青春期开始,也不是在青春期结束;它始于婴儿期,随着依恋的出现、自我感的发展和独立性的出现而开始发展;在老年期,随着对自己生命的回顾和整合而结束。青春期同一性的发展之所以重要,是因为生理、认知、社会情绪发展第一次达到了某种程度,使得个体可以区分和整合童年期的身份和认同,构建一条通往成人的成熟可行的道路。在青春期,尤其是青春期晚期,同一性发展突出地表现在以寻求自主需要与联结需要之间的平衡上;形成了同一性的青少年,也并不意味着在以后的生活中同一性会一直保持稳定,随着社会、人际关系、工作等的变化,同一性在个体的整个生命过程中可以出现多次重组。

(二) 个性发展

个性(personality),指个人的整体精神面貌,是一个人区别于他人的,在不同环境中显现出来的,相对稳定的,影响人的外显和内隐性行为模式的心理特征的总和,表现在兴趣、能力、性格和气质等各方面。

气质(temperament)是出生后最早表现出来的一类较明显而稳定的个性特征,是儿童个性形成的基础。每个儿童都有自己独特的气质特点,可以表现在活动水平、规律性、趋避性(接近/退缩)、适应性、情绪本质、反应强度、坚持性、注意分散性、反应阈等9个方面。托马斯(Thomas)和切斯(Chess)等将婴幼儿的气质类型分为4类:平易型,约占40%;困难型,约占10%;启动缓慢型,约占15%;中间型,约占35%。气质的差异性赋予了儿童丰富多彩的个性。

自我意识是个性的组成部分,是衡量个性成熟水平的标志,是整合、统一个性各个部分的核心力量,也是推动个性发展的内部动因。此外,父母不同的养育态度也会直接影响儿童不同个性和性格特征的形成。父母如采取过于严厉型态度,儿童容易形成执拗、冷淡、粗暴、依赖、自卑等不良性格特征;如采取放任型的态度,儿童容易形成冷酷、攻击、或消极、与世无争和玩世不恭的性格特征;采取溺爱型的态度,儿童容易形成任性、幼稚、以自我为中心、缺乏独立性、胆小怕事、对人没有礼貌等消极的性格特征;采取民主型的态度,则容易形成独立、勇敢、善于协作、社会适应性强等积极的性格特征。

婴幼儿期是个性初步形成的阶段,10个月的婴儿已显出个体特征的某些倾向性。幼儿和学龄前期儿童在兴趣、爱好方面也逐步产生分化。

学龄期儿童随着环境的变化和教育程度的加深,个性的发展逐步趋向稳定,出现质变,表现为更加丰富而深刻;兴趣范围逐步扩大,价值观亦从个人价值观向群体价值观过渡。

青春期伴随着身心发育的成熟,青少年的个性品质日益深化,突出的特点是表现出个性发展的不平衡性和极端性。青春期也是世界观形成的关键阶段,而世界观的基本形成是青春后期和青年早期心理发展成熟的重要标志。

(三) 社会化的发展

社会化(socialization)是由自然人到社会人的转变过程,每个人必须经过社会化才能使外在的社会行为规范、准则内化为自己的行为标准,这是社会交往的基础。

婴幼儿的社会交往起始于亲子关系的建立,特别是母婴依恋关系的建立。依恋理论的奠基人 Bowlby 认为,通过与抚养人持续不断的相互交往,儿童发展了其内部的工作模式,这种工作模式决定儿童对抚养人所产生的依恋和期望的性质,也决定了他们自我概念发展的性质以及与人交往的基本态度,给儿童以后形成的同伴关系和社会人际关系留下印记,成为他们社会性人格发展的雏形。

婴儿之间的同伴交往以单独游戏(平行游戏)为主,他们自顾自玩,互不理睬,但亦乐在其中;18个月~2岁间,幼儿与同伴交往的时间增多,看见不同年龄的人能有意识地称呼,会模仿成人和较年长孩子的行为;2岁以后,幼儿逐渐习惯与抚养人分离,同伴意识增强,社会性游戏超过了单独游戏,在游戏中有友好的表示,如分享、友好说话、偏爱某个小伙伴等。

学龄前期的儿童除家庭外,幼儿园逐渐成为他们生活的主环境,从而使他们开始发展一种崭新的关系——同伴关系。此后,同伴关系和亲子关系一起,共同促进儿童的社交技能、社会适应性和社会行为的发展。

入学后,儿童的生活环境和人际交往更加丰富更为广泛,随着独立性和批判性的不断增长,他们与父母、教师的关系从依赖走向自主;同伴交往日益在其生活中占重要地位,对其社会化发展产生重要影响。

进入青春期后,同伴成为青少年主要的情感依恋对象,同伴间交往更加强调情投意合,更多分享彼此内心的感受,与此同时,他们与父母的感情不如儿童期那么亲密。与同伴之间建立的特殊亲密关系和友谊,不仅成为他们学习社会技能的重要途径,而且通过由此获得的赞扬、喜爱、青睐,对自身的社会行为发挥着极其深刻的强化作用,并由此逐步理解道德、习俗、观念等社会规范,懂得利益、权利、名誉、合作和忍让等社会概念,出现真正意义的社会互动,并伴随该互动,形成稳定的个性。

(丁艳华,谭 晖)

【思 考 题】

1. 简述生长发育的一般规律。
2. 从生长调控机制的角度,阐述生长期各个阶段身高的生长模式。
3. 人体各系统发育大体可归为几类,请简要叙述之。
4. 试述生长长期趋势的表现,原因及其健康影响。
5. 简述整个生长期人体体格生长的阶段性变化。
6. 简述儿童青少年体成分发育的年龄特征。

7. 什么是健康相关体能,它包含哪些要素?
8. 试述儿童青少年体能发育的特点。
9. 在对儿童心理-行为发展评价中,应注意哪些方面?
10. 简述学龄期儿童注意发展的主要表现。

第二章
青春期生长发育

青春期介于童年期和成年期之间，是人生发展的关键时期。在神经-内分泌系统的介导下，个体的体格特征和生理功能发生了巨大的变化，最终发育成为具有成年体格和生殖能力的成熟个体；同时，青春期也是个体心理、社会适应能力和道德观发展的关键时期。如何使青少年健康、顺利地度过青春期，是儿童青少年卫生学研究和实践的重要任务之一。

第一节　青春期概念和生长发育特点

一、青春期和青春发育期

青春期（adolescence），是由儿童向成人过渡的特殊成长时期，是从生理和心理不成熟到成熟的关键发展阶段。在青春期，个体经历了体格生长、内分泌和生殖系统功能的迅速发育和成熟；与此同时，心理发展骤然加快并产生心理-行为和社会适应的巨大变化。

青春发育期（puberty）的概念与青春期略有不同，更多的是描述青春期中的体格生长和生殖系统发育的生理过程。经过青春发育期后，个体形成成人体态，并初步具备生殖功能。

因而，青春期不仅包含青春发育期的生理成熟过程，也包含与生理发育相伴随的社会心理行为和社会适应的发展与成熟过程。

二、青春期的年龄范围

一般认为，青春期起始于生长突增，结束于体格生长停止、心理发展趋于成熟。对青春期的年龄范围，目前尚无清晰的界定，WHO建议的年龄范围为10~20岁，各国学者根据女性青春发育起始及结束均早于男性的特点，也采用女性10~18岁、男性12~20岁作为不同性别的青春期年龄范围。

生活在不同社会文化背景下的青少年，其生理、心理和社会性发展存在群体差异；而不同社会文化对青少年特有的发展现象的解释不同，随之而产生的社会权利、义务及法律限制也不同。因此，青春期实质是一个动态的概念，年龄范围随着社会文化对成熟（权利和责任）界定的不同而变化。

目前，在全球经济发展的推动下，在发达国家和多数发展中国家的城市地区，社会现代化变革迅速。由于社会竞争的压力,青少年较为普遍地就学时间延长、就业时间延迟,婚育年龄推后,而性发育年龄提前,导致整个青春期延长。为此,许多学者根据现代青少年的生理、心理和社会性发育特点,对青春期定义做了如下 3 个层次的补充界定:①青春期是个体从第二性征出现到性成熟的生理发展过程;②青春期是个体从儿童认知方式发展到成人认知方式的心理过程;③青春期是个体从社会经济的依赖性到相对独立状态的过渡过程。

三、青春期的生长发育特点

在青春期,个体的外部形态、生理功能、心理行为等发生着巨大变化,其发育特点主要表现为:①青春期内分泌功能活跃,与生长发育有关的激素分泌明显增加;②体格生长加速,以身高为代表的形态指标出现第二次生长突增;③生殖系统功能发育骤然加快,迅速成熟,到青春晚期已具有生殖能力;④内脏器官发育,功能日臻成熟;⑤伴随着性发育的加速和成熟,心理发展骤然加快,呈现出青春期特有的心理-情绪特点。

青春期通常分为早、中、晚三期,不同的阶段各有其生长发育特点。

1. 青春期早期 主要表现为体格生长突增,出现身高的突增高峰;性器官和第二性征开始发育,一般约持续 2 年。

2. 青春期中期 主要表现为性器官和第二性征的迅速发育,女孩出现月经初潮,男孩出现首次遗精;身高生长速度开始减慢,一般持续 2~3 年。

3. 青春期晚期 主要表现为社会心理发展过程加速,体格生长速度减慢并渐趋停止,性发育渐至成人水平,通常持续 2~3 年。

(谭　晖)

第二节　青春期内分泌变化

青春期一系列体格特征和生理功能的发育是由神经-内分泌系统所介导,主要通过下丘脑-垂体-靶腺(或靶组织)轴的途径产生作用和调控,其中既有自上而下的神经调控和内分泌调节,也有自下而上的内分泌反馈调节。

进入青春发育期后,以下丘脑-垂体-性腺轴(HPGA)和下丘脑-垂体-肾上腺轴(HPAA)为核心的神经内分泌系统功能骤然活跃,相关激素分泌明显增加,引发肾上腺皮质功能初现和性腺功能初现两个重要现象,并在青春期的体格生长和生殖系统发育成熟过程中起重要作用。

一、肾上腺皮质功能初现和 HPA 轴的变化

(一) 肾上腺皮质功能初现

肾上腺皮质功能初现(adrenarche)是由肾上腺皮质发育导致肾上腺雄激素分泌增加,从而引发儿童身体特征一系列变化的现象,包括生长加速、初现成人体味、腋毛生长、阴毛生长(阴毛初现)、皮脂分泌增加等。

一般男孩在 7~8 岁,女孩在 6~7 岁,肾上腺皮质的网状带生长加快,合成和分泌肾上腺雄激素(主要为脱氢表雄酮)增多,引发了肾上腺皮质功能初现。对于女孩,肾上腺雄激素促进了青春期早期阴毛初现、体味变化、皮脂分泌改变,并部分地影响了青春期生长突增;但对于男孩,则作用不明显,可能因为其作用被活性更强的睾酮所掩盖。

引起肾上腺皮质功能初现的机制尚未被清楚阐述,多数研究认为与肾上腺皮质对促肾上腺皮质激素(ACTH)敏感性增加,以及与性激素合成过程相关酶的活性改变有关。

(二)青春期下丘脑-垂体-肾上腺轴的变化

下丘脑-垂体-肾上腺轴(hypothalamic-pituitary-adrenocortical axis,HPAA)是由下丘脑、垂体和肾上腺皮质组成的相互作用和调控的复杂神经内分泌系统;其合成和分泌的激素包括下丘脑的促肾上腺皮质激素释放激素(CRH),垂体的促肾上腺皮质激素(ACTH)和肾上腺的肾上腺皮质激素和性激素。

下丘脑合成的CRH以脉冲形式释放,并呈现昼夜周期节律。垂体前叶分泌的ACTH受下丘脑CRH的调控也呈脉冲式分泌,每1~3小时出现一个分泌高峰;并具有昼夜节律,晨醒前后较高,入夜后较低。肾上腺皮质的发育、激素合成与分泌受ACTH调控,分泌的肾上腺皮质激素是一组类固醇激素,主要包括糖皮质激素、盐皮质激素以及少量的性激素;其中,网状带合成和分泌的性激素在青春期发育中具有重要作用。

肾上腺皮质分泌的性激素包括雄激素与雌激素;雌激素的量很少,由雄激素转化而来,对青春期性发育影响不明显。雄激素包括脱氢表雄酮(DHEA)、硫酸脱氢表雄酮(DHEAS)及雄烯二酮,以DHEA为主,活性为睾酮的1/5,是肾上腺皮质功能初现的神经内分泌基础,并在调节性器官、第二性征发育的过程中发挥作用。

肾上腺皮质雄激素分泌的异常增多,经下丘脑-垂体-性激素轴的负反馈,可使促性腺激素,尤其是LH分泌紊乱。

二、性腺功能初现和HPG轴的变化

(一)性腺功能初现

性腺功能初现(gonadarche)是由下丘脑分泌的促性腺激素释放激素(GnRH)增加触发的下丘脑-垂体-性腺轴(HPG轴)功能的全面发动,从而引发的一系列性发育现象,包括生殖器官和第二性征的全面发育。

在童年期,下丘脑对低浓度性激素的负反馈作用异常敏感,GnRH释放受到抑制。至青春发育启动前夕,下丘脑解除了对性激素的抑制,GnRH脉冲分泌的频率和幅度增加,刺激垂体分泌黄体生成素(LH)和卵泡刺激素(FSH);后两者刺激性腺分泌性激素增加。LH刺激男孩睾丸合成睾酮;LH和FSH共同刺激女孩卵巢产生雌激素、孕酮和睾酮。各激素间的相互作用引发性腺功能初现。男孩主要表现为睾丸体积增大;女孩因卵巢的发育不能被直接观察到,则主要表现为乳房发育。

肾上腺皮质发育一般早于性腺发育2~3年,但肾上腺皮质功能初现和性腺功能初现可以同时发生,两者的生物学基础不同。肾上腺皮质初现源于肾上腺皮质发育引发的肾上腺雄激素分泌增加;性腺功能初现源于HPG轴功能启动引发的性腺分泌雌/雄激素的增加。因此,性腺功能初现是青春发育的真正开始。此后,在HPG轴的调控下,生殖器官形态和功能、第二性征迅速发育成熟;HPG轴也作为身高加速生长的始推动者,与促生长素轴协同调控着青春期的体格生长。

(二)青春期下丘脑-垂体-性腺轴的变化

下丘脑-垂体-性腺轴(hypothalamic-pituitary-gonadal axis,HPGA)是指由下丘脑、垂体、性腺(卵巢或睾丸)组成的相互作用和调控的神经内分泌调控系统;其合成和分泌的激素包括下丘脑的促性腺激素释放激素、垂体的促性腺激素(FSH和LH)和性腺的甾体性激素(包括雄激素、雌激素、孕激素)等。

青春期 HPG 轴的发育按其激素分泌的改变可分为 3 个阶段：①夜间的 GnRH 脉冲分泌增加。在青春期第二性征出现前 1～2 年,GnRH 释放浓度已增高,相应地使 FSH、LH 和性激素较儿童期升高并呈昼夜节律。夜间 GnRH 脉冲分泌增加是青春发育即将开始的信号。②垂体对 GnRH 敏感性升高并对 GnRH 脉冲应答,出现夜间 FSH 和 LH 分泌增多。在青春期早期,GnRH 频率和幅度骤升,使夜间睡眠时 FSH 和 LH 呈脉冲性分泌增加,一般以 LH/FSH≥1 作为青春期中枢调控完全发动的重要临床生化指标。③性腺发育,使性激素水平升高。至青春期中、后期,FSH 和 LH 夜间升高的特征消失,至初潮前逐步发育为与成人一致的无昼夜差异的分泌特征。随着发育进程的推进,FSH 和 LH 释放峰值升高,血液中性激素水平升高;男性通过负反馈作用,维持较高的性激素水平;女性则通过正、负反馈作用,呈现出成熟女性特有的性激素周期性改变。

(三) 青春期 HPG 轴的调控

HPG 轴的调控既有自上而下的神经内分泌调控,又有自下而上的内分泌反馈调节。

自上而下的神经内分泌调控由下丘脑 GnRH 神经元主导,GnRH 神经元具自律性脉冲分泌能力;脉冲释放的 GnRH 刺激垂体 FSH 和 LH 分泌,后两者促进性腺的发育和性激素的分泌。同时,GnRH 的分泌又受中枢神经系统的控制,中枢神经系统经由各类神经介质通路的改变影响 GnRH 的分泌,包括呈兴奋性调控的兴奋性氨基酸和肾上腺能神经介质,呈抑制性调控的 5-羟色胺通路、催乳素(PRL)和 β-内啡肽通路,以及呈双向作用的神经肽 Y(NPY)和多巴胺系统等。这些因素最终能使 GnRH 脉冲释放的频率和幅度发生改变。

自下而上的内分泌反馈调节呈正负两种形式,通常将靶腺分泌的激素对下丘脑-垂体的负反馈调节称为长环反馈;将垂体分泌的促激素对下丘脑的负反馈调节称为短环反馈;下丘脑-垂体自身分泌的肽类激素在其内部对自身的负反馈调节称作超短环反馈或自分泌反馈。HPG 轴的反馈调节既包括长环反馈,也包括短环反馈。

外周循环中的雌激素和雄激素是 HPG 轴的主要抑制物,以长环反馈形式为主,在下丘脑-垂体水平对垂体 FSH、LH 的合成和分泌产生抑制性影响。能产生负反馈作用的雄激素主要是睾酮(T)及其活性代谢产物双氢睾酮(DHT),它们在下丘脑与雄激素受体结合,通过减慢下丘脑 GnRH 脉冲释放频率抑制 FSH、LH 释放;此外,雄激素也能直接作用于垂体,降低其对 GnRH 的敏感性。垂体 FSH 和 LH 对雌激素的负反馈敏感性高于雄激素,且 FSH 对雌激素更敏感。与雄激素作用类似,雌激素的负反馈机制也包括对垂体的直接作用和与下丘脑 GnRH 神经元上雌激素受体结合使 GnRH 频率改变两种。

男女两性性激素的反馈作用形式不完全一致。男性呈单向的负反馈作用,高浓度雄激素使下丘脑-垂体呈持续抑制状态。女性则呈双向作用,雌激素浓度升高使下丘脑-垂体呈抑制状态(负反馈作用);持续高浓度的雌激素则使垂体对 GnRH 敏感性提高,诱导 LH、FSH 分泌增多,呈现正反馈作用。性激素反馈作用形式的性别差异,导致了男女两性性激素变化节律的差异。男性雄激素水平保持相对恒定,而女性雌激素和孕激素的分泌呈周期性波动。

青春期生长突增和生殖系统发育成熟等一系列变化都是在神经内分泌系统的调控下进行的,HPGA 的发育成熟及其功能发挥是青春期神经内分泌变化的关键。

三、青春发育启动机制的假说

青春发育开始启动的最早信号是下丘脑出现夜间低频、低幅 GnRH 的脉冲式分泌,

GnRH 刺激垂体产生节律性的 FSH、LH 脉冲式分泌,激活 HPG 轴功能,促成青春发动的一系列变化。

对青春发育启动机制,目前较一致的观点认为:中枢神经系统、HPG 轴系统起着决定性作用,其功能状态直接影响或控制了青春发育的启动。对该机制的具体作用途径,有两个主要假说:中枢神经抑制假说和负反馈机制假说。

1. 中枢神经抑制假说 中枢神经系统经由特殊的解剖通路以及化学信号调节控制着 GnRH 释放的抑制性和兴奋性之间的平衡。解剖通路包括前下丘脑的抑制通道和下丘脑前部视前区的兴奋性通道。化学信号有许多种,总体可分为抑制性和兴奋性的神经调控因子。在青春发动前,抑制性信号占优势,抑制了下丘脑 GnRH 的释放。青春发动时,抑制性信号减弱,同时兴奋性信号增强,GnRH 释放开始增加;继之以下丘脑-垂体-性腺串联激活的方式引发了青春发动的一系列过程。

2. 负反馈机制假说 外周血中的性激素通过负反馈的方式抑制下丘脑 GnRH-垂体 FSH 和 LH 的释放。在新生儿和婴儿早期,该负反馈抑制功能不成熟,FSH 和 LH 呈高分泌而类似于青春期的状态。1 岁后该负反馈的敏感性逐步增高,3 岁至青春期发动前呈高敏感状态,外周血中存在的少量性激素抑制了 GnRH 分泌,HPG 轴系统的功能处于静止状态。至青春发动前,下丘脑-垂体轴对性激素的负反馈敏感性有所下降,GnRH-FSH 和 LH 分泌开始增加;继之,该负反馈敏感性骤降,GnRH 的释放频率和幅度显著增加,刺激 LH 和 FSH 呈脉冲分泌增加而促使性腺发育、性激素分泌增加,开始全面推进青春发育进程。

除上述两种主要的途径外,目前也有研究认为能量平衡是青春发育启动的重要调控机制之一。参与能量代谢调控的神经内分泌因子,如瘦素(leptin)、神经肽 Y(NPY)、胰岛素样生长因子-1(IGF-1)可能经复合的调节环节对 HPG 轴产生影响而介导青春发动。此外,性激素尤其是雌激素可能也是影响青春发动的因素之一,雌激素可能在青春发动开始时参与和强化了神经胶质细胞分泌的生长因子的作用过程,如上皮生长因子(EGF)与其受体结合后激活 GnRH 释放的过程。

截至目前,有关遗传因素、能量代谢因素、环境污染物暴露因素、甚至社会心理和行为因素究竟是通过怎样的作用机制影响人类青春发育的启动和进程,仍有待开展深入的研究。

(谭　晖)

第三节　青春期生长发育的表现

青春期是以内分泌为主导的生理转折过程,期间经历了体格生长突增和生殖系统发育,最终发育成为具有成年体格和生殖能力的成熟个体。

一、青春期体格生长

青春期体格生长表现为加速-减速-停止的生长模式,生长突增是最突出的特点之一。

(一)青春期生长突增

青春期启动后,体格生长进入了人生的第二个生长高峰期,以身高、体重为代表的形态指标的生长速度在童年期较平稳的基础上出现了加速生长的现象,称为青春期生长突增(pubertal growth spurt)。生长突增开始 1~2 年后达到生长速度高峰,以身高和体重为例,即身高速度高峰(peak height velocity，PHV)和体重速度高峰(peak weight velocity，PWV)；PHV、PWV发生时的年龄分别称为身高速度高峰年龄(age at peak height，PHA)和体重速度高峰年龄(age at peak weight，PWA)。

青春期体格生长特点中，以身高的快速增长最具代表性，一般可以人为地划分为3个阶段，即起点阶段、突增高峰阶段(也称PHV阶段)和减速阶段。个体出生后，体格生长速度在历经婴幼儿期的高峰后逐渐下降并趋于平稳；至青春期身高突增之前可降至最低点，出现暂时性生长速度缓慢，部分儿童此阶段可降至4～5 cm/年，有人将此阶段的生长速度称为起点速度(take - off velocity)。此后，生长速度快速增加，进入PHV阶段；平均22个月后达到身高增长速度的高峰(PHV)。而后随着年龄的增加，生长速度下降；至女孩月经初潮呈现或男孩变声完成，生长速度明显降低，进入减速-停止阶段。图2-1是根据某儿童7～15岁期间的每年一次身高测量数据，利用cubic spline fit函数拟合的身高增长速度曲线，从中可以观察该儿童青春期身高的开始突增年龄、突增高峰年龄、最大增长速度(PHV)、停止生长年龄，以及青春期体格突增的持续时间等。

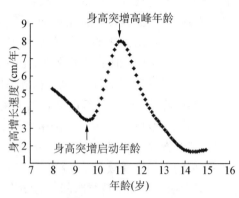

图 2-1　某儿童 7～15 岁期间的身高增长速度曲线

(用 Excel 的 cubic spline fit 函数拟合)

生长突增的开始年龄、突增幅度、结束年龄具有个体差异并呈现不同的性别特征。女孩身高突增的开始年龄约为9～11岁；PHV一般在初潮前1.32±0.78年、Tanner Ⅱ～Ⅲ期时呈现，幅度7～8 cm/年；一般约持续2～3年，至月经初潮出现开始减速。男孩身高突增的开始年龄比女孩迟2年，为11～13岁；PHV多数在Tanner Ⅲ～Ⅳ期出现，幅度9～11 cm/年；至变声完成或首次遗精后开始减速。

青春期生长突增的平均持续时间，男生约为5.5年，女生约5.0年。一般在女孩骨龄17岁、男孩骨龄18岁时，长骨骨骺闭合，身高停止生长。从生长突增开始到生长停止，女孩身高平均增长约25 cm，男孩平均增长28～30 cm。青春发育启动晚的儿童，虽然突增起点阶段的身高较高，但进入PHV阶段后总的身高增长量稍少，因此最终成年身高与正常青春发育儿童没有很大差异。

在青春发育期，身体各部分生长突增的开始时间也并不同步，因而表现出身体各部分比例随年龄增长而不断变化的特点。青春发育早期青少年下肢突增稍早于上肢，上、下肢突增早于躯干；体现在形态指标上加速生长的顺序大致是：足长-小腿长-下肢长-手长-上肢长。由于下肢增长早，这一时期的青少年会出现长臂、长腿的不协调体态；至青春发育中后期，青少年躯干生长速度加快，躯干与四肢比例也趋于平衡。根据青少年足长最先开始突增又最先停止生长的特点，可用足长来预测其成年身高。

(二)青春期身高生长与成年终身高

青春期总的身高增长量约占成人终身高(final adulthood height，FAH)的15%～18%；突增开始时的身高一般为成年身高的80%，PHV时达到90%，突增期后身高增长减慢。

生长突增开始年龄、PHA、PHV峰值、PHV持续时间、生长突增结束年龄对青春期身高增长量及成年终身高均有影响。突增开始年龄(age at take-off，TOA)指PHV前生长速度最低时的年龄，其后生长速度快速增加。突增结束年龄(age at endpoint，EA)指PHV后生长速度≤1.0 cm/年时的年龄。

一般 TOA 早，发育开始时的基础身高低，FAH 也会低；但年龄不是绝对的影响因素，主要取决于基础身高。发育时的基础身高与 FAH 呈正相关，其中 2 岁时的身高尤为重要。但是，基础身高对 FAH 的正向影响是以合理的平衡营养为前提。营养过度（肥胖）可使青春期前生长加快，突增开始时的基础身高虽然较高，但肥胖儿童往往骨龄提前，提早消耗了生长潜能，在青春期呈现"次"正常生长状态，因而抵消了暂时加速对 FAH 的影响。

女孩身高突增和月经初潮的关系密切，PHV 一般在乳房开始发育后 1～2 年内发生（B$_2$～B$_3$ 期），1 年后初潮来临。初潮后生长速度迅速减慢，初潮后的身高增长量约为 FAH 的 2.5%，或 5～7 cm；但是由于骨龄增长速度的个体差异，范围可至 1～11 cm。从时间上看，一般初潮后 2 年接近 FAH，但也有初潮后即发生生长速度骤减，半年内达 FAH 者。

PHV 峰值、PHV 持续时间也对青春期身高生长总量具有影响，尤以后者的影响更为显著。PHV 一般可持续 1～3 年；我国追踪调查结果显示，PHV 持续时间平均为 1.65±0.63 年，44.3% 青少年持续 1 年，44.7% 持续 2 年，12.0% 持续 3 年，其后生长速度回落至青春期前水平，再约 1 年后骤减至 2 cm/年左右直至逐步停止生长。

青春期生长突增持续时间与骨龄发育速度密切相关。Tanner 早期的研究已证实，在青春期后期，身高生长和骨龄增长呈负相关。Loesch 等对 191 名儿童从 6 岁～18 岁的追踪研究发现，不论男女，骨龄增长的速度高峰（peak velocity for skeletal maturity, PBV）年龄是生长突增的起始点，PHV 出现在 PBV 后 2 年；女孩、男孩 PBV 分别在 9.8 岁、11.6 岁出现，PHV 则分别在 11.6 岁、13.8 岁出现；身高达到 PHV 时，正值骨龄增长的最大减速期，其后 PHV、PBV 快速平行下降，在女孩 13 岁、男孩 15 岁时骨龄、身高生长速度均接近低谷；此后 2 年内，骨龄增长和身高增长均逐步减速至骨骺融合，生长停止。因此，骨龄比实足年龄能更好地反映青春发育的启动时间，PHV 和剩余生长潜力。

二、青春期性发育

性发育是青春发育期最重要的特征之一，包括内外生殖器官的形态变化、生殖功能的发育成熟以及第二性征的发育等。

（一）男性性发育

1. 生殖器官形态发育　男性生殖器官分内、外两部分。内生殖器包括睾丸、附睾、输精管道和附属腺，外生殖器包括阴囊和阴茎。

男孩青春发育的最早体表特征是外生殖器（genital organs）发育，包括睾丸增大，继之阴囊变松、着色；阴茎增长、增粗。Tanner 将男孩的外生殖器发育划分为 G$_1$～G$_5$ 5 期（具体见实习二），G$_1$ 代表未发育的青春期前状态，G$_5$ 代表发育完成如成人状。

睾丸体积增大通常是男孩青春发育启动的第一信号，青春期前睾丸单侧体积仅为 1～2 ml；青春发育启动后，睾丸体积迅速增大，开始增大的平均年龄为 11.5 岁（9.5～13.5 岁）；在 15 岁时睾丸体积约为 13.5 ml，18～20 岁时达到 15～25 ml。阴囊几乎在睾丸发育的同时开始发育，皮肤变薄变暗，位置下移，皱褶增多。阴茎发育约比睾丸晚 1 年，平均于 12.5 岁开始加速生长，2～3 年内发育至成人水平。

2. 生殖功能发育　睾丸是男性的生殖腺，发育成熟的睾丸具有产生精子和分泌雄激素的作用。随着睾丸和阴茎的发育，阴茎勃起较儿童期更为经常地出现，并可出现遗精。

首次遗精（first spermatorrhea，第一次遗精）是男性青春期生殖功能开始发育成熟的重要标志之一,一般发生于 12～18 岁间。首次遗精时,睾丸的功能并未完全成熟,遗精初期精液的成分、成熟精子的数量和活力均未达到成人水平。首次遗精后,睾丸、附睾等进一步发育,精液成分逐渐与成人接近。

3. 第二性征发育　青春发育期男性的第二性征主要表现为体毛(包括阴毛、腋毛、胡须等)生长,前额发际改变,变声和喉结出现等。

第二性征各指征出现的时间及顺序具有较大个体差异,但在人群中也呈现一定的规律。男孩的外生殖器和第二性征发育大体顺序:睾丸增大→阴囊皮肤改变→阴茎增大→阴毛初现→腋毛初现→胡须初现→变声→喉结。

男孩阴毛是继睾丸增大、阴茎生长后最先出现的第二性征,一般 12～13 岁阴毛出现;1～2 年后出现腋毛,一般从腋窝中央部位开始向周围蔓延;再隔 1 年左右胡须开始萌出,从上唇的两侧开始逐步向中间增长;在青春期后期,甚至性器官发育完成后,下巴的胡须才会长出。随着雄激素水平的增高,喉软骨迅速增大,向前方突出,形成明显的喉结。伴随喉软骨的发育,雄激素促使声带增长增宽,出现变声;变声通常出现在 G_3～G_4 期,一般约持续半年,至 15 岁变声完成。多数男性在 18 岁前完成所有的第二性征发育。

图 2-2 显示了多种性发育事件在上海市不同年龄男性儿童中的检出率(%),通过不同指标曲线的前后排列顺序,能够大致看出上海市男孩的外生殖器和第二性征发育顺序。

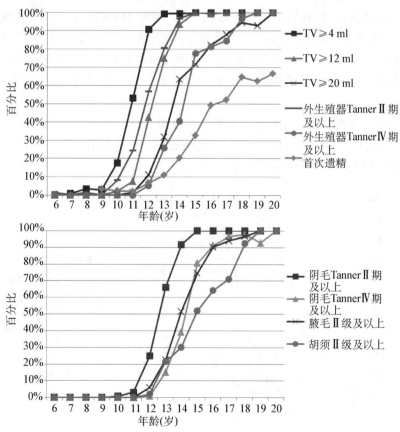

图 2-2　各种性发育事件在上海市不同年龄男性儿童中的检出率(%)

(资料来源:中国儿童保健杂志,2012;20:975～978)

（二）女性性发育

1. **生殖器官形态发育** 女性生殖器官分内、外两部分。内生殖器包括卵巢、子宫、输卵管和阴道；外生殖器统称外阴，包括阴阜、大小阴唇、阴蒂、前庭和会阴；处女膜是部分闭塞阴道的褶皱组织。

青春发育启动后，8～10岁，在FSH、LH的刺激下，女孩卵巢迅速增大，大型卵泡增多，雌激素分泌增加。在雌激素的作用下，内、外生殖器官迅速发育。子宫的重量和长度明显增加，肌层增厚，内膜呈现增生性变化；阴道长度增加，分泌物由中性变为酸性；外阴色素沉着，阴阜变大、敏感性增加。

2. **生殖功能发育** 在HPG轴的调控下，卵巢雌、孕激素呈周期性变化，刺激子宫内膜呈周期性增生脱落伴出血，即出现了月经。月经初潮（menarche，首次月经）时，卵巢并未完全成熟，其重量仅为成人的40%左右，且多数没有排卵。随着卵巢的进一步发育，卵巢内卵泡达到成熟并释放卵子，即出现了排卵性月经周期。排卵性月经周期的建立标志着女性生殖功能发育成熟。国内调查显示，初潮后第1、2、3年内排卵性月经周期的比例分别为13.2%、34.9%、43.8%。

3. **第二性征发育** 青春期女性第二性征主要表现为乳房发育、阴毛和腋毛生长。第二性征发育顺序大致是乳房发育→阴毛初现→腋毛初现→月经初潮。

乳房（breast）发育通常作为女性进入青春发育期的第一个信号，平均开始于11岁（正常范围8～13岁）。Tanner将乳房的发育分为B_1～B_5 5期（具体见实习二），B_1代表未发育的青春期前状态，B_5代表发育完成如成人状。乳房发育从B_2期到B_5期，历时4年左右（1.5～9年）。

多数女孩在乳房发育6个月到1年后阴毛初现，也有约10%～16%女孩阴毛生长早于乳房发育；阴毛从初现到发育完成约需2.5年（1.4～3.1年）；腋毛在阴毛初现0.5～1年后出现。

图2-3显示了多种性发育事件在上海市不同年龄女性儿童中的检出率（%），通过不同指标曲线的前后排列顺序，能够大致看出上海市女孩的第二性征发育顺序，并且可以发现，女孩乳房开始发育的年龄有明显提前趋势。

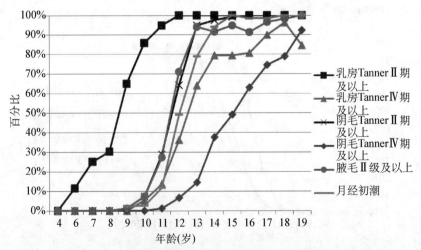

图2-3 各种第二性征发育事件在上海市不同年龄女性儿童中的检出率（%）

（资料来源：中国儿童保健杂志，2013；21：234～236）

三、青春期发育类型和发育时相

（一）青春期发育类型及其特点

青春发育的起始年龄、结束年龄存在较大的个体差异。起始年龄相差较大的儿童,其发育特点也不同,一般将青春期发育归纳为早熟、一般和晚熟3种类型。

1. **早熟型**　主要表现为突增开始早,突增幅度大,突增结束年龄也早;整个生长期较短,其成年身高和其他两种类型相差不大,或者更矮。通常女孩8~9岁、男孩10~11岁突增开始,PHV持续时间1年左右。

2. **一般型**　突增开始年龄和幅度、成年身高等都处于人群平均水平;PHV持续时间约2年。

3. **晚熟型**　主要表现为青春期前生长正常,但突增开始晚,结束也晚;整个生长期相对较长,其成年身高达到或略高于平均水平。通常女孩10~11岁、男孩12~13岁突增开始,PHV持续时间2~3年。

这三种发育类型的青少年,其体型特点、性发育早晚也有明显差异。早熟型青少年无论男女,其生殖器官、第二性征、性生理现象(女性月经初潮、男性首次遗精)发育都较早,体重/身高比值高,骨盆宽而肩窄,矮壮体型多见。晚熟型青少年,其生殖器官、第二性征发育较晚,初潮和首次遗精年龄较大,体重/身高比值小,骨盆和肩宽均较窄,瘦削的体型多见。

（二）青春发育时相

在性染色体与遗传基因的作用下,在下丘脑-垂体-性腺轴系统的调控下,所有的人都会在青春期经历体格生长突增、第二性征发育、性器官的形态变化和功能发育成熟等一系列程序化的、相对固定的发育环节,经历一系列可观察的身体体表特征的改变,称之为青春发育事件(puberty events)。在这一过程中,发育的时相(timing)因素值得关注。

青春发育时相(pubertal timing),是一个相对的概念,描述的是个体处在同一时期的某一参考人群背景下,或者与某一常模进行比较时,其青春发育过程属于相对较早、适时或相对较晚。值得注意的是,这里所说的青春发动时相的概念更多地着重于从群体健康角度出发的公共卫生视野,有别于临床意义的"性早熟"和"青春发育迟滞"的诊断标准。一般以各种青春育事件出现时间的前1/4位数作为青春发育时相提前的界值,后1/4位数作为青春发育时相推迟的界值。

另外,青春发育时相提前的长期趋势(secular trend of advanced puberty timing)特指青春发育期各种事件在人类历史长河中出现的时间提前还是推迟的现象。1830~1960年期间,德国、荷兰、匈牙利、以色列、土耳其等国家的月经初潮年龄以平均3.6月/10年的速度下降,西班牙、英国、芬兰、比利时、瑞典、意大利等国家也以平均1.0月/10年的速度下降。我国历次学生体质健康调研结果显示,1985~2005年的20年间,月经初潮年龄(尤其是农村地区)不断提前。

尽管早在1962年Tanner就提出了青春发育进程的分期(Tanner stage)以及青春发育时相(pubertal timing)的个体差异性,但是关于青春期发育因素本身究竟会对成长中的青少年带来怎样的近期和远期后果,却有待于进一步的研究。人类的青春期性征发育或性功能发育年龄提前,其中既有营养改善、生活水平提高的原因,也有环境污染物暴露和儿童肥胖流行的可能原因。反之,由于受教育年限的不断延长,就业压力的不断增加,青少年在成人过程中达到社会生活独立成熟状态所需要的时间却越来越长,从而造成性生理成人期与社会文化成人期的间隔(maturation gap)不断扩大。确切评估青春发育时相,特别是青春发育时相的提前,在青少年成长轨迹中的作用显得非常重要。越来越多的证据表明,青少年的负性情绪、不健康行为甚至肥胖和胰岛素抵抗等慢性疾病的发生发展都与青春发育时相有密切关系。如果能从青春早期入手采取必要的预防和干预措施,必将有利于降低慢性病的社会经济负担。

(谭　晖,史慧静)

第四节　青春期发育异常

一、青春期身高发育异常

儿童青少年的身高受遗传、内分泌、环境等多种因素的影响,不同个体的身高生长速度和成年身高存在明显差异。大多数青少年的身高处于正常范围,但也有少数表现出身高的发育异常和障碍。从临床表现上可将儿童的身高异常分为矮身材和高身材,其中多数属于生长发育的正常生理性变异现象,也有极少数是由内分泌疾病所致,属生长发育障碍性疾病。

(一) 矮身材

矮身材(short stature)是指在相似生活环境下,儿童身高低于同种族、同性别和同年龄正常儿童的第 3 百分位数(P_3)以下。临床上表现为现时身高水平低下、生长速度缓慢。

对矮身材儿童均须进行鉴别诊断,通过综合评估儿童的生长速度、家族史、疾病史和临床表现,判断矮身材的性质属生理性还是病理性,分析引起生长障碍的原因,及早采取干预措施,促进赶上生长,以达到较满意的成年身高。在矮身材的诊断及鉴别诊断中,除应评估儿童现时身高发育水平外,尤其应重视评估儿童身高生长速度和骨龄。通常身高的年增长值在0～1岁内不足 16 cm、1～2 岁不足 8 cm、3 岁至青春期发育前不足 4 cm/年者,提示生长速度缓慢。

导致矮身材的原因,按性质可分为两类:一类属生理性变异,包括家族性矮身材、体质性生长延迟等;另一类属病理性生长发育障碍(growth disorder),病因复杂,如继发于内分泌疾病、遗传性代谢疾病、骨和软骨发育不良或其他全身系统性疾病等。在鉴别诊断中,也常根据骨龄(BA)、时间年龄(CA)和身高年龄(HA),粗略区分矮身材类型:①体质性生长迟缓,$HA = BA < CA$;②家族性矮身材,$HA < BA = CA$;③病理性生长障碍,$BA < HA < CA$。

1. **家族性矮身材(familial short stature)**　这类儿童身材虽矮小但生长速度属正常范围、有矮身材家族史,主要的生长特征:①从出生起,身高始终低于同龄儿童;直至成年,身高仍处在较低的百分位数水平。②身高生长曲线在整个发育期始终与正常儿童平行,即生长速度持续处于正常范围的下限;骨龄与时间年龄一致。③青春期发育与正常儿童相同,各发育事件如期出现,发育进程正常。④有矮身材家族史,父母或家族成员中有类似生长模式的矮小者。

家族性矮身材属正常生长发育的生理性变异,不存在影响生长发育的器质性疾病,不需特殊治疗。

2. **体质性生长延迟(constitutional growth delay)**　也属正常生长发育的生理性变异表现。这类儿童身体健康,年龄别身高矮小,生长速度缓慢,青春期生长突增和性发育出现和成熟时间均较正常儿童晚,但最终身高能达到正常范围。其主要的生长发育特征:①出生的身高、体重正常;多数儿童2岁起身高生长速度即处于正常范围的低限,在整个生长期年龄别身高始终处于较低的百分位数水平。②身高生长曲线与正常儿童平行,骨龄落后于实足年龄但与儿童身高年龄和发育年龄相一致;按骨龄评价的身高及生长速度属于正常范围。③青春发育启动的时间与骨龄相关而比实足年龄滞后,一般在男孩16岁(骨龄12~14岁),女孩14岁(骨龄11~13岁)时开始发动;青春发育启动开始后,整个发育进程与正常儿童相似,PHV可达正常儿童水平,成年身高也可达正常范围。④有家族史,如母亲初潮年龄晚或父亲、同胞有类似的青春发育延迟现象。

体质性生长延迟儿童最终可有自发的青春发育启动,且一旦进入青春期后,生长模式与正常青春期相似,最终成年身高可达正常范围,因此一般毋需治疗。应对儿童及其家长做好解释工作,解除心理压力。对一些因生长延迟而产生严重心理负担,甚至导致心理行为异常的儿童,可适当给予性激素诱导其性征发育。

3. **病理性生长障碍(growth disorder)**　病因复杂,以内分泌系统疾病较常见。而在内分泌系统疾病导致的生长发育障碍中,又以垂体性侏儒症、甲状腺功能低下症等较为多见。

(1) **垂体性侏儒症(pituitary dwarfism)**,是矮身材最常见的内分泌病因,是由于腺垂体生长激素分泌不足而引发的生长发育障碍。垂体性侏儒症包括原发性和继发性两种。原发性垂体侏儒症属常染色体隐性遗传疾病,男孩中多见。继发性垂体性侏儒症是由垂体及其周围组织病变引起的腺垂体功能受损,常见的病因包括颅内肿瘤、炎症、外伤等。垂体性侏儒症患儿确诊后应立即使用生长激素治疗,促进赶上生长。继发性患儿还应积极治疗原发病因。

(2) **甲状腺功能低下症(hypothyroidism)**,又称"呆小症",是在胎儿或婴幼儿期因体内甲状腺素合成不足,或甲状腺素不能发挥正常效应而引发的儿童智力和体格发育障碍。其中,由先天性甲状腺缺如或各种酶缺乏所致者,称为先天性甲状腺功能减退症;由地方性缺碘所致者,称为地方性克汀病。呆小症的早期诊断至关重要,新生儿甲状腺素测定是早期筛查呆小症的有效手段;出生后到1岁之内的早期发现并及时给予甲状腺素治疗,可大幅度减轻智力损害并促进赶上生长。

此外,许多遗传性疾病(如21-三体综合征、单基因与多基因遗传病等),骨骼系统疾病(如软骨发育不全、成骨不全症),代谢性疾病(如糖原累积病、黏多糖病等),营养不良和全身性疾病,都可导致生长发育障碍、身材矮小。

(二) 高身材

高身材(tall stature)是指在相似的生活环境下,儿童身高高于同性别、同年龄正常儿童身高的第97百分位数(P_{97})以上。

高身材可分为生理性和病理性两大类。生理性高身材包括家族性高身材、体质性高身材、体质性生长加速等。病理性高身材是由疾病引起的成年身高偏高,以垂体性巨人症最常见。

1. **家族性高身材和体质性高身材**　这两类儿童生长模式相似,区别主要在于家族性高身材有明显的家族聚集性。两者共同的生长特点:①自婴幼儿期身高即高于同龄儿,儿童期保持较快的生长速度;②骨龄和实足年龄相近;③青春期生长突增开始时身高基础水平高,突增幅度大,生长时间长;④性发育开始年龄及发育进程与正常儿童一致。

2. **体质性生长加速类型高身材**　高身材现象只表现在发育早期,这类儿童的生长特点:①儿童期、青春前期身高生长快、水平高;②骨龄提前但不超过实足年龄1~2岁,身高水平与骨龄一致;③青春期生长突增、性征发育出现早,结束也早。

3. **垂体性巨人症** 最常见的病理性高身材,是由垂体生长激素分泌过多所致。通常在儿童期发病,青春期前、青春期早期的生长加速现象尤为明显,最终导致身材异常增高。

另外,其他疾病如甲状腺功能亢进、遗传性疾病(如马凡是综合征、多发性神经纤维瘤等)、脑性巨人症、染色体异常等也可引发生长调节障碍,导致病理性高身材。

二、青春期性发育异常

青春期性发育受遗传、内分泌、环境等多种因素的影响,不同个体发育开始时间以及发育进程存在明显差异,但都有一定的范围。大多数儿童的发育在此范围内,但也有少数儿童性发育偏离这一范围而表现为性早熟和性发育延迟。

(一) 性早熟

性早熟(sexual precocity, precocious puberty)是一类以性征发育提前出现为特征的性发育异常。一般指男孩 9 岁前出现睾丸增大,女孩 8 岁前出现乳房发育或 10 岁前出现月经初潮者。该诊断年龄是 Tanner 基于 1969 年群体调查结果提出的传统应用界限,鉴于近年青春期发育的广泛提前趋势,尤其是女性乳房发育年龄的提前,有学者提出将女性性早熟的界定年龄提前,但并未被普遍接受。因此,目前仍以传统的界定年龄作为重要的诊断依据之一。

按病理过程的控制机制不同,性早熟总体分为两大类:中枢性性早熟和外周性性早熟。中枢性性早熟(central precocious puberty, CPP)按性征呈现的程度又分为完全性性早熟(真性性早熟)和不完全性性早熟(部分性性早熟),其中后者属于 CPP 的变异,如单纯性乳房早发育和单纯性阴毛早发育等。外周性性早熟(peripheral precocious puberty)又称假性性早熟,按第二性征出现的性质又可分为同性性早熟(第二性征和患儿原性别一致)和异性性早熟(第二性征和患儿原性别相反)。

1. **完全性中枢性性早熟(CPP)** 又称真性性早熟,是由于下丘脑促性腺激素释放激素(GnRH)的提前释放,使下丘脑-垂体-性腺轴(HPG 轴)整体激活所致。患儿的 HPG 轴内分泌变化进程、性器官及第二性征发育进程与正常青春发育相同,其成熟过程呈进行性直至最终发育为具有生育能力的个体。Tanner 报道 CPP 多见于女性,在一般人群中发生率约为 0.6%,我国尚无确切调查资料。

CPP 可分为特发性和继发性两类。未能发现原发性病变者称为特发性 CPP(ICPP);有明确器质性病变引起者称为继发性 CPP(SCPP)。女性 CPP 80%~90%属特发性,器质性中枢病变常见于 6 岁以下小年龄患儿。男性 CPP 50%以上由中枢器质性病变引起;发病年龄越小,器质性病因的可能性越大。常见的器质性病因有颅内肿瘤、囊肿、颅内炎症、头部外伤等,需探查病因进行针对性治疗。

对 ICPP 治疗的目的,是最大限度地缩小患儿与同龄人的差距,包括:改善最终成年身高;控制和减缓第二性征的成熟;预防初潮早现;恢复其实际生活年龄应有的心理行为等。

2. **外周性性早熟** 又称假性性早熟,患儿表现为仅有性器官的形态或部分第二性征提前发育,而没有性功能的成熟。它与真性性早熟的主要区别是没有性腺(卵巢或睾丸)的增大;性征发育非进行性;GnRH 激发试验后 LH 和 FSH 不增高。

假性性早熟的病因除了外源性性激素摄入外,多由性腺或肾上腺皮质肿瘤等器质性病变所导致的性激素分泌过多引起。与继发性 CPP 的性别差异不同,女性外周性性早熟一般都具有器质性病因,且发病年龄越大,器质性病变引起的可能越大,应仔细作病因学诊断以免延误肿瘤等重要病因的诊治。

对有器质性病因的假性性早熟,以病因治疗为主,对症治疗为辅;对外源性性激素所引发的性征呈现,可在停止接触后消失,无须其他特殊处理。

3. 不完全性性早熟 又称部分性性早熟,患儿仅表现为某一孤立的第二性征提前发育,不伴随其他异常表现。最常见的是单纯性乳房早发育,其次为单纯性阴毛早发育和单纯性早初潮。

单纯性乳房早发育(premature thelarche,PT)患儿表现为单侧或双侧的乳房发育,非进行性,无其他第二性征出现。大部分 PT 患儿病程呈自限性,发育的乳房会自行消退,并在正常青春发育年龄启动青春发育。也有部分 PT 可在无任何先兆征象的情况下转化为 CPP,故诊断 PT 后应定期随访。

单纯性阴毛早发育(premature pubarche,PP)是指女性在 8 岁前、男性在 9 岁前出现阴毛(可伴有腋毛同时出现),但无任何其他第二性征的发育。阴毛早发育是由于肾上腺皮质网状带过早发育所致。阴毛早发育虽认为属正常青春发育的变异类型,但近年发现它和 PT 不同,具有增加青春期后多囊卵巢综合征患病的潜在风险。

单纯性早初潮(premature isolated menarche)是指女性在 9 岁前无任何其他第二性征发育情况下出现阴道出血,可在 1～6 年内反复出现,但其后在正常青春发育年龄开始正式启动青春发育。

(二) 性发育延迟

性发育延迟(delayed puberty)也称青春发育延迟,是指儿童实际年龄超过了正常人群性发育开始平均年龄 2 个标准差以上尚未出现性征发育的发育异常现象。具体的界定年龄尚未完全统一,多数倾向于以女孩超过 13 岁或男孩超过 14 岁尚无第二性征发育为判断标准;也有学者认为,青春发育启动后进展缓慢者,如女性在乳房发育后超过 5 年尚未出现月经初潮,男性在发育开始后 5 年尚未达到 Tanner V 期,也可诊断为性发育延迟。

青春发育延迟可分为体质性青春发育延迟和病理性青春发育延迟。

1. 体质性青春发育延迟(constitutional delay of puberty,CDP) 青春期性发育延迟的常见类型,其发生与遗传有密切关系,也与环境和营养有关。表现为:①第二性征出现年龄延迟;②青春期前较同龄儿童矮小,但生长速度持续保持在正常范围;③骨龄与性征发育程度一致;④家族中父母或兄弟姐妹有类似的生长模式。CDP 女孩一般在骨龄 11 岁、男孩一般在骨龄 12 岁时出现第二性征发育。

CDP 是正常青春发育的一种生理变异类型,其本质是由于 GnRH 脉冲发生器激活延迟,而不存在内分泌异常。CDP 儿童能自发进入青春期,一旦青春发动则有正常的性征发育和身高生长加速,一般无须治疗。但发育延迟会使青少年产生心理压力,严重者可出现心理行为异常,故应对其提供心理支持,必要时可给与小剂量性激素诱导性成熟。

2. 病理性青春发育延迟 包括因中枢神经系统、下丘脑或垂体病变引起促性腺激素分泌减少而导致的低促性腺激素性发育延迟(hypo-gonadotropic hypogonadism)和因原发性性腺发育不良或功能减退,失去了性激素对中枢的负反馈抑制而导致的高促性腺激素性发育延迟(hyper-gonadotropic hypogonadism)。对病理性青春发育延迟患儿,应积极探查病因,及时针对治疗。

(谭　晖)

【思 考 题】

1. 试述青春期的概念和生长发育特点。

2. 试述生长突增的概念。以身高为例简述青春期生长突增的特点。

3. 试述青春期男、女性发育的规律和特点。

4. 简述肾上腺皮质功能初现和性腺功能初现的生物学基础和发育表现。

5. 试述青春发动启动机制的假说。

6. 简述青春发育时相的概念和公共卫生学意义。

7. 试述矮身材的类型,以及如何应用骨龄(BA)、时间年龄(CA)和身高年龄(HA)进行鉴别诊断。

第三章
儿童青少年健康状况

促进儿童青少年健康发展是提高整个民族人口素质的关键措施。准确评估儿童青少年的健康状况及其变化趋势，是制定儿童青少年健康促进干预措施、规划和政策的前提。

第一节　衡量健康的维度和指标体系

随着人们对健康内涵的认识不断深化，评估健康的指标体系也不断完善。

一、衡量健康的维度

早在 1948 年的世界卫生组织（WHO）成立之际，就在其宪章中提出：健康不仅是没有疾病（disease）或病痛（infirmity），而且是一种躯体上、精神上以及社会上的完全良好状态（state of complete well-being）。这个定义突破性地提出了从生理健康、心理健康和社会健康 3 个维度衡量健康，是生物-心理-社会医学模式（bio - psycho - social medical model）在健康概念中的具体体现。

健康的多维度间相互作用、相互影响，共同推动个体健康水平的发展。加强健康的任何一个维度将有益于其他维度的发展，而忽视健康的任何一个维度将损害个体的整体健康。

二、评价儿童青少年健康的指标体系

以下 4 类指标从不同侧面反映了儿童青少年的健康状况。

（一）生命指标

生命指标反映儿童群体的出生和生存状况，以死亡率和期望寿命表示，是衡量人口健康状况的重要指标。国际上常用婴儿死亡率、5 岁以下儿童死亡率、年龄别死亡率、5 岁以下死因构成等指标反映儿童的生存质量和死亡特点。历次的《中国儿童发展纲要》中，也将婴儿死亡率、5 岁以下儿童死亡率列为国家保护儿童的重要指标。

1. 婴儿死亡率（infant mortality rate，IMR）　指某年每千名活产儿在 0～1 岁期间的死亡人数，反映活产儿一年内的死亡概率。

$$婴儿死亡率 = \frac{某年不满 1 岁婴儿死亡数}{同年活产儿人数} \times 1\,000‰$$

处于生命早期的婴儿对外界的抵抗能力弱,极易患感染性疾病而导致死亡,因此,IMR 是世界公认的衡量一个国家或地区的社会经济文化发展和卫生保健水平的敏感指标,在人均期望寿命推算中占重要比重。

在婴儿时期,死亡并非均匀分布,出生 28 天以内的新生儿死亡数所占比重更大。因此,也常常将新生儿死亡率从婴儿死亡率中分离出来,作为衡量一个国家或地区社会文化发展水平,特别是妇幼卫生保健水平的重要指标而单独考察。

$$新生儿死亡率 = \frac{某年不满 28 天新生儿死亡数}{同年活产儿人数} \times 1\,000‰$$

2. 5 岁以下儿童死亡率(under five mortality rate, U5MR) 指某年每千名活产儿中未满 5 岁儿童的死亡数,反映活产儿从出生到 5 岁的死亡概率。

在许多发展中国家,婴儿死亡率的统计资料不准确,且 5 岁以下儿童死亡率很高;为此,联合国儿童基金会在 1987 年后以 U5MR 作为衡量世界儿童生存状况的首选指标,目前已得到广泛应用。

$$5 岁以下儿童死亡率 = \frac{某年 5 岁以下儿童死亡数}{同年活产儿人数} \times 1\,000‰$$

3. 年龄别死亡率(age-specific death rate,ASDR) 也称年龄组死亡率,指一年中某年龄组内平均每千人口中的死亡数。通常以 5 岁为一组计算。

年龄别死亡率消除了人口年龄构成不同对死亡水平的影响,因此,可用于不同国家或地区间的比较。对年龄别死亡率进行分析,可以明确卫生工作的重点人群。

儿童青少年时期年龄别死亡率的变化规律为:0 岁组较高,以后随年龄增长迅速下降,至 10~14 岁(发达国家为 5~9 岁)死亡率降至最低,15 岁后略有上升但保持较低水平至 40 岁。

4. 疾病别死亡率(disease-specific mortality rates) 指某地某年平均每 10 万人口中死于某种疾病的人数。是死因分析的主要指标,反映人群中各类疾病死亡的频率,或对儿童青少年生命的危害程度。

(二) 疾病指标

疾病指标反映人群中疾病发生水平,通常以发病率、患病率、罹患率(某病感染率)等表示;对学龄期儿童还可以通过因病缺课统计指标,如月病假率、人均病假日数等表示。

1. 发病率(incidence rate) 指在观察期内,可能发生某病的一定人群中,新发生该病的频率。

$$某病发病率 = \frac{观察期内新发病例数}{同期可能发生该病的平均人口数} \times K$$

观察期可以是年、季、月、周等,最常用一年作为观察期。一定人群也叫暴露人群,可以是某一地区的全部人口,也可以是该地区某一性别年龄组人口,但不包括不可能发生需观察疾病的人,如计算近视眼发病率时,分母不应包括在观察期前即已被诊断为近视眼的人。比例基数 K 可为 100%、1 000‰、100 000/10 万等,视具体情况和习惯采用,通常以结果有 1~2 位整数为宜。

发病率是反映某病在人群中发生频率大小的指标,常用于衡量疾病的发生频度,研究疾病发生的因果关系以及评价干预措施的效果等。

2. **罹患率(attack rate)**　特指在某一局限范围、短时间内的发病频率。这是衡量暴发性发病的频度指标,适用于特定范围内传染病、不明原因疾病的暴发、食物中毒等;观察期可以是日、周、月,也可以根据该病流行期长短和规律而定。

3. **患病率(prevalence rate)**　指在调查或检查的当时,受检人群中某病的患病频率。

患病率是一个时点指标,反映观察时点断面上人群现存某病的频度,又称现患率。阳性率、检出率的含义与患病率相同。患病率适用于病程较长的疾病统计,可衡量某病在人群中的流行规模,估计卫生服务投入的需求量。

4. **因病缺课**　包括因病缺课率和人均病假日数,是衡量学生健康状况的重要指标,反映常见病、多发病的发病特点。

(1)因病缺课率:观察期内因病缺课人日数占总授课人日数的比例。一般以月为单位,为适应学校教学日历编排,常以 4 周代替一个月进行登记和统计,故又称月病假率。缺课可以按日数计算,也可以按节数计算。

$$月病假率 = \frac{某月病假总人日(或节)数}{同期授课总人日(或节)数} \times 100\%$$

(2)人均缺课日数:全校或全班学生一学期内平均每人因病缺课日数。

$$学生人均缺课日数 = \frac{某学期因病缺课人日数}{该学期全校平均学生数}$$

学生病假应逐日登记,并尽可能通过随访明确疾病诊断并进行病因分类。如发现学生因病缺课突然增加,应立即查明原因并采取必要措施。

(三) 生长发育指标

儿童生长发育状况是反映社会经济和文化状况、营养和卫生保健水平的一项重要综合指标,通常包括以下 4 种。

1. **形态发育指标(morphological parameter)**　包括人体测量指标和性成熟指标,反映体格、体型、体姿、营养状况、身体成分和性征等方面的发育状况。

(1)人体测量指标:可分为长、宽、围、厚、重 5 类。常用长度指标包括身高、坐高、大腿长、小腿长、手长、足长等;常用宽度指标包括肩宽、骨盆宽;常用围度指标包括头围、胸围、腰围、臀围、上臂放松围等;常用厚度指标包括肱三头肌皮褶厚度、肩胛下皮褶厚度等;常用重量指标包括体重、瘦体重等。其中,身高、体重、坐高和胸围是最基本的形态指标。

由人体测量指标也可衍生出其他指数指标,用以反映形态发育的不同方面,如身高别体重、BMI(体重/身高^2)可评价营养状况;身高坐高指数(坐高/身高)、肩盆宽指数(骨盆宽/肩宽)可反映身体比例的变化。

(2)性成熟指标:反映青春期性发育水平,包括女孩月经初潮年龄,男孩首次遗精年龄,以及第二性征如乳房、阴毛、腋毛、胡须及喉结等的发育分期。

(3)骨发育指标:骨龄是最常用的反映骨骼发育成熟程度的指标,通常采用手腕部 X 线摄片,观察的指征包括骨化中心的出现、形态变化、钙化程度和干骺融合程度等。

(3)体型:身体各部位大小比例的形态特征。目前较广泛使用的体型分类法有希尔顿(Sheldon)法和希斯-卡特(Heath - Carter)法。希尔顿法采用观察法将体型分为内胚层、中胚层和外胚层 3 种类型。希斯-卡特法是以希尔顿法为基础,应用 10 项人体测量数据对体型进行定量评分后确定分型的方法。

（4）体姿：又称体态，指人体各部位在空间的相对位置。正确体姿可保证身体各器官正常功能，减少肌肉和韧带紧张。体姿检查的常用指标包括脊柱形状、胸廓形状、腿和足的形状等。

（5）体成分（body composition）：指人体总重量中不同身体成分的构成比例，是反映人体内在结构比例特征的指标。常用指标包括体脂率和瘦体重。

2. 生理生化功能指标（functional parameter） 反映人体新陈代谢功能及各系统、器官的工作效能，能较形态指标更敏感地反映出体育锻炼和体力活动对身体的影响。

（1）常用的生理指标：反映心血管功能的指标如脉搏、心率、血压等；反映呼吸功能的呼吸频率、肺活量、肺通气量等；反映肌肉力量的握力、背肌力等。此外，最大耗氧量与心肺功能、肌肉大小和活动状况、血液携带和运输氧的能力、组织吸收和利用氧的能力有关，常用以综合判断人的心肺功能状况和训练水平。

（2）常用的生化指标：反映肌肉代谢水平的血/尿肌酐；反映骨代谢水平的尿羟脯氨酸；反映造血功能的血红蛋白；反映运动中无氧代谢的血乳酸；内分泌激素和免疫功能指标等。

3. 体能发育指标（constitution parameter） 主要指运动能力指标。运动能力包括力量、速度、耐力、灵敏性、柔韧性、平衡和协调能力等。每种运动能力可用一种或几种特定运动项目的成绩反映。

历次"全国学生体质调研"通常采用的体能指标体系包括：测定力量素质的斜身引体（小学男）/引体向上（中学男）、1分钟仰卧起坐（女）；测定爆发力的立定跳远；测定速度素质的50米跑；测定耐力的50米×8往返跑（小学）、800米跑（中学女）、1 000米跑（中学男）；测定柔韧性的坐位体前屈等。

4. 心理-行为发育指标（psychology parameter） 心理-行为发育包括感知觉、言语、记忆、思维、情绪、人格、行为及社会适应力等。根据测验目的可分为智力测验、人格测验、神经心理测验、特种技能测验和社会适应性评定等。指标通常是多项的，通过专项测试量表或问卷调查获得。所用量表、问卷应得到国内外公认，符合测量学要求，采用本国的标准化常模；测量过程由专业人员操作，尽可能消除内外环境影响，以保证结果的准确性和稳定性。常用的心理测验量表及应用参见实习十～十二。

（四）生命质量指标

生命质量（quality of life，QOL），又称生活质量、生存质量，其形成和发展是健康观念的转变和人类对生命质量追求的必然趋势。生命质量的研究起源于20世纪30年代，1966年引入医学领域，用以探讨疾病状况和治疗手段对患者生存质量的影响，并提出"健康相关生命质量"的概念（health-related quality of life，HRQOL）。HRQOL是反映个体主观健康状态和满意度的指标，与多维健康观念相呼应，包括躯体功能、心理功能和社会功能。

儿童生命质量的研究起步较晚，直至20世纪70年代末才逐步引入儿科学领域。WHO生命质量研究组通过多地域、跨文化研究提出儿童生命质量评定体系应包括6个领域30个方面：①家庭和社会关系领域，包括孩子在家庭中的地位、父母的社会地位、父母之间的关系、家庭动态、家庭生活习惯、宠物、同伴关系等7个方面；②生理功能领域，包括活动能力、身体功能、睡眠等3个方面；③心理功能领域，包括自我评价、自控力、犯罪感、情绪、信心等5个方面；④外表，包括体形、头发、身体等3个方面；⑤对社会及物质方面的心理-社会关系，包括环境、安全感、对未来的想象、孩子在他认为重要的人心中的地位、游戏、选择、对事物的接受性等7个方面；⑥环境领域，包括学校、家庭事务、居住空间、物质享受性、食品等5个方面。不过，在具体的研究中常难以涵盖所有的维度。

生命质量的测定方法包括访谈法、观察法、主观报告法、标准化量表法等,其中标准化量表法是最为广泛采用的方法。以下简要介绍几种常用量表。

1. 儿童生存质量测定量表系列(The Pediatric Quality of Life Inventory Measurement Models,PedsQL) PedsQL 是由 James W Varni 等于 1987 年开始研制并经反复修订的组件式量表群,由普适性核心量表(generic core scales)和特异性疾病模块(disease specific modules)构成,目前已在多个国家广泛应用。

儿童生存质量普适性核心量表包括 2 个领域(生理和心理)4 个方面(生理功能、情感功能、社会功能和角色功能)共 23 个条目,用于测定儿童及青少年健康相关生存质量的共性部分;适合于社区和学校的健康儿童,也适合于患有各种急、慢性疾病的儿科病人。测量结果可用于不同人群的横向对比。

特异性疾病模块针对特定疾病特有的表现而制定,敏感性更高,同时可用于疾病不同时期的纵向对比。现有的疾病特异性模块包括癌症、哮喘、癫痫、风湿性疾病、心血管疾病、糖尿病、肥胖症等。

PedsQL 调查最近一个月内某一事件发生的频率,从"从来没有"至"一直有"分 5 级 0～100 分评定;分数越高,反映生存质量越好。每个量表包括儿童自评和家长报告两种类型:儿童自评量表分 5～7 岁、8～12 岁、13～18 岁 3 个量表;家长报告量表分 2～4 岁、5～7 岁、8～12 岁、13～18 岁 4 个量表。

2. 儿童青少年生活质量量表(Quality of Life Scale for Children and Adolescents,QLSCA) 由华中科技大学吴汉荣于 2000 年编制,适用于 7～18 岁中小学生的多维生活质量自评量表。该量表包含 13 个维度 49 个条目,以学生学习生活为核心,涵盖生理、心理、社会功能及生活环境等领域,可应用于一般儿童青少年生活质量的评估,也可与其他儿童青少年特定疾病专用量表联合使用,评估疾病及其治疗对患儿生活质量的影响。

3. 多维学生生活满意度量表(Multidimensional Students' Life Satisfaction Scale,MSLSS) 生活满意度是衡量主观幸福的重要认知指标。MSLSS 由 Gilman 等人于 2000 年编制,包含家庭、朋友、学校、自我、生活环境和总体的满意度等 6 个维度 40 个条目;Huebner(2004)等在该量表的每一个维度汲取了一个条目形成了简易量表(BMSLSS)。我国张兴贵和何立国(2004)以 MSLSS 为基础编制了适用于我国学生的青少年学生生活满意度量表,包括友谊、家庭、学业、自由、学校和环境 6 个维度 36 个条目。

4. WHO 生命质量测定量表(WHOQOL) 有 WHOQOL - 100 和 WHO - BREF 两种。其中,WHOQOL - 100(1995)是 WHO 在 15 个国际研究中心历时多年发展出的一种可做跨文化比较研究的测量生存质量的工具。WHOQOL - 100 已在 37 个地区进行了考核,适用于一般人群的生命质量测量,是反映健康状况的综合指标。全量表包含 100 个问题,通过测定调查对象最近两周的生命质量情况,评价生理、心理、独立性、社会关系、环境和精神/宗教信仰等 6 个领域 24 个方面。

WHO - BREF 是在 WHOQOL - 100 基础上研制的简化量表,特别适用于大型流行病学调查;包含 26 个条目,能够方便快捷地测量 WHOQOL - 100 的 6 个领域,但不能测定每个领域下的各个方面情况。

(谭　晖)

第二节 生长发育的调查与评价

生长发育是儿童青少年的基本特征之一,掌握生长发育的调查和评价方法是本学科的重要技能。生长发育调查是运用流行病学方法对儿童青少年个体或群体的生长发育资料进行收集、整理的过程;生长发育评价则是运用统计学方法对收集来的生长发育资料进行分析,推断儿童青少年个体或群体生长发育状况,提出建设性意见的过程。

一、生长发育调查

生长发育调查的目的包括:①研究儿童青少年生长发育的特点和规律;②制定本地区儿童青少年生长发育正常值或评价标准;③探索影响生长发育的各种内外因素,并提出相应干预措施;④评价干预措施对促进儿童青少年生长发育的效果。

我国从 20 世纪 70 年代起,将生长发育调查与"全国学生体质与健康监测"结合起来,开始全国性生长发育调查研究工作,并逐渐规范化、制度化,为全面掌握我国儿童青少年生长发育状况和长期变化趋势提供了重要的信息和依据。

(一) 调查方法

生长发育调查多属观察性研究,研究方法按时序划分包括现况调查、前瞻性调查和回顾性调查;按人群类型划分包括固定人群调查和动态人群调查。本节仅介绍生长发育标准制定和评价中涉及的基本调查方法。

1. 横断面调查(cross-sectional survey) 属于现况调查的一种,是在一定区域内选择有代表性的对象,在某一时点或较短时间内进行的一次性大样本调查。

横断面调查数据适用于儿童体格和发育的现状研究,便于制定人群营养筛查标准和儿童生长距离标准;连续多次的横断面调查,对阐明生长发育的长期趋势有重要作用。我国历次全国学生体质健康调研资料已成为研究我国学生群体生长发育的基础数据。

横断面调查实施较简单,省时省力;调查涉及面大,代表性强,易于获得大样本;调查结果表达清晰,易于应用;在实际工作中较为常用。但是,横断面调查只是对生长发育的静态描述,仅能表示儿童青少年在各个时点的生长情况;不能观察到发育的连续过程和变化的关键期,也不能反映其生长速度情况。

2. 追踪调查(longitudinal survey) 前瞻性研究的方法之一,指选择特定范围的调查对象,在较长的时间内,进行定期的、连续多次的调查,借以观察儿童青少年的生长发育动态。

纵向追踪数据有利于动态了解儿童青少年生长发育的正常规律,探讨影响正常生长过程的内外因素及长期趋势,适用于制定生长速度标准和临床监测标准。

追踪调查需要的时间较长,难以获得大样本,且在调查过程中由于升学、迁移、不参加等原因易造成对象流失。失访可能使结果受到歪曲,并且不易在分析中纠正,因此,从设计开始即应采取措施保证调查人群的稳定性,最大限度减少流失。此外,在长期测试过程中,应尽量使用同一型号的测试器材,技术标准保持一致,以减少测试误差。

3. 半追踪调查(semi-longitudinal survey) 又称混合调查设计,是将横断面调查和追踪调查两种设计混合,以克服追踪调查所需年限太长和观察对象易于流失的缺点。通常采用年龄重叠法缩短调查时间,如欲观察整个青春期的生长发育过程,可分别从 6、9、12、15 岁组开始调查并追踪 4 年(表 3 - 1)以获得 6～18 岁人群的生长发育资料。

表 3 - 1　半追踪调查中的年龄重叠法

观察年次	观察对象的年龄(岁)			
	第 1 组	第 2 组	第 3 组	第 4 组
第 1 年	6	9	12	15
第 2 年	7	10	13	16
第 3 年	8	11	14	17
第 4 年	9	12	15	18

就研究质量而言,半追踪调查不能完全避免横断面调查的缺陷,无法完全取代追踪性研究;样本量应较追踪调查大,避免失访的影响;分析生长速度时,需对曲线进行平滑修匀。

(二) 调查设计的要素

科学合理的研究设计是任何研究的基础,根据调查目的选择适宜的调查方法是开展生长发育调查的第一步,在调查实施前还应考虑以下 3 个方面。

1. 合理抽选调查样本

(1)明确研究总体和调查对象:研究总体即研究对象的全体。研究总体分为有限总体和无限总体。有严格时间、空间限定的研究总体属于有限总体,也是通常研究设计中所说的总体。对总体中的每一个个体都进行调查,称为普查;若只抽取研究总体中的部分个体进行调查,称为抽样调查。多数生长发育调查都采用抽样调查的方式,通过样本信息推断总体特征,实际调查的人群就是调查对象。

研究总体和调查对象是根据研究目的而确定的。如以了解全国学生体质状况为目的,研究总体是全体学生,调查对象应包括所有类别学校的学生;但若以建立生长发育正常值为目的,研究总体是健康的普通中小学生,调查对象应排除特殊类型学校(如少体校、舞蹈学校、聋哑学校等)的学生,也应排除抽样人群中患有残疾或影响生长发育的慢性病的儿童。

(2)合理抽样:在总体中选择调查对象即为抽样,为了使样本构成能充分反映总体特征,抽样需重点考虑抽样的随机性和调查对象的样本量。

抽样方法有多种,如单纯随机抽样、系统抽样、分层抽样、整群抽样、多阶段抽样等。在实际工作中,需根据调查目的选择适当的抽样方法。大型生长发育调查通常采用复合抽样方法,即由分层、整群、多阶段等抽样技术组合构成的抽样方案,如全国学生体质健康调研采用了分层整群随机抽样。

样本量也是合理抽样的重要因素。样本量计算应根据研究设计和抽样方案确定。在生长发育调查中,根据儿童青少年的生长发育特点,国际上通常采用固定年龄分组:新生儿一组;0～5 个月每月一组;6～11 个月每 2 个月一组;1(满 12 个月)～2 岁每 3 个月一组;3～6 岁每 6 个月一组;7 岁以上每岁一组。各性别年龄组人数应在 100 人以上;10～18 岁因青春期生长发育个体差异明显,每性别、每年龄组需保证 200 人左右。

(3)研究对象的年龄计算:年龄是生长发育统计中的重要指标,年龄计算须严格统一,以便同类资料的对比分析。生长发育研究中,年龄的计算有"年龄点"和"年龄范围"之分。

年龄点计算需要知道测量对象的精确年龄,可以将日历年龄换算成十进位年龄;如需规定年龄分组,每组对象的年龄须严格限制,一般为出生、1、2、3、4、5、6 月(±5 天),8、10、12 月(±7 天),15、18、21、24、30、36、42、48、54、60 月(±30 天),6、7、……18 岁(±60 天)。在月经初潮年龄、身高年龄、骨龄等的研究中经常使用年龄点计算方法。

以年龄范围分组,研究对象的年龄不必严格限制;在分组习惯上,我国采用实足年龄,英、美等国采用近似年龄,如年龄组距同样是 1 岁,对 7 岁年龄组儿童,我国的分组是 7~8 岁,英、美则是 6.5~7.5 岁。在进行跨国资料比较时应注意各国间年龄计算方法的差异。

2. 指标选择及调查表设计　选准、选好指标常是衡量一项生长发育调查设计水平高低的关键。原则上,选择指标时应考虑针对性、多样性、代表性、真实可靠。也就是说,根据调查目的和调查对象的发育特点,选择有针对性的指标;指标可涵盖生长发育的多个方面(如形态发育、运动素质、生理功能等);同类指标选择有代表性的,不宜多而杂;指标应是公认的,易测量,重复性好。

调查表是收集数据的原始表格,设计是否合理,将直接影响到调查质量。调查表的内容一般由 3 个部分组成:基本情况,调查项目,调查者姓名和调查日期。其中,调查项目是调查表的核心内容。一份完善的调查表应有问卷预调查和问卷评价,预调查通常选择 20~100 人,目的是消除问卷的缺陷;根据预调查结果,可对问卷的内容、形式、问题表述、回答问题的指导语等做出必要的修改。问卷评价一般包括信度、效度、可接受性等方面。

3. 调查实施及质量控制　生长发育调查研究的科学结论,有赖于真实、准确、可靠的测量数据,因此现场调查组织实施的各环节和质量控制是生长发育调查中的重要工作。

(1) 合理安排检测季节和时间。身高、体重等生长发育指标受季节和生活制度的影响,在不同季节、考试前后、假期前后身高、体重的增长都不同。因此,不同年代的生长发育调查,应在各年的相同季节进行,以利于动态地观察比较。根据我国生长发育调查的实践经验,以 5~6 月、9~10 月开展调查最为适宜。此时气候温暖,便于组织测试;而且避开了考试、假期等生活制度变化的影响,也方便学校的现场工作安排。

许多生长发育指标的测量值在一天内呈现波动现象,如身高早晨高傍晚低,血压、心率晨起较低午后升高等。因此,调查前应合理安排调查时间。对于横断面调查,因样本量较大,往往需全天测试,故应尽可能将同年龄组调查对象均匀分配在上、下午检测。对于追踪调查,个体每次的测量时间应相对固定。

(2) 仪器校正和方法统一。为保证测量数据准确可靠,正式检测前应对所有仪器进行精确度、灵敏度的校准和检修;对所有测试人员进行严格培训并达到规范要求后方可参加正式检测;现场测试中,严格按统一规范的方法操作,细致测量,如实记录。在追踪调查中,应始终使用同一方法、同一型号仪器测量。

(3) 合理安排检测程序。是顺利完成现场调查的重要保证。要合理配置各检查室,张贴醒目标识;各项目按规定顺序检测,以免漏项。例如,全国学生体质健康调研的现场检测顺序为:休息室静坐 10 分钟,依序测量脉搏、血压,采血(化验),测试形态指标,体检,测量肺活量,测试运动能力。在检测的最后一项处,有专人收卡并进行现场资料检查。

大型调查前应有小规模预调查,使全体调查人员掌握、熟悉检测程序和步骤,明确自身的职责,提高检测的准确性。

(4) 严格资料检验。是调查中质量控制的重要环节,分现场检验和运算前逻辑检验两步。

1) 现场资料检验:包括核对和复测。核对指收表时逐一核对全部项目的填写结果,要求无缺、无误、无疑,不合要求的要令测试者补填、补测、重测。可疑数据,可通过对照"复测参考表"发现,"复测参考表"通常以本地区近年学生机能、形态、素质指标的 P_3 和 P_{97} 为界值制作。

复测指现场调查期间每天随机抽取 3% 对象,对生理变异较小的项目(如形态指标)按原检测程序、方法重测。将复测值与原测值对照,计算各指标差值,即两次检测误差;各指标误差超过允许范围,为误差超标项。一般身高、坐高、肩宽、骨盆宽等指标误差允许范围是 0.5 cm,胸围为 1.0 cm,体重为 0.1 kg。根据两次测试结果计算误差率,公式为:

$$P(测试误差率,\%) = \frac{各复测指标误差超标项之和}{复测项目数 \times 复测对象人数} \times 100\%$$

当 $P > 5\%$ 时要及时查找原因,提出改进办法;并对超标项目进行复测,改正错误检测值。当 $P > 20\%$,提示检测质量很差,当天全部数据无效,必须重测或不作为调查数据录入。

2) 运算前逻辑检验:首先按设计要求剔除不符合纳入条件(如年龄、民族、健康状况等)、字迹无法辨认、缺失项较多的调查表,然后按设定的界值范围逐项进行逻辑检查,发现问题有两种可能:一是数据无误,但超过了界值范围,可在核对后予以保留;二是数据有明显逻辑错误但无法核实的,应予删除。全部数据清理完毕后,才能正式开始统计运算。

二、生长发育评价的标准和参考值

生长发育评价是用统一的尺度来衡量个体、群体儿童的生长发育状况。这个统一的衡量尺度就是生长发育标准和参考值;它是开展生长发育评价的前提,采用的标准不同,评价的结果也不同。

WHO 在 2006 年发布的《儿童生长标准:方法和研发》中提出,作为衡量尺度的"标准"和"参考值",其制定的参照人群和作用有所不同。"标准"是以遗传赋予的生长潜力得以充分发挥的健康儿童为参照人群,反映儿童应该的生长状态,对应于以往所称的理想标准;"参考值"是以某一区域特定时期无疾病儿童为参照人群,反映该时期该地域儿童目前的生长状态,对应于以往的现状标准。"标准"可用于跨地域、跨种族(或民族)、原则上也可以跨时间的评价和比较;"参考值"则可以更准确、更敏感地反映某区域内儿童的生长发育现况及生长的长期趋势。我国地域辽阔,民族众多,各地区地理气候、社会环境差异很大,儿童青少年的生长发育水平差异也很大。因此,以发育水平较高地区抽样儿童为参照制定的全国"标准"适用于地区间横向比较并发现差距;以全国抽样健康儿童或地区抽样健康儿童制定全国或地区"参考值"适用于反映儿童生长发育现状。

无论是生长发育标准还是参考值,都不是绝对的。随着社会经济文化的发展、新的环境因素的发现和改善,参照人群的特征也会变化,标准或参考值也应随之修订。尤其是我国,儿童青少年还处在生长的长期变化趋势中,周期性地修订生长发育标准和参考值十分必要。

(一) 生长发育标准/参考值的种类

根据生长发育资料的来源和性质,生长发育标准/参考值可分为生长距离(水平)标准、生长速度标准和非连续性发育事件标准 3 种。

1. 生长距离标准/参考值　实际工作中,大多数生长发育标准属于生长距离标准/参考值,它们是建立在横向调查数据基础上,反映各年龄阶段的生长发育水平、发育匀称度,用以评价某一年龄儿童的测量值在同质群体中所处的位置。

制定生长距离标准的主要技术问题是参照人群的年龄分组和各组生长曲线的平滑。年龄分组常参照国际通用的固定年龄分组方法(见"合理抽样"部分)。曲线平滑,在 20 世纪 70 年代以前主要靠手工完成;70 年代后曲线平滑方法日益完善,如美国国家健康统计中心(NCHS)生长标准所采用的最小二乘三次样条方法,英国 Cole 采用的 LMS 与最大损失似然相结合的平滑曲线方法等。

2. 生长速度标准/参考值　生长速度是指儿童身体或身体某一部位在一定时期内的增长量,常用身高、体重、头围等作为观察指标,以年(月)增长值、年(月)增长率表示。

生长速度标准/参考值是建立在对参照人群进行追踪调查的基础上,用于评价生长发育过程的变动趋势。我国尚未建立生长速度标准。英、美等国将中等发育水平个体身高的年增长曲线作为中位数曲线,以追踪调查得到的各年龄段身高增长量作误差估计,建立生长速度参考值。

3. 非连续性发育事件的标准　上述两种标准/参考值是利用连续性的生长发育资料而制定的。生长发育研究中还有一类具有非连续性特征的发育资料,其观察结果为"两类"或"多类",如女性月经初潮为"有/无"的两分类资料,乳房、阴毛、腋毛等第二性征发育不同分期为多分类资料。这类资料希望了解的是该事件不同发生概率所对应的参考年龄。制定这类参考值时,通常利用横断面调查资料,需要运用特定的统计方法。

(二) 生长发育标准/参考值的制定方法

生长发育标准/参考值制定方法有两种:一是利用离差(均值和标准差)概念;二是利用百分位数概念。其表达形式也有两种:生长曲线图和生长参数标准值(或参考值)列表。目前国际上广泛应用的是以年龄为协变量绘制的百分位数生长曲线图。

1. 利用离差概念制定生长发育标准/参考值　对于在各年龄组均呈正态分布或近似正态分布的生长参数测量值(如身高),可利用均数($\overline{X}$)和标准差(SD)制定生长发育标准/参考值,因此也叫离差法、正态分布法。其原理是以 $\overline{X}$ 为基准值,以 SD 为离散距,利用正态分布曲线下面积估计样本测量值的频数分布,进而对一定区间的正常值范围做出估计。理论上有68.3%、95.4% 和 99.7% 的儿童其生长发育水平在 $\overline{X} \pm 1$、± 2 和 ± 3 个 SD 范围内,以此可建立儿童生长发育等级的参考值范围。常用的等级划分界点及其理论频数分布见表 3 - 2所示。

表 3 - 2　利用离差概念制定生长发育等级标准

发育等级	理论频数(%)	等级范围划分
上等	10	$> \overline{X} + 1.28SD$
中上等	15	$\overline{X} + 0.67SD \sim \overline{X} + 1.28SD$
中等	50	$\overline{X} \pm 0.67SD$
中下等	15	$\overline{X} - 0.67SD \sim \overline{X} - 1.28SD$
下等	10	$< \overline{X} - 1.28SD$

利用离差概念制定的生长发育标准/参考值的另一种表达形式是标准差分(Z 分),即将正态分布的数据转换成标准正态分布(均数为 0、标准差为 1),偏离均数的程度即标准差分(Z 分),用公式表达为 $Z = \dfrac{X - \overline{X}}{SD}$。$Z$ 分转换实质是一种标准化的方法,因此,Z 评分法也叫做标准离差法、标准差分法。Z 分值可用于不同年龄间、身高间和不同指标间比较;可以消除种族和地区差异;也适用于对分布极端的个体进行评价。

2. 利用百分位数概念制定生长发育标准/参考值　大量资料表明,人体测量指标中长度指标如身高、坐高等分布呈正态性,但在儿童早期和青春发育期也呈偏态分布;其他测量指标如体重、胸围、头围、皮褶厚度等测量值分布明显偏态。对于偏态分布数据,不宜应用离差法制定标准(或正常值),而可以利用百分位数概念制定。以第 50 百分位数(P_{50})为基准值,以不同的百分位数 P_t 为离散距,制定生长发育等级的参考值范围;也可以将各年龄组的同一百分位数 P_t 各点连成曲线,制成百分位数生长曲线图;常用的百分位数点有 P_3、P_{10}、P_{15}、P_{25}、P_{50}、P_{75}、P_{85}、P_{90}、P_{97}。

百分位数法适用于任意分布资料,如正态分布、偏态分布、不规律或未知分布;评价结果易于理解;百分位数生长曲线图年龄连续,曲线光滑,可用作动态评价,国际上广泛使用。

以百分位数法制定生长曲线,需要注意以下 3 个关键技术要点。

(1) 资料的预处理和百分位数估计。对于年龄别分布服从正态的生长参数,个体测量值所对应的百分位数与该值的标准差分(Z 分)有直接关系,通过查标准正态曲线下面积表可较精确地估计百分位数,表 3-3 列出了常用百分位数所对应的 Z 分值。

表 3-3　常用百分位数和 Z 分值

百分位数,P_t	Z 分	百分位数,P_t	Z 分
P_{50}	0	P_{50}	0
P_{25}	-0.674	P_{75}	0.674
P_{10}	-1.282	P_{90}	1.282
P_5	-1.645	P_{95}	1.645
P_3	-1.881	P_{97}	1.881
$P_{2.5}$	-1.960	$P_{97.5}$	1.960
P_2	-2.054	P_{98}	2.054
P_1	-2.326	P_{99}	2.326
$P_{0.135}$	-3.0	$P_{99.865}$	3.0

有些偏态分布资料可经正态转换后再利用 Z 分值估计百分位数。生长标准制定中常用的正态化转换方法有对数转换、Box-Cox 幂转换、方差稳定性转换等。

对于不能进行正态化转换的非正态分布资料,需要计算经验百分位数并进行修匀。经验百分位数的计算是利用频数表法将原始测量值由小到大排序,然后由低到高计数并用插值的方法(插入法)来估计百分位数值。这种方法要求样本量大,而且由于绘制的曲线图两端(P_3、P_{97})摆动较大,可能影响评价的准确性。

(2) 曲线修匀方法。修匀是将测量值分解为真值和误差的过程,通过修匀所获得的曲线比原始测量值更能代表基本的生长过程,更准确反映生长期特点。目前用于修匀的方法主要有核回归、三次样条、多项式法等。

WHO 多中心生长标准研究中采用 Box-Cox 幂指数(Box-Cox-Power-Exponential,BCPE)模型,以 LMS 法拟合偏态数据,利用三次样条函数(cubic splines)对曲线进行平滑处理。目前已发布了第一套 WHO 儿童生长标准(0~5 岁)。

(3) LMS 法。LMS 法由英国 Cole 于 1988 年首次提出,并经过不断完善,目前已成为国际上制定生长标准、儿童营养评价标准的主要方法,LMS 法在我国的应用研究近年也迅速发展。

LMS 法是假定年龄别的生长指标测量值可通过 Box-Cox 幂转换达到正态分布,则该年龄组测量值分布可采用 3 个参数概括,即 Box-Cox 转换的幂值 $L(\lambda)$、中位数 M 和变异系数 S。这 3 个参数随年龄而变化,并反映儿童期各自的变化特点。L 曲线是该法的核心,是 Box-Cox 转换的幂 λ 的最大似然估计值,反映偏度的变化,L 为 1 表示正态分布,<1 为正偏态(右侧拖尾),>1 为负偏态(左侧拖尾),多数生长发育资料属于正偏态分布;M 曲线是中位数曲线;S 曲线代表变异系数的变化。

对 L、M、S 曲线分别进行光滑可得到各个年龄组 L、M、S 的估计值,并可利用公式 3-1 计算任何需要的百分位数或利用公式 3-2 将个体测量值转换成标准差分(Z 分)形式,公式如下:

$$C_{100\alpha}(t) = M(t)\left[1 + L(t)S(t)Z_\alpha\right]^{1/L(t)} \tag{3-1}$$

$$Z = \frac{\left[测量值\,/M(t)\right]^{L(t)} - 1}{L(t)S(t)} \tag{3-2}$$

公式 3-1 中 Z_α 为尾部面积 α 的正态离差;$C_{100\alpha}$ 为 Z_α 所对应的百分位数,如第 25 百分位数 $\alpha = 0.25$,$Z_\alpha = -0.67$。公式 3-1 和 3-2 中 t 为年龄,$L(t)$、$M(t)$、$S(t)$ 和 $C_{100\alpha}(t)$ 是年龄为 t 时所对应的每条曲线的相应值。

LMS 法既可用于横断面资料也可用于追踪资料,对正态分布和非正态分布资料均适用;方法简单,不需要对每条百分位数曲线逐个平滑,只需要对 L、M、S 3 条曲线平滑后即可构建任意百分位数的光滑曲线;百分位数估计值的标准误小,且估计极端百分位数比经验估计有效。但是,LMS 法不能改变峰度,且对年龄需要人为分组,这是该法的不足。1992 年 Cole 和 Green 用最大损失似然直接对 L、M、S 进行光滑估计,避免了资料的最初分组,但计算过程复杂,需要专用软件(如 GAMLSS 软件包)实现。

3. 生长速度标准/参考值的制定　生长速度标准/参考值的制定主要依据追踪调查资料;若无追踪调查资料,也可用半追踪调查或横断面调查资料,但后两种资料制定的速度标准一般仅适用于群体评价,而不适用于个体评价。

(1) 利用追踪调查资料制定生长速度标准/参考值。整个生长期,人体的生长速度经历了两次突增高峰,在青春发育期的第二次突增阶段,受个体生长节奏不同的影响,生长发育指标的变异范围增大。因此,在制定不同发育阶段儿童的生长速度标准中应采用不同的方法。

在生长发育平稳阶段,对不同性别年龄组儿童生长指标的年(月)增加值直接分析分布类型并运用一定的平滑技术拟合生长速度百分位数或 Z 评分标准/参考值。

2006 年 WHO 颁布的 0~2 岁儿童身长、体重和头围生长速度标准,就是利用多中心生长标准研究中从出生到 24 个月的追踪调查资料,应用 BCPE 的 LMS 法对不同性别婴幼儿单位时间内三个指标的增长值进行百分位数和 Z 分值估计。其中,体重生长速度采用了 1 m、2 m、3 m、4 m、6 m 等 5 个观察时间单位分别制定了速度标准;身长和头围生长速度采用了 2 m、3 m、4 m、6 m 等 4 个观察时间单位分别制定了速度标准。

青春期的生长模式不同于儿童期,不仅表现在第二次生长突增方面,也表现在青春期发育时相方面。因此,简单地以时间年龄为协变量,将发育时相不同的生长速度资料合并,会弱化生长突增的特征,也不能反映成熟早晚不同亚群生长速度的差异性。为此,Tanner 创立了基于 PHA 的生长速度参考值制定方法并沿用至今,主要包括 3 个过程:①对个体追踪数据用样条函数拟合个体生长距离曲线,然后用经验法得到个体速度曲线;②对个体速度曲线进行分组,以速度峰值垂直迭加方法合并,得到每组平均速度曲线;③将各组生长速度曲线重叠,得到完整的生长速度曲线(图 3-1)。

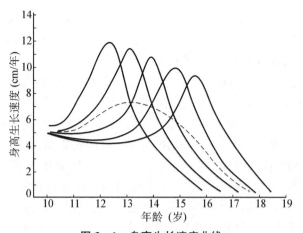

图 3-1　身高生长速度曲线

实线为 PHV 发生于不同年龄的生长速度曲线,虚线为平均生长速度曲线

(2) 利用横断面调查资料制定生长速度参考值。严格地说,通过横断面资料所得的"生长速度"不是真正的生长速度,只是两个年龄组(两个群体)某一指标均数的差值。当样本量较大时,这一差值接近于追踪资料按年龄计算的平均生长速度(如图 3-1 中的虚线)。在缺乏追踪资料的条件下,以此作为反映群体生长速度平均水平的参考值使用。

制定过程包括参数计算和曲线修匀。以身高为例,利用较大样本横断面资料按性别年龄组身高的均值,计算该性别年龄组身高年增加值(ΔH_t)、年增长率(V_t);应用二次二项平均法 $\left(\dfrac{a+2b+c}{4}\right)$ 计算 ΔH_t 或 V_t 的修匀值;根据修匀值绘制按年龄的生长速度修匀曲线,作为群体评价的参考。

无论是通过横断面资料或通过追踪资料得到的年龄别平均生长速度,都不能真实反映个体青春期生长速度发育的情况。与基于 PHA 的生长速度曲线相比,按年龄的平均生长速度曲线具有突增峰值低平、生长突增期拉长的不真实特征。在缺乏适当的生长速度参考值的条件下,可用其粗略地评估群体儿童的生长速度,但不适用于个体评估。

4. 非连续性发育事件发生年龄参考值的制定　女性月经初潮、乳房开始发育(B_2 期)、男性首次遗精等都是具有非连续性特征的发育事件,评价中通常需要首先制定该事件不同发生概率所对应的参考年龄范围。这类参考值可采用前瞻性调查、现况调查和回顾性调查等资料制定,每种资料的参照人群、制定方法和估计的准确性均有所不同。

前瞻性调查是对事件未发生的定群人群进行追踪直至事件发生,记录精确的发生年龄,应用算术均数法可准确估计不同发生概率的平均年龄;回顾性调查是对事件已发生人群进行横断面调查,回忆事件发生的年龄,应用理论频数或寿命表法进行估计,由于存在回忆偏倚,结果最不准确;现况调查是对正在发生事件的人群(发生概率为 0~100%)进行横断面调查,记录事件是否发生,应用概率单位回归法可较准确地估计事件发生的年龄。

3 种方法中,现况调查简单、省时,样本足够大时结果准确,是国内外普遍推荐使用的方法。以女性月经初潮平均年龄的计算和区间估计为例,现况调查中参照人群为正发生月经初潮的人群,应包括至少一个全部未来潮和一个全部已来潮的年龄组。根据调查结果计算各年龄组月经初潮发生率,以年龄与初潮发生率作散点图可发现呈 S 形曲线。概率单位回归法是将年龄组中值进行对数转换,月经初潮发生率换算成概率单位,则两者呈直线或近似直线关系;以对数年龄为自变量、初潮发生率的概率单位为因变量,作直线回归分析;利用回归方程及其参数估计月经初潮平均年龄(MMA)及其95%可信区间,以及月经初潮不同发生概率的年龄参考值范围。

(三) 我国常用生长发育标准/参考值简介

1. 中国学生体质与健康调研资料参考值(7~22岁)　1985年我国建立了学生体质健康调研制度,以5年为一个周期,在全国范围内对多民族的7~22岁学生体质健康状况进行抽样横断面调查,定期公布调研结果。1985年~2010年共开展了6次调研。2010年中国学生体质与健康调研涉及31个省/自治区/直辖市,涵盖27个民族,共348 495人。利用此次调查数据制定了7~22岁城乡男女学生年龄别身高、体重、胸围、BMI等多项生长参数的均值、标准差和百分位数参考值,男生首次遗精和女生月经初潮平均年龄参考值。与以往利用经验百分位数(插入法)制定方法不同,2010年调研中将LMS法应用于百分位数参考值的制定中。

这一系列调查结果为客观评价我国学生生长发育提供了参照,也客观反映了我国学生体质和健康的现状和发展变化特点,广泛应用于我国学校卫生和学校体育工作中。

2. 中国九市儿童体格发育调查资料参考值(0~6岁)　自1975年以来,我国每隔10年组织一次7岁以下儿童生长发育抽样调查,抽样人群来自9个城市,分布在我国东、西、南、北、中5片,以此制定评价我国儿童生长发育水平的"全国九市标准"。2009年卫生部发布的"中国7岁以下儿童生长发育参照标准",是依据2005年第四次九城市(北京、哈尔滨、西安、上海、南京、武汉、广州、福州和昆明)138 775名7岁以下抽样儿童体格发育调查数据;采用Box-Cox正态转换和三次样条平滑的LMS方法拟合原始数据,制定了7岁以下男女儿童年龄别体重、身高/身长、坐高/顶臀长、头围、胸围等5项参照标准。该参照标准客观反映了我国7岁以下儿童生长状况和变化趋势,长期以来被广泛应用于我国儿童体格发育评价中。

3. WHO儿童生长标准(0~5岁)　2006年WHO根据多中心生长参考标准研究(Multicentre Growth Reference Study, MGRS)数据发布了0~5岁"WHO儿童生长标准",用以评估全球儿童的生长发育情况。

1997~2003年进行的MGRS包括一项从出生~24个月的追踪调查和一项18~71个月幼儿的横断面调查;参照人群来自各种民族背景和文化环境(巴西、加纳、印度、挪威、阿曼和美国)的8 440名健康母乳喂养婴幼儿;数据处理采用Box-Cox幂指数方法,利用三次样条函数对曲线进行平滑处理,制定了一系列的0~5岁儿童生长标准,包括0~5岁男女儿童年龄别身高(身长)、体重、BMI和身长(身高)别体重的百分位数和Z评分标准;0~5岁男女儿童年龄别头围、臂围、肱三头肌皮褶厚度和肩胛下皮褶厚度的百分位数和Z评分标准;以及0~24个月男女婴幼儿身长、体重、头围生长速度的百分位数和Z评分标准。

WHO提出,5岁前儿童的生长主要受营养、喂养、生活环境以及卫生保健等环境因素影响而不是遗传或种族特性的影响,也就是说,对不同种族和遗传背景的儿童,若在生命早期为他们提供健康的生长条件,均可显示出相似的生长模式。基于此观点,在标准制定过程中,挑选了中上等经济水平、母亲采取母乳喂养和不吸烟等健康行为的婴幼儿,代表生活在有利于充分实现其遗传生长潜力的最适宜环境中的健康最佳儿童。因此可以认为,WHO儿童生长标准对5岁以下儿童的生理发育作了最佳描述,反映了最优环境条件下婴幼儿期的正常生长情况,可用于对不同地区、不同种族、不同社会经济状况和喂养形式的儿童进行评估。

需要指出的是,1977年,WHO推荐由美国国家卫生统计中心(NCHS)汇集的0~24岁生长测量资料作为国际参照标准(NCHS/WHO标准)。此后,联合国儿童基金会每年发布的世界儿童状况均采用该NCHS/WHO标准;我国自1995年开始,妇幼保健常规报表中的营养评价及全国性的营养调查也均采用该标准。因此,在分析历史性数据的时候,应注意两个评价标准在参照人群、制定方法上的差异及其对评价结果的影响。

4. NCHS/WHO 儿童青少年生长参考值(5～19岁)　对于5～19岁儿童青少年,由于环境变量的不可控,无法明确生长潜力得以充分发挥的健康儿童参照人群。因此,WHO对1977年 NCHS/WHO 生长参照标准进行了重新构建,于2007年发布了 NCHS/WHO5～19岁儿童生长参考值,包括年龄别 BMI、年龄别身高和年龄别体重。

该参考值系列是利用 NCHS 的三次横断面调查资料拼接而成,包括1963至1965年美国第二次健康筛查(HES-Cycle Ⅱ)的6～11岁数据、1966至1970年第三次健康筛查的12～17岁数据和1971至1974年第一轮健康和营养调查(HANES-Cycle Ⅰ)的1～24岁数据。采用 LMS 法估计各年龄组(区间)生长参数的百分位数,应用三次样条函数对曲线进行平滑处理。WHO 建议把此参考值作为国际间儿童生长评价,尤其是营养状况评价的统一尺度,但由于儿童发育受种族、遗传影响较大,青春期儿童青少年采用此标准评价时应注意这一点。

三、生长发育评价

生长发育评价是将个体或群体的生长指标测量结果与参照标准进行比较,从而对其发育状况和特点作出客观、准确判断的过程。

生长发育评价广泛应用于评价儿童青少年个体、群体的生长发育水平和发育趋势,筛查、诊断生长发育障碍,了解儿童营养状况,评估学校卫生措施的实施效果等研究和工作中;同时它也是实施学校卫生监督的重要依据。

生长发育评价的基本内容包括生长发育水平、生长速度、发育匀称度(各指标间相互关系)和营养状况等多个方面。迄今尚无单一的方法能对生长发育进行全面的评价,应根据评价目的选择适当的方法,力求指标测量简便、准确,评价结果直观形象,重复性高。

(一)评价生长发育水平的方法

生长发育水平评价是对儿童个体或群体的发育水平在参照人群中所处的等级或相对位置做出判断的过程。常用的发育指标有年龄别体重、身高、胸围、头围等。评价结果以发育等级或发育区间表示。

按照评价所使用的生长标准/参考值建立方法的不同,评价的方法又可分为离差法、Z评分法、百分位数法,这3种方法常用的等级划分界点不同,各等级区间所涵盖的人群比例也不同,因此做出的等级判断意义也有差别。表3-4列出了目前常用的我国和 WHO 参照标准等级划分的界点。

表3-4　3种常用参考值制定方法的等级区间及其理论频数

发育等级	百分位数法*		Z评分法		离差法	
	发育区间	理论频数%	发育区间	理论频数%	发育区间	理论频数%
			<-3	0.135		
下	$<P_3$	3	$-2\sim$	2.145	$<\overline{X}-1.28SD$	10
中下	$P_3\sim$	12	$-1\sim$	13.59	$\overline{X}-0.67SD\sim$	15
中等	$P_{15}\sim$	70	±1	68.26	$\overline{X}\pm0.67SD$	50
中上	$P_{85}\sim$	12	$1\sim$	13.59	$\overline{X}+0.67SD\sim$	15
上	$>P_{97}$	3	$2\sim$	2.145	$>\overline{X}+1.28SD$	10
			>3	0.135		

* 表中所列为 WHO 参照标准采用的界点,我国常采用 P_3、P_{25}、P_{75}、P_{97} 为界点。

1. **对个体儿童发育水平和趋势的评价** 对个体儿童发育现状评价时,可将个体儿童某发育指标的测量值与同性别-年龄组该指标的生长参照标准比较,观察测量值所处的位置,判断其发育区间或发育等级。

若有个体儿童定期、连续的测量值,通过将测量值与测量日该儿童所在性别年龄组的参照标准比较,分别判断该儿童不同年龄阶段的发育区间或等级,可观察等级变动趋势,并作出平稳、加速、停滞或下降等发育趋势评价。

对发育水平处于下等或 P_3、P_{97} 以外或 $Z\pm2$ 以外的儿童,通常需要定期测量,观察其发育动态。对发育水平持续在两端的儿童,应结合家族调查、营养作息等因素调查、疾病检查及其他发育指标进行综合评估,尽早改善影响生长发育的各种环境因素。对发育趋势停滞或下降的儿童也应进一步调查引起发育减慢的影响因素,并及时纠治。

2. **对群体儿童发育水平和发育趋势的评价** 对群体儿童发育水平进行比较,通常采用两种方法。

(1) 均值或中位数比较法。以儿童群体各发育指标的均值或中位数反映该儿童群体的整体发育水平,并可进行群体间比较。最常用的发育指标是身高和体重。图 3-2 是根据 2010 年全国体制与健康调研数据绘制的上海、安徽、贵州儿童青少年的平均身高曲线,可反映同一时期不同地区儿童青少年发育水平的差异。

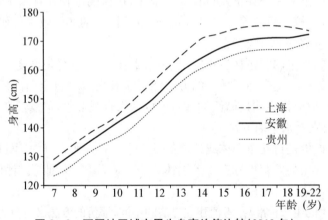

图 3-2　不同地区城市男生身高均值比较(2010 年)

(2) 等级构成比较法。首先采用统一生长参照标准判断儿童个体的发育等级,然后计算不同发育等级的百分构成,以此进行群体间发育状况比较。常用于群体营养状况评估。

对群体儿童发育趋势进行评价时,通常可分析某一地区儿童各发育指标的均值或中位数在不同时期的变化情况,反映儿童群体发育水平的时间变化趋势。常用的指标包括身高、体重和性发育指标。趋势评估可比较单位时间内发育指标的变化量,如每 10 年的身高平均增幅;也可以比较达到某一发育水平的时间变化量,如 1985 年至 2010 年上海城市女生月经初潮平均年龄每 10 年提前 0.25 岁。

(二) 生长速度评价法

生长速度评价是通过对个体进行定期、连续的生长发育测量,计算测量指标的年(月)增长值,并将该值与生长速度参照标准相比较,作出生长速度属于正常、增长较快、增长不足或不增等评价结果。

生长速度评价采用纵向动态的观察方法,能更准确地反映儿童的生长轨迹和趋势,体现生长的个体差异。同时,该方法以生长参数的单位时间增长量为观察指标,能更敏感地反映儿童近期生长状况。例如,对基线身高处于上等的儿童,虽然存在年身高增长不足的情况,但生长水平评价仍会显示处于正常等级范围内,而生长速度评价将会发现生长速度缓慢和停滞,表明存在严重的生长障碍。因此,在生长障碍的筛查、诊断和治疗效果评估中,生长速度评价更敏感。

1. **个体儿童生长速度的评价** 通常利用追踪资料制定早熟、一般和晚熟3种发育类型的以时间年龄为协变量的生长速度参照标准,以此作为参照对个体儿童生长速度进行评价,评价步骤主要包括:①判断个体儿童的发育类型;②将个体生长速度曲线与同类型参照曲线比较,评价各发育阶段的生长速度水平。也有研究者以身高速度高峰年龄 PHA 取代时间年龄制定生长速度参照值,用以评估青春发育前后青少年的线性生长速度,如表 3-5 是利用北京儿童的追踪调查数据,应用 PHA 为基准年龄制定的生长速度参考值;评价时不需要区分发育类型,统一以 PHA 为基准,比较 PHA±4 年中的生长速度。

表 3-5 北京儿童以 PHA 为基准年龄的身高生长速度参考值(cm/年)

年龄(岁)	男生		女生	
	$\overline{X}$	SD	$\overline{X}$	SD
PHA−4	4.88	1.33	3.68	1.43
PHA−3	5.24	0.92	3.13	1.35
PHA−2	5.09	0.83	5.26	1.18
PHA−1	6.50	1.45	6.20	0.93
PHA	**10.07**	**1.33**	**8.13**	**1.03**
PHA+1	6.20	2.07	5.90	1.51
PHA+2	3.46	1.55	3.21	1.62
PHA+3	1.66	1.66	2.34	1.92
PHA+4	1.40	2.17	1.26	1.07

来源:林琬生等. 儿童身高生长追踪研究. 人类学学报,2000,19(2):97～107.

由于国际上缺乏通用的生长速度参照标准,我国也未制定中国儿童生长速度参照标准,因此,限制了实际工作中对个体儿童生长速度评价的开展。

2. **群体儿童生长速度的评价** 以群体儿童的平均生长速度与参照标准比较,判断样本儿童群体各年龄阶段平均生长速度相对于参照标准属于正常增长、增长较快或增长较慢的发育状况。

参照标准可以是利用追踪资料制定的平均生长速度参考值,也可以是利用横断面资料制定的修匀平均生长速度参考值,两者均以时间年龄为协变量。

对群体生长速度评价,一般利用横断面资料,评价过程包括:①计算各年龄组生长发育指标的均数,以相邻年龄组均数的差值作为生长速度参数(年增加值);②应用二次二项平均法计算年增加值的修匀值,以此代表该年龄组的平均生长速度;③与参照标准进行比较,判断群体平均生长速度的变化规律。表 3-6 列出了 2010 年学生体质调研全国和上海城市男生身高生长速度修匀值计算结果。

表 3-6　我国 7~18 岁城市学生身高及身高生长速度(2010 年)

年龄(岁)	中国城市男生(参照)			上海城市男生		
	均值(cm)	年增加值(cm/年)	修匀值(cm/年)	均值(cm)	年增加值(cm/年)	修匀值(cm/年)
7	126.90	—	—	129.17	—	—
8	132.15	5.25	—	134.36	5.19	—
9	137.44	5.29	5.21	139.55	5.19	4.95
10	142.45	5.01	5.25	143.77	4.22	5.40
11	148.14	5.69	5.62	151.73	7.96	6.55
12	154.23	6.09	6.34	157.79	6.06	6.72
13	161.71	7.48	6.58	164.59	6.80	6.50
14	166.99	5.28	5.27	170.91	6.32	5.30
15	170.01	3.02	3.20	172.68	1.77	2.99
16	171.48	1.47	1.68	174.76	2.08	1.53
17	172.24	0.76	0.88	174.93	0.17	0.63
18	172.77	0.53	0.46	175.01	0.08	0.08

数据来源:2010 年中国学生体质与健康调研报告.北京:高等教育出版社,2012.

(三)发育匀称度评价法

发育匀称度反映身体各部分发育的均衡性。发育匀称度评价通常利用各项发育指标间的内在联系进行综合判断。常用的评价方法有体型指数法和相关回归法。

1. **体型指数评价法**　借助数学公式,将两项或两项以上的发育指标联系起来构成身体指数,其中反映形态发育的身体指数称为体型指数,包括以下 4 种。

(1) 身高胸围指数 $\left(\dfrac{胸围(cm)}{身高(cm)}\times 100\right)$,又称 Live 指数,反映胸廓发育状况,借以评价体型。以该指数中位数为基准,可将体型分为窄胸型、中等胸型和广胸型。

(2) 身高坐高指数 $\left(\dfrac{坐高(cm)}{身高(cm)}\times 100\right)$,反映人体躯干和下肢的比例关系。根据该指数由小到大,可将儿童的体型分为长躯型、中躯型和短躯型。该指数具有较强的种族特异性,亚洲儿童指数值大于欧洲儿童。

(3) 肩盆宽指数 $\left(\dfrac{骨盆宽(cm)}{肩宽(cm)}\times 100\right)$,反映男女不同性别的体型特点。指数值越小越体现为肩阔魁梧的体型,指数值越大越体现为臀部丰满的体型。男性该指数均值随年龄增长而逐渐下降,反映肩宽增长相对较快;女性随年龄增长而逐渐上升,反映骨盆宽增长相对较快。

(4) Erisman 指数 $\left(胸围(cm)-\dfrac{身高(cm)}{2}\right)$,即艾里斯曼指数,通过横径与纵径之间的关系,反映胸廓发育状况。指数值以 0 为基准,分为广胸型、中等胸型和窄胸型。

2. **相关回归法**　利用身高、体重、胸围等形态发育指标拟合回归方程,进行综合发育评价的方法,包括一元回归法和二元回归法。一元回归法以身高为因变量,体重(或胸围)为自变量拟合一元回归方程;二元回归法以身高为因变量,体重和胸围为自变量拟合二元回归方程。二元回归法考虑了人体的三维指标,评价更全面,应用也更广泛。

二元回归评价法参照标准的建立包括 3 个过程:①利用离差概念建立年龄别身高、体重、胸围发育等级范围；②按不同性别年龄组测量值,拟合身高为因变量(Y),体重和胸围为自变量(X_1,X_2)的二元回归方程$\hat{Y} = b_0 + b_1 X_1 + b_2 X_2$,计算回归标准误($S_{xy}$);③按性别年龄组汇总回归方程及评价参数制成评价参照表,或根据回归方程绘制各性别年龄组的回归评价图;评价参数包括S_{xy},身高、体重、胸围的均数、标准差和等级范围。图3-3是南方城市7岁男孩的二元回归评价图,其回归方程为$\hat{Y} = 99.186 + 1.613X_1 - 0.222X_2$,评价参数:$S_{xy} = 3.29$,身高均值及标准差为$120.5 \pm 5.09$ cm,体重为21.1 ± 2.71 kg,胸围为57.5 ± 2.88 cm。

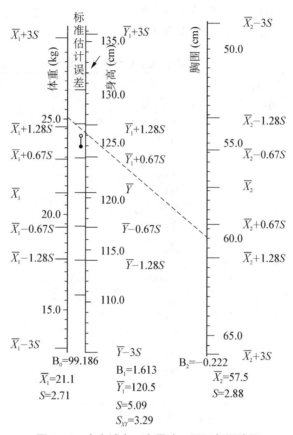

图 3-3　南方城市 7 岁男孩二元回归评价图

以下举例说明二元回归法的评价过程。例如,南方某城市一名7岁男孩,身高125 cm,体重25 kg,胸围60 cm,应用二元回归法进行发育评价步骤如下:

(1) 查找相应的评价图或回归方程。本例中首先需要找到南方、城市、男孩、7岁组的二元回归评价图(如图3-3)或回归方程。

(2) 判断发育等级。以身高测量值判断发育等级。该男孩身高实测值为125 cm,在$\overline{Y}+$ 0.67S 和 $\overline{Y}+1.28S$ 范围内,故可判断该男孩的身高发育水平属于中上等。

(3) 评价发育匀称度。以身高实测值(Y)与估计值($\hat{Y}$)之差评价,判断依据:

$$|Y - \hat{Y}| \leqslant S_{xy} \quad \text{或} \quad Y - \hat{Y} = \pm S_{xy} \qquad \text{体型匀称}$$
$$Y - \hat{Y} > S_{xy} \qquad \qquad \qquad \qquad \text{体型细长}$$
$$Y - \hat{Y} < - S_{xy} \qquad \qquad \qquad \qquad \text{体型粗壮}$$

本例中,如果利用评价图评价,可将男孩体重实测值(25 kg)和胸围实测值(60 cm)分别标于评价图 X_1 和 X_2 轴上并连成一直线(图中虚线),该直线与 Y 轴的交点即身高估计值(126.2 cm),以符号"。"标记;从评价图中可见该男孩的身高实测值小于估计值,但差值在 $\pm S_{xy}$ 范围内(●— 线段的长度 $=-0.36S_{xy}$),故判断该男孩体型匀称。如果直接利用回归方程评价,可将体重 $X_1 = 25$、胸围 $X_2 = 60$ 代入回归方程 $\hat{Y} = 99.186 + 1.613X_1 - 0.222X_2$,计算身高估计值 $\hat{Y} = 126.2$ cm, $Y - \hat{Y} = 125 - 126.2 = -1.2$,其绝对值 $< S_{xy}$,故判为体型匀称。

(4)发育综合评价。结合发育水平和发育匀称度按表 3-7 进行综合判断。本例男孩身高发育中上等、体型匀称,故综合评价为发育较好。

表 3-7　身体发育综合评价标准

评价等级	评价标准	
	发育水平	发育匀称度
良好	身高上等	体型粗壮
	身高上等	体型匀称
较好	身高上等	体型细长
	身高中上等	体型粗壮
	身高中上等	**体型匀称**
	身高中等	体型粗壮
一般	身高中上等	体型细长
	身高中等	体型匀称
	身高中下等	体型粗壮
	身高中下等	体型匀称
较差	身高中等	体型细长
	身高中下等	体型细长
	身高下等	体型粗壮
	身高下等	体型匀称
落后	身高下等	体型细长

来源:陈明达等. 实用体质学. 北京医科大学中国协和医科大学联合出版社,1993.

(四) 发育年龄评价法

发育年龄(developmental age),又称生物年龄(biological age)或生理年龄(physiological age),是以生物学量尺估计的生物学年龄,是相对于时间年龄而提出的描述发育状况的时间单位。受遗传和环境等多因素的综合影响,儿童青少年个体的发育速度和成熟程度存在很大差异,而这种差异难以用时间年龄来准确反映;而使用以生物学参数为量尺的发育年龄则可实现对个体生长发育状况的较精确评价。

在人体发育中,凡具有一定起始状态、演变过程、成熟状态,而且能够被辨别或测量的生理结构或技能,都可以作为生物学量尺用以估计发育年龄。常用的发育年龄包括骨龄、形态年龄、第二性征年龄和齿龄 4 种;它们分别是通过测量骨骼、躯体形态、第二性征、牙齿等的大小、形状、结构的变化过程和变化特征来反映体格发育程度,并通过统计学处理,以年龄的形式,以岁为单位进行表达。

发育年龄标准/参考值是运用儿童某些发育指标(如形态、功能、性征等)在某一发育水平的平均年龄及其正常变异而制定的标准年龄。与生长距离标准不同,发育年龄标准反映儿童达到某一发育成熟程度的平均年龄及其变异;生长距离标准反映某一年龄儿童的平均发育成熟程度及其变异。

发育年龄评价是以发育年龄标准/参考值为参照,对个体发育成熟程度进行判断的过程。

1. 形态年龄(morphological age)　用某项形态发育指标制成的发育年龄,反映形态发育水平达到的程度,如身高年龄、体重年龄。身高年龄是表示达到某一标准身高的时间年龄,如某一女孩 6 岁时身高已达到 7 岁女孩的标准身高,则可判断该女孩的身高年龄为 7 岁。身高年龄评价法应用简便,结果明确;但因其使用单项形态指标,对全身发育成熟程度的判断并不全面;同时,在青春发育期,受发育时相的影响,达到标准身高的时间年龄变异范围增大,也会影响身高年龄评价的准确性。

2. 第二性征年龄(secondary sex characteristic age)　用第二性征发育指标制成的发育年龄,反映青春期性发育成熟程度。通常采用 Tanner 第二性征发育分期,利用各指标达到不同发育期的平均年龄及其变异,制定第二性征年龄;个体的第二性征发育分期与之比较而作出评价。第二性征年龄评价法只适用于青春期。

3. 齿龄(dental age)　用牙齿萌出和钙化顺序制成的发育年龄,反映儿童牙齿的发育成熟程度,借以反映儿童的发育状况。齿龄制定有以下两种方法。

(1) 以牙齿萌出的数量来表达发育年龄。婴幼儿通常从出生后 6 个月至 2 岁半 20 颗乳牙逐次萌出;6 岁后乳牙开始脱落第一恒磨牙(又称六龄牙)开始萌出,恒牙共 32 颗,其中 20 颗与乳牙更替,还有 12 颗磨牙从乳牙后方生出,至 13 岁左右第二恒磨牙萌出,17 岁后第三恒磨牙(智齿)萌出。乳牙萌出年龄与营养状态、骨骼、动作、言语、智力发育关系密切。以牙齿萌出数量制定的齿龄只适用于从出生后 6 个月至 13 岁左右儿童的评价,且在早期发育评价中意义更大。

(2) 以牙齿钙化的程度来表达发育年龄。乳牙的牙胚从胎龄 4~6 个月开始钙化,新生儿出生时牙胚隐藏在颌骨中被牙龈所覆盖;恒牙的牙胚在乳牙之下,恒牙的钙化从新生儿期开始,至 18~25 岁第三恒磨牙完成钙化。这种方法是利用颌面 X 线片,将从胎龄 5 个月乳牙开始钙化到 18~25 岁恒牙完全钙化的全过程,划分成不同阶段制成,多用于法医学领域。

4. 骨龄(skeletal age, bone age)　是基于骨骼发育变化(钙化程度)判断的发育年龄,是骨骼发育成熟度的度量单位。骨龄能客观、精确地反映从出生到成熟全过程的生长发育状态,是反映个体发育水平和成熟程度较精确的指标。

骨龄评价目前主要是利用骨的 X 线片,通过观察各骨化中心的出现、骨块的大小、外形变化、关节面出现及干骺愈合程度等,与作为参照的"骨龄标准"比较,估计个体儿童的骨龄,判断发育成熟程度。

X 线片部位以手腕部最常用。如图 3-4 所示,手腕部含有长骨(桡骨、尺骨远端)、小型长骨(5 块掌骨、14 块指骨)、短骨(8 块腕骨、种籽骨)等多种类型,是全身骨骼较好的代表部位;而且拍摄方便、范围小、所需 X 线剂量小。

骨龄标准制定一般采用中位数方法,也有采用众数方法。样本选择、摄片质量和读片技术都是影响骨龄标准准确性的关键因素。

传统的利用 X 线片进行骨龄评价的方法经历了从计数法到图谱法、评分法、计算机辅助评分系统等发展阶段,每类方法各有其特点并仍广泛应用于实际工作中。新兴的超声技术也已开始应用于儿童骨龄测评领域,并已推出超声骨龄测量仪,依据手-腕软骨骨化过程的结构

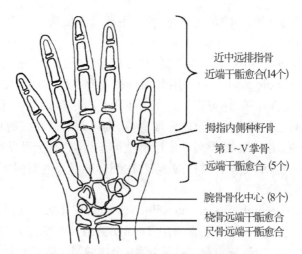

近中远排指骨
近端干骺愈合(14个)

拇指内侧种籽骨
第I~V掌骨
远端干骺愈合 (5个)

腕骨骨化中心 (8个)
桡骨远端干骺愈合
尺骨远端干骺愈合

图 3-4　手腕部骨化中心和骨骺示意图

变化,通过测量穿过手腕的超声声速来计算骨龄;有报道称其测量结果与 G-P 图谱法高度相关。以下简要介绍骨龄评价方法中应用最广的图谱法和评分法。

(1) 图谱法。将参照人群从出生到成熟,不同性别年龄组儿童 X 线片的中位数片顺序排列构成骨骼成熟系列标准图谱。评价时将个体儿童的 X 线片与标准图谱逐一比较,以最相近标准片的骨龄作为该儿童的骨龄;若介于两个相邻标准片之间,取其均值估计骨龄。它是目前骨龄评定的基本方法之一,国际上使用最为广泛的是 G-P 图谱。

G-P 图谱,即"Greulich-Pyle 图谱",目前使用的是 1959 年的修订版。G-P 图谱是以 20 世纪 30 年代美国克利夫兰地区中上社会经济阶层白人儿童为参照人群,X 线片来自从出生到发育成熟的纵向研究资料,包括左手腕部骨龄标准 X 线片 58 张,其中男性 31 张,女性 27 张,标准片分别标出全手、腕部和各骨的骨龄;不仅能用于评价总的骨龄,还可通过评价各骨骨龄了解骨发育的不平衡性。

我国顾广宁(1964)、刘宝林(1983)、徐济达(1985)等提出了我国儿童手腕部骨龄图谱,标准片分别来自于上海 0~18 岁、哈尔滨 0.5~17 岁、南京 4~22 岁儿童青少年的横断面调查资料。在骨龄图谱应用中,我国目前采用最多的还是美国的 G-P 图谱。

(2) 评分法。根据手腕各骨在成熟过程中的形态变化,人为地将其划分成若干不同的发育阶段(或期),运用统计学技术,对各骨的每个发育阶段(或期)分别赋予相应的发育分,综合各骨发育分之和,制成骨发育分参照标准并换算成骨龄标准。评分法也是目前骨龄评定的基本方法之一,其最大的优点是将生物学表象转化成数学模型,不仅使判定结果更加精确,而且也便于个体和群体间比较。国际上广泛使用的是 TW 骨龄评分法。

TW 骨龄评分法是 Tanner 和 Whitehouse 根据英国和西欧儿童生长发育的长期纵向和横向研究资料,提出的一套骨发育评分系统和骨龄评定标准,目前已发展为 TW3。TW3 骨龄评分法选取左手腕部骨 20 个(舍去第二、四掌、指骨和豌豆骨共 9 个);将所选骨划分为 R 系列(或 RUS 系列,radius, ulna and short finger bones)含桡、尺、掌、指骨共 13 个和 C 系列(carpal)含腕骨 7 个;各骨发育从骨化中心出现到完全成形分为 8~9 期,规定每一系列各骨发育总分从 0(各骨发育都未开始)~1 000(各骨发育都已完成),采用最小二乘法为各骨各发育期赋分。

TW 骨龄评分法的核心是骨发育评分系统(skeletal maturity scoring system 或 rating system)和骨发育标准系统(standard system for skeletal maturity)。骨发育评分系统包括各骨发育期的划分及赋分,是人骨发育的测量工具(生物量尺),以骨发育分(SMS)为单位,测量结果以 R 系列骨发育分(R-SMS)和 C 系列骨发育分(C-SMS)表示,是对骨发育程度的定量表达。骨发育标准系统是应用骨发育评分系统对参照人群进行测量而制定的参照标准,包括R-SMS百分位数参照标准、C-SMS 百分位数参照标准和骨龄标准;和其他生长标准一样,依附于参照人群所处的年代、地域,有时、空的局限性。TW 认为,R 系列骨发育受时代(长期趋势)和人群的影响,而 C 系列骨发育仅因人群而异。

我国骨龄评法的研究始于 1960 年代,李果珍(1964 年)提出的"中国人骨龄百分计数法",曾在国内广泛应用;1988 年,原国家体委组织专家组在 TW2 基础上做了简化,制定了《中国人手腕部骨发育标准——CHN 法》;2005 年,由国家体育总局组织,对 CHN 法做了重大修订,提出了《中国人手腕部骨发育标准——中华05》(简称 CHN‐05),并颁布实施了体育行业标准《中国青少年儿童手腕骨成熟度及评价方法(TY/T 3001‐2006)》。

CHN‐05 包括 TW3‐C RUS、TW3‐C Carpal 和 RUS‐CHN 评价方法。在评分系统方面,直接采用了 TW3 手腕部 20 个骨及其系列划分方法;在各骨分期及各期赋分上,TW3‐C RUS(对应于 TW3 的 R 系列)和 TW3‐C Carpal(对应于 TW3 的 C 系列)直接采用 TW3 的骨发育评分系统;RUS‐CHN 是为了满足青春期后期骨龄评定需要增加的评定方法,它将RUS 系列各骨发育等级由 TW3 的 103 个增加到 150 个,系列总分值仍为0~1 000,但各骨各期分值重新制定。在骨发育标准方面,CHN‐05 的参照人群是我国社会经济发展中上水平的6 个城市(上海、广州、温州、大连、石家庄)未参加过系统体育训练的 1.7 万余名 0~20 岁健康抽样儿童,利用 2005 年骨发育横断面调查研究资料制定,包括 TW3‐C RUS 评价图、TW3‐C Carpal 评价图和 RUS‐CHN 评价图。

CHN‐05 在国内医学、体育科学和法医学领域得到广泛应用。在医学领域,主要应用于儿童生长发育疾病的诊断和治疗效果评价,采用 TW3‐C RUS、TW3‐C Carpal 骨龄标准;在法医学领域,主要应用于活体推测未成年人(14~18 岁)的年龄,采用 RUS‐CHN 法;在体育科学领域,主要应用于青少年运动员的科学选才和体育竞赛中青少年运动员的生物年龄评价,综合采用 TW3‐C RUS、TW3‐C Carpal 和 RUS‐CHN 法。

近年来计算机辅助骨龄评定法(computer-assisted skeletal age scores, CASAS)在一定范围内得到了应用。它是在骨龄评分法基础上,运用数字化信息技术和分类统计技术,通过计算机对骨发育的图像识别和信息处理来辅助评定骨龄的方法,可以部分或完全替代人工评定。

CASAS 不仅使骨龄评分法的操作简便易行,而且从原理上提高了骨龄评分的量化程度。评定结果更加可靠和有效。但是,CASAS 设备昂贵;评估结果仍受摄片位置和摄片质量的影响;当待检骨形态超出或近乎超出由标准所定义的界限时,需人工分期插入。至今,仍有5%~10%的分期因为位置不标准或骨的异形而被计算机拒认,需人工评定补入。

(五) 营养状况评价

营养状况评价(nutritional status appraisal)是对儿童青少年个体或群体的营养状况进行衡量的过程,主要观察指标包括身高、体重、皮脂厚度等;常用的营养状况评价方法有营养指数法、年龄别体重、身高别体重和皮褶厚度估计体脂率法等。

1. **营养指数法** 评价营养状况的指数主要是身高体重幂指数,利用身高、体重的密切关系建立表达式,反映身体充实度和营养状况,包括身高体重指数、BMI、Rohrer 指数等。此外,维尔维克指数也常用于间接反映营养水平。

(1) 身高体重指数 $\left(\dfrac{体重(kg)}{身高(cm)}\right)$，又称 Quetelet 指数，表示单位身高的体重，即等长体重，反映人体充实度和现时营养状况。该指数与瘦体重相关系数达 0.91。

(2) BMI(body mass index) $\left(\dfrac{体重(kg)}{身高(m)^2}\right)$，又称体重指数、体质指数，是目前筛查儿童肥胖的首选指标。BMI 是身高体重幂指标中分布最规律的指标，与皮褶厚度、上臂围等反映体脂累积程度指标的相关性较高，能明确反映过多体脂状况；BMI 在不同年龄、性别、身材、种族之间有良好的分辨率，可进行跨地域、跨人群、跨时间比较。目前，国际上 BMI 标准主要有 NCHS 标准、IOTF 标准和 WHO 标准，我国也已建立了"中国学龄儿童青少年超重、肥胖筛查 BMI 分类标准（WGOC 标准）"。

WGOC 标准是 2004 年中国肥胖问题工作组，根据"2000 年全国学生体质调研"中生长发育水平最高的 6 个地区的横断面资料，应用 LMS 法，以 BMI 的 P_{85} 和 P_{95} 为筛查界值点制定的"中国学龄儿童青少年超重、肥胖筛查 BMI 分类标准"（简称 WGOC-BMI 标准）（具体见第五章表 5-8），18 岁超重、肥胖筛查界值为 24、28，与中国成人筛查标准接轨。

(3) Rohrer 指数 $\left(\dfrac{体重(kg)}{身高(cm)^3}\times 10^7\right)$，即 1cm^3 体积的重量，以人体单位体积的充实程度反映营养状况。该指数对体型肥胖比较敏感，缺点是受身高影响明显。

(4) 维尔维克指数 $\left(\dfrac{体重(kg)+胸围(cm)}{身高(cm)}\times 100\right)$，即 Ververck 指数，是身高体重指数和身高胸围指数之和；它将 3 个形态发育指标结合在一起，综合反映人体长度、宽度、围度、厚度和密度，表示人体每 1 cm 身高的重量和围度。该指数与心肺容积有较高的正相关，既可作为营养指数，又可粗略反映体格发育和体质状况。

2. 年龄别体重（weight for age）　通过简单比较同年龄儿童体重大小间接估测营养状况的方法，适用于 5 岁以下儿童，通常采用"WHO 年龄别体重"标准，筛查发育迟缓、营养不良或肥胖。可结合年龄别身高反映长期营养不良引起的生长迟滞。

3. 身高别体重（weight for height）　又称身高标准体重，是通过比较同等身高条件下儿童的体重大小，反映儿童的现时营养状况。身高别体重可消除青春期前因性别、发育水平、遗传、种族等因素导致的身材发育差异的影响，是 BMI 推广前筛查超重、肥胖和营养不良的常用方法。

WHO 儿童生长标准中的 0～2 岁身长别体重、2～5 岁身高别体重是利用参照人群的追踪资料，以同等身高儿童体重的中位数为标准体重制定的。我国学生营养监测中应用的身高标准体重是利用 1985 年全国学生体质调研的横断面资料，以同等身高学生体重的 P_{80} 为标准体重制定的。评价时，以标准体重的 ±10% 为正常；<90%、80%、70% 标准体重分别为轻度、中度、重度营养不良；>110%、120% 标准体重分别为超重和肥胖。目前，在儿童超重和肥胖筛查中，身高别体重已逐渐被 BMI 标准所取代。

4. 皮褶厚度法　皮下脂肪约占全身脂肪量的 50% 以上，皮褶厚度法是通过估测皮下脂肪，来推算体脂率，反映儿童近期营养状况的方法。皮褶厚度可用 X 线摄片、超声波、皮褶卡钳等方法测量，其中卡钳测量法简单、经济，测量结果和 X 线片测量值的相关系数达 0.85～0.90。

皮褶厚度常用测量部位包括肱三头肌、肩胛下角、肱二头肌、髂上、腹侧壁等部位，其中肱三头肌部（代表四肢）和肩胛下角部（代表躯干）最常用，通常以这两个部位皮褶厚度测量值之和反映全身皮下脂肪的发育状况。

利用皮褶厚度测量值建立回归方程可估计体脂率,但回归方程受测量部位和年龄、性别、种族等的影响。第五章表 5－9 列出了利用 BF％判定肥胖程度的界值,使用时应注意该评价方法易受身高、肌肉发达程度等影响。

(谭　晖)

第三节　当前儿童青少年人群面临的主要健康问题

自新中国成立以来,我国儿童死亡率明显下降,生长发育水平显著提高,常见病和慢性病疾病谱发生深刻变化。并且,随着社会多元化发展,健康的社会决定因素发生深刻改变,城市流动儿童和农村留守儿童的健康问题日渐凸出。

一、儿童青少年人群的健康现状和变化趋势

1. **儿童死亡率显著下降,但各种伤害成为儿童青少年伤残和死亡主要原因**　20 世纪50 年代,我国婴儿死亡率高达 250‰,随后的 1960 年、1970 年和 1980 年分别降至 140‰、106‰和 67‰。《2012 年中国卫生统计提要》显示,我国新生儿死亡率由 2000 年的 22.8‰降低到 2011 年的 7.8‰;5 岁以下儿童死亡率由 2000 年的 39.7‰降低到 2011 年的 15.6‰。当今全球和全国范围内妇幼卫生保健面临的最主要问题是发展不平衡和不平等。

随着城市化、工业化进程加快,儿童青少年日常生活中面临的危险因素增加,伤害成为日益突出的问题,各种伤害发生率呈现逐年上升的趋势。伤害已成为我国 1～14 岁儿童青少年的第一位死因,也是 0～17 岁儿童青少年非疾病性致残的重要原因。

2. **传染病发病率明显下降,但新发传染病的感染风险依然存在**　随着我国计划免疫政策的推广,儿童青少年人群中的传染病基本得到控制。以结核病为例,结核病曾是我国青少年主要死因,1948 年的死亡率达 12‰～15‰,而 21 世纪初,死于结核病的学生数已接近 0。

但是,近年来新发传染病对儿童青少年的健康造成了新的威胁,如艾滋病、重型急性呼吸综合征(SARS)、人禽流感和新型甲型 H1N1 流感等。由于学校场所人口密集、活动场所集中、集体活动频繁,免疫功能发育还不完善的儿童之间相互密切接触又缺乏相关防范知识,是各种新发传染病的易感人群。2012 年,全球新增艾滋病病毒感染儿童人数为 26 万,虽然较2001 年的 55 万人降低了 52％,但感染形势依然严峻,艾滋病正逐渐向青少年一般人群蔓延。

3. **生长发育水平提高,但体能素质下降**　1985～2010 年,我国先后组织了 6 次全国范围的学生体质健康调查,对学生体质健康状况进行了持续、系统的调研和监测,形成了较完整的《中国学生体质与健康调研》系列报告。历次报告显示,我国儿童青少年的形态发育水平不断提高,而耐力、力量、速度等体能指标有明显下降趋势,肺活量持续降低。虽然 2008 年以来学生体质健康下降趋势得到一定程度遏制,但整体上反映出来的指标值仍然令人担忧。

1985～2005 年,中小学生的肺活量在 20 年间总体呈下降趋势。2008 年学生的肺活量/体重指数不及格率为 22.5％;2010 年肺活量水平出现上升拐点,但不及格率仍达20.1％。

1995～2005 年,学生的速度、爆发力和反应力量中,除速度素质下降幅度较小外,其他素质均有明显下降。2008～2010 年,学生的各项体能指标基本没有增长,趋于停滞,但速度素质出现反常现象,即从小学到大学,随年级的增高,优秀率降低,不及格率增高,表明大学生更加缺乏锻炼。

1985～2005 年,各年龄组男女学生的耐力成绩逐年下降,其中大学生耐力素质优秀率最低。2008 年以来的 3 年,反映耐力素质的各项测试指标成绩没有明显改善。耐力素质长期低谷徘徊。由于耐力素质与人的呼吸系统、心血管系统功能密切相关,提示青少年身体整体功能有待加强。

4. 视力不良、龋病和单纯性肥胖的防控任务依然严峻

(1) 视力不良检出率持续增加,并出现低龄化倾向。根据历次的全国学生体质与健康调研结果,1979～2005 年,我国学生视力不良的检出率不断增加。1995 年学生视力不良率平均超过 50%;2005 年的调查显示,学生视力不良率居高不下,小学生为 31.7%、初中生为 58.1%、高中生为 76.0%、大学生为 82.7%;而此时上海市各学段学生依次比全国高出 10.83、15.79、5.08、4.92 个百分点。

2010 年的调研结果显示,各学段学生视力不良率仍然居高增长。尤应值得注意的是,低年龄组视力不良检出率增长明显,比如,7 岁城市男生、城市女生、乡村男生、乡村女生视力不良检出率分别为 32.2%、36.4%、24.1%、26.9%,比 2005 年分别增加 8～10 个百分点。

(2) 龋患率出现反弹。2010 年全国学生体质与健康调研结果显示,龋患率出现反弹。与 2005 年相比,多数年龄组学生乳牙龋患率、恒牙龋患率出现反弹。比如,城市男生、城市女生、乡村男生、乡村女生 7 岁年龄组乳牙龋患率分别为 55.8%、57.5%、62.1%、62.5%,比 2005 年分别上升 8.0、8.8、3.7、3.9 个百分点;12 岁年龄组恒牙龋患率分别为 19.8%、18.6%、18.6%、23.8%,比 2005 年分别上升 8.9、3.9、6.6、8.0 个百分点。

(3) 单纯性肥胖发病率持续增加。单纯性肥胖在儿童和青少年人群中的发病率不断升高。2006 年,"第二次全国儿童单纯性肥胖流行学调查显示",0～6 岁儿童肥胖、超重总检出率分别为 7.2%、19.8%,其中男童肥胖、超重检出率分别为 8.9%、22.2%,女童肥胖、超重检出率分别为 5.3%、17.0%。与 1996 年相比,2006 年 0～6 岁儿童的肥胖、超重总检出率分别增长了 3.6 和 4.7 倍。

2010 年,全国学生体质与健康调研结果显示,中小学生肥胖和超重检出率继续增加。7～22 岁城市男生、城市女生、乡村男生、乡村女生肥胖检出率分别为 13.3%、5.6%、7.8%、3.8%,比 2005 年分别增加 1.9、0.6、2.8、1.1 个百分点;超重检出率分别为 14.8%、9.9%、10.8%、8.0%,比 2005 年分别增加 1.56、1.20、2.6、3.4 个百分点,表明我国学龄儿童青少年的肥胖和超重情况继续恶化。

5. 心理卫生问题和精神疾病增加 随着社会经济的快速发展、社会多元文化和竞争压力的增加,儿童青少年人群中的心理行为问题和精神疾病的发生率总体呈逐年增高趋势,心理健康现状堪忧。20 世纪 90 年代初,我国 22 个省(市)的调查结果显示,儿童青少年心理行为问题和精神疾病总检出率为 2.97%;2007 年在全国 21 个省(市)的 39 个城市开展的"国民心理健康状况研究"中,儿童青少年心理健康问题检出率上升至 16%。2006 年,中国儿童中心发布的《中国儿童的生存与发展》报告显示,中小学生心理问题检出率为 21.6%～32.0%。仅儿童注意缺陷和多动障碍一项,根据 2013 年的一项系统综述结果,总体发病率达 5.7%。有专家估计,我国 17 岁以下的儿童青少年中,至少有 3 000 万人受到各种情绪障碍和行为问题的困扰;其中 5.2% 存在明显的躯体化、强迫症状、人际关系敏感、抑郁等心理健康问题。

6. 不健康行为问题及其健康损害日渐突出 不健康饮食、缺乏体育活动、物质滥用和网络成瘾、故意和非故意伤害、不安全性行为等这些不健康行为是当前威胁我国青少年人群乃至整个人口健康素质的重要问题,并且有逐渐低龄化的趋势。2005 年,全国范围内进行了首次

青少年健康危险行为调查,调查覆盖全国 18 个省区市 12～23 岁的大中学生 21.3 万余人,调查结果全面揭示了我国城市青少年人群的各类健康危险行为的流行现状和趋势(详见第七章)。

正是在青少年时期(甚至更早时期)养成的、持续到成人期仍难以改变的不健康生活习惯,大大增加了我国居民的慢性病疾病负担。不仅高血压、糖尿病等慢性疾病发病表现为低龄化,甚至也成为威胁儿童青少年健康的突出问题。一项对 6 399 名 6～13 岁城市学龄儿童的调查显示,高血压倾向检出率为 9.50%,其中男生 10.2%、女生 8.7%;另一项对城市 6～17 岁儿童的调查显示相似的结果,高血压倾向检出率为 9.3%,其中男生 11.9%、女生 6.6%,并且随年龄增长男生高血压倾向检出率呈上升趋势。同时,自 20 世纪 80 年代以来,我国儿童糖尿病的发病率几乎每 10 年就翻一番,尤其是 2 型糖尿病的增长快于 1 型糖尿病。肥胖儿童糖尿病前期的发生率较高,潜在发生 2 型糖尿病以及心血管病变风险高。在我国,目前每 10 个糖尿病患者中就有 1 个是青少年,以此推算,我国也有近千万的儿童青少年患有糖尿病。

二、城市流动儿童和青少年的健康现状及卫生服务需求

(一) 我国城市流动人口的社会背景和群体现状

20 世纪 80 年代以来,随着改革开放的深入和市场经济体制的建立健全,我国逐渐由传统社会转变为现代社会,由农业社会转变为工业社会,由封闭社会转变为开放社会。在这种社会转型的大背景下,社会人口流动的规模愈来愈大,流动的主要形式是从农村到城市,目的为务工。因此,人们短期或长期地离开户口登记地,去其他地区工作、居住和生活,成为我国通常意义上的流动人口。

随着改革开放的深入发展,这种人户分离的现象越来越多,流动人口成为我国改革后城市涌现的一支新的、庞大的群体,对我国的社会经济发展产生重要的影响。我国目前已经进入了人口流动迁移最为活跃的时期。据 2010 年全国第六次人口普查数据显示,当前中国流动人口数量已达到 2.6 亿,其中有 2.3 亿是从农村到城市务工的流动人口,由于我国长期、相对固定的人口管理和资源分配制度,使进城务工的流动人口各方面普遍处于弱势状态。数据还显示,目前流动人口中的 1.8 亿为年龄在 24 岁以下的年轻人,其中在 20 岁之前就已经外出的比例达到 75%;此外,跟随流动人口进城的流动儿童人数亦呈不断上升的趋势,目前约有 2 000 万。

流动人口为经济发展做出了巨大贡献,已成为城市建设中一支不可缺少的力量。但是,流动人口中大多数外来务工人员由于教育和经济各方面条件的制约,服务利用度普遍较低。流动人口主要集中于城乡结合部地区,他们大多没有城市的归属感,即使是他们的子代也处于被边缘化的一个弱势群体中。流动青少年进城务工,更加因为脱离家庭的约束和进入陌生的社会环境,而面临各方面的健康风险。

(二) 城市流动儿童

流动儿童是指 0～14 周岁随父母或其他监护人在流入地暂时居住半年以上的未成人,包括所有流动人口中的学前和学龄儿童。

由于育龄期流动人口在城镇地区的大量涌现,流动育龄妇女在户籍地以外生育的比例逐年提高。据推算,2012 年流动已婚育龄妇女约为 6 307 万人,占全国已婚育龄妇女的近 1/4。流动人口家庭在城市地区下一代出生数量约占全国同期出生数量的 1/3,已孕妇女选择在现居住地分娩的比例已接近 70%,越来越多的流动人口第二代出生在城镇中。同时,随着流动人口在城市的扎根稳定,流动的模式也向"家庭化"发展,越来越多的农村儿童被父母带到城

市,成为城市流动儿童。中国儿童少年基金会发布的《中国儿童慈善需求研究报告(2012)》透露,根据 2005 年全国 1‰人口抽样调查样本数据,14 周岁以下流动儿童占全国进城务工人员的比例为 12.44%。根据这一比例和全国进城务工人员总量 1.473 5 亿推算,全国 14 周岁以下流动儿童的数量达到 1 833 万。

1. 流动儿童健康现状　流动儿童的健康水平明显低于户籍儿童,流动人口孕产妇产前保健率低,出生缺陷发生率、产伤发生率、低出生体重儿、各种新生儿疾病发生率、破伤风发生率和围产儿死亡率均较高;流动儿童残疾率、5 岁以下儿童死亡率和传染病发生率亦都高于户籍儿童。从营养方面来说,流动儿童母乳喂养率高,但不适宜的辅食添加行为发生率也高,贫血患病率较高。流动儿童的常见病患病率高于户籍儿童。流动儿童不良卫生习惯相对较多,导致流动儿童中传染性疾病检出率较高,如沙眼病和腹泻等。另外,由于父母忙于生计而缺乏对孩子应有的照看,伤害事故发生率也较高。

从农村来到城市,生活和学习环境的改变对儿童的心理发展乃至于成长过程产生重大影响。流动儿童较难在短期内适应城市的生活,经常会感到孤独、寂寞、封闭、自卑。社会歧视使流动儿童心理压力剧增,容易形成各种心理障碍。流动儿童的心理健康问题主要表现在性格缺陷、行为障碍、情绪障碍、社会适应障碍、学习障碍 5 个方面,其中又以性格缺陷、行为障碍最为突出。甚至还有一部分流动儿童由于对不良社会行为和生活方式缺乏认知能力,受外来不良社会因素影响成为了"问题孩子"。

2. 流动儿童的健康危险因素　流动儿童健康状况的脆弱性主要缘自于其流动的状态,流动使儿童离开了原有的生活环境,脱离了熟悉的社会关系,陌生的生活环境和其在城市中的边缘化地位使流动儿童暴露于较大的健康风险中。流动儿童大部分随父母集中居住在城乡结合部,卫生状况普遍较差,并由于父母文化教育程度和经济收入水平的限制,缺乏合理营养搭配,获得卫生保健的能力较弱。

在人格发育过程中,儿童早期的环境和家庭教育被认为是非常重要的因素。与户籍儿童相比,流动儿童父母往往需要投入更多的时间在工作上,而且由于子女数量较多,对于每位孩子的心理关爱相对缺乏,家庭教育的缺失导致流动儿童心理失衡、行为失范的问题突出。流动儿童在生理和心理上的需要往往由于条件限制得不到满足,情绪消极,在性格上易表现为任性、冷漠、内向和孤独。

流动儿童的父母文化程度、家庭收入水平、母亲的工作状态等因素也是造成流动儿童保健与计划免疫意识薄弱,儿童保健服务利用率不高的原因。

2002～2003 年,国务院妇儿工委办公室和中国儿童中心开展的"中国九城市流动儿童状况调查"结果表明,流动儿童在城市中的住房条件、耐用消费品配备、营养摄入水平等均低于城市儿童,而且他们并未被纳入城市卫生保健系统管理,其卫生保健服务覆盖率和计划免疫也明显偏低。尤其是在计划免疫方面,流动儿童的接种率水平显著低于常住儿童,且存在着严重的"三低一高"现象,即四苗覆盖率低、建册率低、认识低和相关传染病高,这与流动儿童家长缺乏免疫知识、保健意识不足有关;虽然我国有着较为完善的妇幼卫生保健三级网络,但是流动人口管理较难,他们主动利用服务的意识较低,以及在流动人口活跃初期流入地对流动儿童保健服务的可及性相对较差,应变不够及时,造成流动儿童的保健服务利用率较低,尤其体现为流动儿童计划免疫各种疫苗接种率低,系统管理率低。

一项在北京、上海、广州、杭州 4 个城市流动儿童的调查显示,流动儿童建立儿童系统保健管理卡/册的比例为 45.27%,一年半以来未做过儿童健康体检的比例为 47.18%,看护人低教育程度、低家庭经济收入与流动儿童低水平的健康体检率和体检次数达标率相关。联合国儿童基金会于 2006 年在北京和杭州开展的调查显示 5 岁以下流动儿童过去 1 年内健康体检率分别为 48.0％和 73.7％，系统管理达标率仅为 29.2％和 46.4％。

近年来，各地纷纷在探索提高流动儿童保健服务的可及性和利用率，建立了联合各部门、主动上门为流动儿童提供保健的服务模式，并就如何建立流动儿童保健的长效机制进行了摸索。

3. **流动儿童卫生保健服务的相关政策**　我国卫生保健服务实行以户籍为基础的户政政策，导致流动儿童在改革开放初期很难享受到同等的公共卫生服务，对其健康成长造成影响。近年来，我国政府高度重视流动儿童的健康问题，新近颁布的不少规制中都明确保障了流动儿童享有健康的权利。

国务院颁布的《中国妇女发展纲要（2011～2020 年）》和《中国儿童发展纲要（2011～2020年）》，明确提出了要将流动儿童纳入流入地社区儿童健康保健管理体系，提高流动人口中的儿童健康保健管理率。

在 2011 年新颁布的基本公共卫生服务规制文件中，卫生职能部门充分考虑了流动人口享受基本公共卫生服务问题，要求各地为辖区内所有符合条件的服务对象提供同等的公共卫生服务，包括暂住人口。在孕产期保健、儿童健康管理、预防接种等方面，流动孕产妇和儿童是应当关注的重点人群。

（三）城市流动青少年

国家统计局 2000 年普查资料显示，15～24 岁的青年群体占流动人口的 35.3％；而近年数据显示，24 岁以下的进城务工流动青年已达 75％。该人群以进城务工的农村青年为主，流动的主要动机为外出挣钱，受教育程度以初、高中学历为主，初次流出的年龄在 18 岁左右，在流入地趋于长期居留。半数以上的流动青年在流入地租房住，他们的居住环境总体上较差。

1. **流动青少年的不健康行为普遍**　由于大多数流动青少年的受教育程度不高，集中在体力劳动密集型的行业工作，经济收入不高，生活条件总体欠佳。大多数流动青少年有亚健康症状，包括"心烦意乱，夜寐不安"，"视力模糊，头胀头疼"，"经常盗汗，易感冒"，相当多的流动青少年有抑郁现象，表现为"意志消沉"或"无精打采"。受健康意识和经济水平的影响，看病就医具有较大的随意性，生病后选择去正规医院或者医疗点看病的比例不高。

还有研究显示，流动青少年吸烟率和饮酒率均较高，可能与其在城市中生活缺乏归属感、心理承受巨大压力而导致的抑郁感和孤独感有关。并且，流动青少年集中居住现象普遍，缺乏家庭的管教和约束，生活中更易受同伴的影响，容易形成不健康行为。

2. **流动青少年的生殖健康问题堪忧**　进城务工青少年不仅远离了原来的居住地，也离开了家乡的风俗习惯和道德约束，经济条件、生活方式和人际交往都发生很大的变化。流动青少年处于性活跃期，性观念相对开放，未婚同居现象普遍，婚前性行为发生率较高；由于性与生殖健康知识的缺乏、自我保护意识薄弱，易产生不安全的性行为。绝大多数青少年在同居时很少采取避孕节育措施，高危性行为发生率较高，且更换同居伴侣的概率大；同时，他们易受同伴的影响发生不良的生殖健康行为，但参加健康检查及健康教育的机会却很少，这些不利因素使他们面临着性传播疾病感染、非愿意妊娠、人工流产等一系列生殖健康问题。一项在北京的大型调查显示，15～24 岁未婚流动青少年中 36.7％有过性经历，高于户籍青少年，其中 21.5％的流动青少年在过去 12 个月内有多个性伴侣。

与户籍人口相比，流动人口的生殖健康状况以及对生殖健康服务的可及性明显处于劣势，而其中未婚人群获得生殖健康服务的能力更弱。未婚流动青少年流动性大，羞于主动寻求服务,使有关部门不易了解他们深层次的生殖健康需求,因而往往难以为他们提供适时和适宜的生殖健康教育和服务。未婚流动青少年的生殖健康知识水平低,缺乏主动求医意识,对目前计划生育服务的内容不了解,这些都是影响她们获得生殖健康服务的阻碍因素。

三、农村留守儿童和青少年的健康现状及卫生服务需求

留守儿童是伴随着我国改革开放以来农村大量剩余劳动力向城市转移而出现的,是我国社会转型与经济转轨过程中城乡二元结构体制和区域发展不平衡现象的附属产物。由于流动人口在城市中的福利保障、医疗保险、教育等方面很难达到与户籍居民同等的待遇,加之在城市相对较高的生活成本,很多流动人口只得将孩子留在家乡,由亲戚代为抚养。留守儿童被迫面临"缺失型"的成长环境,在社会化、教育、心理健康等方面都存在着隐忧。

1. 留守儿童、青少年的社会化和教育问题 父母角色的缺失或弱化极易导致留守儿童、青少年出现社会适应性障碍,他们缺乏亲情关怀与情感交流,容易形成暴躁、怨恨和自卑的心理,并有着较强的孤独感和不安全感,出现一系列不良行为,如违反学校纪律、考试作弊、沉迷网络等。同时,家庭父母角色的缺失也加大了同辈群体对留守儿童、青少年价值观、行为、内心情感的影响,他们更易将群体规范和价值当做社会化过程中的重要参照,将同龄群体的行为方式作为评价标准,并逐渐形成较为固定的社会观和价值观。另一方面,留守儿童、青少年由于缺乏父母的监管和引导,在选择交往的同伴时,更易加入不良群体,接触并沾染不良健康行为,如吸烟、酗酒等,偏离正常的生活轨道,甚至导致违法犯罪如赌博、抢劫的发生。

教育方面,由于缺乏恰当的监护人,尤其当隔代监护者文化水平较低,对于孩子的学习不能给予很好的监督指导时,留守儿童的教育成为了该群体较为突出的问题,表现为留守儿童在课堂听课不能集中注意力,作业完成情况欠佳,成绩难以提高,在初中阶段的辍学率较高。

2. 留守儿童、青少年的心理健康问题 与非留守儿童相比,留守儿童更易表现出情绪不稳定、孤僻、与环境相处困难等问题。一项在我国 13 个省的抽样调查结果显示,4～7 岁的农村留守儿童情绪与行为问题检出率为 43.6%,其中,情绪问题 8.3%、品行问题 9.5%、注意缺陷多动 8.7%、同伴交往问题 18.9%。不同性别的留守儿童和青少年的情绪、心理问题表现不同,留守男童更易出现上述情绪与行为问题;而留守女童更易出现恐怖倾向、学习焦虑、对人焦虑、自责和情感饥渴。处于青春期的留守女性青少年往往比男性青少年更易出现心理问题,表现为焦虑和躯体不适感、忧郁、不信任、悲观、喜欢独处、缺乏自信等。

留守儿童和青少年的生存状况也不容乐观,曾遭受过人身伤害的比例接近 1/5,易受到各种侵害,且经常受到他人欺负,总体犯罪率也较高。由于监护人照顾不周,留守儿童的意外伤害发生率也往往较高。

总而言之,解决城市流动、农村留守的儿童和青少年面临的各种生活困境和健康问题,最根本措施就是加快户籍制度改革,消除城乡差距,破除维系多年的城乡二元结构。在短期内不能完全改变户籍制度的情况下,社会各部门应充分重视这些问题,采取多种干预措施,改善他们的身心健康。例如,加快基本公共服务均等化进程,优先推动流动人口集聚地区和流动育龄妇女及儿童卫生计生均等化服务,在孕产期保健、儿童健康管理、预防接种等方面,将流动孕产妇和儿童列入关注的重点人群;重视针对流动年轻人的卫生计生服务管理;开展针对不同工作场所的流动青年生殖健康促进,以多种形式进行性与生殖健康生活技能培训,发放性教育宣传材料,提供性与生殖健康咨询以及发放避孕药具等。对于农村留守儿童青少年,建议各地政府和社会各部门广泛合作,开展社会支持行动,通过建立管理规范的寄宿制学校,建立可靠的托

管中心,建立亲情联谊活动等方式,给予他们足够的关爱、帮助和支持;同时,政府应鼓励城市公办中小学接纳进城务工人员子女入学,以解决他们的教育问题。

(蒋　泓,童　连,史慧静)

第四节　儿童青少年人群健康的生命全程观

如何才能获得健康、长寿,在一生中保持尽可能高的健康水准? 这是千百年来很多人总在思考的一个问题。这需要把生命当作一个连续体,从生命的整个进程和变化规律来考虑,也就是要以"生命全程观"来分析。

一、生命全程健康观

1. 什么是生命全程观　生命全程(life course)是指随着时间的推移,个体所经历的社会事件或扮演的角色。生命全程观(life course perspective)主张在多学科、多维度的原则下,观察个体所生活的社会和历史环境,来考察各种社会经济、社会组织和制度、公共卫生以及社区和家庭因素对个体的影响(图3-5)。该理论强调时间、背景、人的成长和家庭生活的重要意义。

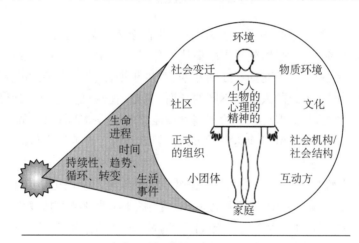

图3-5　个人、环境和时间关系(Hutchison, 2007)

生命全程观作为一个理论模型出现在 20 世纪 60 年代,社会学、人类学、人口统计学和心理学方面的专家纷纷在各自领域开展研究。近年来开始出现多学科交融发展的趋势。

2. 人体功能水平的生命全程　人体各器官和系统的功能水平在生命全程中呈抛物线形状,先逐渐上升,持续一段高水平状态后,又逐渐下降,如图 3-6 所示。当人体功能水平处于某一失能或残疾阈值之下时,人就不能自主生活,需要被照料和帮助。此外,人与人之间的功能水平存在较大的个体差异性,对于任何相同年龄层的人来说,其功能水平不是完全一致的,而是有一定的变异范围,这个变异范围在出生前后还相对较小,但随着年龄增加越来越大。这就提示,如果能在生命早期做好健康储备,即使在中老年期与他人保持同样的速度下降,也会在同龄人中相对具有较高的身体功能水平。因此,针对儿童青少年时期的健康促进工作,可以为生命全程健康打下良好的基础。

若将人的生命全程划分成 3 个不同的阶段,即生命早期、中年时期和老年时期,如图 3-6

中 3 种不同深度所示,为了提高生命全程的健康水平,应该做到:①生命早期,包括围生期和婴幼儿期、青少年期,促进生长和发育,使个体的生理和心理功能水平尽可能地到达高位;②中年时期,尽可能地将人体功能水平维持在高位;③老年时期,尽可能地减少人体功能水平的下降速度,让人能够自由地生活。

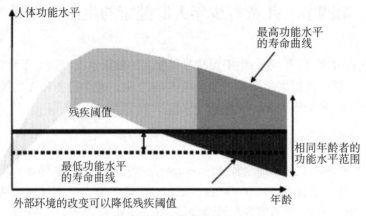

图 3-6　人体功能水平的生命全程

(WHO/NMH/HPS. Geneva 2000)

这和世界卫生组织于 2000 年提出了著名的"生命全程保健"方法(Life course approach)的观点一致。所谓生命全程保健,就是把生命体看作是一个由出生、生长发育、成熟和衰老渐变的过程,通过把人生划分为胎儿期和婴幼儿期、青少年期、成年工作期和晚年期几个明确的阶段,并针对这些不同年龄组的人群在不同的场所(家庭、托幼机构/学校、社区、工作场所)实施连续性预防服务措施,从而保证人生的不同阶段能有效地获得有针对性的预防服务,减少不必要的重复和遗漏,既高效又节省地达到促进人群健康目的。这被认为是保证整个人群健康,促进健康老龄化的最佳途径。

3. **慢性病风险的生命全程**　慢性非传染性疾病的发生与发展也是诸多健康危险因素在生命全程长期累积的结果。从图 3-7 可以看出,慢性非传染性疾病的危险因素随年龄增长逐渐增多,并且,危险作用可以发生在生命全程的所有阶段。虽然慢性病的积累危险度在成年后快速增高,但这个高峰是从生命早期阶段逐渐积累的结果。

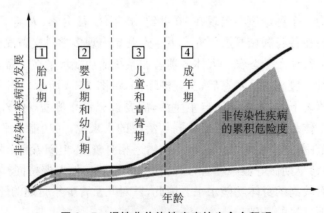

图 3-7　慢性非传染性疾病的生命全程观

(傅华.预防医学.第四版,北京:人民卫生出版社,2006.)

二、儿童青少年时期健康危险因素的生命全程观

现在,让我们来审视一下儿童青少年时期各种健康危险因素在生命全程中的地位、作用和影响因素等。一方面儿童青少年健康具有承上启下的作用,其健康状况受胎儿期和婴幼儿期的健康状况和诸多因素的影响,如胎儿生长状况、母亲的营养状况和健康习惯、环境危险因素暴露、家庭氛围和出生时所处的社会经济地位等;另一方面,儿童青少年时期的健康状况和所处的环境也将对成年期的健康结局产生重要影响。比如,儿童青少年肥胖会增加成年期患心血管疾病的风险,个体的性格气质特征、不健康的生活方式、传染性疾病都会影响到成年期的健康水平。

1. **母亲孕期健康与孩子一生健康的关系** 有研究表明,母亲在怀孕早期患病、用药、接触有害物质、孕期营养不良、接触农药、不良事件刺激及父亲接触噪声等是我国围产儿出生缺陷发病的重要危险因素。此外,国内外很多研究已经充分证明了生命早期营养障碍与成人慢性病发病的关系。母体孕期严重营养不良,会造成胎儿宫内发育受阻,直接导致胎儿出生时的低体重、免疫功能降低;反之,母体孕期营养过剩,也会造成胎儿宫内发育障碍,容易产生超重儿、难产等问题。胎儿-婴幼儿时期的营养不良与成人后肥胖、糖尿病、高血压等慢性病发生的关系是当今的研究热点,并且已经从组织器官的"适应性调节"、营养程序化和代谢编程、节俭基因表型等方面深入解释了生命早期营养不良影响成人后慢性病发生的有关机制。

在经历大的社会变革事件(比如战争、气候恶劣、社会发展退步等)过程中,往往可出现孕妇营养不良现象。有证据表明,二战期间经历区域性饥饿的孕妇所产后代,相比未经历者所产后代,在成年期患心血管病、糖尿病等疾病的概率增加。由此推测,母体孕期营养缺乏可能是某些成年期疾病的病因所在。此后,研究人员针对饮食状况不同的人群进行了大量的调查研究,并且建立了多种试验动物模型,以验证母体孕期营养状况对子代的后继健康影响。现今社会,人们的物质生活极大丰富,孕期营养过剩现象也非常普遍,导致妊娠高血压、妊娠糖尿病和巨大儿的增多,加上高剖宫产率,这些都会对儿童一生的健康产生深远影响。

母亲在孕期的不健康行为也会严重影响孩子的健康发展。比如,母亲孕期吸烟会导致提前分娩和婴儿死亡风险增加;吸烟母亲的孩子罹患先天性心脏病、唇裂或腭裂的风险有所增高,还会增加婴儿猝死综合征的风险。母亲在孕期饮酒者其孩子被医生诊断为发育障碍的比例也显著性增高。其实,除了这些近期危害,已经有证据表明母亲孕期吸烟或者被动吸烟的子代危害可以追踪到青春期甚至青年期。

此外,婴幼儿时期的喂养方式、母亲的身心健康和家庭社会环境也对婴幼儿健康产生重要影响。比如,母乳喂养不但可以降低孩子婴儿期湿疹、皮炎、哮喘和婴儿猝死综合征等疾病的发生概率,还可以减少其在青少年甚至成人期发生肥胖、糖尿病、淋巴瘤和白血病的可能性,并有助于儿童未来的体格生长、认知能力、社会适应能力、行为、气质和注意力等的正常发育。母亲的精神心理健康会影响养育行为,也会对孩子的健康产生影响。比如,母亲产后抑郁症,可造成母婴连接障碍,母亲可能拒绝照管婴儿,令婴儿发生损伤,并妨碍婴儿的正常生长和发育。

2. **儿童青少年时期身心健康与一生健康的关系** 儿童青少年处于生命发展进程中的重要时期,人体的外部形态、生理功能、心理行为等都发生着快速而巨大的变化,这段时间的身心健康状况可为终生发展奠定重要基础。儿童青少年时期营养不良或者营养过剩,不仅影响生理功能、智力发育、学习能力和社会交往能力,也会影响青春期性发育。有研究表明,儿童期肥胖可以持续到青少年期和青年期,他们成年后的BMI及血压会相对较高,左室壁增厚,左室

心肌质量增加,提示儿童期单纯肥胖症是成年后心血管疾病的重要危险因素。

儿童青少年时期不仅是培养良好生活和学习习惯的重要时期,也是各种心理行为问题频发的时期。这个时期的健康相关行为可能会持续终身,对成人期的健康产生重要影响。例如,儿童的注意缺陷和多动症状中有30%～70%可以延续到青春期和成年期;青少年的消极情绪会影响正确的自我评价、完整人格的形成,进而影响正常人际关系的发展,为成年期的心理健康问题埋下隐患。近年来,青少年健康危险行为的报告率逐年上升,长期不良饮食、吸烟、酗酒、过量摄入能量/脂肪、缺乏体育锻炼、各种故意和非故意性伤害、不安全性行为等不仅直接危及儿童的健康和生命,还给家庭和社会带来了沉重负担。预计到2015年,不良行为生活方式因素所引发的疾病在发达国家将达到总疾病的75%,而在发展中国家也将达到60%以上。

(童　连,史慧静)

【思 考 题】

1. 衡量青少年健康的指标体系有哪几类,各包含哪些指标?
2. 试述在生长发育调查的组织和实施中如何做好质量控制。
3. 简述生长发育标准/参考值的制定方法。并简述生长发育标准和生长发育参考值在制定和应用中的异同。
4. 生长发育评价的内容有哪些? 各选择哪些方法进行评价?
5. 近半个多世纪以来,我国儿童青少年人群健康状况发生了怎样的变化?
6. 当前儿童青少年人群面临哪些主要健康问题?
7. 城市流动儿童和青少年的哪些健康相关问题值得关注? 怎样采取有效的干预策略?
8. 结合生命全程观,分析儿童青少年时期的哪些因素会对终生健康产生影响。

第四章
影响儿童青少年健康的遗传和环境因素

影响儿童青少年生长发育和健康的因素很多,主要分为生物遗传因素和环境因素两大类。遗传因素决定身心健康发展的潜力(可能性),各种物质性和社会性的环境因素则在不同程度上影响这些潜力的正常发挥,决定身心发展的速度及可能达到的程度。本学科的重要任务之一就是在认识儿童青少年身心发展规律的基础上,研究各种健康影响因素,以便充分利用有利因素,尽可能消除或控制不利因素,保障生理和心理的健康发展。

第一节　生物遗传影响因素

遗传(heredity)指子代和亲代间在形态结构、身心发育、生理功能上的相似性。DNA 是遗传的物质基础。在胚胎发育过程中,由于受精卵中父母双方基因的不同组合,决定了子代个体发育的各种遗传性状,形成其各自的生长发育和健康潜力。这些潜力能否充分发挥,受环境因素的制约及其和遗传因素的交互作用。遗传因素通常有家族性和种族性之分。

一、家族性遗传影响

家族性遗传是亲-子代遗传信息传递的最直接方式。以身高为例,在良好生活环境下长大的儿童,其成年身高很大程度上取决于遗传。一般父母高的子女也高,但不排除少数子女恰好因双亲基因的优势组合而出现显性表达,致使其成年身高超过父母身高,但概率较低。双生子研究显示,儿童在良好环境下成长至成年时,其身高与父母平均身高之间的遗传度为 0.75,即人体的高度 75% 取决于遗传因素,只有 25% 取决于营养、锻炼等环境因素。父母-子女身高的相关系数有随年龄上升的趋势,提示遗传因素是越接近成熟表现得越充分,该现象称为"家族聚集性"。此外,性成熟的早晚、生长突增的模式、月经初潮年龄等也和家族遗传有关。据此,儿童成年身高可根据当时的年龄、身高、骨龄并结合父母身高等进行预测;女孩还可根据初潮年龄及其发生时的骨龄、身高来预测其成人身高。

智力受遗传影响。高智商父母有较高概率生出聪明的后代,但环境因素可影响该遗传效应。这是因为,高智商的父母们通常更倾向于在家里为孩子准备书籍、玩具,营造有利于智力发展的环境,这些孩子也更能主动寻求有利于自身智力发展的环境。因此,个体智商的高低是遗传、环境因素共同作用的结果。

遗传对心理-行为发展的作用和影响在不同年龄段有所不同。心理学研究揭示,遗传对感知觉、气质有较直接的影响,而在个性品质、道德行为方面,遗传因素对心理-行为的影响作用随年龄增大而减弱,尤其在青少年阶段,遗传因素的作用远不如环境、教育的影响明显而直接。

二、种族性遗传影响

种族是在体质和形态上具有共同遗传特征的人群。个体的外貌特征(肤色、发色、眼色等)、体型、体成分、月经初潮年龄、生长发育水平等都有鲜明的种族遗传特征,尤其体型、躯干和四肢比例受种族遗传的影响较大,受环境因素的影响较少。

例如,刚果矮人是世界上最矮小的人种,即使达到同样的生长调节类激素水平,对他们仍得不到在其他人种可获得的应答反应。又如,无论是在东京或美国洛杉矶长大的日本儿童,由于生活水平差不多,身高都一样,但其腿长却短于同等身高的美国儿童。同样,同等生活条件下成长的非洲和欧洲儿童,其平均身高虽无明显差异,但非洲儿童的腿长超过欧洲儿童,说明体型发育受种族的影响。黑、白人种儿童的骨龄发育也不同,如美国黑人婴儿在出生时的骨龄早于白人婴儿,黑人儿童的恒牙萌出期平均比白人早一年。据中国科学院遗传研究所对少数民族初潮年龄的调查,不同民族间存在月经初潮年龄的差异,对于生活在海南岛通什附近的黎族和崖县的回族,其地理位置和气候条件基本相同,但黎族儿童的初潮年龄均值为 13.62 岁,回族儿童为 15.08 岁,后者的平均初潮年龄显著大于前者,这种差异很大程度上由遗传决定的。

三、环境-基因交互作用

近些年来,随着分子遗传学技术的发展,人们从基因的角度探索,发现基因的缺失、异位及突变和疾病的发生存在密不可分的联系,尤其是基因多态性引起了研究者的高度重视。基因多态性是指一个或多个等位基因发生突变而产生的遗传变异,在人群中呈不连续多峰曲线分布,能引起酶活性的变化,使其活性或增高或降低,或引起酶蛋白部分消失或全部消失。基因在外界环境因素的刺激作用下产生位点的多态性,可导致个体对疾病的易感性出现差异。

(一)对儿童青少年肥胖的影响

伴随儿童肥胖的全球蔓延趋势,“儿童肥胖本质上与生活行为方式关系密切”的观点逐步在儿科临床和卫生领域占主导地位。大量研究证实,遗传是影响肥胖发生、发展的重要因素,但不是唯一的决定因素。家系调查发现,双亲都肥胖、双亲之一肥胖、双亲都不胖者子女肥胖的发生率分别为 75%、40% 和 15%;双生子研究表明,肥胖遗传度约为 60%。但是,这些遗传影响证据都无法排除环境共线性影响(即子女的饮食和生活行为受父母的影响也很大)。

肥胖作为一种复杂的基因表型,是具有较小作用的多对基因作用的相加结果,属多基因遗传性疾病。遗传基因所决定的易感性,提示个体在特定环境下可能出现肥胖,而是否真的发生肥胖,还与该个体对环境作用的敏感性有关。膳食热量过多、身体活动不足、生活方式由“动”向“静”变化、不良饮食行为等,统称“肥胖易感环境因素”。

儿童肥胖正在世界范围内蔓延,其发生是遗传、环境等多因素共同作用的结果。能引起能量出入不平衡的各种遗传、环境因素是肥胖的共同决定因子;分布在全身不同部位的肥胖相关基因和环境、不同基因和基因之间存在着交互作用;各种神经-内分泌调控机制,尤其是下丘脑-垂体-性腺轴,积极参与了肥胖基因的作用。近年来儿童肥胖发生率的迅速上升,印证了社会环境因素的显著作用,尤其是高能量密度膳食、不健康的饮食行为、静态生活方式被普遍认为是肥胖发生、发展的重要危险因素,且这些危险因素贯穿于儿童生活的每一天,是目前儿童肥胖难以有效控制的重要原因。

(二) 对儿童青少年智力的影响

人类智力发展主要受遗传和环境两大因素的影响。对于这两大因素,究竟哪个对智力发展起决定作用,过去有两种对立的观点:遗传决定论和环境决定论。随着人类遗传学的发展及对遗传性状的定量研究,目前认为智力受遗传及环境因素的双重作用。双生子研究显示,儿童瑞文智力总分估计遗传度在 0.532~0.721 之间,表明智力受遗传及环境因素的双重作用。

遗传和环境对儿童智力的影响存在交互作用。遗传因素通常与儿童父母亲文化程度、家庭经济收入、父亲吸烟饮酒、生育年龄、父母婚姻、孕期不利因素、儿童早期发育和早期教育状况有交互作用,共同作用着儿童智商水平。母亲中学以下文化程度、异卵双生的两个孩子间言语智商、操作智商和总智商有显著差异;父亲中学以下文化程度可影响孩子的操作智商。而较高的文化程度也可通过后天教育等方式,不同程度地弥补因先天遗传造成的智力缺陷,提示父母亲的文化程度可能与遗传因素有交互作用,良好的文化程度可促进儿童智力发育。

(三) 对儿童青少年行为和心理的影响

儿童心理行为发育是以其神经系统的不断完善为基础,遗传提供了行为的物质基础,环境选择性使其表达。神经元、神经系统的分化、发育都受到基因调控,基因虽不直接产生行为,但可在神经系统的分化过程中间接影响行为。研究表明儿童行为是生物学、社会学及心理学等因素综合作用的结果,即使是遗传基因完全相同的同卵双生子间也存在行为差异。因此,对儿童行为的研究既要考虑遗传因素的作用,也不能忽略环境因素的影响。

遗传和环境对儿童行为的影响是交互作用的,从儿童行为、社会能力与家庭及个人背景状况的相关分析可以看出,儿童行为不仅与母亲生育年龄、母亲妊娠期间患病、儿童早期患病情况及发育状况等生物学因素有显著相关,还与父亲吸烟、饮酒习惯、母亲文化程度、家庭经济收入及儿童早期抚养方式和教育方式有关。遗传基因完全相同的同卵双生子的行为主要受家庭关系不和睦、经济收入少、早期由别人抚养及早期教育方式不良以及父亲吸烟、饮酒等环境因素的影响。

一项在荷兰进行的女性双生子研究中发现,在宗教环境下养育长大者,其酒精使用的遗传度为 0,而非宗教环境下养育长大者,其酒精使用遗传度为 40%,提示只有当环境允许其表达时遗传因素才起作用。研究结果还显示,父母有饮酒行为的男性被认为是具有物质滥用的高遗传风险,如果他们暴露于高风险环境(同伴鼓励使用物质),则物质滥用的发病率明显高于低遗传风险者,即环境暴露增加了基因型的作用。还有研究者发现:负性家庭环境会增加有遗传风险的寄养子儿童期和青春期攻击性和行为问题的发生率,而对于那些没有遗传风险的寄养子,环境暴露起的作用则微乎其微。

儿童青少年的心理行为问题涵盖广泛,对个体、家庭及社会均造成了负面影响,其发生发展与遗传、环境及其交互作用相关。因此,对高遗传风险个体及环境危险因素的识别及干预尤显重要。目前分子遗传学及遗传流行病学方面的研究虽然取得了进步,但对问题行为易感基因及环境危险因素的测量仍然是困难的。此外,因为基因-环境相关性的存在使得遗传-环境交互作用更加难以测量。而这也是未来研究的方向及重点。

(张蕴晖)

第二节 物质环境影响因素

自然界中的阳光、空气、水和动植物等是人类赖以生存的条件。良好的自然生态环境可以为儿童健康发展提供各种必要的物质生活和学习条件,保证充足的营养摄入和身体活动,促进生长发育,提高机体免疫力。人类生活在纷繁复杂的物质世界中,在长期的进化过程中,人类已经和周围赖以生存的物质世界构成了整个地球生物圈不可或缺的部分。包括物理、化学和生物性环境因素在内的物质环境,不仅包含着对人类健康诸多有利的因素,也存在许多健康的危险因素,甚至在一定条件下这些有利和有害因素可以互相转化,这些都直接或间接地影响着儿童青少年的健康。

一、物理性环境因素

(一) 噪声污染

噪声(noise)是指人体不需要,令人烦躁并干扰正常学习、工作、休息的声音。伴随工业化、城市化进程,我国的噪声污染日益严重,多数大中城市的噪声污染已达中等水平,对儿童青少年的身心发育和健康产生明显危害。世界卫生组织(WHO)将噪声、污水和废气并列为三大污染公害。

环境噪声主要来自:①交通噪声,来自火车、汽车、摩托车、飞机、轮船等交通工具的发动机、汽笛等;②工业和施工噪声,来自工厂和市政施工过程的机械振动、摩擦、撞击、气流扰动等;③生活噪声,如流动叫卖、商业销售、影像设备等;④学校噪声,来自学校自身的教学、文体活动。目前我国的规定是居民住宅区噪声白天不能超过 50 dB,晚上不宜超过 45 dB;适宜的学校环境应≤50 dB。若教学环境噪声超过 65 dB,教师将被迫提高嗓音,学生无法集中注意力听课,甚至产生头晕、耳鸣、心悸和失眠等症状。

噪声对听觉的损害作用最直接,其损害过程随噪声接触时间的延长而加重,逐步历经听觉适应、听觉疲劳、听觉损伤、噪声性耳聋等 4 个阶段。从第三阶段开始,耳蜗螺旋器可出现退行性变,听力损伤将不可逆。强噪声可使儿童的听觉器官发生急性损伤,引起耳膜破裂性出血、耳聋。噪声也影响儿童视觉功能,噪声强度达 90 dB 时,视网膜视杆细胞区别光亮的敏感性将下降;噪声达 115 dB 时,人眼球对光亮度的适应性将不同程度衰减,发生视疲劳、眼痛、眼花、流泪、对眼前运动体反应失灵等。噪声还通过听觉器官作用于神经系统,使中枢神经陷于高度紧张状态,影响正常的生理、心理功能和神经行为。儿童青少年长期接触噪声,可导致头痛、头晕、心慌、失眠多梦、记忆力减退等神经衰弱症状。孕妇若长期暴露于噪声环境,可导致胎儿发育迟缓、智力水平降低。

(二) 电磁辐射污染

电磁辐射,又称电磁波,本质是能量从源头的一种传输方式。电磁波谱从 0 Hz 的静态场到 50 Hz 的工频场,再到频率极高的电离辐射,跨越了很大的一个频率范围(超过 15 个数量级)。电磁波波长越短,频率越高,电磁辐射的能量越大。当辐射量子的能量超过 12 电子伏特(eV)时,可对生物产生电离作用,而小于 12 eV 时不足以产生电离作用。因此,根据能量的大小电磁辐射可以分为电离辐射和非电离辐射。电离辐射主要包括 α、β、γ 射线以及 X 射线等;非电离辐射主要包括紫外线(极端紫外线除外)、可见光、红外线、激光、微波以及极低频电磁场等。通常自然空间中存在一定强度不同频率的辐射,然而随着社会的发展与环境的变化,人们生活空间一些特殊频段的辐射有增强的趋势,会对儿童产生一些潜在的不良健康影响。

1. 电离辐射　母体在妊娠期受照射,对胎儿、新生儿的生长发育有显著影响。Murphy 调查了 106 名受放疗的妇女,在妊娠期曾受照射生出的 75 名儿童中,有 28 名发生畸形和发育障碍,其中 20 名属智力发育不全,8 例有脊柱裂、肢体畸形、斜视、先天盲等异常。受广岛原子弹爆炸核辐射的孕妇所生的儿童除有类似情况外,还发现宫内受照后智力低下的发生率随剂量的增加而增高。妊娠 10～17 周时对辐射最为敏感,18 周以上者其危险度仅为前者的 1/4,妊娠时间短于 10 周者则未见明显影响。儿童对电离辐射同样敏感,有调查发现,年龄小于 12 岁受照超过 1 Gy 可导致生长发育迟缓,与对照人群相比,身高矮 3～5 cm,体重轻 3～4 kg。

性腺对电离辐射也很敏感,男性全身或睾丸局部受一定剂量照射后,可致精子数减少、活动度降低及畸形精子数增加,从而影响生育能力。照射剂量越大,精子数减少越明显,开始恢复的时间也越慢,甚至可以导致永久性不育。女性则可引起月经不调甚至绝经。

亲代生殖细胞遗传物质因电离辐射所致突变而对胚胎或子代产生的影响,称为遗传效应。如果辐射引起的是显性突变,则在下一代就会表现出来;如果是隐性突变,则必须与另一个带有相同突变基因的配偶相结合,才能在后代表现出来,所以是一种随机效应。

动物实验研究中早已明确辐射诱发的突变能导致有害的遗传效应。然而,电离辐射对人类的遗传效应的流行病调查研究具有不同结果。例如,日本曾对 7 万名父方或母方在原子弹爆炸受照射后怀孕出生的婴儿与正常人群进行比较,未发现具有统计学意义的差别。我国于 1984 年对 26 983 名医用 X 线诊断工作者的调查结果表明,受照人群中的自然流产率、多胎率、新生儿死亡率以及子女中先天性畸形和遗传性疾病的总发病率均明显高于对照人群。

另外,电离辐射能否通过诱发双亲生殖细胞突变而致子代出现遗传性疾病或体细胞染色体异常等辐射遗传学问题,目前也同样无明确结论。儿童对电离辐射的敏感性通常高于成年人,然而,由于儿童发育至成年人期间的影响因素(混杂因素)很多,研究难度更大。因此,目前应对儿童辐射可能的遗传效应以预防为主。

2. 电磁场　电力以及电器设施的广泛应用是人类文明发展的产物与标志,然而,由此产生的日益增强的生活空间中的电磁场,使得人们在出生以前就受到各种电场和磁场的辐射。环境电磁场暴露可能产生的健康效应引起世人广泛的关注。最近,许多国家和国际组织,如国际癌症研究所(IARC)、美国放射防护委员(NRPB)、美国国立环境与健康科学研究所(NIEHS)、WHO 等都认为电磁场暴露和健康相关,尤其是儿童电磁场暴露与肿瘤之间存在一定的相关性。虽然目前尚没有足够的证据表明受到一定强度的电磁场暴露,如射频辐射与儿童肿瘤的发生存在明确的相关性,然而,极低频磁场已被列为人类可能的致癌物,特别是与儿童白血病、脑瘤的关系已得到广泛的认同。由于缺乏明确的电磁场作用的生物学机制,近年来的研究并没有完全解决电磁场暴露对健康的不良影响和对暴露风险的评估。因此,虽然电磁场对儿童人群水平上的影响可能会很小,但采取谨慎的防护措施是避免不良效应的适宜办法。

3. 紫外线　儿童的紫外线(UV)暴露是一个重要的公共健康问题,适度的紫外线暴露有益于儿童的健康生长与发育,而儿童时期紫外线过度暴露不仅会增加日后皮肤癌发生的危险度,增加儿童视网膜的损伤及日后白内障的发生,同时还能抑制机体免疫反应能力。WHO 在 2002 年发表的《太阳紫外线总指数实用指南》中指出,全世界每年新增 200 万至 300 万名皮肤癌患者和 200 万白内障患者,每年还新增 13 多万名恶性黑素瘤患者,太阳紫外线曝晒是这些疾病发生的一个重要原因。近年来,由于臭氧层遭到日趋严重的破坏,地面接受的紫外线辐射量增多,因此如何防范紫外线辐射已引起人们的广泛关注。非黑素瘤皮肤癌与黑素瘤皮肤癌是两种与紫外线暴露相关的皮肤肿瘤。儿童和青少年时期的太阳曝晒容易促发成人期黑素瘤和非黑素瘤性皮肤癌的发生。年轻人中流行的日光浴以及人为晒黑的习惯会增加黑素瘤危险度。WHO 总结认为,皮肤癌发生的个体危险因素主要有:具有白皮肤,蓝、绿或淡褐色眼睛,浅颜色头发,倾向于晒伤而不是晒黑,多次晒斑史,多痣,有雀斑以及有皮肤癌家族史的人群。

对紫外线不良效应的预防在于防止其过度暴露。WHO 也为此建议采取如下简单易行的措施,如穿衣、戴帽、戴太阳镜、涂防晒霜,在中午阳光强烈时尽量呆在阴凉的地方。

(三) 放射性污染

放射性污染(radioactive material contamination)指由人类排放的放射性污染物及其对环境造成的污染和人群健康危害。放射性物质的原子核发生衰变,放射出射线。这些物质被分为以下四类:①天然放射性物质,广泛存在于矿石、土壤、水、大气和所有的动植物组织中,如 ^{14}碳、氩、^{238}铀、^{40}钾、^{87}铷等,目前已确定的有 40 多种。②人为放射性物质,来源于核工业排放物、核武器试验沉降物和医疗科研单位排放的含放射性物质的废水、废气、废渣。③因核装置意外事故而造成的放射性物质污染,如日本福岛核事故。④居室装修污染,如^{89}锶、^{90}锶、^{137}铯、^{131}碘、^{140}钡、^{222}氡等环境放射性物质,都可通过食物链、呼吸、皮肤等多种途径进入人体。

微量的放射性辐射一般不影响人体健康,要达到一定剂量才会发生有害作用。放射性物质不但可通过外照射,还可形成内照射对人体产生危害。放射性物质对人体的损伤包括出现临床症状、改变组织结构、破坏分子结构、引起基因突变和染色体畸变。极高量的急性损伤可直接致死;儿童在同样的剂量水平所受到的放射性损伤程度显著高于成人。

(四) 气候和季节因素

气候对儿童生长发育的影响很难得到一个肯定的结论,因为气候不同的地区往往在其他因素方面也有所不同;而这些因素又是不可能控制的。我国南北方气候差别较大,根据我国 16 个省市的儿童、青少年体质调研结果,各发育指标的均值基本上是北方大于南方。

季节对生长发育,无论在身高或体重方面,都有显著影响。一般在春季身高增长最快,秋季(9~11 月)体重增长最快,夏季有些儿童的体重甚至有所下降。除了出生后第 1~2 年内体重的增加没有明显的季节差异,一般儿童全年体重的 2/3 增加在 9 月份至次年 2 月份的半年里,1/3 增加在 3~8 月份之间。与之相反,身高增加量在每年 3~5 月份最大,约是 9~11 月份的 2~2.5 倍。日本研究者检查了一组男青少年的基础代谢率及血清蛋白结合碘,结果发现是在 1~3 月份达到高峰,而在 7~9 月份达最低潮,这与实验动物情况相符合,因而认为寒冷刺激与甲状腺功能的增加有关。

二、化学性环境因素

在所有环境污染因素中,化学性污染的危害最直接、最严重。生长发育中的儿童青少年,对化学性污染物有远高于成人的易感性,不仅阻碍身心发育,而且会引发各种疾病。

(一) 大气污染

儿童呼吸系统与成年人存在较大差异。这些差异使得相同的大气污染暴露下,大气污染物更高比例地进入并沉积于儿童呼吸系统,产生更大的毒性。大气污染物可削弱肺部的免疫功能,增加儿童呼吸道对细菌等感染的易感性。据估计,大气细颗粒物 $PM_{2.5}$ 的日平均浓度每升高 20 $\mu g/m^3$,急性下呼吸道感染的危险将增加 8%。空气污染也与哮喘发病率成正比关系。例如,亚特兰大 1996 年夏季奥林匹克运动会时实行的交通控制,使当地早晨交通高峰期的流量下降23％，臭氧浓度随之降低了13％，一氧化碳浓度下降19％，氮氧化物浓度降低了7％；与此相对应，儿童哮喘急诊患者和住院人数也减少了42％，城市哮喘患者住院人数减少了19％。全国儿童哮喘调研结果表明，我国城市儿童哮喘发病率正逐年上升。以河南省为例，此次调查儿童哮喘患病率为1.16％，与1991年的0.35％相比，是10年前的3倍以上。有关专家提出，城市儿童哮喘病患病率的升高与城市内的大气污染日益加重因素密切相关。

许多动物实验和人群流行病学研究都确认了空气污染与哮喘症状的恶化有关。美国的一项研究发现，可吸入颗粒物的浓度升高，会加重儿童哮喘的症状；二氧化氮的浓度也与儿童哮喘的发作显著相关。西班牙和美国的研究都发现，大气中的可吸入颗粒物浓度上升，医院里的儿童哮喘就诊率也随之升高。荷兰的一项研究还发现，汽车尾气对哮喘儿童的用药次数有一定的影响。

大气污染长期暴露会影响青少年肺部的发育，其造成的后果可以是终身性的。美国南加州大学的研究人员对该州南部12个社区的1759名儿童做了8年的跟踪调查。调查开始时，这些儿童的年龄为10岁，肺部正要开始最后的发育"冲刺"。研究人员跟踪研究发现，8年以后，在空气污染最严重的地区，7.9％被调查者肺部的扩张能力不到正常水平的80％，而在空气最清洁的地区，被调查者中只有1.6％肺部的扩张能力低于正常水平。由于处于青春发育晚期，这些被调查者的肺部发育接近完成，因而研究人员认为，大气污染对青少年肺部的损害可能是终身性的，肺部扩张能力不足意味着伤风感冒时出现喘息现象或者预后不佳。我国的研究也表明，处在机动车流量大的闹市区内小学生的肺功能及发育状况明显差于处在风景区的小学生。儿童户外活动时间越长，其肺功能受空气污染的影响越大。因而，空气污染严重时，儿童应尽量减少户外活动。一般而言，女生对大气污染更为敏感。

此外，大气颗粒物中还含有多种有毒元素，如铅、镉、铬、氟、砷、汞等。含铅汽油的使用可污染公路两旁大气及土壤，对儿童的中枢神经系统等功能产生危害。有研究显示，经常暴露在污染空气中的孕妇，所生的子女罹患癌症的可能性比正常情况高出四倍。英国学者将不同地区的儿童癌症发生率和空气污染程度进行关联性分析，结果发现两者之间确实有明显的正相关，这些污染地区包括靠近工厂、发电厂以及交通干道十字路口的住宅区。另外，有研究者认为，婴儿先天罹患癌症的可能原因之一，就是孕妇吸入污染空气中的致癌物后，透过胎盘传给胎儿。至于儿童时期出现癌症的原因，则不能排除儿童直接暴露在污染的空气中以及母乳受致癌物污染等因素。

（二）重金属污染

有毒金属（如汞、铅、镉等）都具有神经毒性、免疫毒性和生殖/发育毒性。美国CDC已经将有毒金属列为威胁儿童健康的头号环境杀手。根据美国环保署有毒物质及疾病登记处（EPA/ATSDR）根据毒性程度及当前的接触水平进行的综合评价，重金属汞、铅、砷和镉均排在前7位。

1. 铅　铅是环境污染物中毒性最大的重金属之一。如今，许多行业或产品仍然大量生产或使用铅，所有这些与铅有关的行业在运输、生产、销售和产品的日常使用过程中均有可能造成铅对环境的污染，成为儿童铅暴露的来源。儿童可通过含铅的尘土、墙壁、文具、书报、钥匙和拉链、陶瓷餐具、被动吸烟、家庭燃煤、含铅汽油、塑料制品、罐头食品、某些中药、含铅的染发化妆品等摄入铅；或通过胎盘、乳汁等从母体转入。铅是多亲和性毒物，能抑制体内很多酶的活性，干扰多种细胞的代谢和功能；铅中毒的靶器官是全身性的，尤以神经系统的毒性最强。

铅对儿童的危害是多方面的，并且呈现剂量-效应关系。表4-1列举了不同血铅水平对儿童健康的危害作用,即使血铅水平在 100 μg/L 及以下,也足以对正处于快速生长发育过程中的儿童(特别是 6 岁以前的孩子)的神经系统产生危害,因为这个时候的儿童血脑屏障还不够完善,神经系统对外界毒性物质的抵抗能力还相当脆弱,能引起儿童智力和行为方面的损害。

表 4 - 1　不同血铅水平对儿童健康的危害作用

血铅水平	对儿童健康的危害作用
1 200 μg/L 及以上	直接引起脑水肿,导致儿童昏迷或死亡
800 μg/L 左右	中毒性脑病
700 μg/L 左右	中毒性肾病和严重贫血
600 μg/L 左右	引起儿童肠绞痛
400 μg/L 左右	引起血红蛋白合成障碍,出现贫血症状
300 μg/L 左右	干扰儿童体内维生素 D 代谢,引起佝偻病的表现
200 μg/L 左右	影响神经传导速度,同时干扰红细胞内原卟啉的代谢,导致血液中卟啉水平的升高
100 μg/L 及以下	仍然具有神经毒性

铅对儿童最主要的危害是对脑发育的影响。国内外的研究已经发现,在环境铅污染越严重的地方,儿童智力低下的发病率越高;儿童的血铅水平每上升 100 μg/L,其智商(IQ)要下降 6～8 分。另外,儿童血铅过高还和小儿多动症、注意力不集中、学习困难、攻击性行为以及成年后的犯罪行为有密切关系。

研究发现,当儿童血铅水平在 100 μg/L 左右时,就有可能引起多动症等发育行为方面的问题。研究者曾在波士顿进行了一项调查,从 3 329 名小学 1～2 年级的小学生中收集了他们换下来的牙齿,然后根据他们在课堂上的表现由老师填写一份行为问卷,结果发现牙齿铅水平高的儿童具有行为问题的比例显著高于牙齿铅水平低的儿童。另外一项研究发现,多动症门诊儿童的血铅水平明显高于普通门诊。多动症儿童的尿铅水平也较正常儿童要高。还有一项研究表明有铅中毒病史的儿童成年后发生犯罪的概率比没有铅中毒的儿童要高。所以,铅中毒不仅影响儿童的行为发育,与多动症有关,而且有些行为方面的损害可能持续到成年。

造血系统也是铅毒性作用的重要靶系统。一些研究发现,随着血铅水平的上升,血红蛋白逐渐下降。当血铅水平上升到 250 μg/L～300 μg/L 时,儿童血红蛋白下降到出现贫血的水平;血铅水平为 400 μg/L～450 μg/L 时可能开始出现明显的贫血症状。而在成人,血铅水平要高达 400 μg/L 以上时才会出现贫血。由于铅中毒引起贫血的主要机制是血红蛋白合成不足,因此贫血是小细胞低色素性的,换句话说,就是红细胞体积缩小,在显微镜下观察时中央空白区扩大,这与缺铁性贫血比较相似。

2. 金属汞　金属汞是唯一一种在常温下以液态形式存在的金属。汞的表面张力大,洒落地面后可立即形成许多小汞珠,增加汞的蒸发面积。此外,汞珠易于附着在衣服、毛发上,造成持续的污染。当前,儿童主要通过以下途径接触金属汞:①补牙时使用牙科汞齐材料,当前儿童的龋患率相当高,而在绝大多数发展中国家,由于经济因素,补牙材料仍然以汞齐为主,所以汞齐自然就成为了儿童接触金属汞的主要途径;②乳胶漆中的乙酸苯汞,经常作为一种杀菌剂被用于乳胶漆中,由于乙酸苯汞在使用后会明显降解并持续释放金属汞,许多在家里使用了含乙酸苯汞的乳胶漆的儿童,其尿汞值都有了一定程度的升高;③一些意外,如咬碎温度计、打破灯管等,都可使儿童暴露于金属汞之中。由于儿童的呼吸带比成人低,而且婴儿经常在地上爬行,一旦地面受到了汞的污染,儿童吸入汞危险性就大大增强。

金属汞中毒可分为急性和慢性。急性中毒的表现主要是急性间质性肺炎与细支气管炎,吸入浓度高与时间长者病情严重,常有发热、胸闷、气急、咳嗽、多痰,白细胞计数增加,肺部听诊有湿啰音等症状体征。X线胸片可在一叶(多为右下肺)、两肺下部或大部分肺野见到密度较深的云雾状模糊阴影。轻者可逐步缓解,重者可导致死亡。此外,还有肾脏损害与口腔炎,会出现尿蛋白、管型、少尿、流涎、齿龈肿痛渗血等变化。慢性中毒最先出现神经衰弱症状,如轻度头昏头痛、健忘、多梦等,部分病例可有心悸、多汗等自主神经系统紊乱现象。病情发展到一定程度时出现三大典型表现:易兴奋症、意向性震颤、口腔炎。

(三) 环境内分泌污染物

环境内分泌干扰物(EDs)是随着国民经济和社会发展,尤其是工农业的迅猛发展,使得环境中有毒、有害化合物增多而出现的一个重大环境问题。具有内分泌干扰作用的外源性化学物质统称为 EDs。1995 年美国国家环境保护署(EPA)、地理监测部及卫生和公共服务部等单位牵头组成的"内分泌干扰物工作组"对 EDs 做出了更为广泛的解释:"对机体内天然激素的产生、释放、运输、代谢、消除、结合、功能发挥以及维持体内环境平衡稳定和机体发育过程中产生干扰作用的外源物质。"人群流行病学研究中观察到了一些现象可能与环境 EDs 暴露有关,比如乳腺癌和睾丸癌等发病率的上升,出生缺陷、发育异常及生殖内分泌障碍的增加等,但EDs 对人群健康效应的因果关联一直以来不能得到确证。儿童和青少年是 EDs 暴露的敏感人群,增塑剂等日常广泛接触的 EDs 物质对其健康的影响一直是环境医学重点关注的领域。

1. 邻苯二甲酸酯　邻苯二甲酸酯(phthalate)主要用做增塑剂,使塑料产品更有韧性;四溴酞酸二乙基己酯被用作火焰抑制剂。某些塑料中 phthalate 含量高达全重的 40%,含塑料的消费品有人造革、雨衣、雨鞋、室内装潢、地板、桌布、沐浴帘、食品包装材料、儿童玩具、输血管及容器、血制品。由于增塑剂是在生产过程中加入的,并不是塑料基质中一直存在的部分,因而可以在一定条件下从产品中转移到环境里,从而在环境中普遍存在,人群持续暴露于其中。一旦进入体内,phthalate 很快代谢成相应单酯化物,并很快成为葡糖苷酸结合物或进一步代谢,最后从尿中排出。

邻苯二甲酸二乙基己酯(DEHP)和邻苯二甲酸二丁酯(DBP)是目前用量最大的两种phthalates,与生物繁殖能力的下降和生殖器官畸形有关。食物、室内空气和饮用水是人体接触的 3 条主要途径,食物是主要摄入途径,但是不同情况下,通过食物途径摄入的 phthalates量有很大差异,这取决于食品性质、准备食品过程中是否使用了包装以及包装食品的消耗量等。在英国,由食物摄入 DBP 的最大值估计为 2 mg/(人・天)[31 μg/(kg・d)×64 kg]。接触 DBP 的另一途径是化妆品,大鼠实验中,DBP 可通过皮肤被吸收,但是体外试验中,人的皮肤对 DBP 的通透性小于大鼠的皮肤,Brandt 曾用含 4.5%～9%DBP 的化妆品在 50～250 个人中进行了测试,无人出现皮肤刺激作用,因此目前有限的数据尚不能对由此途径摄入的DBP 进行定量评估。

在对 phthalates 进行的大量动物实验显示,幼年及未成年动物的睾丸等生殖系统的损害早于并且重于成年动物。人群流行病学调查数据也显示,phthalates 宫内暴露与新生男婴肛殖距的缩短有关。另外,青春期暴露与女童乳房提前发育和性早熟存在关联,这可能与phthalates 的抗雄激素和拟雌激素作用有关。phthalates 还被认为是环境致胖因子,与儿童肥胖的发生存在关联,并且这种关联存在年龄和性别特异性,这可能是因为幼年和成年生物体在药代动力学和新陈代谢以及耐受性上有很大不同,例如:幼年时胃肠道尚未成熟,而且具有相对成年人较大的皮肤面积/体重比,因此毒物较易经口或皮肤吸收;幼年的血-脑屏障及血-睾屏障尚未成熟,因而一些毒物较易损害大脑或睾丸;幼年的肾小球滤过率较低,对毒物的排出能力较低等。虽然没有人体/动物资料来检验 phthalates 的毒代动力学中可能与年龄相关的这种差异的存在,但是,已有试验证明,其单酯代谢物的 II 相生物转变过程中的葡糖苷酸转移酶的活性受年龄的影响,在成人和 6～18 个月儿童间是不同的。

2. **双酚 A**　双酚 A(BPA)是一种生活中广泛存在的化合物,存在于塑料和树脂中,婴儿奶瓶、饮料瓶等塑料容器和包装中经常含有这种物质。如果这一化合物从食品/饮料包装上渗入到内容物中,就会被人体摄取。近年来的动物研究使人们越来越担心 BPA 对健康的影响,BPA 具有模拟雌激素的效果,可能造成内分泌紊乱、行为异常、生殖问题、肥胖、癌症和免疫系统疾病等。

已有调查表明,人体尿液中 BPA 的检出率超过 90%,且增加女孩的肥胖风险,女孩体内的 BPA 水平越高,其肥胖的风险越高。因此研究者建议,减少塑料包装食品的生产和消费。来自美国和中国的研究者在美国《科学公共图书馆综合卷》杂志上报告说,他们采集了上海 1 326 名中小学生的尿液样本,结合这些学生的体重等数据发现,BPA 可对 9～12 岁女孩的脂肪代谢产生显著影响,当这些女孩尿液中 BPA 水平超出 2 μg/L 时,其肥胖风险就会增加一倍;超出 10 μg/L,则肥胖风险增加 5 倍。但研究人员也表示,他们没有观察到 BPA 对 12 岁以上的女孩和所有年龄段的男孩的肥胖风险存在明显影响。因此,人们应该认识到 BPA 对人体的潜在危害。从消费者角度而言,应尽量减少食用塑料包装的食品;对厂家而言,应使用不含 BPA 的食品包装。

更为重要的是,婴幼儿对 BPA 影响最为敏感,正因如此,美国 FDA 于 2012 年 7 月禁止在婴儿奶瓶中使用这种化合物。目前包括中国等国家在内,也已禁止 BPA 用于婴幼儿奶瓶。

三、生物性环境因素

生物性环境污染物对儿童青少年的直接影响包括急性和慢性感染、中毒和过敏性疾病等,进一步会影响到青少年正常的生长和发育。有学者在四川眉山血吸虫流行区的配对病例对照研究发现,患儿的身高、体重、胸围、上臂围、大腿围、肩宽等都显著低于对照组,说明血吸虫感染对体格生长(特别是在青春期)有严重的不良影响。

(一)生物性环境污染物的种类

1. **动物毒素**　毒蛇、蝎、蜂、蜈蚣等有毒动物可以通过叮咬、蜇伤等方式将其毒素释放入人体,导致神经系统、心脏、细胞、血液系统的毒性损害,河豚鱼等有毒鱼类含有的毒素可通过污染食物影响儿童青少年健康。

2. **植物毒素和植物变应原**　植物毒素包括胺类、毒蛋白、生物碱、糖苷、真菌毒素等。植物毒素可通过皮肤接触或经口进入人体,导致局部或全身有害效应。

一些植物特别是风媒花植物如向日葵、蓖麻、莠类等的花粉可引起花粉过敏症,表现为花粉性鼻炎、结膜炎、哮喘等,并可造成远期健康效应。

3. **病原微生物**　儿童青少年在未接受有效的免疫接种前,对自然界中常见的病原微生物普遍易感。这些病原微生物包括:细菌,如百日咳杆菌、结核杆菌、白喉杆菌、溶血性链球菌、伤寒杆菌、痢疾杆菌等;病毒,如麻疹病毒、流感病毒、肝炎病毒、狂犬病毒、轮状病毒等;真菌,如皮肤癣菌、着色真菌、新生隐球菌、假丝酵母菌等。

4. 寄生虫　儿童青少年期感染机会较多的寄生虫有蛔虫、钩虫、蛲虫、血吸虫、螨虫等，暴露风险与居住地区、卫生条件、生活习惯等有关。

（二）生物性污染物的来源和健康危害

1. 食品　食品及其原料在运输、加工、贮存过程中均可受到环境中生物性污染物的污染，成为新的污染来源。食品中污染物的来源和污染途径包括土壤、水、空气、人和动植物、生产环境与食品用具等。微生物污染食品不仅可造成食品本身的变质，还可通过食品这一载体引起食源性疾病。

2. 水　水是一些生物性污染物的重要载体和来源。一些病原微生物可通过各种不同的媒介进入水体，导致细菌、病毒、寄生虫性污染，引起介水传染病的传播和流行，包括经饮用水传播和经疫水传播。经饮用水传播的生物性污染因素与经食品传播的类似，经疫水传播的如血吸虫病等。另外，有些藻类能产生毒素，通过贝类的生物富集作用，其食物链的上层——人类食用后可发生中毒甚至死亡。人类直接接触含有藻毒素的水（如游泳）会出现皮炎、眼睛过敏、急性胃肠炎等症状，甚至可发生中毒性肝炎。流行病学研究显示，江苏启东等地的原发性肝癌与引用水源中微囊藻毒素含量高密切相关。

3. 土壤　土壤中的生物性污染物主要来自人畜粪便、动物尸体及医院废弃物，有伤寒杆菌、痢疾杆菌、霍乱弧菌、布氏杆菌、炭疽杆菌、破伤风梭菌、肉毒梭菌、产气荚膜杆菌等。在一定条件下，土壤中的微生物可形成带菌气溶胶污染空气，随地表径流进入水体污染水源，使其播散范围进一步加大。另外，土壤中的生物性污染物还可以污染农作物进而导致食源性污染。

4. 空气　可经空气传播的致病性病毒有流感病毒、鼻病毒、腮腺炎病毒、风疹病毒、麻疹病毒、水痘病毒、腺病毒等。病毒、细菌及其毒素、动植物屑片、真菌孢子等生物性污染物可作为空气中颗粒物的组分，经吸入后引起过敏反应、改变呼吸道的免疫功能，引起呼吸道传染病。

5. 家居环境　家庭生活用品中的厨卫设备、洗浴设备、洗漱用品等因潮湿，适合于多种微生物存活及繁殖，往往会污染有多种微生物。不合格的化妆品、一次性卫生用品如餐巾纸、婴儿尿布、妇女卫生巾等也会成为生物学污染的来源。另外，宠物可给饲养者带来抓伤、咬伤，其唾液中携带的微生物可通过创面侵入机体导致不良健康效应和结局。宠物排泄物中的污染物及皮屑、毛发等也会导致环境的生物性污染。

四、营养、体育锻炼及城市建设因素

（一）营养的影响

儿童正处在迅速成长的阶段，必须不断由外界摄取各种必要的营养素，尤其是足够的热量和优质蛋白质、各种维生素、矿物质以及微量元素等，作为生长发育的物质基础，保证同化过程超过异化过程，才能获得充分的发育。营养素缺乏或不合理的膳食不仅会影响生长发育，而且会导致营养不良及各种营养缺乏症。

长期营养不良影响骨骼的成熟程度及其长度，因此使骨骺在愈合时，达不到应有的长度而形成体格矮小。动物实验表明，在细胞分裂最活跃时期受到营养不良的影响最为严重，如对孕鼠严格限制其热量和蛋白质供应，会造成新生仔鼠脑细胞数减少。人类尸体解剖可见，一岁以内死于严重营养不良婴儿的脑重量减低，总蛋白质、脂质含量下降，脑细胞数目比营养正常婴儿为少，并与头围减小的程度相一致。

许多研究结果表明，早期营养对智力发育有决定性的作用，最关键的是妊娠后 3 个月至出生后 6 个月。出生后长期的严重营养不良，尤其是蛋白质、热量摄入不足，可影响大脑的正常发育及日后的学习能力,智力明显低于正常儿童。据 Stock 及 Eichenwald(1970)等先后通过长期追踪观察后发现,蛋白质-热量营养不良儿童不仅体格比对照组小,头围小,而且智商也低;同时表现为感情冷淡,与同年龄营养足够儿童相比,其对外界刺激的反应总是趋于懒洋洋的或无动于衷;在 6~7 岁时,阅读书写有困难,理解力低下,可以导致学习成绩严重低下,甚至成年后因智力低下而难以适应正常的学习和工作,这说明营养不良对儿童生长发育有深远影响。Stoch 等(1963)测定非洲南部营养不良儿童的智力,其智商为 70.9,对照组儿童为 93.5。Cabak 等在南斯拉夫南部的塞尔维亚测定初入学儿童中营养不良者的智商为 88,对照组的智商为 101。

微量元素影响儿童生长发育和健康的作用也日益受到重视。除众所周知的铁、碘以外,铬可以激活胰岛素,影响糖、脂肪和蛋白质的代谢过程。锌则与人体 50 多种代谢酶结合,在核酸代谢和蛋白质合成过程中发挥重要作用,无论在出生前后或生长旺盛时期都需要锌。锌的缺乏症多发生在以谷类食物为主,缺乏动物蛋白摄入的居民中。最近发现边缘性锌缺乏在发展中国家内相当多见,患儿生长发育较落后,伴有厌食、异食癖等症状,用锌治疗后其发育状况可明显改善。1980 年我国北京市对城郊 92 例 7~11 岁生长发育落后(身高在第 3 百分位数以下)、动物蛋白摄入不足的儿童进行发锌测量,测得的发锌值明显低于发育良好的儿童(身高在 50 百分位数以上)。目前正在对一些发锌值低于正常的学童进行治疗和观察。

近年来 WHO 确认,采用赖氨酸强化谷物蛋白是解决营养缺乏最有效而经济的手段。食品中添加 0.2%~0.4%赖氨酸可使其蛋白效价提高一倍多。日本东京都大学对 115 名 11~12 岁学生采取日服 0.5 g 赖氨酸的干预试验,一年后观察组的平均身高较对照组多增1.5 cm,体重多增 1.8 kg,并且智商数增高,感冒的发病率下降。

(二) 体育运动的影响

体育锻炼和身体活动是促进身体发育和增强体质的最有利因素,不仅可以全面促进机体的新陈代谢,增强呼吸系统和心血管的功能发育,而且在适当的营养保证下可以促进体格的生长发育,尤其是骨骼、肌肉和关节的发育。

近年来,我国学者在不同运动量对学童生长发育和体质影响的比较研究中,证实足量的中高强度身体活动可提高细胞免疫活性及体内非特异性免疫水平。组织小学一年级学生从事每天 1 小时的中高强度运动训练(球类活动及每天长跑),持续坚持四年,可以追踪观察到,上述运动量对于低年级学童不仅毫无不良影响,而且对其骨骼、呼吸循环系统功能均有明显的促进作用。

体育运动有利于平衡骨骼及全身的钙磷代谢,加速矿物质的骨内沉积,使骨密度增加。长期锻炼者的骨骼直径增粗,骨髓腔增大。运动同时促进肌纤维增粗,线粒体氧化酶活性增加,从而使儿童身体的速度、耐力、肌力等明显提高,使动作反应更加准确和灵敏。

体育锻炼也是调节体重的重要因素,可使儿童的身体成分明显改变。Wells 观察 34 名坚持每日锻炼的青春期女孩,发现 5 个月后其瘦体重显著增加,体脂肪量相应减少,体重却变化不大。

Astrand 研究了 30 名 12~16 岁瑞典优秀运动员,这些运动员已经过几年每周训练达 28 小时的强化训练,发现他们的最大氧耗量平均达 3.8 L/min(对照组仅 2.6 L/min),心脏容积、肺容积及血红蛋白量均显著增大,且与最大氧耗量的增加之间有很高的相关。停止体育锻炼十年后的女孩,氧耗量平均下降 29%,但心脏容积无大变化,说明青少年时期的锻炼对成年后的心肺功能有深远影响。Sprynarova 用平板机试验确定最大氧摄入量,发现受试者活动量越大则功能越强,并且其变化强度在青春期最大,说明青春发育阶段对锻炼的作用最为敏感,是体育锻炼的最好时机。

近年来,国外学者在下丘脑分离出几种控制激素的释放物质,并证明儿童青少年在进行体育锻炼和睡眠时,其血液中生长激素含量增加,说明体育锻炼可以促进生长发育。锻炼对身高、体重特别是胸围的提高非常明显。利用自然因素,如日光、空气、水等进行锻炼,对增强儿童体质、减少疾病、提高发育水平有很大作用。这些温和、反复的刺激,可以加速机体代谢,增强皮肤、黏膜对气候突然变化的适应能力,并可加速全身血液循环,提高消化吸收能力。

体育运动还可以促进儿童青少年的心理健康。经常参加体育活动,可以提高自我形象和幸福感,改善睡眠质量,对疲劳的抵御能力更强,减少抑郁、紧张和焦虑感。

(三)居住空间和城市规划

近年来,许多国家的研究表明儿童在户外公共空间中的身体活动水平急剧减少,儿童肥胖、心血管疾病、结肠癌和心理疾病等发病率呈现逐年提高的趋势,而身体活动量的缺乏是导致儿童健康问题增加的一个主要原因。大量的相关研究已经表明,儿童的身体活动量将直接影响他们的生理发育、认知能力发展和社会交往能力,而户外物质环境因素越来越被学者证明是影响儿童身体活动的关键因素。

一些发达国家在20世纪初就开始关注城市户外环境对儿童成长的影响,目前研究正逐渐地细致和深入。从1955年至今,关于空间和儿童生长发育之间关系的研究已经走过了4个阶段。

- 第一阶段是从20世纪20年代到60年代,学者们试图证明在家庭环境、文化背景、社会环境等其他因素之外,物质空间环境对儿童的成长也是有影响的。
- 第二个阶段从20世纪60年代到80年代,某些空间环境中的特定因素被发现与儿童成长的关系很密切,如空间的开放与封闭、密度、场地的可达性、材料的复杂性、小气候、声、光、色彩等对儿童的影响。
- 第三个阶段从20世纪80年代至90年代,研究更加深入细致,涉及空间环境的某因素对儿童成长过程中某方面的特定影响,以及这种影响在不同个人身上的不同反应。
- 第四个阶段指进入21世纪至今,研究更加开始关注儿童对户外情境的感知与户外环境对儿童生理及心理健康的影响。

当社会的经济活动越来越复杂时,空间和基础设施问题对社会的健康发展变得更为关键。研究指出,儿童的活动空间复杂且独特。德国在弗赖堡进行的一项调查研究表明,在一个适合儿童活动的环境,孩子的户外活动时间是那些处于不适合环境儿童的3倍。此外,儿童的行为还会受到活动空间数量的影响。在拥挤的环境中,儿童行为消极或不参与,仅看着或者站在旁边,甚至有不轨行为。还有调查发现空间的差异性对儿童的影响,如天花板的高度、墙体的颜色对儿童的合作行为有影响。许多研究还发现一些社会和物理因素会导致儿童紧张,如陌生人、汽车、污染物等,对儿童的行为会造成消极的影响。在所有类型的环境中,居住区户外的活动空间对儿童非常重要。有研究表明,在一个住宅小区,儿童是最重要的室外空间的用户。

随着经济的发展及城镇化水平的提高,我国各大中城市的居住条件逐步改善,居住区建设近年来有了长足的进步,人们不但追求高质量的生态健康型的生活环境,而且越来越关注居住空间环境的各项功能,希望疲惫的身心在社区活动中得以释放和恢复。而居住区中最活跃的群体是喜好户外活动的少年儿童,生活在城市中的这些孩子亟须更多地接触自然、结伴嬉戏和与人交流。

随着城市建设的不断发展,土地资源的日趋紧张,城市儿童游戏场地日益减少,我们应该在有限的空间里,最大限度地考虑儿童游戏场地、公共娱乐和休闲锻炼场所的设置,使孩子们的需要得到充分的满足。同时,由于公园绿地的类型多样,规模大小也不相同,不同公园绿地上的环境设计要依据立体条件进行各专项的具体分析,从使用人群规模、场地地形、场地属性等各方面进行考虑和设计。

(李露茜,张蕴晖)

第三节　社会环境影响因素

儿童青少年健康的环境影响因素中,除了上一节讲到的物质环境因素,最近越来越关注社会环境因素的影响。这是因为,人是最具有社会属性的生物体,除了自然生态环境,人还生活在社会生态环境中。

一、健康的社会决定因素

(一)健康社会决定因素的定义和由来

居住于不同国家的人们,其生存机遇截然不同。2010 年日本和瑞典的人均期望寿命分别为 83 和 81 岁,巴西约为 73 岁,印度约 65 岁,而阿富汗和刚果仅 48 岁,还有其他若干非洲国家的人均期望寿命亦均不到 50 岁。作为脆弱人群,儿童青少年则更是如此,2010 年非洲中西部的 5 岁以下儿童死亡率为 143‰,而发达国家的为 6‰,差距达 20 多倍。即便是在同一个国度内,不同人群间的生存机遇也相差很大,一贫如洗的人患病率和过早死亡率居高不下。这是全世界的普遍现象。在各类收入水平的国家中,人们的健康和疾病与社会地位密切相关,社会经济地位越低,健康状况越差。

这种"健康不平等"或者"健康不公平"已经成为影响全球健康的核心问题。各国研究表明,如果沿袭传统健康政策模型,单纯强调直接导致疾病的生物原因是远远不够的。造成穷人健康不良、社会地位对人民健康的不同影响以及国与国之间卫生状况存在明显差异的原因就是,在全球和同一国家内权力、收入、产品和服务分配不均,以及随之造成的日常生活中明显不公平现象,如在获得卫生保健、就读和受教育、工作和休闲环境、居住环境,以及在享受丰富多彩生活的机会上。这种不公平反映在就学质量和环境上,体现在就业性质和工作环境上,并显现在居住环境状况以及所处自然环境的质量上。这些环境的性质决定了不同群体具有不同的物质生活条件、心理和社会依托及行为举止,进而决定了不同群体受到健康危险因素影响的程度。在健康危险因素上呈现的不公正现象从任何角度看都是非"自然"的现象,是社会政策和规划欠佳、经济安排不公和政策失误掺杂在一起造成的不良后果。结构性因素和日常生活环境交杂在一起,构成了健康的社会决定因素,国家内部、国与国之间健康不公平现象在很大程度上均与此有关。

为增进健康,促进健康的平等性与公平性,2005 年 WHO 建立了健康社会决定因素委员会(Commission on Social Determinants of Health,CSDH),致力于影响国民健康的社会因素方面工作,倡导建立"追求每个人的健康和福祉的世界"。目前 WHO 对健康社会决定因素

(social determinants of health，SDH)概念的界定已受到广泛认同，即在那些直接导致疾病的因素之外，还有由人们居住和工作环境中社会分层的基本结构和社会条件不同所产生的影响因素，它们是导致疾病的"原因背后的原因"(cause of cause)，包括人们生活和工作的全部社会条件，例如贫穷、社会排斥、居住条件等。健康问题社会决定因素存在于人们出生、成长、生活、工作和老年环境，这些环境受到全球、国家和地方各级金钱、权力和资源分配状况制约，并受政策选择的影响。健康问题社会决定因素是造成卫生不公平现象的主要因素，导致了本可避免的国家内部以及国与国之间不公平的健康差异。Tarlov 将其称为人们生活的社会环境，能够反映人们在社会结构中的分层、权力和财富的不同地位。健康社会决定因素的提出，充分表达了 WHO 所倡导的健康公平和人权的价值取向。

人们对于健康社会决定因素的认识最早可以追溯到 WHO 成立之初。1946 年，WHO 的组织宪章中将健康定义为"一种身体、心理和社会上的完好状态"，健康是一项基本人权，不因种族、政治信仰、生活工作的条件而异，这成为健康社会决定因素的思想基础。然而，当时人类取得的巨大医学突破使人们坚信，生物技术是解决全球健康问题的途径。同时，由于国际社会对发展中国家的环境和社会因素所造成的恶果的漠视，强调健康的社会影响因素的观点在主流公共卫生领域逐渐被边缘化。20 世纪 50、60 年代，WHO 和其他一些世界卫生机构忽视了这种对疾病社会背景的关注，而转向单纯技术导向和以特殊疾病为目标的"垂直"运动，强调小范围、技术引导的方式。直到 20 世纪 70 年代初期，人们逐渐认识到技术主导方式在发展中国家已经宣告失败。1975 年，WHO 和联合国儿童基金会（United Nations International Children's Emergency Fund，UNICEF)共同发表了《满足发展中国家基本卫生需要的经验》，报告承认了"垂直"运动的缺点——它过于依赖技术而忽视了社会力量，如果没有整合的卫生体系，干预措施也不可能真正发挥作用。同时强调了社会因素的重要性，如贫穷、住房、教育问题，这些都是发展中国家患病率高的根源。

1978 年 9 月，WHO 和 UNICEF 发表了著名的《阿拉木图宣言》，将初级卫生保健作为2000 年人人享有健康保健目标的关键策略。接着，从 20 世纪 90 年代开始，联合国提出"千年发展目标"(Millennium Development Goals，MDGs)，引起人们重新重视健康与社会发展的思考。2003 年，WHO 成立了宏观经济与卫生委员会，提出宏观经济发展和卫生的关系，其核心策略之一是健康投资，投资健康就是投资发展。2005 年，在当时的 WHO 总干事李钟郁博士的提议下，WHO 健康社会决定因素委员会正式成立。在 3 年时间内，该委员会在促进健康公平方面采取了一系列积极行动，包括在全球范围内搜集证据，建立全球知识网络，推动国家间合作和各国公民社会运动等。

（二）健康社会决定因素的概念框架和行动原则

1. 健康社会决定因素的概念框架　健康社会决定因素委员会从影响健康的"原因背后的原因"入手，以实现健康公平为基本价值目标，建立起完整的"健康社会决定因素"的概念框架（图 4-1），这些"原因背后的原因"塑造了人们成长、生活、工作和衰老相关环境的全球和国家基础架构存在的社会等级。

对于儿童青少年人群而言，健康社会环境因素可以通过以下两个途径影响其健康。

（1）日常生活环境。儿童青少年时期的各种健康危险因素的暴露程度都与社会分层密切相关，包括各种物质生活条件、社会环境和氛围等。不同社会阶层人群拥有不同的物质条件、社会支持和行为选择，甚至生物遗传因素等，这些都决定了他们所接受的健康促进、疾病预防和治疗等卫生服务利用水平，并最终决定是否能够获得或维持健康。

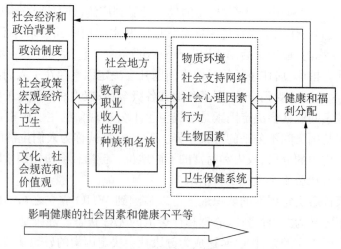

图 4-1 WHO 影响健康的社会因素的概念框架

(摘自:郭岩,谢铮.北京大学学报(医学版),2009,41:125~128)

(2) 社会结构性因素。社会分层的状况和程度,文化、社会规范和价值观,国际和国内的社会政策,国际、不同国家和地区的政治制度等,这些结构性因素从宏观上决定了人们可以获得怎样的生活环境、卫生保健服务利用水平,以及最终的健康状态。

2. **实现健康公平的三项行动原则** 基于以上概念框架,WHO 健康社会决定因素委员会进一步提出了"实现健康公平的三项行动原则":①改善日常生活环境,即改善人们出生、成长、生活、工作及老年环境;②在全球、国家和地方各级,改变造成这些日常生活环境的结构性因素,解决权力、金钱和资源分配不公等问题;③衡量问题,评估行动,扩大知识基础,讲解健康的社会决定因素,并提高公众对健康的社会决定因素的认识。在上述健康社会决定因素的行动原则基础上,委员会还给各国政府提供了一系列具体的政策建议,包括普适性策略和可选择性策略,以供不同政府在决定采取行动策略时参考。详见 WHO 2008 年报告《用一代人时间弥合差距》。

二、家庭成员与伙伴关系对儿童青少年健康的影响

美国著名的心理学家布朗芬布伦纳(Bronfenbrenner)提出了著名的社会生态系统理论,系统阐述了对人的发展产生重要影响的四个社会系统:微系统、中系统、外系统和宏系统。其中最直接作用的是微系统,该系统的构成要素包括家庭、同伴和学校。这里,将重点阐述家庭成员与同伴关系对儿童青少年健康可能产生的影响。

(一)家庭成员对儿童青少年健康的影响

家庭成员是家庭软环境的主要构成要素。家庭成员的属性,包括年龄、职业、文化程度、个性特征和个人的健康习惯等都会对子女的健康结果产生不同的影响。家庭成员的构成和家庭关系,如单亲家庭、核心家庭、扩大家庭(三代人同居)、父母关系等,也会对子女的健康产生不同的影响。此外,家庭成员中主要养育者的教养方式,如父母的养育态度和行为、亲子互动和隔代教养等都可能对儿童青少年健康产生重要影响。

下面重点阐述养育方式、隔代教养以及亲子互动对儿童青少年健康产生的影响。

1. **养育方式** 有关养育方式的分类方法,目前较常用的是美国心理学家鲍姆林德(Baumrind)最初提出、并有后来学者改进的养育方式四分法,即根据父母对孩子的期望和控

制两个维度将养育方式分为权威型、专制型、放任型和忽视型。其中,权威型的父母能对儿童的需求做出反应,并且给予儿童适度的控制,能最理想地促进儿童的适应性行为和能力的发展。相比之下,专制型的父母则经常使用专断的权力禁止和惩罚等高控的策略,强调儿童对父母的绝对服从。因为父母禁止的教养策略与使用专断的权力策略可能与儿童的焦虑恐惧情绪和挫折感有关,所以专制型父母的孩子很有可能以自我为中心,容易出现不良行为与适应问题。

由于这个理论主要是在西方文化背景中建立起来的,因此有研究者也对中国父母的教养方式及其对儿童心理和行为发展的影响进行了探讨。结果发现,中国家庭在传统上是专制的,等级长辈统治制度要求孩子要服从父母的要求,而父母反过来要对他们自己的孩子教育问题负责,对孩子的学业成绩负责。尽管近年来中国家庭的结构发生了变化,中国父母仍然倾向于强调儿童的服从,在抚养孩子方面崇尚使用高控的专制型方法,如身体惩罚、训诫等。

2. 隔代教养 隔代教养有狭义与广义之说。狭义的隔代教养指祖父母为孩子的主要照顾者,中间世代的父母因为离婚、死亡或是遗弃等原因而完全不抚养和教育孩子。广义的隔代教养,指长辈协助照顾孩子,父母亲仍为主要照顾者,即使大部分的时间孩子都由长辈照护,父母仍是孩子的主要监护人。我们通常所说的都是广义上的隔代教养。

调查显示,我国约有一半的儿童正在接受隔代教养。隔代教养幼儿比父母教养、父母和祖父母共同教养的幼儿表现出更多的情绪问题、行为障碍、性格缺陷、人际交往缺陷和环境适应性较差。众多研究已证明,我国传统的隔代教养方式对儿童成长会产生一定的负面影响,主要有以下几方面:①过分的溺爱和放纵容易使幼儿过于以自我为中心,形成自私、任性的不良性格;②过分的保护扼制了孩子的独立能力和自信心发展,增强了孩子的依赖性;③教育意识的缺乏和教育方法的不当容易使孩子错失形成与他人合作、关心他人、热心帮助他人等品质的良机。

当然,祖辈家长如果有爱心,有充裕的时间和精力,具有抚养和教育孩子的实践经验的话,由于祖辈家长在长期的社会实践中积累了丰富的社会阅历和人生感悟,能给孩子愉快、宽松的学习、生活环境,祖辈教养的这些优势同样不可忽视。

3. 亲子互动 亲子互动是指父母和子女间的相互交往活动,具有血缘性、亲情性和长期性等特点。儿童健康评估模型(图4-2)认为,影响儿童发展的因素主要有3个方面,分别是环境、养育者和儿童自身的特点,其中亲子互动是这3个因素交互作用的集中表现,对儿童发展起着至关重要的作用。父母作为儿童重要的抚养者,对于儿童各方面的发展起着不可替代的作用;同时,儿童不是一个被动的接受者,儿童自身的气质特征和性别等因素也会对父母的教养行为产生影响。亲子互动与儿童心理行为发展(包括同伴关系、认知发展和发育行为问题)有重要关联。

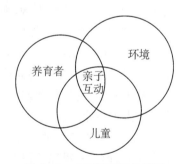

图4-2 儿童健康评估模型
(摘自:Sumner & Spieta. NCAST 手册. 1994)

一方面,在亲子互动中,父母的教养方式、人格特征、社会经济地位、受教育水平和父母的社会网络与社会支持系统这些父母特征都会对亲子互动的效果产生重要影响。比如,有研究表明,患有抑郁症的母亲相比正常母亲更少有积极的语调,提问、解释和建议更少,更多地忽视孩子的要求,在与孩子谈话和交往中更有可能使用控制的手段,对孩子的暗示较少做出反应。如果父亲以消极情感回应儿童的消极情感表现,那么孩子的分享行为就更少,攻击行为更多,并且更多地回避他人的行为。

再如，亲子之间的阅读交往质量与儿童的言语发展水平之间存在显著相关，儿童感知的自我能力与亲子阅读交往的质量与数量有关。

另一方面，儿童的性别和气质特征也左右着亲子互动的水平和质量。比如，女孩的父母更有可能进行社会性游戏，而男孩的父母更有可能进行身体活动类的游戏。父母的性别差异与儿童的游戏形式有关，不管儿童性别如何，母亲与儿童交往行为是相似的；而父亲的行为却因女孩和男孩的性别而有很大的变化。儿童气质常被分为"困难型"和"容易型"，困难气质的儿童常表现出一些麻烦行为，而他们的母亲也会更多地使用强制控制策略，导致儿童和母亲间有更多的冲突。另有研究表明，儿童的气质与父母的教养方式不相匹配会导致冲突增加，也预示了儿童后来出现行为问题的可能性相对较高。

（二）同伴关系对儿童青少年健康的影响

所谓同伴关系，是指年龄相同或相近的儿童之间的一种共同活动并相互协作的关系，或者主要指同龄人之间或心理发展水平相当的个体间在交往过程中建立和发展起来的一种人际关系。同伴关系是影响儿童社会化的一个重要的家庭外部因素，在儿童青少年心理发展中具有成人无法替代的独特作用和重要价值。儿童青少年在同伴群体中的地位及朋友关系，对于其心理、行为、情绪和情感的发展都有着复杂的影响。良好的同伴关系有利于儿童青少年社会价值观的获得、社会技能的发展、自我概念和人格的健康发展等；而同伴关系不良则可能导致儿童青少年学校适应困难，甚至可能对其成年后的社会适应带来消极的影响。

1. 同伴关系对儿童青少年行为问题的影响　大量研究表明，早期的同伴拒绝经历预示着长期同伴拒绝经历的开始，经常遭到同伴拒绝的儿童，从幼儿期至青春早期都表现出较多的反社会行为。也有研究表明，被同伴拒绝的儿童比有良好同伴关系的儿童更容易辍学，或者更容易参加各种不良行为活动甚至犯罪活动，并且在青春早期就容易出现严重的心理障碍。

同伴拒绝是导致青少年问题行为和犯罪行为的重要因素，也是导致物质滥用的危险因素。纵向的研究表明，同伴压力对青少年吸烟、饮酒、吸食大麻以及性行为有显著影响，他们很可能是这些高危行为的真正诱因。国外的研究还表明，青少年时期的同伴接纳可以减缓童年期遭受过的同伴拒绝的消极影响；青少年时期经历同伴拒绝的话，则很可能增加物质滥用和性冒险行为。Rabiner 等人还发现，那些在童年晚期报告有较多注意缺陷和多动症状的儿童，进入青春期后被同伴拒绝的可能性显著增高。

2. 同伴关系对儿童青少年内化情绪问题的影响　社会焦虑和抑郁、孤独感、社交恐惧、幸福感等情绪体验常常与同伴交往过程相伴，遭同伴拒绝、被同伴孤立容易使青少年产生社会焦虑和孤独感；受同伴欢迎、被同伴接受则会使他们体验到自尊与幸福。国内的研究表明，同性别朋友的肯定与支持对初中生正向情绪、负向情绪等心理健康状况的预测作用超过了其父母的影响。国外研究表明，同伴归属、积极的朋友质量以及亲密的关系可以减少青少年的社会焦虑体验；而关系型欺负以及与朋友的不良交往可以预测高社会焦虑；高的同伴归属感阻止了抑郁情绪的产生，而关系型欺负和消极的朋友质量以及浪漫关系则预测了抑郁症状。

三、传播媒介和文化因素对儿童青少年健康的影响

（一）传播媒介对儿童青少年健康的影响

当今社会已经进入信息爆炸的时代，各种传播媒介的快速发展。除了众所周知的传统型传播媒介如电视、电影、广播、杂志、报纸，亦出现了新型的传播媒介，包括互联网、电子社交平台、视频/电脑游戏、手机。目前，电视、杂志、互联网与广播是对公众日常生活影响最大的传播

媒介。根据中国互联网络信息中心(CNNIC)发布的《第 30 次中国互联网络发展状况统计报告》显示,截至 2012 年 6 月底,我国网民数量达到了 5.38 亿,网民的主体是 30 岁及以下的年轻群体,这一网民群体占到中国网民的 56.8%,超过网民总数的一半。由此可以看出,青少年和年轻人占据了我国网民群体的重要组成部分,已成为网民群体不可忽视的部分。

不断发展的大众传播媒介,一方面迅速传递了各种信息,方便和丰富了人们的生活,加快了整个社会现代化的进程;另一方面,也带来了一系列的社会消极问题,通过大众媒体所传播的一些不良信息,严重影响了正在成长中的青少年的身心健康;同时由于青少年自我管理的能力尚未完善,过度沉溺于某些媒介,对自己的生理、心理会带来损害。

1. 传播媒介对于青少年的积极意义　各类传播媒介现已成为青少年进行社会学习的重要渠道,传播媒介所提供的各种社会行为示范对广大青少年的影响是重大、深远和多方面的。毋庸置疑,传播媒介对于儿童青少年的益处也是多种多样的,包括知识普及、增进同情心、促进对多元文化的接受性。各种传播媒介拉近了儿童青少年与社会的距离,并且具有教育意义。儿童青少年可以在媒介中学习反暴力的态度,习得富有同情心,学会尊重不同种族和不同宗教信仰的人们,并尊敬长辈。黄金时段的一些新闻报道往往为青少年提供重要的社会规范信息。另外,将一些避孕知识穿插在青少年广为喜爱的影视作品中,对于青少年的安全性行为教育有一定的帮助。使用聊天软件进行交友、沟通也有助于青少年之间的相互联系,能改善他们的生活状态。但是,互联网在实时交友沟通方面的作用并不是每一位儿童青少年都能受益,其促进有效交流的功能往往仅体现在与相识的、相熟的朋友交流过程中,而那些与陌生人的互联网交往却往往带来负面的影响。

2. 传播媒介对于儿童青少年健康的负面影响　传播媒介对于儿童青少年健康的负面影响中,最引起卫生职能部门和家长关注的是暴力行为、不安全性行为、毒品的使用和进食紊乱。一项美国新墨西哥州立大学医学院撰写的综述表明,目前约 90% 的电子游戏中都含有暴力内容,反复暴露于以暴力为主要内容的信息下,儿童青少年更易于患上焦虑和恐惧,或将暴力视为解决冲突的正确途径。媒介中的暴力内容对于纯真的儿童青少年类似于脱敏反应,长时间接触可削弱利他主义的精神,并导致攻击性行为。许多研究显示,近一半的青少年曾暴露于互联网的色情内容中,而那些较多地暴露于色情信息中的青少年更有可能较早地发生性行为。并且,媒介在传播色情内容时往往并不会同时进行避孕行为的展示,因而也增大了青少年意外妊娠和性传播疾病的风险。同样,网络中也不乏有关酒精和毒品滥用的视频或信息,青少年都可以观看到而受到误导。此外,影视画面中吸烟的镜头也屡见不鲜,有研究显示,曾暴露于吸烟画面的青少年在 1～8 年后抽烟的风险明显增大。

无数的研究证据还表明,传播媒介的大规模使用与全球肥胖的流行相关。其中,媒体对于垃圾食品的广告促销起了很大的作用。研究表明,暴露于垃圾食品的广告会显著改变儿童对于食品的看法和喜好。如今的影视媒体和互联网上,越来越多非健康食品的广告渲染对于儿童青少年的影响应引起社会的足够关注。当静坐状态观看影视媒体或浏览网页时,人们往往会进食更多的零食,这也是导致儿童青少年肥胖率增高的原因。

影视文化中对于形体美的评价和时尚渲染,无疑会对儿童青少年尤其是少女产生巨大影响,进而促使她们改变饮食行为,拒食、厌食而过度消瘦。在非洲斐济开展的一项研究显示,在该地区引入美国电视剧后,厌食症的发病率显著增加,原因就在于电视剧中将女性的极度苗条视为美丽的误导。如今的互联网中有大量的网站不仅鼓励不健康的饮食行为,还提供严格限制卡路里摄入和过度运动等不健康的体重控制方法,将青少年引入误区。

长时间地观看电视或屏幕(>2～3小时/天)还与儿童的注意力缺陷相关,不过两者的因果关系至今还未明确,仍需进一步研究来阐释。部分研究结果显示,婴儿期过多地暴露于电视或影像视频中,会导致语言发育的迟缓,并且未发现屏幕接触对于婴儿早期的心智或行为发展有任何的益处。过久地观看屏幕与儿童青少年的高血胆固醇血症、高血压、哮喘、睡眠障碍、情绪失调、悲观心理和抑郁均相关。

另外,网络行为者在进入和沉浸到虚拟的网络空间时,如果不能实现其在现实社会和网络社会这两个不同生活世界中的角色转换和行动协调,就会造成一种心理和行动变异、错位的状况。从社会认知理论来说,青少年从网络虚拟中学习的特定知识结构,如果使其接受社会信息产生偏差,就会引发青少年放弃学业、道德失范、行为越轨甚至违法犯罪的极端行为。青少年网络成瘾在世界各地区都经常发生,我国亦不例外,已经引起社会、学校、家庭的关注和忧虑。

(二) 社会各界应发挥的作用

各类传播媒介和文化因素对于儿童青少年的有益影响还未被人们充分认识,而减少其对儿童青少年的负面影响需要社会各方面的行动。

1. **父母** 美国儿科协会(The American Academy of Pediatrics,AAP)推荐,作为父母应做到:①限制2岁以上的儿童青少年每天屏幕时间在1～2小时之间;②避免2岁以下的儿童观看屏幕;③不建议在孩子的卧室中设置电视、影碟机、电脑、上网等传播媒介;④鼓励与孩子一起观看媒介传播的信息并开展讨论。

2. **学校** 目前学校普遍没有足够的、适宜的暴力、酒精或毒品滥用方面的预防措施和性教育。与当前影视和互联网媒介中大量并多样化的“性教育”相比,学校更应该提供以校园为基础的、综合的性教育,包括开展针对避孕的自由讨论,并就媒体对于性方面的描述和展现方式开展讨论。同时,也应该开展如何远离酒精和毒品的教育,培养青少年的生活技能,抵挡和拒绝酒精和毒品的诱惑。一个世纪前,所谓“有文化”的要求基本只限于能读会写;但目前,“有文化”更要求每个人会解读传播媒介所传导的一系列信息,并从中品味其含义。因此,学校的责任也应随时代的变迁变得更重,其教育的范围也更广。在一些发达国家如英国、美国、加拿大、澳大利亚的等学校都开设了学生媒介素养方面的课程,以帮助减轻传播媒介对于青少年带来的负面影响。

3. **大众传媒** 大众传媒对于传播正确和重要的健康信息,其潜力是无穷的。在一些主流媒体或传播率较高的媒介中宣扬健康知识,并鼓励健康的生活方式,应该能对儿童青少年的健康发挥益处。

4. **企业广告** 调查显示,企业广告一般都能成功地促使父母为孩子购买某种商品,而且大多数广告的食品对儿童来说并不健康;相反,那些健康食品或避孕工具却很少做广告。考虑到电子广告正越来越多地触及年轻一代,社会应建立起企业商品广告的伦理原则,规定不同年龄段的群体可以接触或禁止接触某些内容的广告。尤其是当前儿童青少年肥胖正凸显成为全球的公共卫生问题,一些专家建议应当禁止或者限制向儿童青少年播出垃圾食品的广告。一项在澳大利来的研究显示,健康食品的广告可以改善儿童对于食品的态度,并使孩子更愿意选择健康食品作为零食。

5. **研究者** 已有的对于儿童青少年健康危害行为的研究,包括酒精和毒品滥用、性行为和饮食紊乱,往往忽视了传播媒介的作用。研究者应该将媒介的功能整合入各个研究中。儿童青少年的纵向研究应该努力了解媒体对于儿童发展的累积作用,并试图了解媒介对于不同亚人群的不同效果。

6. 政府　政府应该重视传播媒介对于儿童青少年健康成长的影响，建立儿童青少年接触各种传播媒介的指导方案，鼓励开展新型传播媒介对于儿童青少年健康影响的科学研究，并定期更新数据，提供官方报告。

（三）文化因素对儿童青少年健康的影响

每个社会、每个时代都有与这个社会、这个时代相适应的文化。作为意识形态的文化，它是一定的政治、经济的反映，又反作用于一定的政治经济。

1. 对青少年生理上的影响　即对身体生长发育的影响。有益的文化环境能够促进青少年健康发展，包括促进他们长身体，增体重以及促进器官、躯体等的发育。不健康的文化环境必然产生相反的影响，诸如吸毒、色情、凶杀等可以摧残青少年的身体健康。对学生学习方面的不合理家庭压力、学校压力，同样不利于他们的健康成长，甚至导致自杀等行为。

2. 对青少年心理发展影响　文化环境可以影响青少年认知、情感、意志、兴趣、爱好、动机、气质、性格、能力等的形成和发展。

3. 对青少年人生观发展的影响　文化环境将影响到青少年对社会和社会关系所采取的态度和行为。例如，影响到青少年对承担权利和责任的态度，影响到社会责任感、积极性的形成和发展培养，等等。

文化环境使青少年朝着一定的方向生长发育，形成思想观念、思维方式、生活方式和各种行为等。从某种意义上说，文化环境规定着青少年的发展方向，对青少年的健康成长极为重要。

目前，我国文化已明显呈现多元性的特点，新旧文化、本国文化和外来文化、校园文化和社会文化、东西方文化等各种文化并存，相互间有着某种程度的冲突，并以多样化的传播媒介传递到儿童青少年身边。

四、社会经济和政策因素对儿童青少年健康的影响

1. 社会经济因素　经济合作组织（Organization for Economic Cooperation and Development，OECD）曾利用 1970～1990 年许多国家的数据分析后表明，收入分配的不公平对于死亡率的影响在 25 岁以下的人群尤为明显，而在 25 岁以后经济对于人群健康的影响逐渐弱化。

众所周知，一个国家的富裕程度与该国人民的健康状况密切相关。低收入国家的婴儿死亡率、5 岁以下儿童死亡率较发达国家要高数倍至数十倍。一项全球的、从出生至老年的生态学研究表明，各种原因的青少年死亡率与国家经济水平和社会公平程度相关。在非富裕国家或者存在巨大的社会经济不平等的国家，青少年自报的健康水平普遍较差。即便是在同一国度，经济收入的不平等也会从各方面对青少年健康产生影响，尤其是在中等收入国家和发达国家。愈发达的国家，无论性别，青少年在艾滋病感染率、损伤引起的死亡率、非传染性疾病死亡率、传染性疾病死亡率等诸方面的健康问题相对更少，其健康状况相对更良好。此外，国家在卫生方面的总费用支出对于人民的健康也有着巨大的影响。

家庭对儿童早期健康影响，除了我们传统认识的如低出生体重、感染等危险因素外，许多研究已经证实，他们所生活的家庭经济条件是其重要的影响因素。不太理想的成长环境，长期的经济压力可以造成对生理疾患、无能为力和情感疏远的感觉以及功能失调的家庭社会支持网络，甚至会产生恶性循环。这个恶性循环，短期内可能与儿童学习差、犯罪、吸毒和少女怀孕

有关;长期的话,则与工作生命质量、社会支持、中年时的慢性疾病以及晚年老化的加快有关。大量的事实表明,家庭社会经济状况较差的青少年更易于形成不良的健康行为。贫穷与不良生活方式之间存在较强的相关性,这种关联往往就是由于经济条件较差的家庭无法为青少年建立一个良好的生活技能实践模式,无法建立榜样和形成良性引导作用。

与此同时,家庭经济状况往往还决定着儿童青少年的居住环境。在发达国家,在社会治理较差、资源匮乏的居住环境中成长的儿童青少年,中途辍学的概率较高,更容易发生少女妊娠、精神疾病和暴力行为。在低收入国家,儿童青少年的健康状况在城市和农村地区间存在不公平现象。近年来,随着城市化的快速发展,城市地区也出现了越来越多的流动人口聚集地,这些地区内往往集中着很多的随迁儿童青少年,他们的居住地往往缺乏基本的公共卫生设施,拥挤、脏乱,暴露于较多的暴力行为,从而使他们健康面临种种威胁。

2. 健康相关的公共政策因素　公共政策是指由政府部门负责制订的、影响公众利益的政策。健康促进超越了医疗卫生保健的范畴,它要求法律、教育、交通、住房等部门中不同层面的领导把健康问题列入议事日程,在制定政策和实施规划时,考虑到他们的决策对人们的健康可能造成的影响,并为所造成的不良健康后果承担责任。

健康促进的公共政策往往体现在立法、财政措施、税收和组织改变,牵涉到社会的多个部门和多个领域,目的是通过多方面的密切合作和协调行动,保证更安全更健康的商品供应和服务、更健康的公共服务、更清洁更愉悦的环境,促使人们在健康、收入和社会政策上更趋平等。典型的健康公共政策事例有:为了限制人们吸烟、酗酒的不利于健康行为,采取增加烟酒税、限制烟酒广告、禁止在公共场所吸烟、禁止酒后驾车等措施;为了促使人们增加体力活动量,在生活小区内增设体育锻炼器材、修缮步行道和骑车道、建设公共绿地供人们休闲活动;为了减少环境污染对人类健康的危害,制订限制污染物排放、保护生态环境的法律法规。

在儿童青少年的成长环境中,也涉及非常多的健康政策,有的基于社区,有的基于学校。儿童青少年健康促进工作者需要努力积累科学证据,倡导和宣传各种有利于儿童青少年健康发展的干预措施,使决策者较易作出更科学的选择。

（蒋　泓,童　连,史慧静）

【思考题】

1. 儿童青少年健康的影响因素中,环境和遗传的交互作用是如何体现的? 请举例说明。
2. 影响儿童青少年健康的物质环境因素有哪些? 并简述一些重要的物理性和化学性环境危害因素对儿童青少年健康的损害机制和后果。
3. 何谓健康不公平? 健康的社会决定因素包括哪些? 以儿童青少年为例,具体阐述各种可能危害儿童青少年健康,或者加剧健康不公平的社会因素。
4. 家庭因素如何影响儿童青少年的身心健康?
5. 社会传媒和文化因素如何影响儿童青少年身心健康?

第五章
儿童青少年常见病和慢性病防控

第一节　儿童青少年常见眼病

　　人类大脑所获得的 80% 以上外界信息都是通过视觉系统传入的。眼球是视觉信息的导入门户,并且在出生后开始迅速发育。整个视觉系统在儿童青少年时期不断发展和变化,身体内外多种因素都会对视觉的发展产生干扰,甚至引起一系列眼病。另外,眼外伤也在活泼好动的儿童青少年中比较多见。因此,在充分了解儿童青少年时期视觉发育特性的基础上,积极采取有效的眼病预防和控制措施,是当前公共卫生关注的热点。

一、儿童视觉发育

(一) 眼的基本解剖结构
　　视觉器官是由眼球、眼的附属器和视路组成。

　　眼球由眼球壁和眼内容物组成。眼球壁由外层的角膜、巩膜,中间层葡萄膜和内层的视网膜组成;眼内容物则包括房水、晶状体和玻璃体。眼球的主要功能是接受光信号刺激,并转换为神经冲动,经视神经通路将冲动传向视觉中枢。

　　眼的附属器包括睫毛、眼睑、结膜、眼外肌、眼眶、泪器和泪液等,对眼球起保护、运动和支持作用。

　　视路指从视网膜光感受器起,经视神经、视交叉、视束、外侧膝状体、视放射和视皮质的整个视觉神经传递路径。

(二) 儿童视觉发育
　　1. 眼球的生长发育　正常足月新生儿出生时,眼球大小约为成人的 3/4。在生后第一年内,生长发育最快,以后速度降低,但 3 岁之前仍发展较快。3 岁后以较慢的速度发展直到青春期。青春期后则变化不大。

　　人类出生时,眼轴长度为 16～17 mm。从出生到眼球发育成熟,眼轴的长度约增长 8 mm。眼球发育过程中,随着前后轴逐渐增长,晶状体和角膜的弯曲度也逐渐变扁平,因而降低了眼的屈光力,防止了高度近视的普遍发生。

2. 视感知觉的发育

(1) 视力发育。视力在出生后迅速发育,新生儿已具有光感,但刚出生2周内婴儿视力很差,2周后逐渐发育。1个月龄左右,已有明显对光的反应,瞳孔在受到光的刺激时收缩。2个月大时,婴儿对光线比较敏感,看到光线会不自主地眨眼睛。到3、4个月的时候,可以追随光线移动,可在水平方向用目光跟随移动的物体,产生固视,即视线能固定在某一物体上。6、7个月大时,双眼运动比较协调。1周岁时,眼睛视觉更加敏锐,能够看到头发等细小的东西。2、3岁时,不仅能看近的东西,而且对远的东西也开始有兴趣,可以看天上的飞机等。Tair等人应用视觉诱发电位(VEP)等检测技术,测量不同年龄婴幼儿的视力,结果如表5-1所示,从中可见人的视觉到6岁时基本发育完毕。6~12岁虽还可以有些变化,但涨幅很有限。所以,对于儿童视觉发育性疾病,如果在六岁之前发现并治疗的话,效果会比较好;如果超过12岁,基本上就失去治疗的意义了。

表5-1 不同年龄婴幼儿的视力

儿童年龄	视力	儿童年龄	视力
生后1个月	眼前手动见光感	1岁	0.2~0.25
2个月	0.01	2岁	0.5
3个月	0.02	3岁	0.6
4个月	0.05	4岁	0.8
6个月	0.06~0.08	5岁	1.0
8个月	0.1	6岁	1.2
10个月	0.1~0.15		

(2) 双眼视功能发育。出生后3个月内,眼球并不会固视,有时候会表现出"斜视"的外观,说明正常新生儿并无完好的双眼固视功能。3个月大时,大多数幼儿的视觉可以很平稳地"跟随"运动的物体,也能将视线固定在某物体上。3~6个月这个时期,视网膜已有很好的发育,幼儿能由近看远,再由远看近,物体的细微部位也能看清楚,于是对于距离的判断也开始发展。4个月时,开始建立立体感视觉。6个月时,眼睛已有成人大小的2/3,看物体是双眼同时看,从而获得正常的"两眼视觉",并且眼睛对距离及深度的判断力也继续发展。1岁时,幼儿的视力进一步全面发展,眼、手及身体的协调活动更自然。3岁时,立体视觉的建立已接近完成。

(3) 屈光状态的发展特性。对于成长过程中的人眼,其屈光状态存在由远视向正视和近视发展的倾向,即正视化和近视化的过程。新生儿处于2D~4D的远视屈光状态,以后随着婴幼儿眼球的长大和各解剖部位的发育,眼轴变长,角膜曲率变大,角膜趋于扁平,晶状体的凸度逐渐变小,屈光力随着相应下降,儿童的屈光状态也趋于正视。一般而言,新生儿处于2D~4D的远视屈光状态,2岁时为+2.04D~2.34D,3岁时为+1.71D~1.91D,4岁时为+1.44D~1.64D,5岁为+1.24D~1.42D,6岁为+0.88D~1.04D。另外,婴儿期散光的发生率也较成人期高,但随着生长发育散光率逐渐下降。然而,部分儿童受遗传及后天环境因素的影响,其屈光状态的发展和眼球各解剖部位的发育不成比例,继而发展成为不同程度的近视或远视。

二、弱视

弱视(amblyopia)是指眼睛本身无器质性病变,但视力减退,且矫正视力低于同年龄正常儿童视力。通常为单侧,也有双侧。弱视是一种常见的发育性儿童眼病,儿童中的患病率为1.3%～3%,如果早期发现、早期干预治疗,治愈率可以达到80%以上。如果错过了视觉恢复的可塑期,视力恢复则非常困难。

(一)形成原因与分类

弱视是一种与双眼视觉有关的疾病,是在视觉发育早期,"竞争着的"双眼视刺激的输入失去平衡的结果,占优势的就成为主眼,劣势者成为弱视眼。故而,诊断弱视的主要依据并不是单纯的视力减退,而是两眼矫正视力的差异,双眼矫正视力相差两行即可判定为弱视。因此,出现弱视是视觉系统发育过程中受到某些因素的干扰、障碍与抑制,使视觉细胞的有效刺激不足,视功能发育障碍与剥夺,包括形觉、色觉、光觉及空间立体觉等的障碍。一般可以分成以下4类。

1. 斜视性弱视(strabismus amblyopia) 为单眼弱视。患有斜视时,两眼视线不能同时注视目标,同一物体的物像不能落在双眼视网膜的对应点,因而就会产生视觉混淆、复视等症状,为了减轻不适症状,大脑就主动将一眼的像产生抑制,一般是传导给斜视眼的神经活动出现了抑制,该眼的黄斑部功能长期处于抑制状态,导致斜视眼最佳矫正视力下降,则形成斜视性弱视。

2. 屈光不正性弱视(ametropic amblyopia) 为双眼性弱视。比较多见的是在高度屈光不正(如远视或散光),由于度数较高,在发育期间未能及时进行配镜等方法矫正,使所成的像不能清晰聚焦于黄斑中心凹,造成视觉发育的抑制。近视性屈光不正弱视较少,因为近视对眼前有限距离的物体可于黄斑中心凹处形成清晰的像,但在高度数近视,有研究认为在−7.0D以上,特别可能伴有眼底的病变,如在儿童发育期未进行矫正,也可能形成弱视。

3. 屈光参差性弱视(anisometropic amblyopia) 双眼屈光参差较容易引起弱视,在未矫正眼,双眼的视觉刺激不均衡,特别在远视性屈光参差,屈光不正程度较低的眼提供相对清晰的视网膜像,而度数较高的眼在大脑形成的像相对较模糊,大脑选择度数较低眼的像,而抑制另一屈光不正程度高的眼的模糊像,则度数较高的眼就容易成为弱视。

4. 形觉剥夺性弱视(visual deprivation amblyopia) 在婴幼儿期由于眼屈光间质混浊,如白内障、角膜疤痕、完全性眼睑下垂、不恰当的遮盖眼等,限制了该眼睛有充分的视觉感知输入,干扰了视觉正常发育,而产生弱视。这些患儿往往在进行了病因手术后如白内障摘除术后,视力仍然很差,需要及时进行弱视治疗。

(二)临床表现和健康危害

弱视眼的视力低下,最佳矫正视力低于正常;字体识别有拥挤现象,即对单个字体的识别能力比对同样大小但排列成行的字体的识别能力要高得多;对比敏感度功能在中高空间频率下降并伴峰值左移;弱视眼可出现旁中心注视,由于旁中心处的视锐度不如黄斑中心处,所以视力下降明显,还可出现固定性斜视、眼位偏斜、眼球震颤等。

弱视是导致儿童单眼视力低下的常见原因,对儿童身心发展的影响很大。患儿无法建立正常的双眼视觉,无法获得协调的双眼功能,特别是还会伴有斜视等外表特征。所以,无论从外形上、从视觉功能上都对患儿造成很大困扰,影响双眼功能;经久不愈的话,成年后无法从事需要高度精准性、立体感的工作,就业选择受到限制。

（三）预防干预和治疗措施

弱视是一种生长发育性疾病,对很多患儿的影响是可以完全或者基本逆转的,关键在于早期发现、及时治疗。6 岁之前是视觉发育敏感期,也是弱视发生的主要时期。应充分认识到"学龄前期"是治疗儿童弱视的有利时机,这将有利于儿童青少年的身心健康发展、成年就业选择和生活质量。

1. 预防措施

（1）开展普及性的健康教育。由专业医务人员通过各种媒体、报刊、讲座和小册子等方式,向家长、教师传授有关弱视的知识,提高家庭和社会各界对弱视的认识和重视程度,使家长、幼儿园和学校充分认识到"学龄前是治疗儿童斜、弱视的有利时机",并了解弱视治疗的基本方法,提高治疗的依从性。

（2）开展弱视筛查。包括视力检测和弱视高危因素排除两个方面。对于婴幼儿,可以利用视动性眼震和选择性观看的方法来测量其视功能。①视动性眼震颤方法（optokinetic nystagmus）：使用能旋转的黑色条纹的眼震鼓,观察幼儿眼动状态,根据能引起眼球震颤的最细条纹来计算视力。②选择观察法（preferential looking）：根据婴儿生后喜欢看图片的特点,利用各种不同宽度的黑白条纹或棋盘方格作刺激源,放在婴儿面前,医师则站在选择性观看视标后面,通过小孔观察婴儿的反应,以此测量其视力情况。家长和老师也可在日常生活中注意观察,如果婴幼儿视物时凑得很近,对外界光和物的刺激反应迟钝,这些都提示可能存在视觉异常。2～4 岁的儿童,一般在家长和老师的指导下会用 E 字视力表（如不会,可选用图形视力表）,检测时应完全遮盖一眼,分别检测双眼视力情况,每半年检测一次。5 岁以上儿童,可以和成人一样用 E 字视力表。如果 5～6 岁儿童视力≤0.8,4～5 岁≤0.6,3～4 岁<0.5,或者两眼视力相差≥2 行以上,均提示可能有异常,必须高度重视,应进一步查找原因和治疗。

目前我国儿童视力检查和弱视筛查大多从 3 岁儿童开始。对低龄婴幼儿,由于他们在视力检测时的合作性较差,因而定期的眼保健检查,排除可能导致弱视的各种因素显得尤其重要。眼部检查可以排除眼部疾病,屈光异常的筛查可以发现有可能导致弱视的屈光因素。近几年开展的摄影验光筛查法对儿童合作程度要求低,通过给受检幼儿的眼睛快速照相,分析被检眼瞳孔区新月形光影的形态和亮度,从而判定被检眼的屈光状态和调节状态,推断其弱视存在和发生的可能。便携式电脑验光仪,也为在学校和社区进行视力普查提供了很多方便,对发现有明显屈光异常者以及超出仪器测量范围者,可转入正规医院作进一步检查。

2. 治疗方法　弱视治疗的关键及疗效取决于开始治疗的时间,治疗的效果取决于年龄、弱视程度和对治疗的依从性。

（1）治疗原发疾病。若患者本身有先天性白内障、上睑下垂问题,需尽早手术;斜视性弱视,也要尽早进行斜视矫正治疗。由于多数弱视患儿存在屈光不正,如高度近视、远视或者散光,或者两眼屈光程度相差较大,因而首先进行屈光矫正,配戴适合的眼镜或隐形眼镜,在矫正屈光不正的基础上再进行弱视的训练,这是弱视治疗中很重要的部分。

（2）遮盖法。目前治疗弱视的主要方法。主要通过遮盖视力较好一眼,即优势眼,以消除双眼相互竞争中优势眼对弱视眼的抑制作用,强迫弱视眼注视,强迫大脑使用被抑制的眼,提高弱视眼的固视能力和视力。当然,遮盖的时间及程度需要根据双眼视力相差情况、幼儿年龄大小而定。并且,在进行遮盖治疗时,必须定期随访,随访时还需特别留意优势眼的视力,防止因遮盖造成的视觉剥夺性弱视的产生。

（4）视力训练。除常规遮盖外,还可根据年龄及弱视眼视力,让患儿用弱视眼做些精细目力的训练,如描图、穿小珠子、穿针线等,近十多年提出的基于视知觉学习原理的弱视治疗方法也在临床得到推广应用。研究发现,当被试者专注地使用他们的弱视眼完成精细的视觉分辨任务时,相当于加强了大脑神经元的联系,可以提高患者的视觉对比敏感度、方位辨别能力及位置辨别能力;同时知觉学习提供了强化的、直观的视觉经验,更有任务驱动性和兴趣性。这种视力训练方法已经在大龄患者的弱视治疗中有了一定的效果。

(5) 综合治疗。目前对于弱视治疗大多采用综合疗法,以提高疗效,缩短疗程。例如,在矫正屈光不正的基础上,遮盖优势眼,配合精细手工训练或视知觉学习等。旁中心注视性弱视在上述治疗仍不能改变注视性质时,可采用后像、Haidinger 氏刷等疗法。早期发现,早期治疗仍是保证效果的关键。

值得注意的是,年幼的弱视患儿往往没有主诉,妇幼和托幼机构内的定期视力普查对于早期发现十分重要,有异常者一定要去专业医院进行进一步检查,早诊断、早矫治是决定弱视疗效的关键因素。另外,弱视的治疗是一个长期的过程,虽然治疗本身费用较低,但治疗周期长,需要定期复查,所以家长的支持和鼓励以及一位耐心有经验的医生都是同样重要的。

三、屈光不正

外界的平行光线(一般认为来自 5 m 以外)进入调节静止的眼球,经眼的屈光系统聚焦后,焦点恰好落在视网膜的黄斑中心凹,这种屈光状态称为正视(emmetropia),如图 5-1 所示,这种眼球称为正视眼。若不能聚焦在视网膜的黄斑中心凹上,将不能产生清晰的物像,称为非正视或者屈光不正(ametropia),包括近视、远视和散光。

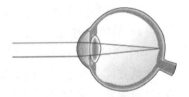

图 5-1 正视图

(一) 近视

1. 定义和分类　眼在调节静止的状态下,平行光线经过眼的屈光系统后,在视网膜前形成焦点,称为近视(myopia),如图 5-2 所示。近视患者表现为视近清晰,视远模糊。近视至少有 3 种分类方法。

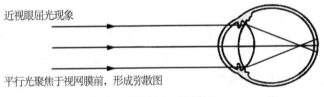

近视眼屈光现象

平行光聚焦于视网膜前,形成弥散图

图 5-2 近视图

(1) 根据发展特点进行分类:①单纯性近视。又称学校近视、青少年近视。近视在学龄期才发生发展,近视度数相对较低,发展较慢,主要是与近距离用眼状况和环境因素有关。青春发育后期生长发育停止后,近视的发展也趋于稳定。临床特点是矫正视力好,眼底没有明显病变。②病理性近视。又称进行性高度近视、恶性近视。临床特点是发病早,很多有家族遗传史,近视度数不断在加深,即使成年后也无法停止进展,可有明显眼底病变,晚期病例矫正视力差。

(2) 根据屈光成分进行分类:①轴性近视。由于眼轴延长所致的近视,一般正常人眼轴长度为 24 mm,眼轴每增长 1 mm,近视约增长 300 度。②屈光性近视。眼轴在正常范围,但眼屈光成分异常所致的近视眼。又可分为:曲率性近视,由于角膜、晶状体的弯曲度过强所致,见于圆锥角膜、球形晶状体等;指数性近视,由于房水、晶状体屈光指数增加所致,见于急性虹膜睫状体炎、老年晶状体核硬化、初发白内障、糖尿病患者等。

(3) 根据近视程度进行分类:按照眼调节静止状态下的屈光度,分成轻度近视(<—3D)、中度近视(—3D~—6D)、高度近视(>—6D)3 种。

2. 临床表现和危害 近视是危害视功能与视觉质量的最常见原因,一旦患病,终生受累。人群患病率高达 25%~70%。中国人(含华裔)的近视患病率远高于其他种族,在局部地区已达到流行的程度。近视也是造成低视力的第一大原因,病理性近视已成为世界第二大致盲原因(WHO2004 年统计约 800 万,约占盲人总数 1/4)。随着我国城市化进程发展,我国近视的患病率和严重并发症的比率将会进一步增加。如果目前的趋势得不到有效控制,到 2020年预期中国的近视患者人数将达到 4 亿~5 亿,而由近视致盲的人数估计将约 400 万。

(1) 远视力降低。近视者视功能最突出的症状是远视力降低,而近视力正常。近视度数越高,远视力越差。

(2) 容易感到眼部不舒适。长时期近距离工作和读写时,患者可出现畏光、眼干、眼痛、头痛、视物模糊等现象,特别多见于伴有散光、屈光参差、过度用眼或全身状况不佳时。

(3) 容易引起视疲劳和斜视。由于视近时调节与集合不协调,为使固有的不协调能维持短暂的平衡,易发生视疲劳;若平衡失调,则发生眼位的变化,表现为外隐斜或外斜视。

(4) 眼球向前突出,眼轴前后径变长。高度近视者明显。

(5) 眼球器质性病变。随着眼轴的延长,视网膜局部血供降低,眼底出现一系列病理改变,包括视网膜和脉络膜的萎缩和变薄,视乳头变形,出现豹纹状眼底、近视弧形斑、黄斑部病变、后巩膜葡萄肿和周边眼底病变等。近视眼的视网膜脱离是其他人群的 8~10 倍。近视尤其高度近视,玻璃体易发生液化、混浊及后脱离,导致明显的飞蚊症。此外,高度近视眼者患开角型青光眼、白内障的比例也明显高于其他人群。

同时,近视的矫正与治疗所涉及费用巨大,仅美国 2003 年已占眼科与视光学总费用的40%,达 200 亿美元。中国虽无准确统计数据,但中国人口大约是美国的 5 倍,加上目前近视干预手段和从业人员的不规范,因近视造成的社会经济负担是沉重且无法估量的。

3. 发生原因

截至目前,近视的病因尚未完全明确,可能与遗传和环境两方面因素有关。

(1) 遗传因素。运用连锁分析等遗传学技术对人病理性近视家系分析研究发现,病理性近视主要是由遗传所决定,属于单基因遗传,最常见的遗传方式为常染色体隐性遗传。单纯性近视为多基因遗传,并且存在明显的遗传和环境交互作用。

(2) 环境因素。有关环境因素对近视发生发展的作用,尤其是生长发育期的视觉刺激,如阅读距离、用眼时间、照明度、视物清晰度等,正越来越受到重视,也涌现了一些近视形成理论方面的新假说。

1) 形觉剥夺。有研究者曾把实验动物的单侧眼睑缝合,一段时间后形成了近视,这种"形觉剥夺型动物模型"的建立,为近视成因研究提供了有价值的信息。在人类,如果有先天性白内障,或者其他形觉遮挡环境因素(如照明不足、字迹不清、镜片粗糙等),都可能会促使屈光向近视化发展的倾向。

2) 光学离焦。当给实验动物配戴一段时间不恰当的凹透镜,会诱导动物眼睛的屈光度向设定的高近视度数发展。由此推测,儿童青少年学生如果配镜不当(度数偏高),会诱导近视的发展。

3) 空间限制。国内外大量的人群流行病调查结果显示,近视在城市学龄儿童中的患病率较农村儿童高,位于城市中心地段的学龄儿童近视患病率更高。这很可能与城市高楼耸立、地理空间相对狭小、视野不够开阔、阳光暴露不及农村充分,环境相对拥挤,户外活动不够等因素有关。当然,长时间在室内有限的空间作业,阅读书写时眼书距离过近等,也是重要的近视危险因素。

4) 调节功能紊乱与衰退。很长一段时间以来,人们普遍认为近视的产生是由于视疲劳后眼睛调节过度、调节痉挛所致。在后期的近视机制研究中发现,在手术阻断调节反射通路后,仍可诱导动物发生近视,从而否定了原先认为的"调节过度"在近视发生中的作用。目前,多数临床实验室研究证据表明,近视的发展主要与眼调节灵活度的下降、眼调节滞后量有显著相关,调节滞后产生一个类似于远视性离焦的模型,从而诱发近视。

5) 其他因素。从广义上说,大气污染暴露、微量元素缺乏、营养失平衡等均可影响近视的发生和发展,但属于次要因素。

4. 预防干预和治疗措施

(1) 预防和干预措施:1999 年 2 月 17 日在日内瓦,由 WHO 发起了一项"视觉 2020,享有看见的权利"的全球行动,旨在到 2020 年在全世界消灭可避免的盲。其中,近视眼的防治被列为视觉 2020 行动的重要内容之一。中国政府也在这一行动上做出庄严承诺。中共中央国务院发文(中发[2007]7 号)提出,通过 5 年左右的时间使我国青少年学生的近视率明显下降。教育部为此专门更新制定了《中小学学生近视眼防控工作方案》等文件。

近视的预防和控制是涉及我国 1/3 人口的重大公共卫生问题,对于提高人民生活质量具有非常广泛而重大的社会经济意义。在目前不能改变遗传背景的情况下,应把干预重点放在环境因素方面。

1) 建立多方合作体系。教育机构、医疗卫生机构、社会大众和学生家庭广泛合作,共同关注儿童青少年近视的预防。教育机构作好环境支持,教育指导和宣传引导;医疗卫生机构作好医学验光,倡导正确配镜,早发现早治疗,探索近视治疗新方法,并向大众宣传防近科学知识,配合定期随访;家庭提高自我管理能力,培养学生良好的课外用眼习惯。

2) 建立儿童屈光发育档案。从 3 岁开始,每半年就应该对儿童双眼进行调节麻痹验光,测定屈光度、视力、角膜曲率、眼轴长度、眼压及身高等参数,及时了解儿童屈光发育动态,并及时对存在近视发展危险因素的儿童提出干预的建议。

3) 减少视力负荷。减少视力负荷和养成良好的用眼习惯是预防近视的关键措施。连续近距离用眼、使用电脑 30～45 分钟后,应休息 10 分钟左右并望远;保持正常生活规律,眼与读写物距离保持 30 cm 左右;握笔时,食拇指距笔尖一寸,食拇指分开,以看清笔尖;不在乘车、走路或卧床情况下看书。

4) 改善视觉照明环境。适宜的照明条件有助于延缓近距离用眼作业时视疲劳的产生,我国先后对教室照明条件提出卫生标准。2006 年开始,在"教室照明要有亮度更要有舒适度"科学研究取得初步成效的基础上,上海市教育主管部门又进一步依托专业技术力量,研制了《上海市中小学校及幼儿园教室照明设计规范》地方标准(DB31/539 - 2011),特别提出眩光控制、照明功率密度等技术指标,增设对多媒体教室照明的分类要求,并在全市范围内试点推广"教室光环境改造"工程。跟踪调查显示,教室照明改造措施减少了近视新发病率,减缓了学生裸眼视力、屈光度的下降速度。

5) 注意教科书和课业簿的视觉卫生。学生日常读写用的教科书和课业簿相关特性也构成了近距离用眼学习时的重要环境条件。如果纸张颜色过白,字体和背景颜色不协调;纸张克重和厚度偏低,墨水容易渗透;簿册印刷的行高不足、留空过窄,迫使学生书写过小字体,这些都有可能导致学生近距离用眼时视觉不舒适和眼疲劳的加速发生。为此,我国曾几次更新《中小学生教科书卫生标准》,上海市于2011年首次颁布《中小学课业簿册安全卫生与质量要求》(DB31/565－2011)地方标准。

6)桌椅高度与身高适合。儿童青少年的大部分学习活动是在课桌椅上进行的,而课桌椅的功能尺寸又与正确的坐姿和读写姿势密切相关。我国2002年修订颁布《学校课桌椅功能尺寸标准》(GB/T 3976－2002),对于身高不断增长的儿童青少年,课桌椅型号也应该及时进行调整。

7)增加户外活动时间。近年来研究发现,户外自然光环境下的身体活动对于视力有保护作用。因此,儿童青少年的生活制度应该合理安排,增加户外活动的时间,减少室内静态活动时间,加强体育锻炼,注意营养均衡摄入,增强体质。

8)加强围生期保健,减少早产和低出生体重儿的发生。

(2)矫治方法

1)药物治疗:国际上广泛认可的近视药物治疗仅有一个,即长期滴用0.5%～1%阿托品眼药水,可减缓或控制近视进展。其主要作用机理是作为眼球外层M1型乙酰胆碱受体阻滞剂,抑制眼球的增长。长期滴用阿托品,会使患者出现畏光、调节丧失、无法近距离阅读,因而在实际应用中受到很大限制。所以,发展选择性M1受体阻滞剂,但不影响睫状肌功能的药物是今后研究的方向。

2)框架眼镜:选择适当的凹透镜片,佩戴框架眼镜仍然是目前主要的近视矫正方法。与框架眼镜相比,角膜接触镜无棱镜效应,对成像的大小影响较小,视野较大,而且不影响面部外观,特别适用于高度近视、屈光参差较大或某些特殊职业者,但使用中要严格按照接触镜配戴原则和正确的镜片护理程序。

3)角膜塑形镜(OK镜):一种采用逆几何状设计的高透氧硬质镜,通过配戴后对角膜产生顶压作用,使角膜变得扁平,从而暂时降低近视度数,提高裸眼视力。研究发现,与配戴框架眼镜相比较,配戴角膜塑形镜能延缓近视的进展;并且可减少一般框架眼镜和隐形眼镜配戴后的旁中心离焦现象,被认为是阻止青少年近视发展的有效措施。

4)屈光手术:以手术的方法改变眼的屈光状态,包括角膜屈光手术、眼内屈光手术和巩膜屈光手术。由于角膜屈光力约为43D(约占眼球总屈光力的2/3),晶状体屈光力约为19D,因而改变角膜和晶状体屈光力就能有效改变眼球的屈光状态。但是,屈光手术仅能改变眼的屈光状态,手术本身并不能去除一系列引起近视进展的危险因素,所以一般只是在近视发展趋于稳定的成年人中进行。

总之,近视也是一种生长发育性疾病,其产生由环境和遗传因素共同决定,并动态发展。目前流行的屈光手术治疗并不能阻止近视的进展和回退,近视手术本身也会降低接受手术者的视觉质量,而且对严重近视所致眼盲也无能为力。所以,对于近视防控不能消极等待,或者寄希望于将来的手术解决办法。深入研究近视发生发展机制,探索有效的干预措施,仍是研究的热点和重点,也需要全社会共同参与。

(二)远视

1. **定义和分类**　眼在调节静止的状况下,平行光线经过眼的屈光系统折射后,在视网膜之后形成焦点,称为远视(hyperopia)。有两种常用的远视分类方法。

(1)按照屈光成分分类:①轴性远视:因为眼轴过短而使光线聚焦在视网膜后,造成远视。②屈光性远视:由于眼球任何屈光面的弯曲度变扁平,或者由于屈光指数发生改变以及晶状体脱位或无晶状体,造成屈光力不足。

（2）按照远视程度分类：按照眼调节静止状态下的屈光度,分成轻度远视(＜＋3D)、中度远视(＋3D～＋6D)、高度远视(＞＋6D)3种。

2. 临床表现和危害

（1）视力：若是轻度远视眼,儿童青少年由于具有较大的眼调节代偿力,远、近视力均可正常；中年人由于眼调节力减弱,远视力可以尚佳,但也可表现为远视力与近视力均下降。中高度远视,会出现远、近视力均明显下降。

（2）视疲劳：远视患者视近时,除了正常的视近调节外,还要增加矫正远视的调节力,因而容易出现视疲劳症状,常表现为视物模糊、眼球沉重、酸胀感、眼眶和眉弓部胀痛,甚至恶心呕吐,稍事休息症状减轻或消失。

（3）内斜视：远视患者由于过多使用调节,伴随集合的需求增加,造成调节与集合联动关系的失调,常易发生调节性内斜视。

（4）眼球病理变化：度数较高的远视眼,眼球较小,晶状体大小基本正常,因而前房变浅,易于发生青光眼。远视眼由于经常调节紧张,结膜充血,时有慢性结膜炎、睑缘炎及睑腺炎。眼底变化较常见的是假性视神经炎,表现为视乳头较小、色红、边缘不清、稍隆起、血管充盈、迂曲,类似视神经炎或视乳头水肿,但矫正视力尚好,视野无改变。

3. 矫治方法

（1）框架眼镜：用凸透镜矫正,使平行光线变为集合光线,焦点落在视网膜黄斑上。对于幼儿及青少年,应使用睫状肌麻痹剂验光,以确定远视度数。矫正原则为：对于生理性远视不必配镜矫正；如远视度较明显、视力减退、视疲劳及内斜倾向时,应配镜矫正。医学验光处方应根据患者的具体情况而定,在显性远视的基础上通过矫正镜片取得最佳视力,且感到舒适即可。

（2）角膜接触镜：接触镜由于几乎无放大效应,外观效果好,所以在远视尤其是高度远视、屈光参差性远视患者中应用效果更好。

（三）散光

1. 定义和分类　所谓散光(astigmatism),是由于眼球屈光系统各径线的屈光力不同,平行光线进入眼内不能形成焦点的一种屈光状态。通常根据屈光径线的规则性可以分成两类。

（1）规则性散光：角膜和晶状体表面的曲率不等,但有一定规律,存在最强和最弱的互相垂直的两条主径线,光线通过这两条主径线,形成互相垂直的前后两条焦线,这种散光称为规则散光,可用柱镜进行矫正。

（2）不规则散光：眼球屈光系统的屈光面不光滑,各条径线的屈光力不相同,同一径线上各部分的屈光力也不同,没有规律可循,不能形成前后两条焦线。用镜片矫正视力往往效果不好,甚至对视力没有任何提高。

2. 临床表现和危害

（1）视力减退：视力减退程度可以因散光性质、屈光度高低及轴的方向等因素而有较大差异。属于生理范围的散光通常对远、近视力无任何影响；高度数散光多合并径线性弱视或其他异常,视力减退明显,并难以获得良好的矫正视力。

（2）视疲劳：轻度散光患者为了提高视力,往往利用改变调节、眯眼、斜颈等方法进行自我矫正,这些持续的调节紧张和努力容易引起视疲劳。高度散光眼由于主观努力无法提高视力,视疲劳症状反而不明显。

（3）眼底病变：眼底检查时若发现视乳头为明显的长椭圆形，黄斑光反射弥散或呈线形，应考虑到这种现象可能与散光有关。

3. 发生原因　规则散光大多数是由于角膜先天性异态变化所致。不规则散光主要由于角膜外伤或炎症所引起的不规则愈合、屈光面凹凸不平所致，如角膜溃疡、瘢痕、圆锥角膜、翼状胬肉或者角膜外伤、角膜手术后等。

4. 治疗方法　对于轻度散光，如果无视疲劳和视力下降，不需矫正；反之，如果出现任何一种症状，虽然散光度数轻，也应使用柱镜矫正。矫正原则是防止过度矫正，既要增进视力又可减少视觉干扰症状，尤其是较高度的散光和斜轴散光，应充分考虑柱镜产生的畸变对视觉干扰较大，若患者难以适应，可先予以较低度数，以后再逐渐增加。

四、儿童眼外伤

眼外伤是引起儿童盲和儿童视觉障碍的主要原因之一。在美国，每年有多达 16 万的儿童眼外伤；我国每年眼外伤总人数的 30.12%～56.97% 为学龄儿童。眼外伤不仅严重损害了儿童的视力，也会对其身心健康发展带来极大影响，给家庭和社会造成很大的负担。因此，了解儿童眼外伤的发生特点，积极采取防控措施具有重大意义。

（一）发生特点

1. 发生对象　一般来说，农村儿童的眼外伤发生率高于城镇，留守儿童更高；学龄期儿童高于学龄前儿童；男孩多于女孩。主要缘于儿童顽皮好动，喜欢持械玩耍、结伴打闹、好奇好斗，又缺乏自我保护意识和对危险行为的认识，躲避伤害的能力差，若加上学校和家庭疏于管教的话，很容易造成无辜受伤或自伤。

2. 外伤种类　儿童眼外伤多以穿通伤、钝挫伤为主要组织损伤形式，尤其是锐器伤。比如，学校手工课使用刀、剪等工具不当，锐利铅笔芯碰到他人或自己，玩一次性注射针头刺伤眼部，学校体育活动时被球踢伤或被他人误伤，追逐玩耍时误刺造成穿通伤，被木棍、石块、弹弓、玩具枪子弹等击中眼部造成钝挫伤，玩弄猫、狗时被抓伤，观看鸡、鸟被啄伤，燃放烟花爆竹被炸伤，以及被化学物质溅伤等等。

（二）危害

儿童眼外伤一般伤情重，并发症、后遗症多且复杂，可出现角巩膜穿孔伤、外伤性白内障、眼内异物、晶状体脱位、视网膜震荡、视神经顿挫伤、视网膜脱离、前房积血、玻璃体积血、眼内炎、眼表化学伤、继发青光眼等几乎眼科所有疾病。严重的眼外伤、眼球破裂、大量眼内容物丧失可导致眼球萎缩甚至摘除眼球，可终生致残、致盲，严重影响患儿的身心健康，给患儿本人及其家庭、社会造成沉重负担。

即使眼外伤及时救治，伤口愈合，日后可能因为角膜瘢痕、不规则散光以及视网膜瘢痕等因素直接影响视力以及视觉质量，导致生长发育中的儿童出现弱视、斜视等。所以，学校、家庭和社会需要共同努力，尽可能减少儿童眼外伤的发生。

（三）治疗和预防措施

1. 救治措施　儿童眼外伤往往发生突然。并且，经常会有儿童损伤时由于无法自诉或因恐惧心理没有及时告知父母和教师，没有及时救治，延误了治疗时间。因此，早期发现、及时治疗是减少并发症、挽救患儿视力的关键。教师和家长应该懂得眼外伤的一些应急措施，如化学伤要尽快就近用清水冲洗，然后再送往医院；发生机械性眼外伤或遇开放性伤口，避免挤压，即时送医诊治，使损伤减少到最小程度。

在儿童眼外伤的治疗上,要做到细致检查、及时妥当处理。患儿受伤后,常恐惧、哭闹,不配合检查,要耐心诱导,动作尽量轻、稳、准确操作,做到认真、细致、全面。对创口处理要及时,清创缝合时注意最大限度减少瘢痕和损伤,严格无菌操作和积极控制感染,尽可能降低外伤后的危害及减少并发症。注重外伤后的视力康复,及时进行屈光矫正和弱视训练,尽可能恢复视功能。

2. 预防和干预措施

(1) 大力宣传眼外伤的严重性和危害性,提高安全意识。通过各种方法和途径,对儿童讲解眼外伤原因和危害;教育他们远离各种危险物、增强自我保护意识;教育儿童不做危险游戏,勿玩尖锐玩具及可能伤害他人的玩具枪子弹及弹弓等;教育儿童正确使用文具、手工器械和体育运动器械的方法,不要用笔、规尺、胶水伤及眼球,不要在追逐时手持锐器;教育儿童"眼部如有损伤须及时报告"。

(2) 加强危险物品的安全管理。要加强对锐器、雷管及烟花鞭炮等易爆物品以及化学物品的管理和存放,禁止儿童燃放鞭炮,加强儿童玩具的质量检测和管理。医疗单位对废旧的一次性注射器要按照国家规定处理,不要随意丢失。家长不要让儿童单独燃放鞭炮、接近牲畜和家禽等。

总之,儿童眼外伤重在预防,应引起家长、学校教师和社会各界的高度重视。需要学校家庭和社会的联合教育,对危险物品加强管理,对儿童加强监护。

(瞿小妹)

第二节　儿童青少年常见口腔疾病

儿童青少年时期是颅面骨骼、牙齿与牙颌系统快速生长发育期,经历了乳牙列、混合牙列和年轻恒牙列 3 个牙列阶段。既是龋齿、牙周疾病、牙外伤、牙颌异常、智齿冠周炎等疾病发病的高危时期,也是长身体,接受知识、树立科学观念,培养终生口腔卫生良好习惯,以及开展口腔预防保健工作的最佳时期。

一、牙齿结构和常见口腔疾病概述

(一) 牙体和牙周的组织解剖生理

1. 牙体　人的一生有两副牙齿。一副是乳牙有 20 颗,一副是恒牙有 28～32 颗。从外观上看,牙体组织由牙冠、牙根和牙颈 3 个部分组成;从剖面上看,由牙釉质、牙本质和牙髓 3 个部分组成(图 5-3)。

(1) 牙冠。牙体暴露于口腔的部分称为牙冠。表层由半透明高度钙化的牙釉质覆盖,为人体最坚硬组织,发挥咀嚼功能的主要部分;中层由牙本质构成,富含神经末梢;内层为牙髓腔,充满神经、血管和淋巴,通过根尖孔与全身血管神经和淋巴相连接。

(2) 牙根。埋藏于牙槽骨内的部分称为牙根,末端是根尖孔。

(3) 牙颈。与牙根交界处呈一弧形环线部分称为

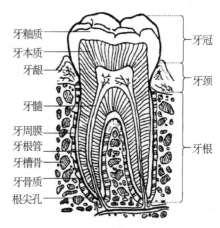

图 5-3　牙齿和牙周组织剖面图

牙颈。

牙体是由来自外胚叶的造釉器和来自中胚叶的乳突状结缔组织发育而成。最初形成牙滤泡埋于上下颌骨内,随着颌骨生长发育,牙胚也钙化发育,逐渐穿破牙囊,突破牙龈暴露于口腔,故而称为发生、钙化和萌出3个阶段。

牙齿功能与形态密切相关,形态分为四类:切牙俗称"门牙",主要功能是切断食物,也是发音和言语的重要器官;尖牙俗称"犬齿",主要功能是刺穿和撕裂食物,在维持面部嘴角丰满度方面起到重要作用;双尖牙又名"前磨牙",具有协助撕裂和捣碎食物的功能;磨牙俗称"盘牙",具有研磨食物的功能。

2. 牙周　牙周组织由牙龈、牙周膜、牙骨质和牙槽骨组成(图5-3),都是由牙发育期牙囊中分化的细胞生成。牙周组织构成了一个功能系统,将牙齿牢固地附着于牙槽骨,承受咬合力,同时使口腔黏膜与牙体硬组织间呈现一个良好的封闭状态。

(1)牙龈。覆盖于牙槽突表面和牙颈部周围的口腔黏膜上皮及其下方的结缔组织。正常呈粉红色紧贴牙颈部,在附着龈表面有点彩,它是健康牙龈的特征。

(2)牙周膜。又称牙周韧带,是围绕牙根并连接牙根和牙槽骨的致密结缔组织,它与牙龈的结缔组织相延续。主要成分是胶原构成的五组主纤维,一端埋入牙骨质内,另一端埋入牙槽骨,从而将牙齿悬吊固定在牙槽窝内。

(3)牙骨质。覆盖于牙根表面,硬度类似骨。具有使牙齿稳固于牙槽窝内,承受和传递咬合力的生理功能,还参与牙周病变的发生和修复过程,新生牙骨质来源于牙周膜,故视为牙周组织的一个组成部分。

(4)牙槽骨。上下颌骨包围和支持牙根的部分,容纳牙根的窝称为牙槽窝。牙槽骨是全身骨骼系统中代谢和改建最活跃的部分,承受咬合力。

(二)儿童青少年时期的常见口腔健康问题概述

除了龋病(dental caries)和牙周疾病(periodontal diseases)这两大口腔疾病,牙颌异常、牙外伤和智齿冠周炎也是儿童青少年常见口腔疾病,具有流行广泛、患病率高,不仅影响口腔健康,而且对全身健康也构成严重危害。最新调查显示:我国5岁儿童乳牙患龋率和12岁恒牙患龋率分别是66%和28.9%,12岁牙龈炎检出率57.7%。大部分牙颌异常发生在恒牙列,患病率为72.97%;其次是混合牙列,患病率是71.21%;儿童乳牙列牙颌异常患病率是51.84%。7～9岁是儿童牙外伤的高发期,约占恒牙外伤的60%;19.5%的12岁青少年在过去的一年中有牙外伤的经历。18～25岁青年常因下颌骨体缺少足够空间,致使下颌第三磨牙"智齿/尽根牙"不能正常萌出,极易发生牙冠周围软组织炎症,称为"智齿冠周炎"。

发生龋齿,尤其是多个牙齿龋坏或者牙齿大面积龋坏后,不仅因牙痛影响正常咀嚼和营养摄入,引发牙髓炎、牙槽脓肿、根尖脓肿、颜面蜂窝织炎等严重口腔疾病,而且残留的牙冠牙根会成为病灶,细菌随血液循环还可引发风湿性关节炎、心内膜炎、肾炎等疾病。龋坏导致的牙齿早失,不仅影响儿童的咀嚼功能,而且也是产生牙颌异常的原因之一。牙龈的慢性炎症侵袭至牙周膜等深层组织会演变为牙周炎,出现牙槽骨吸收、牙齿松动等不可逆症状。上述口腔问题会给儿童青少年的健康发展带来极大危害,在中小幼学生中开展口腔卫生保健工作任重道远。

二、龋病

龋病是人类广泛流行的最常见慢性口腔疾病,自古以来就有关于龋病的记载。龋病是在身体内外多种因素作用下，牙体硬组织发生慢性、进行性破坏的一种疾病，受损牙组织具有不可逆性的特点，俗称"蛀牙"。任何年龄、性别、民族及不同地区的人，都可能不同程度罹患龋病。

（一）常用的龋病流行状况评价指标

下面是经常被用来描述和评价龋病流行程度的指标（指数）。

1. **患龋率** 某一时点、某人群中患龋病的人数比例，常用百分数表示。

$$患龋率 = 患龋人数 / 受检人数 \times 100\%$$

2. **龋病发病率** 某一时期内的某随访人群中，发生新龋的人数构成，常用百分数表示。

$$龋病发病率 = 发生新龋人数 / 某一时期内的随访受检人数 \times 100\%$$

3. **龋失补牙数/面数** 这是常用的通过个体口腔检查就能获得的指数，用以记录龋病留下的历史印迹。其中，"龋（decayed）"指已龋坏尚未充填的牙齿，"失（missing）"指因龋丧失的牙齿，"补（filled）"指因龋已作充填的牙齿，以及"牙齿（teeth）"和"牙面（surface）"。恒牙的龋失补牙数/面数一般用英文大写字母缩略语 DMFT/DMFS 代表，乳牙的龋失补牙数/面数用小写字母缩略语 dmft/dmfs 代表。

4. **龋均和龋面均** 在评价某个人群的龋患严重程度时，多使用龋均（mean DMFT/dmft）和龋面均（mean DMFS/dmfs），并且龋面均更能反映龋病的严重程度。道理很简单，一颗牙齿如有 3 个牙面患龋，用龋均记分为 1，用龋面均则记分为 3。

$$龋均 = 龋失补牙之和 / 受检人数$$
$$龋面均 = 龋失补牙面之和 / 受检人数$$

5. **龋齿充填构成比** 某人群的龋、失、补牙数之和中已充填龋齿所占的比重，常用百分数表示（计算公式如下）。这一指标既能反映地区龋病流行情况，也能反映口腔卫生服务工作水平。

$$龋齿充填构成比 = 已充填牙数 / 受检人群龋失补之和 \times 100\%$$

（二）儿童青少年龋病流行特征

龋病在不同地区、不同时期、不同人群的分布差异很大，具有明显的流行特征。

1. **地区间分布** 2000 年，WHO 规定 12 岁儿童恒牙龋均作为衡量各国龋病流行程度的重要依据（表 5 - 2），并公布全球各个国家 12 岁儿童 DMFT 数据（表 5 - 3），从中可以看出，世界各国儿童龋患情况差别悬殊，发达国家龋均已明显低于发展中国家，龋均排在前十位的国家全部都是发展中国家。

2005 年，我国第三次口腔健康流行病学调查资料显示，若将 30 个省、市、自治区分为东、中和西部三个部分，12 岁儿童 DMFT 的地区间差异并不明显（表 5 - 4），但是都处于 WHO 的很低水平界值。

表 5 - 2 WHO 12 岁龋病流行程度判断标准

龋均（DMFT）	等级	龋均（DMFT）	等级
0.0～1.1	很低	4.5～6.5	高
1.2～2.6	低	6.6 以上	很高
2.7～4.4	中		

资料来源：WHO, ORH EIS 12Y Book. 2000

表 5 - 3　12 岁龋均排名前 10 位和后 10 位的国家

国家	调查年份	龋均	国家	调查年份	龋均
洪都拉斯	1987	6.4~8.3	日本	1993	3.6
秘鲁	1990	7.0	德国	1994	2.6
智利	1995	6.7	意大利	1995	2.2
马提尼克	1988	6.3	加拿大	1995	1.9
菲律宾	1992	6.1	法国	1998	1.9
伯利兹	1989	6.0	英国	1996	1.5
多米尼加	1986	6.0	美国	1991	1.4
巴拉圭	1983	5.9	西班牙	1998	1.2
尼加拉瓜	1988	5.9	丹麦	1995	1.2
拉脱维亚	1998	5.7	澳大利亚	1993	1.1

资料来源：WHO, ORH EIS 12Y Book. 2000

表 5 - 4　中国东、中和西部地区 12 岁恒牙龋均

组别	检查人数	D		M		F		DMFT 龋均
		龋均	构成比	龋均	构成比	龋均	构成比	
东部	6 274	0.5	81.9	0.0	0.5	0.1	17.6	0.6
西部	8 605	0.4	93.3	0.0	0.5	0.0	6.1	0.5
中部	8 629	0.5	90.2	0.0	0.9	0.0	8.9	0.6
合计	23 508	0.5	88.8	0.0	0.6	0.1	10.6	0.5

资料来源：2005 年全国第三次口腔健康流行病学调查。

2. 时间分布　20 世纪 60 年代，西方发达国家儿童的龋患率达到历史高峰，但自 70 年代开始逐渐下降，主要得益于氟化物的推广应用，比如含氟牙膏、氟化自来水等预防措施的广泛应用，以及有效的口腔卫生保健服务。

相反，最近 20 年来一些发展中国家随着经济快速发展，带来物质生活极大改善，尤其是含糖食物消费猛增，加上个人口腔卫生行为和当地口腔卫生保健服务没能跟上，龋病患病率出现明显上升趋势。上海也有类似情况，20 世纪 80 年代改革开放促使经济快速发展，物质生活变得丰富起来，人们对含糖食物和饮品的消费急剧上升，龋病患病率也快速上升，90 年代初期儿童乳牙患龋率 90％以上。1994 年以后，随着含氟牙膏的大力推广，口腔卫生保健知识的大力普及，以及学龄儿童口腔卫生服务的大力开展，上海儿童患龋率出现大幅度下降情况，2010 年监测的乳牙患龋率为 64％。近年来，随着外来人口大量涌入上海，他们的生活也发生了很大改变，目前的监测数据已经显示，上海地区常住儿童的患龋率有明显回潮迹象。

3. 人群间分布　龋病在不同年龄儿童青少年人群中的分布不同。学龄前儿童易患乳牙龋病，3 岁左右患龋率上升较快，到 5~8 岁乳牙患龋率达到最高峰，6 岁左右随着恒牙开始萌出，进入乳恒牙交替起，乳牙患龋率逐渐下降，但是恒牙患龋率却逐步上升。12~15 岁时是恒牙龋病的易感期，25 岁以后由于牙釉质再矿化原因，增强了牙齿抗龋能力，患龋情况趋于稳定。

龋病与性别可能存在关系。大多情况下，乳牙患龋率男性高于女性，恒牙患龋率女性高于男性。

龋病与生活地区有密切关系。一般城市居民的患龋率高于农村，但是随着城乡一体化建设进程，这种差距正在变得愈来愈小，主要得益于口腔健康教育、氟暴露、口腔卫生服务水平提

高带来的效果和效益。

龋病与民族关系更密切。由于不同民族饮食习惯、人文背景、地理环境差异较大,龋病发生差异也大。上世纪 80 年代资料,我国少数民族中彝族患龋率最高为 56%,回族患龋率最低为 18%;美国白人与黑人龋均差异也很大,白人龋均 10.32,黑人为 6.84。

(三) 病因与致病机制

龋病是一种在易感宿主、致龋细菌、含糖食物等危险因素相互作用下,引起口腔微生态环境失调,导致牙体硬组织发生慢性进行性破坏的疾病。牙菌斑是引发龋病的始动因子。

龋病病因学研究中,具有重要影响的学说是 W. D. Miller (1890) 的化学细菌学说,然而被广泛认可的理论是 Qrland (1955) 和 Keyes (1960) 等人的三联因素学说(细菌、食物、宿主),Newbrun (1978) 提出了四联因素学说(细菌、食物、宿主、时间)(图 5 - 4)。随着生态学的发展,人们认识到社会环境和人的行为因素同样影响龋病发生和发展。

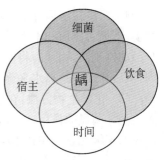

图 5 - 4　致龋"四联因素论"

1. **细菌因素**　公认的致龋菌包括变形链球菌、乳酸杆菌及放线菌,这些细菌能利用含糖食物,通过黏附、产酸和耐酸,经过一定时间发挥致龋毒性作用,导致龋病发生。

(1) 变形链球菌群:主要是变形链球菌、远缘链球菌,在牙菌斑内占 20% 左右,利用甘露醇、山梨醇发酵产酸,利用蔗糖产生细胞外黏多糖黏附于牙面,促进菌斑形成、产酸、耐酸、致龋力强,导致牙齿光滑面发生龋洞。

(2) 乳酸杆菌属:主要是乳酪乳酸杆菌、嗜酸性乳酸杆菌,产酸又特别耐酸,在 pH3.5 时仍能生长。既能单独导致窝沟龋发生,又能促进龋病发展的作用。

(3) 放线菌:常与变形链球菌、乳酸杆菌协同,利用细胞外多糖产生黏附作用,在牙邻面及牙颈部产酸,与邻面龋和根面龋有关。

2. **饮食因素**　龋病与糖的关系非常密切,特别是含糖食品的加工形式、食用频率与致龋性的关联度大,过多过频地摄入甜食和酸性饮品,口腔中停留时间延长,可以促使菌斑中致龋菌连续代谢产酸,pH 值持续下降,超过唾液的缓冲能力,增加牙面脱矿致龋的风险。

3. **宿主因素**　牙面作为牙菌斑主要的黏附环境,牙齿发育、唾液、行为和生活方式都成为龋病发生的重要宿主因素。

(1) 牙齿发育:牙齿表面较深的发育沟、牙齿排列拥挤、牙冠裂隙、脱矿的牙釉质、根面的牙骨质等,都可能是菌斑滞留区,成为龋病的好发部位。

(2) 唾液:唾液在口腔中起着调节口腔微生态平衡的作用。唾液的流量和流速、磷酸盐和碳酸盐缓冲系统、再矿化作用,都起着中和口腔内酸性产物的作用。

(3) 行为和生活方式:除了饮食行为因素,不刷牙、吸烟等也是龋病发生的重要危险因素。家庭经济能力和社会政策因素都能够显著影响公民的口腔健康观念,寻求利用口腔卫生服务的意愿和机会。

4. **时间因素**　龋病与其他慢性疾病一样,需要有一定致龋时间,包括致龋菌在牙体滞留时间、牙菌斑酸性产物持续时间、pH 值低于临界的持续时间。以上这些因素持续时间越长,发生龋病的风险就越大。

(四) 干预策略与措施

龋病是多种因素作用的结果,但又是可防可治的。可以从清除牙菌斑、控制含糖食物的摄入、提高宿主抗龋能力、培养良好口腔卫生习惯等方面,采取针对性预防和干预措施。

1. 清除牙菌斑 包括机械性清除和生物学清除两种方法。

(1) 有效刷牙:提倡早晚刷牙,特别是临睡前刷牙。目的在于清除牙面和牙间隙的牙菌斑、软垢等,减少形成速度和堆积,按摩牙龈。对于儿童,建议选择刷头小、毛软、刷柄长度适合自我握持的手动牙刷。幼儿园儿童采用圆弧法(Fones法)刷牙,在闭口情况下,牙刷进入颊间隙,刷毛轻度接触后牙的牙龈区,用较快较宽的圆弧动作、很少压力从后牙区往前牙区边刷边移动,下面舌侧面和上面腭侧面牙齿也以类似的方法分别清洁牙齿。中小学生则推荐使用水平颤动拂刷法,刷牙时将刷头放置牙颈部,与牙齿长轴呈 $45°$ 角,轻压使刷毛部分进入牙龈沟内,从后牙用短距离水平颤动的动作,边刷边移动,上下左右里外都以此方法分别清洁牙齿。

(2) 化学生物方法:在刷牙清除牙菌斑基础上,配合使用漱口水、牙膏、口香糖等,帮助起到控制牙菌斑的作用。一般有自制盐水漱口液、酚类漱口液、三氯羟苯醚抗菌漱口液等,但不建议低年级儿童使用化学生物类漱口剂。

2. 氟化物防龋 用氟化物预防龋齿是最有效方法,主要通过氟化饮水、含氟牙膏、含氟漱口剂、氟保护漆、含氟食品等方式广泛应用。作用机理包括:结合釉质的氟化物能产生一种具有较强抗酸作用的釉质结晶结构(氟磷灰石),氟化物还可减少酸的产生和牙菌斑形成,氟化物可使釉质晶体再沉积(再矿化)。水氟浓度在 $0.6\sim0.8$ mg/L 时,患龋率和龋均处于最低水平,也无氟牙症流行;水氟浓度高于 0.8 mg/L 时,氟牙症可能流行;水氟浓度低于 0.6 mg/L 时,患龋率和龋均可能升高。

3. 窝沟封闭 一项预防龋齿发生、特别是针对龋齿高危人群的有效方法。在不去除牙体组织前提下,在牙合面的点隙裂沟处涂布一层高分子树脂材料。乳磨牙在 $3\sim4$ 岁、第一恒磨牙在 $6\sim8$ 岁、第二恒磨牙在 $11\sim13$ 岁为最适宜做窝沟封闭的年龄。

4. 限制含糖食物的摄入 含蔗糖的食品和饮料是致龋性最强的食物。因此,控制食糖频率,减少糖在口腔内停留时间尤为重要。

5. 预防性充填 尽早发现、并及时对中度龋以内的龋齿采用人工替代材料(树脂、银汞合金)进行修补,这是控制龋病发展、恢复牙齿咀嚼功能的二级预防方法。

6. 定期口腔健康检查 推荐至少每年一次、最好每半年一次的定期口腔健康检查,建立个人口腔健康档案(纸质/电子),作为预测和评估口腔健康的信息支持。

7. 口腔健康教育 通过有组织、有计划、有系统的学校和家庭口腔健康教育活动,提高家长和儿童的口腔卫生保健知识,建立有利于口腔健康的行为和生活方式。同时,普及各级政府部门制订的各项口腔公共卫生政策、口腔卫生服务资源信息,减少公民在获取和利用口腔卫生服务中遇到的障碍因素。

三、牙周疾病

牙周疾病是危害人类口腔健康最常见的口腔慢性疾病,包括牙齿周围支持组织所患的全部疾病,主要是牙龈炎和牙周炎,儿童青少年以牙龈炎居多。

(一)常用的牙周疾病流行状况评价指标

1. 简化口腔卫生指数 简化口腔卫生指数(oral hygiene index-simplified, OHI-S)包括简化软垢指数(debris index-simplified, DI-S)和简化牙石指数(calculus index-simplified, CI-S),可通过专业医生运用规范方法检查6个指数牙(16、11、26、36、31、46)获得,用于评价个人或人群的口腔卫生状况。

$$个人简化口腔卫生指数 = 每个牙面软垢或牙石记分之和 /6 个指数牙$$
$$人群简化口腔卫生指数 = 个人简化口腔卫生指数之和 / 受检人数$$

软垢指数记分标准见图 5-5。
牙石指数记分标准见图 5-6。

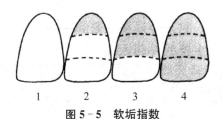

图 5-5 软垢指数

0=牙面无软垢;1=软垢覆盖面积占牙面 1/3 以下;
2=软垢覆盖面积占牙面 1/3～2/3;3=软垢覆盖面积占牙面 2/3 以上。

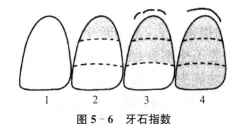

图 5-6 牙石指数

0=龈上、龈下无牙石;1=龈上牙石覆盖面积占牙面 1/3 以下;2=龈上牙石覆盖面积占牙面 1/3～2/3,或牙颈部有散在龈下牙石;3=龈上牙石覆盖面积占牙面 2/3 以上,或牙颈部有厚而连续的龈下结石。

2. **菌斑改良指数** 牙菌斑与龋病和牙周不健康关系密切。1962 年,Quigley 和 Hein 提出了 0～5 级的菌斑指数(plaque index, PLI)计分标准,用以评价口腔卫生状况和衡量牙周疾病防治效果。1970 年,Turesky 等对 O-H 菌斑指数做了改良,提出了更为明确的计分标准。

检查时,可以使用菌斑染色剂/片,使牙菌斑染色后,检查除第三磨牙外的所有牙的唇舌面,也可检查 6 个指数牙,观察被染色的牙面菌斑面积记分。

3. **牙龈出血指数** 患牙龈炎时,牙龈会有红肿现象,但不一定出血;如果出血则表明牙龈炎处于活动时期。据此,Ainamo 和 Bay 于 1975 年提出牙龈出血指数(gingival bleeding index, GBI),以更好评价牙龈炎活动状况。

由专业医生采用视诊和探针相结合的方法,检查全部牙齿或检查 6 个指数牙,每个牙检查 4 个点,分别是唇(颊)面的近中、正中、远中 3 个点和舌(腭)正中 1 个点。注意,若使用牙龈出血指数,就不能使用牙菌斑染色剂,否则会影响辨识牙龈出血。牙龈出血指数记分标准:0=探针后牙龈不出血;1=探针后见牙龈出血。

每个受检者记分是探查后牙龈出血部位的数目占总检查部位数目的百分比。

4. **社区牙周指数** 1987 年 WHO 的《口腔健康调查基本方法》第 3 版中,采纳了 Ainamo 等人提出的社区牙周指数(community periodontal index, CPI)这个指标。这一指数不仅能反映牙周组织的健康状况,也可以反映牙周的治疗需要情况,并且检查操作简单、重复性好,非常适合大规模的口腔健康流行病学调查。

可由专业医生采用视诊和探针相结合的方法,使用 WHO 推荐的 CPI 牙周探针,检查牙龈出血、牙石和牙周袋深度。对青少年一般检查 6 个区段指数牙,15 岁以下者不检查牙周袋深度。

(二)儿童青少年牙周疾病流行特征

1. **地区间分布** 牙周疾病在世界各国广为流行。WHO 提出以 15 岁牙石检出平均区段数作为衡量各国牙周疾病流行程度的依据(表 5-5);2000 年的报告显示,发展中国家 15～19 岁青少年的牙龈炎、牙石检出率依然高于发达国家(表 5-6),但是严重牙周炎检出率却与发达国家没有差别。2005 年我国公布的 12 岁儿童牙周疾病流行情况也是不容乐观(表 5-7),农村地区流行情况比较严重。

表 5-5 15 岁牙周疾病流行程度的评价标准（WHO 2000）

牙石检出平均区段数	等级	牙石检出平均区段数	等级
0.0～1.5	很低	3.6～4.5	高
1.6～2.5	低	4.6～6.0	很高
2.6～3.5	中		

表 5-6 不同国家 15～19 岁青少年牙周健康状况（WHO 2000）

发展中国家			发达国家		
国家	调查年份	牙石平均区段数	国家	调查年份	牙石平均区段数
越南	1993	4.6	法国	1993	1.4
印度	1990	3.2	德国	1992	0.3
纳米比亚	1991	5.0	日本	1995	0.8
苏丹	1991	5.3	英国	1991	0.8
智利	1992	1.8	芬兰	1990	0.3

表 5-7 中国 12 岁儿童人均牙龈出血和牙石检出数及检出率

类 别		牙龈出血			牙石		
		检出牙数		检出率	检出牙数		检出率
		均数	S.D	（%）	均数	S.D	（%）
性别	男	3.73	5.39	57.9	4.14	5.42	60.6
	女	3.76	5.46	57.5	3.72	5.15	57.4
城乡	城	3.34	5.10	53.9	3.33	4.69	55.0
	乡	4.14	5.69	61.4	4.52	5.76	63.0
全国		3.75	5.42	57.7	3.93	5.29	59.0

资料来源：2005 年全国第三次口腔健康流行病学调查。

2. 时间分布 20 世纪 60 年代初，西方工业化国家青少年牙龈炎患病率也相当高，1969 年英国调查 756 名 11～17 岁学生，牙龈炎患病率高达 99.7%，与目前发展中国家情况类似。后来随着口腔公共卫生学的发展，西方国家对口腔疾病预防给予足够关注，儿童青少年的龋病、牙龈炎患病情况持续下降。1985 年，美国针对 18～19 岁青少年检查 2 个象限牙齿的牙周组织、每个牙齿检查 2 个部位，结果只有 5.4% 的部位患牙龈炎，23.7% 部位有牙结石，牙周健康有了很大改善。

3. 人群间分布 牙周患病率呈现随着年龄增长而升高。年幼时牙龈炎为主，随着年龄增长，部分牙龈炎还会逐渐加重发展成牙周炎。2005 年我国第三次口腔健康流行学调查结果显示，牙龈出血、牙石检出率从 12 岁开始逐渐上升，35～44 岁达到最高，以后牙周袋也随之增加。

牙周疾病与性别关系不是很明确。但多数报告称，男性高于女性，可能与男性吸烟高于女性有关系。

不同民族牙周疾病流行情况差异很大。我国相关调查资料表明，朝鲜族牙龈炎患病最低

（城市 20％左右，农村 30％左右），彝族牙龈炎患病最高（城市 94％，农村 96％），这可能与民族间的社会经济、文化习俗、饮食习惯等差异有关。

（三）病因与致病机制

牙周疾病是发生在牙龈组织和牙周组织一种口腔常见病，由多种因素引起。牙菌斑也是重要的始动因素。细菌侵袭牙周组织，经过繁殖产生代谢产物，引发宿主炎性反应和免疫反应，抑制宿主防御功能和造成牙周组织损伤。同时，还受到个人的口腔卫生行为、饮食营养、系统性疾病、经济文化、口腔卫生服务利用等诸多因素影响。

1. **牙菌斑与牙周疾病**　由龈上牙菌斑、龈下牙菌斑构成两个不同生态的牙周区域，细菌组成也存在很大差异。龈上牙菌斑与牙龈炎关系密切，革兰氏阴性杆菌较多；龈下牙菌斑与牙周组织破坏关系最为密切，不同类型牙周炎由不同特异性细菌所致。

2. **局部因素与牙周疾病**

（1）牙石：刺激牙龈、菌斑附着，加深牙周袋，促进牙周疾病发展。

（2）食物嵌塞：嵌塞和细菌定植，产生炎症，还可引起牙龈退缩、口臭等。

（3）创伤合：单纯性或牙周炎与创伤合并存，加重牙周组织破坏程度。

（4）不良习惯：吸烟、磨牙症、咬硬物、口呼吸等，都会促进牙周疾病发展。其中，吸烟是牙周疾病的高危因素，吸烟者牙菌斑、牙石堆积增多，牙槽骨吸收加快；烟草的尼古丁和燃烧时热量对牙周组织也是一种特殊的局部危险因素。吸烟史越长，牙周疾病越严重。有研究报道称，吸烟史 10 年以下，患牙周炎概率是不吸烟的 1.3 倍；吸烟史 16～20 年，患牙周炎概率是不吸烟的 8.0 倍。

（5）不良修复体：充填体悬突，修复体不密等，引起牙周组织炎症。

（6）牙颌异常：由于牙齿排列不齐，易于牙菌斑堆积，促使牙周炎发生。

3. **口腔卫生状况与牙周疾病**　口腔卫生情况较差，容易发生牙周疾病。一项有关牙龈炎的实验性研究说明了口腔卫生与牙周疾病的关系（图 5-7）。实验前，12 位青年受试者牙周组织都是健康的，统一清洁牙齿后停止个人口腔卫生措施，牙菌斑指数一路走高，到第 15～21 天达到高峰，由 0.43 上升到 1.67，牙龈指数由 0.27 上升到 1.05；恢复口腔卫生措施后，牙菌斑指数便一路下降到 0.17，牙龈指数下降到 0.11。

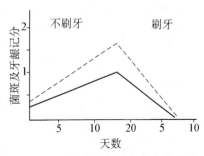

图 5-7　刷牙与牙龈炎和菌斑的关系

4. **全身因素与牙周疾病**　全身因素可降低牙周组织对外来致病因素的抵抗力，增强宿主对细菌及其毒性产物致病的易感性。

（1）内分泌功能紊乱：雌激素缺乏可导致龈上皮萎缩，牙槽骨疏松、牙骨质沉积减少；青春期、月经期内分泌变化可加重牙龈的炎症变化。

（2）血液疾病：白血病患者由于抗感染能力下降，牙龈肥大溃疡和自发出血。

（3）糖尿病：糖尿病激活一些炎性细胞，增加有毒代谢产物，破坏牙周组织，使得牙周组织修复功能减弱，牙周疾病不易治愈。

（4）营养因素：蛋白质缺乏可引起牙龈、牙周膜结缔组织变性，影响抗体合成免疫力下降；维生素 C 缺乏，可出现牙龈出血、牙松动，牙周组织创伤愈合过程减缓；维生素 D 和钙、磷缺乏或不平衡，可引起牙槽骨疏松，骨质钙化不良。

(5) 遗传因素:并不直接引起牙周疾病,而是增加宿主对牙周疾病的易感性。

5. 社会经济和文化因素　大量研究证实,与社会经济和文化发达地区相比,落后地区的牙周疾病患病率及严重程度均显著地高。经济和文化因素影响着人们对于牙周健康问题的关注程度,表现在获取口腔卫生知识,改变饮食习惯,以及主动寻求口腔卫生服务方面的差异性。

(四)干预策略与措施

需要采取自我口腔保健和专业性防治相结合的干预策略,有效去除牙菌斑,控制与牙周疾病相关的危险因素,提高宿主的抗病能力。

1. 控制牙菌斑　牙菌斑是牙周疾病的主要刺激物,可以采用有效刷牙去除牙面牙菌斑,用牙线去除邻接面牙菌斑,采取专业洁治方法去除牙颈部牙菌斑和牙石,保持口腔卫生。

2. 戒除不良行为　吸烟对牙周健康影响是一个普遍问题,但却不被广泛重视。并且青少年吸烟行为有上升趋势。

3. 加强青春期护理　青春期是牙周疾病发生的高危时期,除了积极调整内分泌平衡外,特别要进行定期口腔健康检查、牙周冲洗和洁治等专业性口腔护理,还要加强个人的家庭口腔卫生护理。

4. 漱口剂辅助疗法　可以利用自制的盐水漱口液,或者专业的漱口液等,每天 2 次,降低牙菌斑、清除牙菌斑内毒素。但不建议低年级儿童使用化学生物类漱口剂。

5. 定期口腔健康检查　建议儿童青少年每年接受 1～2 次口腔健康检查,建立可跟踪观察的个人口腔健康档案信息资料。

6. 口腔健康教育　小学高年级和中学生必须学习和掌握良好口腔卫生知识和行为,有效刷牙、戒除不良行为、定期参加口腔检查和护理等都将终生受益。

四、其他口腔常见病

(一)牙外伤

牙外伤(traumatic dental injury)牙齿受到外力撞击或打击所致的牙体硬组织、牙周组织受损而产生的一种急性损伤。上、下颌前牙部分损伤机会比较多,可单独发生在一种组织,也可同时发生在多种组织。据调查,我国 19％的 12 岁儿童青少年在过去的一年里有牙外伤的经历,其中 31.6％发生在校内,73.9％发生在校外;主要发生在这些情形:突然摔倒、剧烈体育运动、打架、交通事故、冒险动作,此外还有医源性牙外伤、把牙齿当工具咬硬物、口腔内和牙齿装饰品对牙齿的损害等情形。

牙外伤的防治方法,因损伤原因和类型、受累牙的牙位、数目以及严重程度与年龄等因素而有所差异。

1. 常用的治疗方法

(1) 牙挫伤:对牙周膜损伤的牙齿,可作简单结扎固定;牙髓受损时,则应作牙髓或根管治疗。

(2) 牙折:可分为冠折、根折、冠根联合折断。①牙冠轻微折缺且无刺激症状可不作特殊处理;若折缘尖锐应磨圆钝;牙髓刺激症状明显可作牙冠修复;若已贯通牙髓应尽早作牙髓或根管治疗,然后再作牙冠修复。②牙颈部根折应尽快作根管治疗,然后作桩冠修复;若根中部折断应拔出;若根尖 1/3 处折断应及时结扎固定,并作根管治疗。③乳牙损伤。应尽量保留受伤乳牙,并作间隙保持器。

(3) 牙脱位:即刻再植是最好的治疗方法。若无法即刻再植,应将牙齿冲洗后保存在湿性环境中(唾液、牛奶、生理盐水等),然后尽快就医,这个应急处理非常重要。

2. 常用预防措施

(1) 向群众普及预防牙外伤知识,提高自我保护意识。

(2) 重视牙外伤易发地点或场所的特别防护,提倡激烈运动时佩戴护牙托。

(3) 遵守公共场所有序进出秩序,严禁无证驾驶和酒后驾车。

(二) 牙颌异常

牙颌异常(dentofacial anomalies),又称为错颌畸形,指儿童在生长发育过程中,由于不良习惯、疾病、替牙紊乱、发育异常、遗传等各种因素,导致牙列不齐、颌关系紊乱,以及颅面畸形。常见牙颌异常有 8 种情况,包括前牙和前磨牙缺失、切牙段拥挤、切牙段出现间隙、中切牙间隙过宽、上下颌前牙排列不规则、上前牙覆盖、前牙开颌、磨牙前后错位。

预防牙颌异常发生的主要方法如下。

1. **妊娠期预防** 要合理选择和调配食物,保证营养摄取平衡;若有内分泌失调或传染病应及时治疗,甚至考虑终止妊娠;怀孕期要避免大剂量 X 线的深部照射,还要防止孕期和临产前的外伤等。

2. **婴幼儿预防** 提倡母乳喂养,母乳吮吸运动有利于颌骨及牙齿生长发育;注意人工哺乳的喂养姿势,避免婴儿啼哭或睡眠时给予橡皮奶头安慰的做法;注意婴幼儿睡眠姿势,不可长期偏向一侧,以免受压产生颜面发育不对称情况。

3. **儿童期预防** 通过口腔健康教育,由家长和保育老师帮助、督促纠正幼儿不良口腔卫生习惯(吮指、吐唇咬舌、偏侧咀嚼、咬物品、睡眠一侧受压、长期进食软性食物、吮吸喂养姿势不正确);儿童食物中要合理增加耐嚼的纤维性食物,通过咀嚼运动促进牙颌系统正常发育;定期检查,早期发现,及时诊疗龋病,保持完整乳牙列。

4. **替牙期干预** 乳牙早失的话,应放置间隙保持器,以便恒牙顺利萌出;恒牙早失的话,应采用间隙保持器,以便义齿修复;及时拔除滞留乳牙;采用阻萌器阻止恒牙早萌,定期拍摄 X 线牙片随访观察,待牙根形成 1/2 以上时,拆除阻萌器让其自然萌出。

(三) 智齿冠周炎

智齿冠周炎(pericoronitis of the wisdom tooth)是指第三恒磨牙在萌出过程中,因下颌骨体缺少足够空间不能正常萌出,牙冠周围软组织发生炎症。临床表现为全身不适,发热畏寒,张口受限,局部疼痛且吞咽时疼痛加剧,有时形成冠周脓肿。严重者可见舌腭弓及咽侧壁红肿,患侧淋巴结肿痛。严重时冠周炎形成的骨膜下脓肿,感染可向各个颌周间隙扩散,若不及时医治,形成菌血症和败血症等严重并发症。

一般根据病史和临床检查,结合 X 线片就能确诊。

1. **急性期处理** 冲洗冠周盲袋,消炎镇痛,抗生素控制感染。若有冠周脓肿形成,应在局麻下切开引流。

2. **慢性期处理** 急性炎症消退后,对能够正常萌出牙齿,可切除覆盖牙冠的龈瓣以消除盲袋助其萌出;若不能消除盲袋,成为慢性病灶的牙齿应予以手术拔除。总而言之,龋病和牙周疾病是儿童青少年的两大口腔常见病,是在多因素作用下引发宿主和细菌微生态环境失调所致,牙菌斑是重要的始动因子。因此,须采取综合防治措施,清除和控制牙菌斑,控制相关危险因素和提高宿主抗病能力。

大量实践表明,我国儿童青少年常见口腔疾病的防控必须按照"政府主导、社会参与、预防为主、防治结合"基本方针,树立"一级预防为主、二级预防为辅"服务原则,明确"口腔健康教育与自我护理技术、口腔健康定期检查与监测、早期诊断与即刻处理"服务理念,参照 WHO 推荐的"龋病预防项目（氟化物、窝沟封闭、预防性充填、口腔健康教育）"和"牙周疾病预防项目（刷牙训练、牙菌斑控制、牙齿洁治、口腔健康教育）"这些适宜技术，通过学校、家庭的途径，提高儿童青少年口腔健康素养。

（李存荣）

第三节 儿童青少年超重与肥胖

一、肥胖定义和筛查方法

（一）基本定义

肥胖，是指一种体内能量代谢失衡而导致的全身脂肪积聚过多，从而达到危害健康的一种慢性代谢性疾病。肥胖者体内脂肪细胞数量较多，体积较大，出现一系列的脂代谢和糖代谢异常，极易引发高脂血症、动脉粥样硬化、高血压、代谢综合征等。

按照发生原因，可分为单纯性肥胖和继发性肥胖两类。在儿童青少年时期，绝大多数的肥胖属于单纯性肥胖，主要是在遗传和环境交互作用下，能量摄入过多而身体活动量不足而造成。继发性肥胖则是由神经和内分泌类的原发疾病引起，比如下丘脑和垂体的肿瘤或创伤等，人群中所占比例较少。

按全身脂肪组织分布部位的不同又可分两类：一类为中心型肥胖（central obesity），脂肪较多堆积在内脏尤其是腹部；另一类是外周型肥胖（peripheral obesity），脂肪较匀称地分布于全身尤其是肢体。两者可利用腰围（waist circumference，WC）这一能灵敏地反映腹部脂肪堆积程度的指标大小进行区分。大量研究证实，与外周型肥胖相比，中心型肥胖的代谢综合征多项危险因素的聚集程度更高，罹患心脑血管疾病的危险度更大。

（二）肥胖筛查方法

除了使用目测法直接观察个体是否肥胖、肥胖程度，目前在人群流行病学调查中常用的肥胖的筛查方法有以下 3 种。

1. **身高标准体重法**

体重是反映和衡量一个人健康状况的重要指标之一。过重和过轻都不利于健康，也不会给人以健美感。大量有关体型的统计资料表明，反映超重和肥胖较简单的指标，可用身高与体重的关系来表示。WHO 推荐，0～6 岁小儿可以使用身高标准体重（weight-for-height）法（如 http://www.who.int/childgrowth/standards/weight_for_height/en/），通过在同等身高的条件下比较体重的大小，可消除青春前期儿童因发育水平、遗传、种族差别等原因导致的身材发育不同的影响。体重超过同样身高人群的 P_{85}、P_{97} 即可分别认为超重、肥胖。

2. **体重指数法** 20 世纪 80 年代后，体重指数（body mass index，BMI），即体重（kg）/身高^2（m^2），备受国内外学者青睐，认为是间接反映体脂含量的最理想指标，并且指标获取简便，可以进行跨人群和跨时段比较分析。

对于身高已经相对固定的成年人，利用 BMI 界值 25/30（WHO 标准）或者 24/28（东亚地区建议标准）就可以统一筛查超重/肥胖。但是，对于儿童青少年人群，BMI 伴随男女性别的年龄增长而变化，故而必须分性别、年龄设置相应的标准。截至目前，美国疾病预防控制中心（CDC）和美国国家卫生统计中心（National Center for Health Statistics，NCHS）先后参照

1961～2000 年的历次全美营养与健康调查数据,制定了 2～20 岁分性别、年龄别的"BMI 生长曲线";国际肥胖工作组(International Obesity Taskforce,IOTF)也依据来自英美等 6 个国家(包括中国香港)的数据确定了 2～18 岁儿童青少年分性别、年龄别的 BMI 标准。2005 年,中国肥胖工作组(Working Group on Obesity in China,WGOC)依据中国人群的体成分种族遗传特征,制定出《中国儿童青少年超重肥胖筛查 BMI 分类标准》(简称 WGOC-BMI 标准)(表5-8)。

2010 年,中国肥胖问题工作组进一步建立学龄儿童青少年分性别和年龄别的腰围界值点标准(表5-8)。至此,可以将 WGOC 的 BMI 筛查标准和腰围界值点结合起来,先确定是否超重、肥胖,然后在肥胖者中进一步区分中心型肥胖(超过 WC 界值点)或是外周型肥胖(低于WC 界值点)。必要时,还可利用其他相关指标如腰臀比(waist to hip ratio,WHR)、腰围身高比(waist to height ratio,WHTR)等作深入分析。

表5-8 中国学龄儿童青少年超重/肥胖筛查的 BMI 分类标准和区分中心型/外周型肥胖的腰围界值点

年龄(岁)	筛查超重、肥胖的 BMI 标准[1]				中心型肥胖的腰围(cm)界值点[2]	
	超重		肥胖			
	男	女	男	女	男	女
7～	17.4	17.2	19.2	18.9	67.8	63.7
8～	18.1	18.1	20.3	19.9	71.6	66.3
9～	18.9	19.0	21.4	21.0	75.5	69.2
10～	19.6	20.0	22.5	22.1	79.1	72.2
11～	20.3	21.1	23.6	23.3	81.7	74.8
12～	21.0	21.9	24.7	24.5	83.4	76.8
13～	21.9	22.6	25.7	25.6	84.4	78.0
14～	22.6	23.0	26.4	26.3	85.0	78.7
15～	23.1	23.4	26.9	26.9	85.6	79.1
16～	23.5	23.7	27.4	27.4	86.2	79.3
17～	23.8	23.8	27.8	27.7	86.8	79.4
18～	24.0	24.0	28.0	28.0	87.7	79.5

资料来源:[1] 中国肥胖问题工作组. 中华流行病学杂志,2004,2(25):97～102;[2]Ma GS, et al. Biom Environ Sci, 2010,23(1):21～26

3. **体脂百分比法** 肥胖的真正含义是身体脂肪组织的过度堆积,一个人全身的脂肪含量占体重的百分比,即体脂率(BF%),应该是评价肥胖的核心指标。有关体脂含量的测量原理、方法步骤和注意事项等详见本书实习三。根据体脂率判定我国不同性别、年龄组个体肥胖程度的标准见表5-9。

表5-9 判定不同性别、年龄组个体肥胖程度的体脂率(%)标准

性别	年龄(岁)	轻度肥胖	中度肥胖	重度肥胖
男	6～18	20	25	30
	>18	20	25	30
女	6～14	25	30	35
	15～18	30	35	40
	>18	30	35	40

来源:叶广骏. 现代儿童少年卫生学. 北京:人民卫生出版社,1999

（三）BMI 与体脂率的关系

BMI 可能是利用身高和体重筛查肥胖的适宜方法。与身高标准体重法相比，BMI 计算采用一个特殊公式，并且和体脂率有更高的相关性。其优点还在于容易测量、客观、经济，适用于长时间大样本量的观察和研究。BMI 动态绘图可用来检查自身变化，和其他方法一起使用可提供非常有用的信息。

但是，BMI 有时候并不适合于特殊个体在特定时间点的测量。例如，纯粹依赖于 BMI 的评价，可能将肌肉型经常锻炼的人错分为肥胖。

二、儿童青少年肥胖的流行现状及危害

（一）流行趋势

儿童青少年肥胖目前已经是世界范围内的严重公共卫生问题。国内外的很多监测数据表明，多数国家和地区的超重和肥胖率在过去三十年间均呈上升趋势。例如，1976～2006 年的 30 年间，美国 3～19 岁儿童青少年的肥胖率急剧上升（表 5 - 10）。美国 2007～2008 年的监测数据显示，17% 的 2～19 岁的儿童青少年肥胖，这个数据是 1980 年的 3 倍；同时发现，肥胖率在不同种族中的流行情况是有差异的，拉丁裔男孩的肥胖率高于非拉丁裔的白人男孩，而非拉丁裔黑人女孩的肥胖率高于非拉丁裔白人女孩。由于美国社会各界对儿童青少年肥胖控制的重视，有研究发现，美国低收入家庭学龄前儿童的肥胖率在 2003 年首次出现下降，2003 年为 15.21%，2010 年为 14.94%。

表 5 - 10   1976～2006 年美国 3～19 岁儿童青少年肥胖率（%）

年龄（岁）	1976～1980	1988～1994	1999～2002	2003～2006
2～5	5.0	7.2	10.3	12.4
6～11	6.5	11.3	15.8	17.0
12～19	5.0	10.5	16.1	17.6

注：根据美国 CDC 发布的儿童青少年生长图表，BMI 值大于等于同年龄同性别 P_{95} 级判定为肥胖。

在我国，随着最近三十几年我国经济的快速发展和人民生活水平不断提高，儿童青少年肥胖发生率也呈逐年上升的趋势。根据历次《中国学生体质与健康调研报告》，1995～2000 年期间，城市男生超重率和肥胖率分别从均为 5.1% 上升到 11.8% 和 8.7%，城市女生超重率和肥胖率分别从 5.5% 和 2.6% 上升到 2000 年的 8.0% 和 4.1%；2010 年，7～22 岁城市男生、城市女生、乡村男生、乡村女生肥胖检出率分别为 13.33%、5.64%、7.83%、3.78%，又分别比 2005 年增加 1.94、0.63、2.76、1.15 个百分点。

自 1990 年开始，上海市使用 1985 年我国制定的《7～22 岁儿童青少年身高标准体重》监测评价学生营养状况。从 2005 年至 2010 年，上海市学生肥胖率呈现出逐年上升的趋势，小学生的肥胖率显著高于中学生，男生的肥胖人数约是女生的 2 倍（表 5 - 11）。

表 5 - 11   1999～2010 年上海市中小学生肥胖检出率（%）

年度	小学		小计	中学		小计
	男	女		男	女	
2005	16.57	8.83	12.90	14.17	6.50	10.25
2006	18.15	9.35	13.92	14.99	6.55	10.69

（续表）

年度	小学		小计	中学		小计
	男	女		男	女	
2007	18.85	10.16	14.72	15.47	7.34	11.39
2008	18.37	10.58	14.68	16.06	8.09	12.06
2009	20.36	10.80	15.76	17.72	8.96	13.28
2010	23.38	12.17	18.02	18.74	9.39	14.07

注：肥胖判定根据 1985 年我国制定的《7～22 岁儿童青少年身高标准体重》。

（二）健康危害

长期以来，人们对于儿童青少年肥胖的健康危害认识不足。中国传统文化中，还有对儿童"胖就是福气"的观念。其实，肥胖对于儿童青少年生理和心理方面的健康损害是多方面的。

1. **体质健康受损** 由于体重增加，大量脂肪沉积，增加了机体负担和耗氧量。肥胖的儿童青少年往往由于身体笨重，行动迟缓，活动能力较差，多项生理功能和运动素质水平全面下降，体质测试难以达标。不少肥胖者还常有平足、膝内弯、下肢弯曲、脊柱和椎间软骨损害等。

2. **出现多种慢性疾病早期症状** 有调查显示，若不及时治疗的话，45%～50%的小学生肥胖者和 60%～70%的中学生肥胖者到成年后仍然肥胖，而肥胖是许多心血管疾病、糖尿病等代谢疾病的危险因素。

"2002 年中国居民营养与健康状况调查"已经揭示，超重和肥胖学龄儿童青少年中，不仅代谢综合征的患病危险性增加，其患高血糖、高甘油三酯、低高密度脂蛋白和高血压的危险性也均高于正常体重少年。

3. **诱发多种疾病** 肥胖儿童发生性发育障碍的风险增高，比如男孩的性发育滞后，女孩性发育提前。临床上还发现，相当一部分的肥胖青少年由于脂肪在局部堆积十分严重，造成外生殖器异常，如男性阴茎相对短小，女性不能展露外阴，这些都可能对他们成年婚后的性生活造成影响。

由于大量脂肪堆积在肝脏，肥胖儿童青少年罹患非酒精性脂肪肝的危险性升高。

肥胖也是阻塞性睡眠呼吸暂停的危险因素，极度肥胖的青少年还会因皮下脂肪过度增厚，限制自身胸廓和横膈的发育与运动，致使肺通气不畅，甚至会发生心力衰竭症状。

另外，重度肥胖者还易患皮肤疖肿、黑棘皮病、皮肤皱褶处擦伤等。

4. **心理健康受损** 相对于生理损害，肥胖对儿童青少年心理健康的不良影响更为严重。肥胖青少年由于身体活动不灵活，在集体活动中经常受同学的排斥、嘲笑，为保护自尊心就会不愿意参加各项活动或拒绝参加。同时，青春期少年对体型和体像高度敏感，而肥胖青少年的穿着也难以符合"时尚"的标准，在当今"苗条"受崇尚和追捧的年代，容易形成自卑、退缩、抑郁的心理。甚至有些少女因减肥心切而过分节食，不仅严重影响健康，甚至发生心理冲突激化，产生自杀意念和行为。因而，肥胖对于儿童青少年的自尊、自信、个性、性格、社会交往和自我意识的健康发展都有长期而深远的不良影响。

三、导致儿童青少年肥胖的因素

（一）遗传与环境的交互作用

肥胖属多基因遗传性疾病，也就是说，肥胖是各具较小作用的多对基因的作用相加结果。

目前研究发现的相关基因包括瘦素基因、瘦素受体基因、阿片黑色素皮质素原基因、激素酶转换酶-1基因等。双生子研究判断肥胖遗传度约为60%。家系调查发现,双亲都肥胖、双亲之一肥胖、双亲都不胖者子女肥胖的发生率分别为75%、40%和15%。

多数肥胖者有明显的家族聚集趋势,而肥胖的家族聚集性也是基因-环境的交互作用的结果。因为除了基因的相似性外,子女的饮食和生活行为很大程度上也受父母的影响。因此,遗传是影响肥胖发生、发展的重要因素,但不是唯一的决定因素。遗传基因决定易感性,提示个体在特定环境下可能出现肥胖。但是,是否真的发生肥胖还与个体特点以及个体对环境作用的敏感性有关,例如,下文所述的个体健康危险行为、社会和自然环境的改变等都对儿童青少年肥胖产生重要的影响。

(二) 不健康饮食行为

儿童青少年各个系统和器官的生长发育离不开膳食营养的支持。但是,一些不健康的饮食行为往往促成了肥胖的发生。

1. **三餐能量摄入不均衡** 典型的表现是"早餐草草吃、午餐随便吃、晚餐大吃特吃"。2008年的一项调查显示,30%的青少年不能做到每天吃到合乎要求的早餐,究其原因,一部分可归因于睡眠时间不足,导致早上精神不佳、睡眠占据吃饭时间、没有胃口吃饭;另一个原因,就是由于晚餐比较丰盛,晚餐后还经常进食零食,第二天早上胃还没有排空,自然没有胃口吃。另外,由于家长没有时间准备合乎营养要求的早餐,甚至不能准备早餐,很多儿童只能在上学路上购买简单的早餐,边走边吃。"午餐随便吃"主要表现在部分学校午餐的质量和口味不佳,不少学生不能吃完整份午餐,午餐倒饭的现象普遍存在。"晚餐大吃特吃"的表现是晚餐往往是三餐中最丰富的一顿,而且由于早餐和午餐没有吃好,晚餐的时候胃口很好。有的同学睡觉的时间比较晚,在睡觉前还要吃一些水果、坚果、饼干等零食或者夜宵。长期的话,就造成了能量剩余,脂肪积蓄。

2. **饮食结构不合理** 营养素方面,脂肪、蛋白质摄入过多,微量元素、纤维素的摄入不足。喜爱吃肉食、煎炸食品、甜食和饮料,而蔬菜、水果、白开水的摄入不足。

(三) 缺乏体育活动

多数调查研究发现,肥胖儿童不喜欢运动,很少晨练,畏惧体育课,喜欢待在家中长时间看电视。这样,一方面身体活动不足导致能量消耗量减少,另一方面运动减少又使肌肉组织对胰岛素敏感性降低,从而直接导致糖类代谢能力低下,这些都为肥胖的进一步发展提供了条件。因此,运动的减少与肥胖的形成是互为因果的,运动的减少导致肥胖,肥胖又影响运动,致使热量消耗更加减少,逐渐形成恶性循环而越来越胖。

目前来说,我国儿童青少年的体育运动时间和强度与WHO推荐的运动量相差甚远。据上海市2008年的一项调查显示,81.7%的学生不是天天运动(至少60分钟/天),57.5%的学生没有做到每周至少3天、每天至少30分钟的中等强度运动,58.4%的学生没有做到每周至少3天、每天连续步行或骑车30分钟以上,38.9%的学生没有做到每周至少3天参加课外体育锻炼。并且,这些行为都是女生多于男生。

(四) 过多静态行为

静态行为(sedentary behavior)是指坐着(或倚靠座背)姿势下从事阅读书写、观看、思考、上肢轻微活动等学习或者娱乐过程,能量消耗在1.5 METs及以下,(睡眠时大约为0.9 MET,中等强度运动为3~6 METs)。而身体活动量不足(physical inactivity)特指不能够满足现行指南中的中高强度运动量(moderate to vigorous physical activity, MVPA)要求。2012年,国际著名的"静态行为研究网络"成员联名提出,要严格区分和规范使用"静态行为"和"身体活动量不足"两个概念。

越来越多的国外研究已经证实,与身体活动量不足一样,静态行为时间过长也是儿童青少年超重肥胖、糖耐量异常的独立危险因素。澳大利亚悉尼大学发表的一份研究报告称,在290名15岁男孩中,每天看电视或光碟,或者玩电脑超过2小时的孩子,其血液中标志日后更容易罹患冠心病的生化标志物水平大大升高。看电视和用电脑是一项久坐的活动,与积极主动的身体活动、家务劳动相比,无法帮助青少年燃烧多余的热量。除了减少青少年的身体活动,看电视还让青少年养成了不良的饮食习惯,不仅仅是因为看电视的时候往往会吃零食,还因为他们在电视上看到的食品广告,大部分是高热量的食物,含有大量的脂肪和糖,有益的营养物质却很少。然而,随着社会转型和电子信息技术不断发展,现在孩子们在课余越来越多地坐着学习,使用电脑、看电视、玩手机和平板电脑等多种视频终端。上海市2010年的调查显示,42.6％的学生每天看电视的时间大于2小时。

(五) 高能量密度食品摄入过多

快餐、零食和含糖软饮料摄入过多,是当前常见的易导致儿童青少年肥胖问题。由于许多快餐和软饮料广告主要针对儿童与家长群体,会影响到家庭的购买,导致儿童更多摄入能量密度高且营养密度低的食物。而且,"在收看电视时,人们会不自觉地吃零食,增加了不健康食物的摄入,特别是小年龄段"。为防止电视广告对儿童食物的选择乃至发生肥胖的影响,发达国家很早就开始尝试设定严格规定。然而,我国相关研究尚处于起始阶段,食品广告"过量"的危害鲜有人知晓。

(六) 暴露于环境内分泌干扰物的污染

除了很多社会环境因素会潜移默化影响儿童的肥胖之外,环境污染与肥胖的关系也日渐成为国际学术界和政府高度关注的课题,尤其是环境内分泌干扰物,对于儿童超重肥胖的潜在作用不容忽视。越来越多的动物实验结果提示:部分环境内分泌干扰物可以通过多种机制促进脂肪生成,可能是肥胖发生的危险因素之一。然而,相关的人群流行病学研究十分缺乏,尤其对儿童、青少年方面的研究更少,处于生长发育快速阶段的儿童是对外源性化学物最为敏感的人群之一。

双酚A是世界上生产量最大的化学物质之一,工业上被用来合成聚碳酸酯(透明硬塑料)和环氧树脂等材料,自20世纪60年代以来,多被用于制造奶瓶、幼儿用吸口杯、食品和饮料(奶粉)罐内侧涂层,目前是世界公认的环境内分泌干扰物之一。上海已有几项以尿中双酚A作为生物标志物的人群流行病学调查,结果表明,围青春期人群的尿液中双酚A检出率达85％以上,浓度与BMI呈显著正相关,即"双酚A浓度愈高,其肥胖程度愈高",表明双酚A暴露可能是围青春期肥胖发生发展的危险因素之一。

邻苯二甲酸酯(又称"增塑剂"或"塑化剂")也是一类重要的环境内分泌干扰物,广泛用于软质PVC塑料薄膜、儿童玩具、食品包装、地板和壁纸等家居用品、清洁剂和喷雾剂等个人护理产品以及医疗用品领域。2010~2012年,有研究者对上海市近500名小学三年级至初中二年级学生进行调查,结果发现学龄期儿童尿液样本中多种塑化剂代谢物的检出率高于95％,DEHP代谢物和MBP是检出率最高且检出量较大的增塑剂。不同的单体代谢物影响了不同性别和年龄的儿童体格变化,MEHP及其二级代谢物MEHHP和MEOHP主要影响了8~10岁女童的体脂分布,且呈现负相关关系;而MBP则主要影响了11~13岁男童的体重和体脂分布,其中对体重的影响较大。

除了上述这些,儿童青少年肥胖还与生命早期、青春期的生长发育因素有关,例如,低出生体重、人工喂养、过早添加固体食物、性发育提前等,都会增加儿童青少年肥胖发生的风险。

四、儿童青少年肥胖的预防和干预

目前看来,肥胖是一个由多种因素共同作用引起的健康问题,需要社会各方的通力协作,共同应对。

(一) 基本的干预策略

1. 制定并实施公共卫生政策 儿童青少年肥胖的预防和干预,需要社会环境和物质环境的营造,需要制定和实施公共卫生政策,需要整合全社会的资源,特别是在促进儿童青少年合理膳食、体育活动、心理卫生方面出台相关政策,如禁止在校园内和校园周边出售含糖饮料、社区体育锻炼场所免费为学生开放、减轻学生课业负担等。

2. 筛选优选项目、重点干预 多年的监测与干预工作发现,肥胖的影响因素多、作用复杂,很多的机制尚未明了。国内外和上海市的肥胖干预结果也是忧喜参半。儿童青少年健康生活方式的养成是肥胖防治的关键点,而要塑造健康的生活方式需要社会、学校、家庭、社区、专业机构的共同努力,并且从孕产妇保健开始开展贯穿人的一生的健康管理。在儿童青少年时期,要找准肥胖的主要影响因素,需要通过常规、专项、科研工作的长期开展,及时总结并开展针对性强的干预,才能有效控制儿童青少年的肥胖。

3. 研发适合不同生长发育阶段、不同地域特点的健康干预技术 卫生、教育和体育部门合作,根据儿童身心发育的特征和认知水平,开发适宜干预技术,与学校的教学活动结合推广,不断提高学生和家长的防治技能,使得肥胖防控的知识和技能深入人心。

(二) 干预措施

儿童青少年正处于生长发育的阶段,药物治疗和节食等方法可能会对其身心造成额外的损害。因此,大多从生活方式的角度进行矫治。

截至目前,国内外的大量研究都支持以运动锻炼、饮食调节、行为和心理纠正等多方面进行综合干预,并都取得的了一定的效果。但是,各种干预手段都有自身的特点,在综合治疗中所占的比重并不相同,运用时要考虑多方的因素。

1. 运动干预 儿童肥胖的根本原因是能量的摄入大于能量的消耗。能量的消耗主要包括人体的基础代谢、身体活动中的能量消耗、进食过程中的能量消耗,其中身体活动所占的比重最大。另外,体育活动也可以提高人体的基础代谢率。因此,通过加大和加强身体活动无疑是防控儿童青少年肥胖的有效手段。

(1) 青少年身体活动指南。为了促进儿童青少年健康成长,国际上多个组织均提出适合中小学生的身体活动指南(physical activity guidelines)。国际儿童青少年组织提出的学生体力活动指南建议:每天参加体力活动,活动形式应融合在家庭、学校和社区的各种活动中,包括玩耍、游戏、体育运动、工作、出行、休闲、体育课或体育锻炼计划;每周进行 3 次以上、每次 20 分钟以上中等到较大强度的运动锻炼。

美国国家运动和体育教育学会为小学生制定的体力活动指南强调:每天或几乎每天都参加 30～60 分钟与年龄及发育相适应的体力活动;鼓励他们能每天累积 60 分钟乃至几小时这样的体力活动;这些体力活动中应包含至少持续 10～15 分钟中等到较大强度的运动,这种运动应为中等强度和大强度运动的交替,并有短时间的休息和恢复间歇;青少年学生应增加身体活动的时间。

2010 年,WHO 颁布《关于身体活动有益健康的全球建议》,其中针对 5~17 岁的儿童青少年人群,提倡每天至少有累计 60 分钟中等到大强度身体活动量(MVPA)。近几年来,我国教育部和上海市教委大力推行中小学生"每天 1 小时体育活动",这与 WHO 指南完全吻合。

(2)体育生活化。生活化就是指社会行为的形成并融入个人或家庭生活的过程,成为生活中不可缺少的日常行为。体育生活化就是指人们为了获得健康,使体育活动行为渗透到个人或家庭生活中,成为家庭生活支出构成的一种日常行为。当前,身心健康已经成为人们生活中的最大愿望。人们通过体育活动获得有效的健身效果,丰富业余生活,促进人际交往,增进友谊,加强交流沟通,愉悦身心,就必须使体育活动成为一种长期的经常性的生活行为。

学校体育生活化,就是要在贯彻"健康第一"、"终身体育"教育思想的基础上,加强与社会生活紧密联系,与未来职业特点紧密相连,让学生形成良好的健康意识,养成终身体育行为和良好的健康生活方式。

(3)减肥运动处方。儿童不同于成人,有自身的生理和心理特点,并且处于生长发育的敏感时期,因而儿童减肥运动处方的制订要充分考虑到肥胖儿童的特征。

1)运动方式:最好有全身肌肉参加,消耗能量大的、中、低强度运动,时间超过 30~45 分钟的有氧运动,比如慢跑、行走、自行车、球类运动游泳、登山、跳绳等,这样能更好地动用身体脂肪进行供能,达到消除脂肪的目的。同时,配合躯干和四肢大肌群的力量性练习,可以利用自身体重进行仰卧起坐、下蹲起立及俯卧撑等运动,也可以利用器具如哑铃或拉力器等运动,这些力量练习能更好地降低体脂、改善体型、增强肌力;并改善胰岛素抵抗现象。但是,儿童不宜做等长(静力)运动,容易导致心率过快和血压升高,对儿童的心血管造成危害。

值得注意的是,在选择运动方式的时候要充分考虑肥胖儿童的兴趣和爱好,避免枯燥的运动形式,应以游戏的方式将练习内容穿插起来提高趣味性,同时应辅以奖惩制度,来激励儿童积极地参与活动。另外,选择运动方式时还要考虑儿童身体素质的综合发展情况。

2)运动强度:掌握好运动强度是减肥的关键步骤。运动强度过大,不利于健康,孩子也难以坚持;运动强度太小,达不到减肥目的,能量消耗少,同时还会增加食欲。

用于儿童肥胖的运动处方,要求运动强度达到个人最大氧消耗的 50%~60%,或者最大心率的 50%~60%。一般运动时脉搏达到 150 次/分左右比较合适,这种强度的运动不会使孩子过于疲劳,又能有效地消耗身体的脂肪,还能起到抑制食欲的作用。在力量性运动强度选择方面,为了达到消耗体内脂肪的目的,力量性运动时的肌肉负荷量是以最大肌力的 60%~80%、反复运动 20~30 次为准,每隔 2~3 周增加运动量。

3)运动时间:运动时间只有达到 30 分钟以上,有氧氧化系统才可能动用脂肪来参与运动的供能。肥胖者应该每天进行 60~90 分钟中等强度运动,或者稍少时间的大强度运动;超重者应该每天进行 45~60 分钟中等强度的运动。儿童活动时间应比推荐的运动时间更长些。

确定每次运动的持续时间时,应充分考虑运动的强度。当运动强度大时,运动持续时间应稍短一些;而当运动强度小时,运动持续时间应长一些,以保证足够的运动量。

4)运动频率:运动的频率应该在 3~5 天/周,每周最低不能少于 2 次,保证前一次的减肥成效在下次的运动中能够保持,并且这样也有利于运动习惯的养成。

2. 饮食调节 饮食调节主要是从饮食的摄入量、摄入方式、饮食结构方面来进行的。儿童正处于生长发育的关键时期,在控制体重的过程中必须保证足够的能量和营养素来维持自身的成长。

能量摄入量限制在 1 200～2 000 千卡/天(具体由患儿年龄决定),或者比通常的摄入量减少 30％～40％,这种方法可使患儿每周减重 0.5 kg,并且能保证正常生长。低脂肪(25％～30％)、较高的碳水化合物(50％～55％)以及足够的蛋白质(20％～25％),可以维持正常生长需要。三餐能量摄入量分别占总能量摄入量的 25％、40％、35％。

3. 行为和心理干预　儿童肥胖是一种以过度营养、运动不足、行为偏差为特征的慢性疾病。不良的生活方式是妨碍肥胖干预方案实施和维持效果的主要障碍。良好的运动锻炼和饮食习惯要作为日常生活的重要内容,逐渐融入肥胖儿童的生活中,成为他们行为方式的一部分,这样才能避免肥胖的反弹,受益终生。

另外,肥胖本身不会导致儿童的心理问题,而家长和同伴的行为、情绪导致了肥胖儿童产生焦虑、自卑的心理和行为问题。这些负面的心理和情绪,一方面对肥胖儿造成了较为严重的心理损害,另一方面也不利于儿童肥胖的控制,不配合治疗,使干预难以取得效果。所以,进行必要的心理疏导也是儿童肥胖干预的重要措施之一。

综上所述,在预防和控制儿童青少年肥胖的各种措施中,运动干预由于具有安全性、有效性、可调性、主动性、趣味性等特点,宜作为主要手段使用。同时,运动干预要与饮食调节、行为和心理干预手段并用,以提升效果。对儿童进行单纯肥胖症干预的主要目的是,在保证儿童正常生长发育的前提下,增强其体能,提高其运动能力,稳定匀速改善肥胖儿童的体成分;在控体重的过程中逐渐养成科学、健康的生活方式,掌握正确的运动方法。应充分考虑各方面因素,调动个体、家庭、学校和社区共同参与,充分利用各种资源,形成全方位、立体化的综合干预模式,降低儿童青少年人群的肥胖率。

(陆大江,罗春燕,史慧静)

第四节　其他慢性病

一、营养不良

(一) 概念和分类

营养不良,主要是由于各种原因(如营养摄入不足、膳食结构不合理、喂养不当、消化吸收不良、疾病因素、心理因素等)所致能量和(或)蛋白质缺乏的一种营养缺乏症(protein-energy malnutrition, PEM),常伴有各种器官功能紊乱和营养素缺乏,如铁、锌元素缺乏和维生素 A 缺乏等。

WHO 建议使用 Z-分法(Z-score system)将营养不良分为以下 3 种类型。这 3 种 PEM 的类型和分度已经被国际上广泛用作评价 6 岁以下儿童群体的营养状态。

1. 体重低下(underweight)　其体重低于同年龄、同性别人群正常值的均数减 2 个标准差。其中高于或等于均数减 3 个标准差者为中度;低于均数减 3 个标准差者为重度。

2. 生长迟缓(stunting)　其身长低于同年龄、同性别人群正常值的均数减 2 个标准差。其中高于或等于均数减 3 个标准差者为中度;低于均数减 3 个标准差者为重度。

3. 消瘦(wasting)　其体重低于同身高、同性别人群正常值的均数减 2 个标准差。其中高于或等于均数减 3 个标准差者为中度;低于均数减 3 个标准差者为重度。

(二) 国内外儿童营养不良的流行现状

我国对 5 岁以下儿童营养不良现状研究的报告显示,2006 年中国 5 岁以下儿童生长迟缓率为 9.9%,低体重率为 5.9%,消瘦率为 2.2%;农村儿童生长迟缓率是城市的 5.3 倍,低体重率是城市的 4.6 倍,差异显著;中、西部地区儿童营养不良率显著高于东部地区;与 2002 年相比,2006 年儿童生长迟缓率下降了 30.8%,儿童低体重率下降了 24.4%。

季成叶等人对我国贫困乡村儿童青少年营养不良状况分析报告显示,西部贫困乡村地区是我国儿童营养不良流行率最高的群体,而西部中下水平乡村学生营养不良的检出率也很高,可见,西部地区农村儿童营养不良问题仍亟待改善。

我国城市中小学生营养不良现状和 20 年动态变化研究的资料显示,近 20 年来城市学生营养状况得到显著改善,生长迟缓率男女分别从 9.2% 和 8.0% 下降至 2.7% 和 3.0%,同期消瘦率从男 20.8%、女 17.6% 分别下降至 10.5% 和 9.7%。但是,目前我国城市学生以消瘦为主的营养不良问题依然存在,检出率男高于女,青少年高于儿童。

2012 年,我国卫生部发布的《中国 0~6 岁儿童营养发展报告》称,全球 5 岁以下儿童死亡归因于营养不良的比例达 35%;而在我国,截至 2010 年,5 岁以下儿童死亡归因于营养不良的比例为 13%,低于世界平均水平。

然而,我国儿童营养改善在取得显著成就的同时,也面临许多的挑战,比如,儿童营养状况存在显著的城乡和地区差异,农村地区(特别是贫困地区农村)儿童的营养问题更为突出。2010 年,贫困地区农村尚有 20% 的 5 岁以下儿童生长迟缓;农村地区儿童营养改善基础尚不稳定,呈现脆弱性,容易受到经济条件和突发事件的影响;留守儿童营养状况亟待改善。2009 年农村留守儿童生长迟缓率和低体重率均显著高于非留守儿童,约为非留守儿童的 1.5 倍;此外,超重和肥胖问题逐步显现,不仅城市地区儿童肥胖问题日益突出,农村地区也逐渐呈现,等等。

(三) 儿童营养不良的危害

长期慢性的营养不良,会阻碍儿童生长潜能的发挥,影响儿童最终的身高。

营养不良还常并发缺铁性贫血和锌缺乏症,以及维生素 A、D 缺乏症等等,进一步加重对机体功能的多方面的损害。

营养不良儿童的免疫功能全面低下,患儿极易并发各种感染,形成营养不良和感染性疾病之间的恶性循环。

重度营养不良可导致重要脏器功能损害,比如:心脏功能下降;消化能力减弱,菌群失调,易发生腹泻,进而加重营养不良的过程。

尤其值得注意的是,儿童期营养不良会影响发育中的脑的细胞数量的增殖和功能的分化,导致永久性的认知和行为功能损害。这是因为,在脑细胞和脑神经发育阶段必须有各种营养素提供能量,包括碳水化合物、脂类和蛋白质。脂类在神经细胞的发育过程中也起着非常重要的作用,脂类的化学成分和代谢能够影响脑细胞的构造,进而影响儿童的智力学习、记忆、注意力和情绪等各方面。多项研究显示,蛋白质营养不良可通过减少 3 种基本神经递质的前体而引起认知行为的改变,分别为色氨酸、胆碱及酪氨酸,而它们分别是 5-羟色胺、乙酰胆碱及去甲肾上腺素的前体。上述神经递质系统均与人类认知行为相关;蛋白质摄入减少使色氨酸原料减少,皮质中 5-羟色胺水平变化影响饥饿感、饮食偏好及发生某些行为障碍,诸如抑郁或攻击性等;胆碱能系统缺失导致神经精神方面疾病,如幻觉、淡漠及异常动作行为;肾上腺素反应系统涉及食欲及饱感的中枢性调节,可影响蛋白质等营养摄入等。

（四）防治策略和措施

1. 广泛宣教　提高全社会对儿童营养不良危害的认识和关注。

2. 倡导全面均衡营养　大力倡导母乳喂养，指导按时添加辅食；强调平衡膳食，纠正偏食、挑食等不良饮食习惯；学龄期儿童早餐吃饱吃好，健全学校午餐制；对片面追求体形美的青少年，予以必要的心理疏导等。

3. 合理安排生活作息制度　坚持户外活动，加强体格锻炼，注意劳逸结合，保证充足睡眠，纠正不良的卫生习惯等等。

4. 防治各种传染病和先天畸形　按时进行预防接种；对患有唇裂、腭裂、幽门狭窄、先天性心脏病等患儿应及时手术治疗。

5. 生长发育监测　0～6 岁儿童定期接受体格测量，通过绘制生长发育监测图，及时发现儿童的生长偏移并及早纠正；对于学龄儿童青少年，也应按照营养不良筛查标准，在各级教育、卫生部门建立的监测评估体制下，加强校医培训、开展医教结合项目等。

二、缺铁性贫血

（一）概念和流行现状

缺铁性贫血（iron deficiency anemia，IDA）是体内铁元素缺乏导致血红蛋白合成减少的一种贫血。临床上以小细胞低色素性贫血、血清铁蛋白减少、铁剂治疗有效为特点。

贫血是全球尤其是发展中国家严重的公共卫生问题之一，全球有 1/4～1/3 人群不同程度受贫血所累。在发展中国家，最常见的是缺铁性贫血，WHO 已将缺铁性贫血列为全球需重点防治的公共卫生问题之一。缺铁性贫血在我国儿童青少年贫血患者中占 90% 以上，严重危害到儿童健康，也是我国重点防治的儿童常见病之一。

儿童青少年和婴儿、孕妇、老年人一起，并列为贫血四大易感人群。2000～2001 年，中国儿童铁缺乏症流行病调查结果显示：我国 7～12 个月婴儿 IDA 的患病率为 20.5%（农村 30.1%，城市 16.8）；13～36 个月幼儿为 7.8%（农村 15.5%，城市 4.4%）；37 个月～7 岁儿童为 3.5%（农村 6.3%，城市 1.9%）。目前，虽然我国儿童的铁营养缺乏状况与 20 世纪 80 年代相比有了明显好转，例如，7～12 个月龄儿童的缺铁性贫血患病率已经从 30% 下降到 20.5%，但是，不伴贫血的铁缺乏（ID）状况仍很严重，儿童总铁缺乏症患病率为 40.3%，并且婴儿最高（65.2%），说明婴儿仍然是铁缺乏症的高发人群，是重点防治对象。

针对学龄儿童青少年群体的贫血流行病学调查显示，在 7 岁组，城市男生、城市女生、乡村男生、乡村女生的贫血检出率分别从 1991 年的 35.4%、37.8%、40.1% 和 43.1%，下降至 2005 年的 12.9%、13.7%、20.0% 和 24.4%；在 12 岁组，分别从 24.0%、35.2%、23.8% 和 28.7% 下降至 8.0%、8.9%、10.7% 和 10.9%。可见，随着我国人民生活水平的整体提高，加上政府在营养政策和防治工作方面的巨大投入，我国学生群体的贫血状况已经有了明显的改善，但与发达国家相比仍存在一定差距。此外，贫血率的城乡差距也提示，今后应将重点放在乡村，尤其是乡村女生和贫困地区学生。

（二）健康危害

贫血患儿常表现为面色萎黄，口唇黏膜色淡，甲床苍白，易疲乏，不爱活动。年长儿可诉头晕、眼前发黑、耳鸣等。大量研究表明，即便轻度贫血，对机体也会产生深远的不良影响。

1. 影响体格生长发育　诸多的临床研究证实，儿童缺铁性贫血与营养不良常互为因果，形成恶性循环。机体缺铁容易导致各种含铁酶、铁依赖营养酶活力下降，影响氧化和合成等新陈代谢过程,使儿童得不到足够的热能-蛋白质营养,导致营养不良;缺铁还会导致儿童出现缺铁性胃肠道症状,如儿童期的厌食、异食癖、肠吸收不良综合征及青春期的萎缩性胃炎、舌炎、胃酸减少等,从而影响各种营养素的吸收,阻碍体格生长发育。

2. **体能和免疫力下降**　缺铁性贫血常导致儿童爆发力、肌耐力减退,易于疲劳,其原因在于:①血红蛋白(Hb)水平低,血液携氧能力下降,组织细胞新陈代谢受阻;②含铁酶、铁依赖酶(尤其是细胞色素酶)对肌肉 ATP 等高能磷酸键等能源物质的合成受阻,进而影响肌力、肌耐力的发展。此外,贫血儿童抗感染能力普遍下降,腹泻、呼吸道感染等发病率明显高于正常儿。

3. **影响认知和行为发展**　缺铁性贫血时大脑持续处于慢性缺氧状态,无法满足大脑学习时的氧需求,常导致患儿对外界环境反应淡漠、注意力不集中、记忆力差、烦躁易怒,从而导致学习效率下降。此外,与脑功能密切相关的各种神经递质(5-羟色胺、多巴胺、去甲肾上腺素等)都在铁依赖酶的调节下发挥作用,而铁缺乏可干扰这些神经递质的代谢,出现系列性中枢神经活动紊乱,引起儿童情绪和行为的异常表现等。

(三) 预防和控制措施

1. **治疗措施**　应主要从去除病因和补充铁元素两个方面进行贫血治疗。

(1) 一般治疗:轻度贫血患儿应改善膳食结构,增加富含铁食物的摄入,特别是增加红肉(如猪肉、牛肉)、动物肝脏(如猪肝、鸡鸭肝)、动物血和鸡蛋等富含"血红素铁"的食物的摄入;注意饮食搭配,如增加富含维生素 C 的食物的摄入,促进铁吸收;加强护理,保证充足睡眠,防止身体抵抗力下降。

(2) 病因治疗:对饮食不当者应纠正偏食、挑食等不良饮食习惯;如有慢性失血性疾病,如胃十二指肠、直肠息肉、钩虫病、月经失调等,应开展有针对性的治疗。

(3) 铁剂治疗:铁剂是治疗缺铁性贫血的特效药,若无特殊原因,应采用口服法给药,如口服硫酸亚铁,富马酸亚铁等;同服维生素 C 有利于促进铁吸收。

2. **预防措施**　主要是做好健康宣教工作,使全社会尤其是家长认识到缺铁对儿童的危害性及做好预防工作的重要性。具体预防措施如下。

(1) 从孕期开始预防,预防孕妇缺铁,预防早产。

(2) 科学合理喂养,无论是母乳喂养还是人工喂养的婴儿,均应及时添加含铁丰富且铁吸收率高的辅助食品;人工喂养者如以鲜牛奶喂养,必须加热处理以减少牛奶过敏导致肠道失血。

(3) 对早产儿,尤其是极低出生体重的早产儿宜自生后 1~2 个月给予铁剂预防。

(4) 对学龄期儿童及青少年进行积极宣教,强调平衡膳食,杜绝不良饮食习惯。

(5) 居家炒菜、做饭尽量用铁锅。

(6) 对特殊地区、特殊人群可在政府部门的监管下,合理投放铁强化食品等。

三、脊柱弯曲异常

(一) 概念和流行现状

脊柱弯曲异常(vertebral column defects),是因脊柱弯曲明显超出正常生理弯曲而导致的异常体征,可分习惯性(姿势性)和固定性(器质性)两类。儿童青少年中的脊柱弯曲异常大多属姿势性,主要表现为脊柱侧弯、后凸(驼背)、前凸、平背(直背)等,最常见的是脊柱侧弯和驼背。

脊柱弯曲异常是危害儿童青少年健康的常见疾病之一。相比其他常见病,人们对脊柱弯曲异常的研究工作明显滞后,只有少量的地区性调查资料,缺乏大样本研究资料。国内对脊柱弯曲异常的调查与治疗始于 20 世纪 70 年代,但由于检查方法、调查对象年龄构成不统一,结果受检查者主观影响很大,因此各地报道的数据常有较大差异。1985 年,上海地区首次对 2 500 名 7～16 岁学生采用云纹照相法进行调查,发现脊柱侧凸的患病率为 12.05%;次年,北京地区采取同样的方法对 1 055 名学生进行检查,结果为 6.2%;1988 年北京地区又对 20 418 名 7～15 岁学生联合采用前屈试验、云纹照相法和 X 线照相法发现,脊柱侧凸(Cobb 角大于 10°)患病率为 1.04%。我国台湾地区曾于 1980 年对台北市小学五、六年级和初一的 6 389 名学生以云纹照相法检查,得到当地脊柱侧弯患病率为 3.20%。新加坡于 1997 年对全国 6～14 岁学龄期儿童进行的一项样本量为 72 699 名学生的随机抽样调查显示,脊柱侧弯的检出率为 0.59%(男生为 0.25%,女生为 0.93%)。1997～2005 年,国内又陆续有山东、河北、山西、福建等地区的研究者在本地进行了小范围的调查研究,报道了我国 6～18 岁儿童青少年脊柱弯曲异常检出率为 2.15%～22.09%。

通过对已有资料的分析发现,其发病具有以下特点。

(1) 女生较男生易发生脊柱弯曲异常。其原因除和女孩肌肉、韧带较弱有关以外,还与女生锻炼时间较少有关。但也有少数相反结论的报道。

(2) 随学习年限的增加,脊柱弯曲异常的检出率逐渐上升,并在青春期突增阶段达到高峰。这与其身高增长迅猛、骨内有机成分较多而钙磷含量相对不足、脊柱周围的肌肉韧带未发育成熟以及该年龄段学生学习负担较重,常存在坐姿不良等因素有关。

(3) 乡村检出率高于城市。这可能与乡村学生学习环境差、灯光照明和课桌合格率低、营养状况不佳有关。

(4) 脊柱侧凸筛查检出率高于脊柱前后凸,姿势性脊柱弯曲异常筛查检出率高于疾病性及特发性脊柱弯曲异常。总的来说,随着儿童青少年学业压力的不断增加,脊柱弯曲异常的患病率很可能呈上升趋势。

(二) 健康危害和防治措施

1. **健康危害**　轻微的脊柱弯曲异常会影响儿童青少年的姿势和体态,使脊柱着力的作用点不平衡,青少年易产生疲劳感和背部不适。严重的可致胸廓畸形,影响心肺功能,使肺活量下降、体能下降,甚至导致心肺功能衰竭。较重的脊柱弯曲异常是造成学生专业报考(如高空、矿业、航船驾驶等)受限和兵役体检不合格的重要原因之一。因此,鉴于我国儿童青少年脊柱弯曲异常的患病形势及其危害,应该加强对该病的研究和防治。

2. **防治措施**　青少年的脊柱弯曲异常一般是姿势性的,不固定,通常可以在几个月内通过矫正自己的坐姿、立姿和走的姿势而恢复正常,应以预防为主,动员学生、家长和学校共同参与,采取综合防治措施。

(1) 从小培养良好的读写姿势。读写时身体要坐直,两肩齐平;站立时挺胸收腹,不扭腰斜肩,双腿伸直,重心在两脚上;行走时保持站立的正确姿势,迈步大小适当,双臂自然摆动,头正视前方。

(2) 一旦出现脊柱弯曲异常,要根据弯曲性质和部位及时进行矫正,比如,驼背者注意挺胸,向左侧弯者可将左上臂举起,身子向右作侧弯运动,使两侧肌肉的紧张度逐渐相等。

(3) 日常多做一些有利于身体全面发展的运动,如跑、跳、打球、游泳、垫上运动等,加强全身血液循环,使局部肌肉得到充分的营养供应,对预防和矫正脊柱变形亦有很大的好处。

（4）学校应及时针对学生身高调整课桌椅，为阅读、书写提供良好照明条件，尽量采用左侧采光。

（5）学生的书包不宜过重，提倡双肩背书包等。

（6）对于异常程度已较严重者，应尽早接受临床专科诊治，以免错过最佳时机。

四、哮喘

（一）概念和流行现状

哮喘（asthma）是以多种细胞（如嗜酸性粒细胞、肥大细胞、T 淋巴细胞浸润及气道上皮细胞等）和细胞组分共同参与的气道慢性炎症性疾病。这种慢性炎症导致易感者气道反应性增高，引起不同程度的、广泛的、可逆性的气道通气受限。临床表现为突然而反复发作的喘息、呼吸困难、胸闷、咳嗽，多于夜间和（或）凌晨发作，也可在运动后发作，多数患儿可经治疗缓解，也可自行缓解。

引起哮喘的病因错综复杂，是遗传（特应性体质）和诸多生活环境因素交互影响的结果。双生子研究显示，哮喘的遗传度为 60％～70％，属高遗传度疾病。家系研究显示，家中的哮喘患者人数越多，子女患哮喘的可能性越大，患者的哮喘症状也往往越重。引发哮喘的环境因素则种类繁多，包括①吸入性过敏原（室内：尘螨、动物毛屑及排泄物、蟑螂、真菌等；室外：花粉、真菌等）；②食入性过敏原（如牛奶，鱼、虾、鸡蛋和花生等）；③呼吸道感染（尤其是病毒及支原体感染）；④强烈的情绪变化；⑤运动和过度通气；⑥冷空气；⑦药物（如阿司匹林等）；⑧职业粉尘及气体。

哮喘的分类迄今尚无统一标准，可依据病因来源分为以下两类：①外源性哮喘（特应性哮喘），通常发生于特应性人群，有其他过敏性疾病史，有较明确的环境变应原，发作有明显季节性，故又称季节性哮喘。儿童青少年多见，常有哮喘家族史。②内源性哮喘，主要发生于非特应性患者，一般无哮喘家族史、过敏性疾病时，也无明显的季节性。运动和病毒感染是最常见的诱发因素；发病年龄较晚，女性较多见。

喘息儿童如有以下临床症状时高度提示哮喘诊断：①多于每月 1 次的频繁发作性喘息；②活动诱发的咳嗽或喘息；③非病毒感染导致的间歇性夜间咳嗽；④季节变化的喘息；⑤喘息症状持续至 3 岁后；⑥症状出现或恶化与吸入变应原（室尘螨、宠物、蟑螂和真菌）、运动、花粉、呼吸道（病毒）感染、强烈的情绪变化和吸烟有关；⑦上呼吸道感染反复发展到肺部或需 10 天以上药物治疗才好转；⑧抗哮喘药物使用后症状改善。

儿童哮喘已成为全球性公共卫生问题。全球约有 1.6 亿患者，各国患病率在 1‰～13‰不等，可见群体差异很大。这种群体差异和种族因素有关，也和居住地的地理生态特点、气候、经济状况、环境污染等有关。我国在 20 世纪 80 年代末对 0～14 岁儿童哮喘患病情况进行的抽样调查结果显示，哮喘患病率为 0.11％～2.03％。2000 年再次进行的抽样调查显示，累计患病率为 0.25％～4.63％，较 10 年前上升了 64.8％，其中原因可能与居民生活方式的改变、大气污染以及哮喘诊断水平的提高有关。70％～80％的儿童哮喘发病于 5 岁以前。

（二）健康危害和防治措施

儿童哮喘如诊治不及时，随病程的延长可产生气道不可逆性狭窄和气道重塑，病死率为 2/10 万～4/10 万。因此，早期防治至关重要。

1. 治疗原则和治疗目标　对儿童哮喘病要坚持长期、持续、规范、个体化的治疗原则。在发作期，快速缓解症状、抗炎、平喘；在缓解期，要长期控制症状、抗炎、降低气道高反应性、避免触发因素、自我保健。

治疗目标包括：①尽可能控制、消除哮喘症状（包括夜间症状）；②使哮喘发作次数减少，甚至不发作；③肺功能正常或接近正常；④能参加正常活动，包括体育锻炼；⑤β₂激动剂用量最少，乃至不用；⑥所用药物不良反应减至最少，乃至没有；⑦预防发展为不可逆性气道阻塞。

任何年龄患儿治疗方案的确定，均要根据平时病情轻重程度而定，由适合于初期病情严重程度的那一级开始，之后根据病情变化及治疗反应随时进行调整，每 1～3 个月审核一次治疗方案，若哮喘控制 3 个月以上时，可逐步降级治疗。若未能控制，要立即升级治疗，但首先应审核患儿用药技术、是否遵循用药方案、如何避免变应原和其他触发因素等。此即支气管哮喘的阶梯治疗方案。

2. 预防哮喘发作　应注意以下几点。

（1）穿着适宜。注意必要的保暖，及时增减衣物，避免受凉感冒以及冷空气的刺激。

（2）居室环境要适宜。哮喘患者的居室内要保持温暖干燥，注意通风透光，被褥及衣物注意勤洗勤晒，避免尘螨及霉菌滋生；室内禁烟，避免儿童被动吸烟。应尽量避免使用杀虫剂、消毒剂及蚊香等物品，不要在居室中饲养宠物。

（3）出入要适宜。哮喘患者尽量不去人群拥挤的公共场所；遇到风沙及扬尘天气，应尽量避免外出活动；对于花粉及植物过敏者，外出时可戴口罩，尽量避免在花园或植物园中过多逗留。

此外，生活要有规律，适度锻炼，避免剧烈活动和过度疲劳。饮食要清淡，预防食物过敏，尽量不吃或少吃鱼、虾、蟹等海产品。保持乐观开朗的心情，避免过度兴奋、紧张、发脾气，积极配合治疗等。

五、儿童青少年高血压

（一）概述和流行现状

高血压是威胁我国民众健康的主要慢性疾病之一，在过去的 50 年里，随着社会心理环境和生活方式的改变，高血压发病年龄前移已是普遍关注的健康问题，儿童青少年随着肥胖发生率的不断增加，其高血压发生率也不断升高。

迄今为止，国内尚无一个公认的、统一的诊断儿童青少年高血压的标准。由于各国儿童青少年的体格指标不同，其高血压诊断标准各异。2009 年，欧洲心脏学会（ESC）及欧洲高血压学会（ESH）共同制定了儿童青少年高血压的诊治指南，并推荐使用美国儿童青少年血压控制工作组第 4 次报告制定了下面的诊断标准。

正常血压：收缩压（SBP）和（或）舒张压（DBP）低于同年龄、性别及身高儿童青少年血压（BP）的第 90 百分位。

高血压前期：SBP 和（或）DBP 处于第 90～95 百分位，或 BP＞120/80 mmHg。

高血压：3 次以上测量 SBP 和（或）DBP 大于等于第 95 百分位。其中，高血压又进一步分为 I 期（超过第 95～99 百分位＋5 mmHg）和 II 期（超过第 99 百分位＋5 mmHg）。

国内外研究表明，目前儿童青少年血压呈显著上升趋势。美国国家健康与营养调查显示，1999～2000 年儿童平均 SBP/DBP 约比 10 年前上升了 1.4/3.3 mmHg。1991～2004 年的中国居民营养与健康调查发现相似结果，6～17 岁儿童青少年 SBP 及 DBP 年增长分别为 0.36 mmHg 和 0.31 mmHg。由于我国地域辽阔，民族众多，各民族生活习惯有很大不同，国内报道各地区、各民族儿童青少年高血压患病率差异较大,为 2%～20%。同时,儿童青少年高血压的高漏诊率也应引起重视。美国一项对 14 187 例 3～18 岁儿童青少年进行的研究显示,507 例(3.6%)高血压患儿中仅有 131 例曾被诊断过,漏诊率为 74%；484 例(3.4%)高血压前期患儿中,仅有 55 例被诊断过,漏诊率高达 89%。由此可见,应高度重视儿童青少年高血压的及时诊断和防治工作。

(二)健康危害和防治策略

1. 健康危害　儿童青少年高血压会造成诸多不良后果,如发展为成人高血压、引起左室肥厚、动脉粥样硬化、肾脏损害、认知功能障碍等。其中,左室肥厚最为常见,检出率为 20%～41%。Stella Stabouli 等研究发现,即使是高血压前期患儿也有 20%合并左室肥厚。动脉粥样硬化、肾脏损害也是高血压患儿中常见的靶器官损害。一项对澳大利亚及新加坡儿童的大样本研究表明,高血压患儿易发生肾小动脉狭窄,收缩压每升高 10 mmHg,澳大利亚及新加坡儿童肾小动脉直径分别减少 2.08 μm 和 1.43 μm。此外,代谢紊乱、认知功能障碍等也是儿童青少年高血压的常见并发症。

儿童青少年高血压还存在轨迹现象,即随着年龄的增长,血压维持其原所在百分位数不变,原来血压在较高百分位者,经若干年后大部分人的血压仍保留在同一较高百分位的状态。这种轨迹现象提示,儿童青少年高血压的提早发生不仅增加了成年期高血压的发生率,也会加重成年高血压的严重程度。儿童青少年时期控制高血压发生已成为减轻成人心血管慢性病的重要策略。

2. 预防策略　从儿童期开始进行高血压早期预防不仅必要,而且可能。一般可以采取群体预防和高危人群预防两大策略。

群体预防又称一般性预防,主要针对普通人群(“健康儿童”)进行,目标是宣传高血压预防知识,培养健康生活方式,内容包括:①高血压预防健康教育。②倡导合理膳食摄入、建立健康生活行为、戒除吸烟、酗酒等不健康行为。③肥胖儿童应调整膳食结构,增加有氧运动,控制体重过快增长。④健全学生体检制度,每学期测量一次血压。

高危人群预防又称特殊预防,主要针对以下 3 类对象。

(1) 原发性高血压儿童:对象包括那些血压持续超过筛检标准 P_{95} 并排除继发性原因者。除非有明显的自觉症状,原则上不考虑使用药物来控制血压,着重采取行为疗法:①坚持体力活动和体育锻炼,强度适度而不过于剧烈。运动有助于降低青少年尤其是超重者 BMI 并改善其血管功能。②控制饮食,推荐采取 DASH 饮食(dietary approaches to stopping hypertension),即增加水果和蔬菜摄入量,减少总脂肪量和饱和脂肪酸的摄入及限制糖类饮食;增加钾和钙的摄入并限制钠盐低于每日 1 200 mg。③合理安排生活作息制度,保证充足睡眠,保持心情愉快,此外还应克服久坐等不良生活习惯。有明显自觉症状者除行为疗法外,可考虑提供利尿剂和血管扩张剂等进行药物治疗。

(2) 高血压倾向儿童:血压虽未超过筛检标准但处于同性别-年龄组血压高位(P_{80}～P_{95}),伴高钠盐摄入和肥胖等高血压危险因素者。应定期复查血压,开展行为干预。

(3) 高血压易患儿童:因目前采用高血压易感基因为遗传标志进行易感者筛检的方法尚不成熟,故主要依据家族史确定。多数学者认为,对有高血压家族史(尤其双亲都为患者)的儿童,应自 3 岁起每半年测量 1 次血压(血压监测)。对这些易患儿童,采取控制钠盐摄入、控制体重、培养健康生活方式等措施尤为迫切。

六、儿童青少年糖尿病

（一）相关概念和流行现状

糖尿病（diabetes mellitus，DM）是一组由遗传、环境因素交互作用导致的慢性并以血糖升高为主要特征的临床综合征。因胰岛素分泌量绝对或相对不足及靶组织细胞对胰岛素敏感性降低，引发糖、蛋白质、脂肪、电解质和水等一系列代谢紊乱。

糖尿病分为原发性和继发性两类。原发性糖尿病又可分为：①1型糖尿病，由于胰岛β细胞破坏，胰岛素分泌绝对不足所造成，必须使用胰岛素治疗，故又称胰岛素依赖性糖尿病（insulin dependent diabetes mellitus，IDDM）；②2型糖尿病，由于胰岛β细胞分泌胰岛素不足或靶细胞对胰岛素不敏感（胰岛素抵抗）所致，亦称非胰岛素依赖性糖尿病（noninsulin-dependent diabetes mellitus，NIDDM）；③青年成熟期发病型糖尿病，这是一种罕见的遗传性β细胞功能缺陷症，属常染色体显性遗传。继发性糖尿病大多由一些遗传综合征（如21-三体、Turner综合征和Klinefelter综合征等）和内分泌疾病（如Cushing综合征、甲状腺功能亢进症等）所引起。

儿童青少年和成人一致，采用国际统一的标准诊断糖尿病。美国糖尿病学会2005年公布糖尿病诊断的新标准，符合下列任一标准即可诊断为糖尿病：①有典型糖尿病症状（多饮、多尿、多食和体重下降，即"三多一少"）且餐后任意时刻血糖水平≥11.1 mmol/L。②空腹血糖（FPG）≥7.0 mmol/L。③2小时口服葡萄糖耐量试验（OGTT）血糖水平≥11.1 mmol/L。

传统上，98%的儿童糖尿病为1型糖尿病，2型糖尿病甚少。但是，目前已随人群中儿童肥胖率的增高而有增加趋势。儿童1型糖尿病的发病率在各国之间差异较大，即使同一国家，不同民族之间也不相同。芬兰（发病率36/10万）、意大利的撒丁岛（发病率36.4/10万）是0～14岁儿童1型糖尿病发病率最高的地方；其次为加拿大、瑞典、丹麦、美国和英国；韩国、日本及中国属低发病国家，我国年发病率为1.04/10万。近年的流行病学研究表明，发病率逐年增高是世界的总趋势。4～6岁和10～14岁为1型糖尿病的高发年龄，1岁以下小儿发病较少见。

（二）健康危害和防治策略

近年来，随着糖尿病患病率的快速增长，糖尿病对人类的健康威胁已是一个全球性的共同关注问题，而糖尿病复杂的发病过程使人类至今尚未找到根治的方法，一旦被诊断为糖尿病，就意味着患者需要终身接受治疗，并且糖尿病的并发症对患者的生命和生活质量威胁极大，给社会、家庭以及患者个人带来沉重的经济负担。儿童青少年作为一个特殊的人群，糖尿病的显著增加已经被广泛认识和重视。儿童和青少年时期患糖尿病的话，意味着在青壮年时就出现并发症，发生心脑血管病的危险增加。同时，不断增加的发病率和病死率的风险指数将加重社会负担，对公共健康造成严重的影响。

糖尿病往往是多种因素长期作用的结果。儿童青少年生活环境中的各种不利因素和他们自身形成的一些不健康生活方式，对糖尿病的发生、发展有深远影响。近年来越来越多的研究发现，儿童青少年中2型糖尿病的发病率也有明显的上升趋势。2型糖尿病的发展需经历较漫长的过程，即从糖代谢正常发展到糖尿病，中间有个血糖调节逐步出现异常的时期，称糖尿病前期（pre-diabetes），包括葡萄糖耐量下降阶段（IGT）和空腹血糖受损阶段（IFG）。国际分类标准规定，IGT和IFG阶段都属高血糖状态，介于糖尿病和正常状况之间。在我国儿童青少年群体中，IGT患病率通常都高于糖尿病，且呈逐年上升趋势。IGT阶段虽不够糖尿病诊断标准,但已开始出现糖尿病相关性微血管、大血管病变,而且将显著增加心血管疾病发生几率。IGT 和 IFG 两类症状在儿童青少年易感者中尤其多见,因此儿童少年早期预防糖尿病工作应特别关注对 IGT 和 IFG 的筛查和诊断,积极开展 2 型糖尿病的预防已成为紧迫而重要的任务。

各型糖尿病的病因、发病机制不同,故预防的侧重点也有所不同。不管如何,改变饮食习惯,增加体育锻炼,培养儿童和青少年健康的生活方式是预防糖尿病、降低在高危儿童身上发生糖尿病危险的最好方法,具体措施有以下 3 个方面。

1. **监测易感人群**　我国属糖尿病低发病国家,在群体中筛查 1 型糖尿病的易感个体较困难。为此,我国将那些有 1 型糖尿病一级亲属史,胰岛细胞抗体、谷氨酸脱羧酶抗体阳性,或曾有病毒感染史的个体确定为 1 型糖尿病的重点预防对象。对于 2 型糖尿病,可根据其病因,凡具备下列特征者可确定为易感个体:①有家族史;②严重缺乏运动,或体力活动骤减者;③肥胖伴血糖偏高,或有高血压、高血脂、早发生冠心病症状者;④长期服用某些药物者。作为糖尿病一级预防的重点,应通过健康教育提高易感者对糖尿病的认知,建立健康生活方式,定期检查血糖,早发现,早治疗。

2. **积极防治肥胖**　肥胖是 2 型糖尿病的主要诱因,也与高血压、高血脂、冠心病和其他心血管疾病密切相关,故防治肥胖是早期预防糖尿病的重中之重。

3. **培养运动习惯**　运动不仅促进生长发育,增强体质,而且能显著改善糖、脂肪代谢,是防治糖尿病的另一核心措施。儿童青少年应树立终生运动的信念,养成经常锻炼的习惯,使运动成为生活必不可少的组成部分。

(丁艳华)

【思 考 题】

---

1. 弱视是如何造成的? 对儿童有怎样的健康危害? 如何进行儿童弱视防治?
2. 单纯性近视的成因和发病机制有哪些? 如何对近视进行综合预防和控制?
3. 可以使用哪些指标评价儿童青少年龋病和牙周健康的流行状况? 如何预防和控制儿童青少年的龋病和牙周疾病?
4. 牙周疾病的致病因素包括哪些?
5. 儿童青少年肥胖的健康危害有哪些? 如何针对儿童青少年原发性肥胖的发生原因,采取有效的预防和控制措施?
6. 如何预防和控制儿童青少年高血压?

第六章
儿童青少年心理卫生

第一节　心理卫生概述

一、心理卫生的定义

心理卫生(mental health),也称精神卫生或心理健康,是指以积极有益的方法和措施,维护和促进人们的心理状态以适应当前和发展的社会环境。

广义上,心理卫生不仅涉及各类心理障碍的防治,还包括它对各类人群进行心理卫生保健,目的在于减少和预防各类心理和行为障碍的发生。人为了实现完满的健康状态,不仅要讲究生理卫生,还要讲究心理卫生,提高社会适应能力。

儿童青少年心理卫生涉及生理、心理和社会各个方面。它着眼于儿童青少年个体和群体,维护其心理健康,研究各种心理障碍致病原因,强调早发现、早诊断和早干预,通过预防保健、心理行为指导与咨询来控制和降低其心理障碍发生率,从而提高儿童青少年生存质量,培养其健全的人格特征。

二、心理健康的标准

(一)判断心理健康与否的基本原则

国内外学者从不同的视角对心理健康做出了不同的描述,但从具体心理结构的角度来看,心理健康的内容应当包括认知、情绪、行为、人格和能力等各个方面。界定心理健康与否应该考虑到3个方面的基本原则:①心理活动与外部环境的协调一致性,意指个体的心理活动是否围绕其所处的外界环境而适当地展开;②心理活动内部的完整协调性,意指个体心理活动的主要方面,包括认知、情感、意志行为活动等各个方面,是否正常并且协调一致;③个性心理特征的相对稳定性,意指个体的人格心理特征在没有外部环境重大改变的情况下,能否保持人格气质的相对稳定性,能否保持行为的一致性。

(二)心理健康的标准

1. 智力正常　智力以思维为基础,包括各个认知方面的能力,诸如理解力、判断力、想象力、记忆力、注意力、计算力等多方面的能力。虽然正常的智力水平中也还有高低之分,但是正常范围的智力水平应该是个体完成正常生活的基本心理条件,自然是心理健康的基本标准。

2. **恰当的自我意识** 自我意识是指个体对自己的认识和评价。它反映了一个人对自己的态度,可以具体表现在个体与现实环境的相互关系中。具有恰当自我意识的人能给自己正确的认识和定位,积极地去做自己力所能及的事。他们能够自我悦纳、自我理解、自我负责、自尊、自爱、自立、自信,有安全感,从而就有了抵御挫折和自我发展的能力。

3. **善于调整和控制自己的情绪** 心理健康的人能够真实地感受到各种情感,如喜、怒、哀、乐等不同的情绪体验,能够经常保持愉快的情绪,善于从日常的生活和工作中找到乐趣,能够保持情绪稳定。在重大挫折面前能够适当控制自己的情绪,具有调整自己情绪以保持与周围环境动态平衡的能力。

4. **良好的人际关系** 心理健康者善于与他人建立良好的人际关系。他们在与人交往的过程中能够悦纳自己,接受别人,可以与对方或集体形成一种休戚相关的关系,与他人相处的过程中积极的情绪多于消极的情绪。别人在与他相处的过程中也会感觉到舒适和安全。心理健康的人能够注意遵守团体的规范和要求,能够适当控制自己的欲望以配合团体的要求。

5. **良好地适应环境** 心理健康者能够客观地认识环境,正确地分析环境中积极因素和消极因素。尽可能化不利为有利。结合自己的主观条件愿望,充分利用各种主观、客观的资源充实提高自己,努力实现理想,并能够根据主客观的情况变迁适当地调节自己的方法和方向。对于无法改变的客观不利也能坦然接受。

6. **具有健全的人格** 心理健康者人格的各个方面都应全面协调均衡地发展,包括思维、情感、动机、兴趣、毅力、能力、理想、价值观等各个方面。心理健康的人会表现出:思维方式合理适中,不偏激,并有适当的灵活性,情绪比较稳定愉快,能够耐受一定的挫折,对于未来有理想、有信心,并且能够通过持久的努力去实现自己的理想。

7. **心理特征与年龄特征相符** 随着一个人不同年龄阶段的生理变化,其心理特点也在不断改变。不同年龄阶段的动机、需要、情绪及行为等心理活动水平也不相同。心理健康者的心理行为特点一般应与年龄特征相符合。

儿童青少年期是人生各阶段中变化最快的阶段,是健康心理形成的关键时期。他们的心理健康状况有着共同的特点和规律,但也有着时间和地域差异。

三、儿童青少年心理问题和心理障碍

(一) 定义

心理问题(mental problem)是指一般正常青少年人群的心理困惑,比如学习、生活压力大,社会适应不良,在升学、婚姻恋爱、就业等过程中遇到选择困难后出现的焦虑烦躁情绪等问题,属于正常范围内的心理状态。心理问题一般持续时间较短,内容较为局限,心理活动反应不太强烈,且未影响思维逻辑的心理紊乱,绝大多数人可通过自我心理调适解决日常生活中出现的心理问题。

心理障碍(mental disorders)是一类具有诊断意义的心理方面的异常,特征为情绪、认知、行为等方面的改变,伴有痛苦体验和(或)功能损害,属于异常心理状态,如情绪障碍、强迫症、焦虑症、品行障碍等。心理障碍由于个体认知、情绪、行为的改变,使得本人或他人感到痛苦,自身功能受损等。

心理问题会发展成心理障碍。例如,如果长期持续的学习压力(心理问题)得不到适当的调适,就容易导致抑郁障碍(心理障碍)的产生,出现严重的心理活动紊乱,对自身或对他人造成严重的危害。

(二) 流行病学

世界范围内儿童青少年精神行为和发育障碍的患病率不同,不同文化背景所报道的心理障碍患病率差别也大。美国儿童青少年心理行为和发育障碍的患病率为 17%～22%,其中约有一半属于心理障碍。在我国,儿童青少年心理卫生问题同样突出。2005 年,中国青少年研究中心和共青团中央国际联络部发布的《中国青年发展报告》称,在我国 17 岁以下的儿童和青少年中,大约 3 000 万人受到各种情绪障碍和行为问题的困扰,其中中小学生心理障碍患病率为 21.6%～32.0%,大学生有心理障碍者占 16.0% 至 25.4%,且有上升趋势。中小学生心理障碍突出表现为人际关系、情绪稳定性和学习适应方面的问题。在大学生中,心理障碍以焦虑、恐惧、神经衰弱、强迫症和抑郁情绪为主。上海等 22 个城市 4～16 岁儿童心理卫生状况的调查(1991)结果显示,被调查儿童心理行为问题检出率为 12.97%。

(三) 儿童青少年的心理问题和心理障碍种类

1. 心理问题

(1) 学习问题,如学校(幼儿园)适应困难、自控能力低下、学习困难。

(2) 情绪问题,主要表现为情绪不稳定、紧张焦虑、孤僻抑郁、强迫行为、过度任性、脾气发作、冲动、暴躁易怒、胆小退缩、恐惧发作等。

(3) 个性问题,如过分内向、自信心不足、自私、任性、易发脾气,缺乏合作能力等。

(4) 品行问题,表现为打架斗殴、毁物、偷窃、撒谎、逃学、暴力、离家出走等行为。

(5) 习惯不良,如刻板动作行为、吮指、咬指甲、习惯性交叉擦腿、手淫、口吃、电脑(网络)过度使用等。

(6) 青春期心理行为问题,如吸烟、酗酒、纵火、攻击行为、暴力、欺负、性乱、离家出走、违法犯罪、自伤、不安全性行为和少女怀孕等。

(7) 睡眠问题,如失眠、多梦、入睡困难、早醒、梦魇。

(8) 恋爱问题,如早恋、单恋、失恋、同性恋、过分迷恋偶像等。

2. 心理障碍

(1) 发育性障碍,如精神发育迟滞、孤独症、言语和语言发育障碍、运动发育障碍。

(2) 行为障碍,如注意缺陷多动障碍、对立违抗障碍、品行障碍、抽动障碍。

(3) 情绪障碍,如分离性焦虑障碍、广泛焦虑障碍、强迫症、恐怖症。

(4) 精神病性障碍,如精神分裂症、心境障碍。

(5) 物质滥用与依赖,如 K 粉、摇头丸、海洛因和大麻类等物质滥用与成瘾障碍,喂养与进食障碍等。

儿童青少年心理障碍对儿童的身心发育、学习和社会适应能力等均会造成不同程度影响,严重时会出现人格障碍、攻击、甚至犯罪。各类心理障碍有着各自特异的临床表现和诊断标准,预防和干预策略也有所不同。接下来将逐个详细介绍现阶段儿童青少年人群中较为多见的心理问题和心理障碍的相关概念、特征性表现、发生原因和防治策略方法等。

(孙锦华,杜亚松)

第二节　儿童青少年常见的情绪问题和情绪障碍

儿童青少年的情绪问题以焦虑、强迫、发脾气、易怒为主要核心症状，由于儿童的年龄特点，其临床表现大多会以情绪或行为的方式表达出来。大多数的情绪问题对儿童青少年的影响较小，相当一部分有自愈性，如果引导不当或持续时间较长者，会发展为情绪障碍。

儿童情绪障碍（emotional disorders in childhood）是发生在儿童青少年时期以焦虑、恐怖、强迫、抑郁以及转换症状为主要临床表现的一组心理疾病。情绪障碍是十分常见的儿童心理卫生问题，其患病率在国外居第二位，在国内居行为问题、发育性障碍之后的第三位。国内流行病学研究报道，儿童情绪障碍的患病率为 0.3%～6.99%。国内李雪荣等使用 DSM-Ⅲ-R 诊断标准调查湖南省儿童青少年患病率为 1.05%；王玉凤等使用 Rutter 量表调查北京市小学儿童，发现神经症性行为患病率为 1.64%。

儿童情绪障碍的临床表现较成人神经症简单，往往是躯体症状或某一症状突出，自主神经系统症状明显。学龄前儿童的情绪障碍类型难以划分，随着年龄增长，临床类型逐渐与成人接近。儿童阶段男女患病率差别不大，青春期以后女性患病率逐渐增多。病程多是暂时性的，很少持续到成年期；儿童期情绪障碍与成人期神经症之间没有明显的内在联系，它似乎只是情绪正常发育趋向的突出化而不是本质的异常。

一、分离性焦虑障碍

1. 定义　分离性焦虑障碍（separation anxiety）是指儿童与其依恋对象分离时产生的过度焦虑情绪，多发生于儿童和青少年早期。其主要表现：①过分担心依恋对象可能遇到伤害，或害怕依恋对象一去不复返；②过分担心自己会走失、被绑架、被杀害，或住院，以致与依恋对象离别；③因不愿离开依恋对象而不想上学或拒绝上学；④非常害怕一人独处，或没有依恋对象陪同绝不外出，宁愿待在家里；⑤没有依恋对象在身边时不愿意或拒绝上床就寝；⑥反复做噩梦，内容与离别有关，以致夜间多次惊醒；⑦与依恋对象分离前过分担心，分离时或分离后出现过度的情绪反应，如烦躁不安、哭喊、发脾气、痛苦、淡漠，或退缩；⑧与依恋对象分离时反复出现头痛、恶心、呕吐等躯体症状，但无相应躯体疾病。

2. 病因　分离性焦虑症常常在一些重要生活事件后起病，如入托、入学、转学、迁居，也与家庭矛盾冲突、父母生病、离异有关。另外，患儿依赖、任性、懒惰等各种退行性的表现，往往也是受家庭过度保护、过分溺爱的结果，说明负性环境因素起了一定作用。生物学研究发现，本症还具有家族聚集现象，有遗传史者占 12%，父母心理素质存在缺陷，具有焦虑素质。患儿常常性格内向、害羞、胆小，独立生活能力差，难以适应新环境，不能承受与依恋对象分离的心理刺激是起病的素质基础。

3. 治疗

（1）支持性心理治疗。尽快帮助患儿适应新环境。学龄前儿童除提供适当游戏、绘画、电视外，还应用患儿容易理解的词语和方法解释其过程，多使用鼓励性语言。学龄期儿童重点以语言交流为主，交流时要态度诚恳、语言生动、表情温和，在进行各种操作及治疗前均说明目的、方法以及操作会带来的不适，以取得合作，并尊重患儿的选择，尊重患儿的人格，认真解答患儿的提问。

（2）心理教育。通过心理教育和疏导，可以提高治疗依从性。当患儿年龄小，症状轻或中等严重时，可以进行心理教育，讲道理，告诉他爸爸妈妈要上班，要工作；同时让父母鼓励孩子如何面对新环境，不要过分责怪困境，要通过行动来解释分离焦虑。患儿在学校可以学习团结合作，大家互相帮助。一旦他同意到学校去，要帮助他把可能遇到的困境降低到最低程度。

（3）药物治疗。当心理干预和行为治疗效果不理想时，药物治疗可以作为辅助手段。

二、儿童广泛性焦虑症

1. 定义　广泛性焦虑症（generalized anxiety）是一组以持续的、无具体指向性的恐惧不安为主，并伴有自主神经功能的兴奋和过度警觉为特征的慢性焦虑障碍。

广泛性焦虑症主要表现：患儿对自己的社会能力、学习、未来以及以往行为表现出过分地和不切实际地担心；经常处于紧张状态，不安、易烦躁、过分敏感，多虑，易和同学、老师发生冲突；易疲劳；肌肉紧张、食欲下降、失眠、易醒、排泄习惯紊乱；常有躯体不适，如胸闷、心悸、多汗、口干、头昏头痛、恶心、腹部不适、便秘、尿频、四肢发凉等。这些症状持续存在 6 个月以上，而不伴有特定的焦虑或其他精神症状。由于儿童广泛性焦虑症所表现的主诉不如成人丰富，有时自主神经症状可能不突出。

2. 病因　国外研究报道，15% 焦虑障碍患儿的父母或同胞同患此病，焦虑障碍患儿的50% 单卵双生子同患此病。国内研究结果报道，有焦虑素质、认知功能缺陷等的父母，子代发病率较正常人群高。

神经质倾向儿童对生活时间更敏感，在与环境的交互作用中更易产生生活事件。社会或家庭中的负性生活事件，如父母离婚、去世、家庭重组、老师、家长及自己的期望值过高，长期的精神压力过大，家庭经济困难，战争、灾荒等均可以引起儿童焦虑、恐惧、紧张、睡眠障碍等表现。持续的精神刺激使部分儿童情绪和躯体不适迁延不愈，并最终发展为广泛性焦虑症。

3. 治疗　心理治疗是治疗儿童广泛性焦虑症的重要手段，部分病例仅通过系统的心理治疗，不需要服药即可治愈。要注意的是，治疗师应首先熟悉所选用治疗方法的主要理论、具体操作步骤、临床适应证及注意事项等。其次，必须建立良好的医患关系，包括与家长的良好关系，得到患儿及家长的充分合作。治疗开始前要充分熟悉病史及患儿的症状，对与发病有关的心理因素也应充分掌握。开始治疗时应明确必须治疗的靶症状、选用的治疗方法、估计治疗的疗程及预期疗效等，再开始治疗。

三、儿童恐怖症

1. 定义　儿童恐怖症（phobia）是指儿童对日常生活中的客观事物或处境产生过分的恐惧，其程度与外界刺激不成比例，虽然安慰解释，仍不能消除恐惧，患儿甚至回避所恐怖的情景，显著地干扰其个人的正常生活、学业、社交活动及伙伴关系。当出现惊恐时可伴有脸色苍白、心悸、出汗、尿频、瞳孔散大等自主神经功能紊乱症状。

2. 病因　根据社会学习理论，恐惧体验是条件反射基础上学习得来的；恐惧的形式也是基于经验、学习的基础上获得的。当儿童看到父母或家中其他成员对某种外界刺激或情境表现过度恐惧和回避反应时，便可通过共鸣性的学习对同样的对象也产生恐惧。

根据精神分析理论，焦虑作为一种信号，表明自我在竭力阻止潜意识驱力给意识造成的挫折体验，从而允许自我对造成其挫折经验的本能加以有效地监控和管理。在弗洛伊德的理论中，恐惧症是由于儿童早期的恋母情结冲突所致，到了成人阶段，由于性驱力继续表现出强有力的恋母或恋父情结,从而激起了一种关于被阉割的恐惧和焦虑。

还有一些个性和遗传生物学相关因素。患儿个性比较内向、胆小、被动、羞怯、依赖性强,遇事容易产生焦虑不安,有易感素质。国外学者发现,儿童的恐惧内容与母亲的恐惧、焦虑症状有关,儿童的恐惧往往由模仿母亲的焦虑而加强,并且发现他们恐惧的对象明显一致。

3.治疗　儿童恐惧症的治疗,一般采取以心理治疗为主,药物治疗为辅的治疗原则。

(1)系统脱敏治疗。现在已经成为使用最广泛的用以降低儿童、青少年恐惧症的技术。恐惧和松弛互相抑制和排斥,而克制恐惧最有效的反应是肌肉松弛,故以逐步肌肉松弛作为阳性刺激,用以对抗恐惧情绪,建立系统脱敏技术。它是把一些能唤起恐惧情绪反应的刺激与愉快的活动同时并存,最后以愉快活动所产生的积极的情绪克服恐惧刺激所引起的消极反应。

(2)认知治疗。认知过程是情绪与行为产生的决定因素,认知治疗的工作就是与患者一起来评价已经扭曲的认知过程与行为,同时设计出一种新的治疗不适当认知、行为和情感过程的学习策略。认知治疗适用于具有一定认知能力的年龄较大的儿童。

(3)理性情绪疗法。合理情绪治疗的最基本的目标是教会人们识别和改变那些导致他们发生错误行为的不合理信念,进而能够用更加合理的方式去对待自己。如果人们学会并扩大自己的理性思考、合理信念,减少不合理的信念,则大部分的困扰或心理问题就可以减少或消除。

四、儿童社交恐惧症

1.定义　儿童社交恐惧症(social phobia)指儿童持久地害怕一个或多个社交场合,在这些场合中,患儿被暴露在不熟悉的人面前,或者被其他人过多的关注时出现焦虑反应。

2.病因

(1)遗传因素。双生子、寄养子研究显示,不恰当的害怕社交是可以遗传或部分遗传的。

(2)神经生物化学因素。研究发现5-HT能神经递质失调与社交恐惧症有关。

(3)环境因素。患儿的父母较正常人的父母对子女缺乏情感温暖、理解、信任和鼓励,但却有过多拒绝、惩罚、干涉和过度保护。较少得到父母情感温暖、同情、赞扬及受到过多惩罚、干涉和拒绝的儿童,特别在意他人的评价及渴望得到赞许和被认同。然而,这类儿童一方面非常渴望得到他人的赞许,另一方面又对从他人得到赞许的期望度很低,结果导致对他人评价的忧虑。

3.治疗　以心理治疗为主,严重焦虑者可合并厌恶治疗。在年幼儿童的认知行为治疗中,最为重要的方法是行为治疗方法(如系统脱敏技术,模仿学习)与认知技术(积极地自我评述,读书治疗)。对于年长一些的儿童和青少年,可在采用暴露疗法的基础上增加心理教育、社交训练、放松训练和角色扮演。

五、学校恐怖症

1.定义　学校恐怖症(school phobia)是近年来在儿童青少年中发生较多的一种心理障碍,因其主要表现为对学校产生强烈的恐惧并拒绝上学而得名。

主要表现为对学校产生强烈的恐怖并拒绝上学,长期旷课,对上学表现明显的焦虑和恐惧,并常诉述各种不适,如头痛、头晕、腹痛、胸闷等,但查不出其疾病所在,这些躯体化症状的特点是在非上学日不出现,周末、节假日不出现,一般周一最严重,一天当中早上症状明显,下午减轻,不去上学留在家里则一切正常,可以学习,亦无其他不良行为的表现,这种现象称为学校恐怖症。常见于学龄儿童,女孩较男孩为多见。

2. 病因 学校恐怖症与其他儿童情绪障碍类似,没有单一的病因,病因是复杂和综合的,是生物-心理-社会等因素综合起来而导致的结果。生物学因素是基础,不良的心理社会因素只有在易感的生物素质基础上起作用。

3. 治疗 学校恐惧症治疗的基本原则是根据不同患儿的具体情况,采取综合性的治疗方案。治疗的主要目的是减轻患儿焦虑恐惧情绪,消除各种紧张因素,增强学校的吸引力,培养儿童入校学习的自觉性,以期尽早返校。更高的目标是对患儿的个性和行为方面的缺陷进行纠正,培养良好的生活技能和健全的心理素质。

六、儿童强迫症

1. 定义 儿童强迫症(obsessive compulsive neurosis)表现为反复的、刻板的强迫观念或强迫动作,如过分反复洗涤、反复检查自己行为、无意义的计数、排列顺序、反复回忆自己刚做完的事或考虑一些无意义的事情。患儿自知这些思想和动作是不必要的、无意义的,但自己无法克制而感到苦恼。

在美国的一项流行病学调查研究显示,在所调查的 18 500 名成人中,终身患病率为 1.9%～3.3%,排除其他有关疾病后,患病率为 1.2%～2.4%。该患病率是普通人群患病率的 25～60 倍,而且近半数患者是在儿童或青少年期发病。

2. 病因

(1) 心理因素。精神分析学派认为儿童强迫症症状源于性心理发展固着在肛欲期,这一时期正是儿童进行大小便训练的时期,家长要求儿童顺从,而儿童坚持不受约束的矛盾在儿童内心引起冲突,导致儿童产生敌意情绪,使性心理的发展固着或部分固着在这一阶段,强迫症状就是此期内心冲突的外在表现。

(2) 父母性格特征。早在 1962 年,有学者就意识到强迫症儿童多数生活在"父母过分十全十美"的家庭中,父母具有循规蹈矩、按部就班、追求完美、不善改变等性格特征。

(3) 神经递质异常。目前临床上常有的抗强迫症药物是选择性 5-羟色胺(5-HT)再摄取抑制剂,是通过有效阻断突触前细胞对 5-HT 递质的回收而达到治疗目的,推测强迫症时 5-HT 功能不足或水平下降。还有研究者观察到强迫症儿童的多巴胺能神经递质功能亢进,与精神兴奋剂过量使用时出现的"强迫观念"和"强迫仪式动作"有非常相似之处。

3. 治疗

(1) 行为治疗。常见的行为治疗包括系统脱敏治疗、冲击治疗和暴露治疗,实际上后两种治疗是系统脱敏治疗的变形,在临床实践中应用较多。

(2) 厌恶治疗。这是训练患儿自己控制强迫思维或强迫行为的一种方法,可教会患儿使用橡皮筋或者苦味剂,当出现强迫思维或强迫行为时,通过弹橡皮筋或饮苦味剂以抑制强迫的冲动或行为。

(3) 药物治疗。治疗强迫症的主要方法之一,大量对强迫症治疗的研究结果显示,氯丙咪嗪和氟西汀效果最好。单纯药物治疗虽然可取得一定的疗效,但停药后多数患者的病情会复发,如果同时结合行为治疗,会大大降低复发率。

(4) 支持小组。强迫症治疗的一个进步是建立对患者及其家庭的支持性小组,在这个小组中,除了给患者以安慰、鼓励、支持以外,还可以推荐曾经治疗好的强迫症患者以现身说法给小组成员讲自己战胜疾病的方法,树立患者战胜疾病的信心。通过与家庭成员、学校协调,解除患者现实生活中和学习中的压力。培养积极有益的兴趣和业余爱好，将患者注意力从"症状"中转移出来，可以减轻患者焦虑、烦恼等不良情绪。

第三节　儿童青少年常见的发育性障碍和行为障碍

一、注意缺陷多动障碍

（一）定义

注意缺陷多动障碍（attention deficit hyperactive disorder，ADHD），在我国称为多动症，是儿童期常见的一类心理障碍。表现为与年龄和发育水平不相称的注意力不集中和注意时间短暂、活动过度和冲动，常伴有学习困难、品行障碍和适应不良。国内外调查发现患病率 3%～7%，上海（2009）为 4.6%，男性多于女性，男女比为 4～9：1。约有 70% 患儿的症状会一直持续到青春期，约有 30% 的患儿症状会一直持续到成年。ADHD 明显影响患者学业、身心健康以及成年后的家庭生活和社交能力，是重要的公共卫生问题之一。

（二）临床表现

注意缺陷、活动过多和行为冲动是 ADHD 的核心症状，具有诊断价值。

1. **注意缺陷（attention deficit）**　在认知活动的过程中，表现为与年龄不相称的明显注意集中困难和注意持续时间短暂，是本症的核心症状。患儿常常在听课、做作业或其他活动时注意难以持久，容易因外界刺激而分心。在学习或活动中不能注意到细节，经常因为粗心发生错误。成人与其谈话时，心不在焉，似听非听。注意维持困难，经常有意回避或不愿意从事需要较长时间持续集中精力的任务，如课堂作业或家庭作业。做事拖拉，不能按时完成作业或指定的任务。患儿平时容易丢三落四，经常遗失玩具、学习用具，忘记日常的活动安排，甚至忘记老师布置的家庭作业。

2. **活动过多（hyperactivity）**　表现为患者经常显得不安宁，手足小动作多，不能安静坐着，在座位上扭来扭去。在教室或其他要求安静的场合擅自离开座位，到处乱跑或攀爬。难以从事安静的活动或游戏，一天忙个不停。

3. **行为冲动（impulsiveness）**　在信息不充分的情况下快速地做出行为反应。表现冲动，做事不顾及后果、凭一时兴趣行事，为此常与同伴发生打斗或纠纷，造成不良后果。在别人讲话时插嘴或打断别人的谈话，在老师的问题尚未说完时便迫不及待地抢先回答，不能耐心地排队等候。

4. **学习困难**　因为注意障碍和多动，影响了患儿在课堂上的听课效果、完成作业的速度和质量，致使学业成绩差，常低于其智力所应该达到的学业成绩。

5. **神经系统发育异常**　患儿的精细动作、协调运动、空间位置觉等发育较差，如翻手、对指运动、系鞋带和扣纽扣都不灵便，左右分辨也困难。少数患儿伴有语言发育延迟、语言表达能力差、智力偏低等问题。

6. **品行障碍**　ADHD 和品行障碍的共病率高达 30%～58%。品行障碍表现为攻击性行为，如辱骂、打伤同学、破坏物品、虐待他人和动物、性攻击、抢劫等，或者一些不符合道德规范及社会准则的行为，如说谎、逃学、离家出走、纵火、偷盗、欺骗以及对异性的猥亵行为等。

儿童期 ADHD 不管治疗与否，其中 60%～70% 到了成人仍然遗留有症状，部分可达到成人 ADHD 的诊断标准。成人 ADHD 的临床表现与儿童 ADHD 有所差别,一般以"注意缺陷"为主要表现,"活动过多"会减少。由于患者冲动,行事鲁莽草率,易于与同事发生冲突,容易因冲动而经常变换工作,开车容易冲动、不遵守交通规则造成交通事故。对成人 ADHD 患者的症状评估一般需要配偶、父母、同事或上司等与患者关系密切者同时提供信息。

(三) 病因

本病的病因和发病机制不清,目前认为是多种因素相互作用所致。

1. **遗传** 家系研究、双生子和寄养子的研究支持遗传因素是 ADHD 的重要发病因素,平均遗传度约为 76%。患者双亲患病率 20%,一级亲属患病率 10.9%,二级亲属患病率 4.5%。同卵双生子同病率 51%～64%,异卵双生子同病率 33%。寄养子研究发现,患者血缘亲属中患病率高于寄养亲属的患病率。分子遗传学研究支持 ADHD 属于复杂多基因遗传性疾病,单个基因对疾病易感性起微效作用,多个基因的共同作用增加了 ADHD 的易感性。

2. **神经递质** 神经生化和精神药理学研究发现,大脑内神经化学递质失衡,如患者血和尿中多巴胺和去甲肾上腺素功能低下,5-HT 功能下降。有学者提出了 ADHD 的多巴胺、去甲肾上腺素及 5-羟色胺(5-HT)假说,但尚没有哪一种假说能完全解释 ADHD 病因和发生机制。

3. **神经解剖和神经生理** 结构磁共振成像(MRI)发现,患者额叶发育异常和双侧尾状核头端不对称。功能 MRI 还发现,ADHD 患者存在脑功能的缺陷,如额叶功能低下,在额叶特别是前额叶、基底节区、前扣带回皮质、小脑等部位功能异常激活。正电子发射断层成像研究发现,患者运动前区及前额叶皮质的灌流量减少,推测其代谢率降低,而这些脑区与中枢对注意和运动的控制有关。脑电图显示慢波增多,快波减少,在额叶导联最为明显。

4. **环境因素** 一些环境因素可能引起或促发了 ADHD 的发生,包括产前、围生期和出生后因素。其中与妊娠和分娩相关的危险因素包括 ADHD 患者母亲吸烟和饮酒、患儿早产、产后出现缺血缺氧性脑病以及甲状腺功能障碍。与 ADHD 发生有关的儿童期疾病包括病毒感染、脑膜炎、脑炎、头部损伤、癫痫、毒素和药物。更多存有争议的因素包括营养不良、与饮食相关的致敏反应、过多服用含食物添加剂的饮料或食物等。还有研究发现儿童缺铁、血铅水平升高、血锌水平降低与 ADHD 发生有关,但目前证据尚不充分。

5. **家庭和心理社会因素** 父母关系不和,家庭破裂,教养方式不当,父母性格不良,母亲患抑郁症,父亲有冲动、反社会行为或物质成瘾,家庭经济困难,住房拥挤,童年与父母分离、受虐待,学校的教育方法不当等不良因素均可能作为发病诱因或症状持续存在的原因。

(四) 防治策略

注意缺陷多动障碍是一种具有高度遗传性的疾病,但是在已被揭示的病因学中,后天因素往往可通过给予预防措施或经相应治疗而得到改变。

对幼儿园和小学儿童进行 ADHD 的早期筛查,在社区和学校对重点人群加强 ADHD 相关知识的宣传和培训工作,提高家长、老师、基层保健医生对儿童 ADHD 症状的早期识别水平,及早让患儿诊治,提高 ADHD 的早期识别水平和诊治水平,减少疾病对自身、家庭和社会的危害。

ADHD 是一种慢性疾病,可持续引起儿童症状和功能失调,会在青少年期出现攻击、冲动、逃学、离家出走、吸烟、酗酒、打架甚至吸毒等行为问题或共患品行障碍。如不及时加以干预,部分患儿症状会持续至成人,出现酗酒、驾车违纪、行为莽撞等行为问题。因此,从长远讲,ADHD 干预应遵循慢病管理模式和家庭医学模式。治疗上,需根据患者及其家庭的特点制定综合性干预方案。药物治疗能够短期缓解部分症状,对于疾病给患者及其家庭带来的一系列不良影响则更多地依靠非药物治疗方法。

1. 心理治疗　主要有行为治疗和认知行为治疗两种方式。由于患者同伴关系不良,对别人有攻击性语言和行为,自我控制能力差等,行为治疗利用操作性条件反射的原理,及时对患者的行为予以正性或负性强化,使患者学会适当的社交技能,用新的、有效的行为来替代不适当的行为模式。认知行为治疗主要解决患者的冲动性问题,让患者学习如何去解决问题,识别自己的行为是否恰当,选择恰当的行为方式。

2. 药物治疗　药物能改善注意缺陷,降低活动水平,在一定程度上提高学习成绩,短期内改善患者与家庭成员的关系。

(1) 中枢兴奋剂:一线治疗药物,目前国内主要是哌甲酯及其控释片。哌甲酯(methylphenidate),商品名“利他林”,有效率75%~80%。低剂量有助于改善注意力,高剂量能够改善多动、冲动症状,减少行为问题。要注意的是,这些中枢兴奋剂仅限于6岁以上患者使用。因有中枢兴奋作用,晚上不宜使用,药物的不良反应有食欲下降、失眠、头痛、烦躁和易怒等,尚不能确定是否影响生长发育。中枢兴奋剂可能诱发或加重患者抽动症状,共病抽动障碍患者不建议使用。长期使用中枢兴奋剂时还必须考虑到物质滥用的问题。

(2) 选择性去甲肾上腺素再摄取抑制剂:代表药物托莫西汀(atomoxetine),托莫西汀疗效与哌甲酯相当,且不良反应少,耐受性好,已被列为ADHD的一线治疗药物。特点:每天给药1次,疗效可持续24小时,全天症状都能得到缓解;长期服用,无成瘾性;该药起效时间比中枢兴奋剂缓慢,一般要在开始用药1~2周后才能出现疗效,不适用于需要急性治疗的ADHD患者。最常见的不良反应是胃肠道反应,需餐后服药。

3. 行为管理和教育　教师和家长需要针对患者的特点进行有效的行为管理和心理教育,避免歧视、体罚或其他粗暴的教育方法,恰当运用表扬和鼓励的方式可提高患者的自信心和自觉性。当ADHD患儿的父母和校方确定患儿的病情或行为已经影响患儿参加学习的能力时,则患儿可以在学校里接受干预治疗。可以将患儿的座位安排在老师附近,以减少患儿在上课时的注意力分散,课程安排时要考虑到给予患者充分的活动时间。

4. 针对父母的教育和训练　适合于伴有品行障碍或其他心理问题、父母不同意接受药物治疗或父母教育方式不恰当的患者。教育和训练可采取单个家庭或小组的形式,内容主要有:给父母提供良好的支持性环境,让他们学会解决家庭问题的技巧,学会与孩子共同制定明确的奖惩协定,有效地避免与孩子之间的矛盾和冲突,掌握正确使用阳性强化方式鼓励孩子的良好行为,使用惩罚方式消除孩子的不良行为。

二、儿童孤独症

1. 定义　儿童孤独症(autism),又称“自闭症”,是一种发生在儿童早期的、全面的、广泛的精神发育障碍,3岁前发病,以男孩为多见,主要表现为不同程度的言语障碍、人际交往障碍、兴趣狭窄和行为方式刻板,多数儿童智力发育落后。

2. 流行特点　从1966年至今,对儿童孤独症的流行病学调查研究发现,孤独症的人群患病率为0.7/10 000~72.6/10 000,《美国精神疾病分类》第四版(1994)报道的患病率为2/10 000~5/10 000。2007年美国14个州研究所进行的调查数据显示,美国150名儿童中就有1名患有广泛性发育障碍症(pervasive developmental disorder, PDD)。据美国国立卫生研究院精神健康研究所(The National Institutes of Health Research Institute of Mental

Health,NIMH)的数据,美国孤独症患病率在 1‰~2‰。美国疾病预防及控制中心发育缺陷分部主任认为,孤独症已经成为需紧急关注的公共卫生问题。

我国有关孤独症患病率的多中心大型研究直到 20 世纪 90 年代后期才开始。比较大规模代表性的研究是 2001 年全国六省市(江苏、吉林、河南、贵州、甘肃、天津)残疾儿童抽样调查,该次调查共对 60 124 名儿童进行了 5 种残障的流行病学调查,结果 61 名(其中男 50 名、女 11 名)被诊断为孤独症,患病率为 1.01/1 000。得出的结论是,全国 0~6 岁儿童患精神残疾的约为 10.4 万人,每年新增 1.5 万人,其中孤独症列儿童精神残疾首位。

2010 年"世界自闭症关爱日"康复教育研讨会上公布了广东省的数据:广东孤独症患病率为 0.67%,深圳地区高达 1.32%。其中,全省 0~14 岁孤独症患者有 13 万人。目前中国尚无全面的统计数据,但以中国 2 亿多 0~14 岁儿童人口推算,中国孤独症儿童在 100 万左右,未被发现和有自闭症倾向的儿童数量可能更多。目前的研究数据显示,孤独症发病率没有种族差异,也和社会环境、人文因素、家庭收入、生活方式和教育程度没有直接关系。

从全球来看,孤独症的患病率正逐年攀升。美国 2007 年大约每 150 个儿童中就有 1 例孤独症,2008 年每 96 个儿童中就有一个孤独症相关谱系的疾病。国际社会普遍认同和引用最广的是,全球孤独症平均发生率占人口总量的 4‰。那么,以这个数据推算,中国这个全球第一人口大国,孤独症患者的数量是世界上最多的,为 523 万人,即便按照 1‰ 的比率推算,也有 130 万人。根据世界卫生组织统计,在中国大约有 60 万~180 万名孤独症患儿。孤独症影响到许许多多儿童的健康发展,给社会和家庭带来巨大的精神和经济负担。

3. 病因 过去 20 多年的研究表明遗传因素在孤独症发生中起一定作用。孤独症属于多基因遗传病,有较高的遗传异质性。家系研究发现,先证者的同胞中儿童孤独症的发病率约为一般人群的 45 倍。双生子研究显示,同卵双生子同病率为 60%~92%,而异卵双生子同病率为 0~10%。

家系研究发现,孤独症存在明显的家族聚集现象,即使家族中没有同样的病人,但也可以发现存在类似的认知功能缺陷,如语言发育迟缓、精神发育迟滞、学习障碍、精神障碍和显著内向等,这都为孤独症显著的遗传基础提供了强有力的证据。目前有 20%~25% 的儿童孤独症可以用遗传病因解释,有一小部分的孤独症病例可以追踪到有特异性的致畸性的暴露因素,剩下的 75%~80% 的孤独症病因至今尚未明了。

随着对孤独症研究的深入,人们对孤独症机制的认识也逐渐从行为学、心理学角度走向生理层次,逐步认识到孤独症是一种在一定遗传因素作用下,受多种环境因子刺激导致的弥漫性中枢神经系统发育障碍性疾病。

4. 特征性表现 儿童孤独症的特征性症状主要表现为 Kanner 三联征,即社会交往障碍、语言交流障碍及刻板重复行为。其症状在不同发育水平和心理年龄阶段的表现不一,涵盖面非常广泛,包括情感、认知、社交、交流、自主神经功能、整合功能及适应行为等多方面。

社会交往障碍是孤独症的核心症状。孤独症在婴儿期就表现出对人脸缺乏兴趣,而更多关注一些无生命的小物体,目光空洞、飘忽,注意力涣散,当母亲或照料者抱他、亲吻他,以及哺乳时都不会引起孤独者孩子应有的情绪反应,也不会用发声来回应母亲的抚爱。从来不去看妈妈或照料者的脸和眼睛,听到声响也不去寻找声源,到 7~8 个月时仍分不清亲人和陌生人,任何人抱都可以,逗引他们也不会做微笑反应。患儿常躲避别人目光,不愿与人发生眼对眼交流,与人讲话时不以自己的眼睛去盯着对方的眼睛,常常低着头玩弄手指或玩具,或茫然地看着远方,让人感觉他心不在焉,似听非听的,若强迫其进行眼对眼凝视,他们常常违抗,表现为抬头后就凝视远方,或紧闭双目,有些患儿会产生对抗情绪,表现为尖叫或哭闹不休,甚至出现打人、抓人等过激行为。

语言与交流障碍是孤独症的重要症状,是大多数儿童就诊的主要原因。语言与交流障碍可以表现为多种形式,多数孤独症儿童有语言发育延迟或障碍,通常在2岁和3岁时仍然不会说话,或者在正常语言发育后出现语言倒退,在2~3岁以前有表达性语言,随着年龄增长逐渐减少,甚至完全丧失,终身沉默不语或在极少数情况下使用有限的语言。他们对语言的感受和表达运用能力均存在某种程度的障碍。

孤独症儿童的特殊重复活动表现与其发育水平有关,低功能孤独症儿童多表现为刻板行为,而高功能孤独症儿童多表现为从事复杂程序并能维持持久兴趣。孤独症儿童对周围事物缺乏兴趣,他们对大多引起正常儿童兴趣的事物不感兴趣,常过分专注于某种特殊兴趣,形式刻板,类型狭窄,且兴趣固定,如一遍又一遍地重复听固定的音乐或喜欢每天看电视里固定的广告词。孤独症儿童并不喜欢各式各样的玩具,他们通常喜欢的是非玩具的物品,并迷恋它们,比如瓶盖、锅盖、车轮、旋转的风扇、电灯开关等。

在孤独症儿童中,智力水平表现很不一致,少数患者在正常范围,大多数患者表现为不同程度的智力障碍。国内外研究表明,对孤独症儿童进行智力测验,发现50%左右的孤独症儿童为中度以上的智力缺陷(智商小于50),25%为轻度智力缺陷(智商为50~69),25%智力在正常(智商大于70),智力正常的被称为高功能孤独症。

5. 康复训练方法　由于病因不清,目前尚无特效药能够彻底治愈孤独症。但是,早期发现,早期进行积极康复训练可以使患儿的预后得到明显改善。虽然现在孤独症的康复训练方法很多,但是大多缺乏循证医学的证据。有些方法可能对一些孩子有效,对另一些孩子却没有帮助。没有哪一种方法绝对优于其他的,最佳的治疗方法应该是个体化的治疗。

(1) 功能的沟通训练。孤独症的沟通能力和问题行为的发生之间有非常密切的关系。当孤独症患者学会有效地选择行为后,就会使得问题行为变少。不同的沟通模式如真实的物体或者实体的标志、照片、写的字卡、语言、单一手势、手工的符号,甚至语音输出通信设备经常被用来指导个人用于行为功能相适应的方式来沟通。例如,一个孩子扔东西或者玩具来抗议或者逃避不喜欢的活动,可以指导他用语言“不”或者表示“结束”来适当地拒绝或者结束任务。一个做出令人尴尬、紊乱行为的青少年是为了逃避吵闹的声响,采用沟通训练,可能在噪音变得给他压力时,学习使用卡片去请求停止。

(2) 社交技巧疗法。主要是教导孤独症患儿和他人如何亲切地接触。每个社交场合都是不同的,各有一套规则,这对老师和治疗师来说是一项辛苦的工作,但是这是教育和治疗的很重要的一个部分。社交技能训练包括教导孤独症患者如何打电话,如何购物,或者在公共交通上怎么做。在每个情况下,不单是身体上的任务(怎么去拨电话号码或者怎么去数钱)有难度,而且关系到周围的社交常规(如何开始,维持和结束一个电话;如何有礼貌地排队,在超市等待结账;或者如何在公共汽车上看人)。这些技术涉及社交技能训练,包括角色扮演和录像反馈,同样也需要在真实场合中一对一地指导。

高功能孤独症儿童表达能力较强,沟通手段和方式较多。当他们出现情绪行为时,指导者应积极鼓励他们不拘形式(如通过笔和纸、电脑等)将心中的感受表达出来,促使他们与人沟通,并逐步引导他们通过主观努力去解决行为问题,从而逐步达到以沟通促进情绪自我控制的目的。对于一般功能的儿童,也同样可以使用这种方法,如使用沟通板、图卡、手势以及简单字词等表达内心要求、愿望,与指导者进行合理的沟通,从而以沟通缓解内心压力和不快,进而逐

（3）语言治疗。在很多学校和机构对孤独症儿童有其他的专业治疗,语言治疗家致力于用完全刻板的句子来表达的孤独症患儿的语言发育的每一个层次,从没有语言的孤独症患儿到发出鼓舞人心的像语言一样的声音,到正确的语音语调和实用方面(社交和沟通的语言应用),他们也尝试着去发展理解力。目前,语言治疗成就虽然有限,但是很有价值。会话技术需要在更自然的情况下被鼓励,如在家里玩耍的同时。在发育早期的言语治疗将更有效。

6. 针对孤独症谱系障碍儿童的综合干预模式

（1）成人引导的行为干预模式。以应用行为分析(applied behavior analysis, ABA)理论为基础的治疗模式是研究和应用最为广泛的治疗模式,其主要目的是发展孤独症儿童对特定任务的注意,使用分解式操作教学(discrete trial training, DTT)来获取特殊的技能。核心反应训练(pivotal response training, PRT)是一种附加的 ABA 工具。

（2）以儿童为中心的干预技术。以儿童为中心的干预技术是以儿童目前的发育水平为基础,采用游戏等方法来帮助孤独症儿童获得更高级的技能,主要针对孤独症的核心症状,目前主要有两种技术:地板时光(floor time)和关系发展干预(relationship development intervention)。

（3）团体干预模式。对于孤独症谱系障碍儿童的团体干预必须在对所有入组患儿提供适当强度干预的同时考虑到每一个不同个体的特点,干预者把一些 PDD 的症状看作优势,利用这些优势学习新的技能。最为常见的是孤独症及其他社交障碍儿童的治疗教育计划(Treatment and Education of Autistic and Other Communicatively Handicapped Children, TEACCH)。

（4）融入模式。融入模式是指患有精神、躯体、情感障碍的儿童应该且有权利获得公共的主流教育。对孤独症谱系障碍儿童进行融入模式的训练报告目前比较有限。

三、儿童抽动障碍

(一)定义

抽动障碍(tic disorders)是一种起病于儿童和青少年期,以快速、不自主、突发、重复、非节律性、刻板、单一或多部位肌肉运动抽动和(或)发声抽动为特点的一种复杂的、慢性神经精神障碍。

该症多数起病于学龄期,学龄前期并不少见,低于 5 岁发病者可达 40%。运动抽动常在 7 岁前发病,发声抽动发声较晚,多在 11 岁以前发生。国外报道学龄儿童抽动障碍的患病率 12%～16%。学龄儿童中曾有短暂性抽动障碍病史者占 5%～24%,慢性运动或发声抽动障碍患病率 1%～2%,Tourette 综合征终身患病率 4/万～5/万。国内报道 8～12 岁人群中抽动障碍患病率 2.42‰。男性学龄儿童患病危险性最高,男女患病比率为 3:1～4:1。

(二)临床表现

1. 基本症状　主要表现为运动抽动和或发声抽动,从抽动的复杂程度来分,又可分为简单抽动和复杂抽动两种形式。运动抽动的简单形式是眨眼、耸鼻、歪嘴、耸肩、转肩或斜肩等,抽动可发生于身体的单个部位或多个部位;运动抽动复杂形式包括蹦跳、跑跳旋转、屈身、拍打自己和猥亵行为等。发声抽动的简单形式是清理喉咙、吼叫声、嗤鼻子、犬叫声等;复杂形式表现为重复言语、模仿言语、秽语(控制不住地说脏话)等。

抽动症状的特点是不随意、突发、快速、重复和非节律性,可以受意志控制在短时间内暂时不发生,但却不能较长时间地控制症状。在受到心理刺激、情绪紧张、学习压力大、患躯体疾病或其他应激情况下发作较频繁,睡眠时症状减轻或消失。

2. 临床类型

(1) 短暂性抽动障碍。为最常见类型,主要表现为简单的运动抽动症状,多首发于头面部,可表现为眨眼、耸鼻、皱额、张口、侧视、摇头、斜颈和耸肩等多种症状。少数表现为简单的发声抽动,如清嗓、咳嗽、吼叫、嗤鼻、犬叫或"啊"、"呀"等单调的声音。也可见多个部位的复杂运动抽动。部分患者的抽动始终固定于某一部位,另一些患者的抽动部位则变化不定。该亚型起病于学龄早期,4~7岁儿童最常见,男性居多。抽动症状在一天内多次发生,至少持续2周,美国诊断标准要求至少持续4周,本亚型病程要求不超过一年。

(2) 慢性运动或发声抽动障碍。多数患者表现为简单或复杂的运动抽动,少数患者表现为简单或复杂的发声抽动,一般同一患者仅出现运动抽动或发声抽动一种形式。抽动部位除头面部、颈部和肩部肌群外,也常发生在上下肢或躯干肌群,且症状表现形式一般持久不变。抽动的频度可能每天发生,也可能断续出现,但发作的间隙期不会超过2个月。慢性抽动障碍病程持续,往往超过1年以上。

(3) Tourette综合征。抽动秽语综合征或发声与多种运动联合抽动障碍,以进行性发展的多部位运动抽动和发声抽动为主要特征。一般首发症状为简单运动抽动,以面部肌肉的抽动最多,呈间断性,少数患者的首发症状为简单的发声抽动。随病程进展,抽动的部位增多,逐渐累及到肩部、颈部、四肢或躯干等部位,表现形式也由简单抽动发展为复杂抽动,由单一运动抽动或发声抽动发展成两者兼有,发生频度也增加。其中约30%出现秽语症(coprolalia)或猥亵行为。多数患者每天都有抽动发生,少数患者的抽动呈间断性,但发作间隙期不会超过2月。病程持续迁延,超过一年以上,对患者的社会功能影响很大。

3. 其他症状　部分患者伴有注意缺陷、焦虑、抑郁情绪和强迫症状,如Tourette综合征50%~60%合并ADHD,40%~60%合并强迫性格和强迫症状,少部分患者存在情绪不稳或易激惹、破坏行为和攻击性行为、睡眠障碍等症状。

(三) 病因

抽动障碍的病因不清,其发生主要与以下4种因素相关。

(1) 遗传。研究已证实遗传因素与Tourette综合征发生有关,但遗传方式不清。家系调查发现10%~60%患者存在阳性家族史,双生子研究证实单卵双生子的同病率(75%~90%)明显高于异卵双生子(20%),寄养子研究发现其寄养亲属中抽动障碍的发病率显著低于血缘亲属。

(2) 神经生化异常。抽动障碍可能存在DA、NE、5-HT等神经递质紊乱。多数学者认为Tourette综合征的发生与纹状体多巴胺过度释放或突触后多巴胺D2受体的超敏有关,多巴胺假说也是Tourette综合征病因学重要的假说。有学者认为本病与中枢去甲肾上腺素能系统功能亢进、内源性阿片肽、5-HT异常等有关。

(3) 脑结构或功能异常。皮质-纹状体-丘脑-皮层(CSTC)环路结构和功能异常与抽动障碍的发生有关。结构MRI研究发现儿童和成人抽动障碍患者基底节部位尾状核体积明显减小,左侧海马局部性灰质体积增加。对发声抽动的功能MRI研究发现,抽动障碍患者基底节和下丘脑区域激活异常,推测发声抽动的发生与皮层下神经回路活动调节异常有关。

(4) 心理因素。儿童在家庭、学校以及社会中遇到的各种心理因素,或者引起儿童紧张、焦虑情绪的原因都可能诱发抽动症状,或使抽动症状加重。

(5) 免疫因素。研究显示患者的发病与溶血性链球菌感染的免疫反应有关,部分患者免疫抑制剂治疗有效。

(四) 防治策略

抽动障碍与遗传、免疫、神经递质异常及心理社会因素等多种因素相关,减少母孕期和出生时不利因素,做到优生优育,减少出生后不良的社会心理因素,预防疾病的发生。对于抽动障碍患儿,家长、老师不要过分关注症状,减轻患儿学习压力,改善家庭关系,有助于减轻症状,避免抽动症状的加重或诱发该症的复发。

治疗上,根据临床类型和严重程度选用治疗方法。对短暂性抽动障碍或症状较轻者仅采用心理治疗。慢性运动或发声抽动障碍、Tourette综合征,或抽动症状严重影响了日常生活和学习者,以药物治疗为主,结合心理治疗。若患者因心理因素起病,则应积极去除心理因素。

1. 药物治疗 常用的药物:①氟哌啶醇,有效率60%～90%,但有镇静和锥体外系副作用。②泰必利,有效率约76%～87%,其特点是锥体外系不良反应较少,适用于7岁以上患者;常见不良反应为嗜睡、乏力、头昏、胃肠道不适、兴奋、失眠等。③可乐定,可改善抽动症状,有效率50%～86%,该药还可改善注意缺陷和多动症状,对合并ADHD,或因使用中枢兴奋剂治疗ADHD而诱发抽动症状者首选此药;不良反应有嗜睡、低血压、头昏、口干等。④利培酮,已有报道证实该要治疗本病有效,但也有镇静和锥体外系副作用。

2. 心理治疗 主要有心理支持治疗、认知治疗和行为治疗。心理支持和认知治疗的目的是调整家庭系统,让患者和家属了解疾病的性质,症状波动的原因,消除学校和家庭环境中可能对症状的产生或维持有作用的不良因素,减轻患者因抽动症状所继发的焦虑和抑郁情绪,提高患者的社会功能。有证据支持,习惯逆转训练(habit reversal training)等行为治疗对矫正抽动症状具有肯定的疗效。

四、品行问题与品行障碍

(一) 定义

品行问题是指儿童青少年在学校、家庭和社会生活中反复出现违反与其年龄相应的社会道德准则或纪律,侵犯他人或公共利益的行为。主要表现:经常撒谎、逃学、离家出走,经常上课迟到、不经父母同意在外过夜、偷窃,经常打架惹起事端,欺负弱小同学,欺骗家长和老师等。上述行为若持续一定时间,严重程度加重,对社会、家庭和个体造成明显影响或损害者,则达到品行障碍标准,甚至会出现违法犯罪行为。有品行问题的人普遍有以下表现:社会规则和规范内化程度很低,经常处于以愤怒和易怒为主的情绪状态,一些冒险的行为可能对他们的身体带来伤害,并且他们与生活中重要人物的关系都存在问题。

品行障碍(conduct disorder)指儿童青少年期出现的持久性反社会性行为、攻击性行为和对立违抗性行为,当发展到极端时,这种行为可严重违反相应年龄的社会规范,较之儿童普通的调皮捣蛋或少年的逆反行为也更为严重。该诊断意味着18岁以下的个体具有某种持久的行为模式,单以孤立的反社会性或犯罪行为本身不能作为诊断品行障碍的标准,在此需鉴别品行障碍与单纯的违法犯罪行为。一般认为,品行障碍出现反社会行为如纵火、抢劫、性攻击、打架斗殴等,损害他人生命、财产或社会治安,触及法律禁令,则称为违法行为,如后果严重,同时也是触犯《刑法》规定的行为,则构成犯罪。但我们对存在品行障碍的儿童青少年与违法犯罪的个体不能等同看待,品行障碍的个体还是广义的精神障碍患者,由于疾病本身对于反社会行为无法控制,行为具有冲动性特点,犯罪动机也不如那些单纯违法犯罪者明确。多数违法犯罪者则精神活动正常、犯罪动机明确、为达到一定目的而实施的违法和犯罪行为。

品行障碍流行病学的资料目前国内尚缺乏,有报道该症患病率1.45%～7.35%,男性高于女性,男女之比为9∶1,患病高峰年龄13岁,在最近10多年来有上升的趋势。英国调查显示10～11岁儿童中患病率约4%。美国18岁以下人群中男性患病率6%～16%,女性患病率2%～9%,城市患病率高于农村。

(二) 临床表现

品行问题与品行障碍是同一心理问题或疾病的连续谱,症状类似,但品行问题多以持续时间短、症状发作频度低、对社会、他人和家庭等造成的危害相对较轻。而品行障碍则持续时间长、难以纠正、症状经常或持续出现,对社会、他人、家庭甚至自身危害严重。以下为品行障碍的主要临床表现。

1. 反社会性行为　表现为一些不符合道德规范及社会准则的行为。在家中或在外面偷窃贵重物品或大量钱财;勒索或抢劫他人钱财,或入室抢劫;强迫他人与自己发生性关系,或有猥亵行为;对他人进行躯体虐待(如捆绑、刀割、针刺、烧烫等);持凶器(如刀、棍棒等)故意伤害他人;故意纵火;反复说谎,经常逃学,擅自离家出走或逃跑,流浪不归,不顾父母的禁令而经常在外过夜;参与社会上的犯罪团伙,从事犯罪行为等。

2. 攻击性行为　表现为破坏财物和攻击他人。故意破坏他人或公共财物;经常挑起或参与斗殴,采用打骂、折磨、骚扰、威胁等手段欺负他人;虐待弱小、残疾人和动物等;常以攻击性方式来发泄内心痛苦和冲突。男性多表现为躯体性攻击,女性多以语言攻击为多。

3. 对立违抗性行为　多见于10岁以下儿童,指对成人特别是对家长长期严重的不服从、明显的违抗或挑衅行为。经常说谎、暴怒或好发脾气,怨恨他人、怀恨在心或心存报复,不服从、不理睬或拒绝成人的要求或规定,因自己的过失或不当行为而责怪他人,与父母或老师对抗,故意干扰别人,违反校规或集体纪律等。

4. 合并问题　常合并注意缺陷多动障碍、抑郁、焦虑、情绪不稳或易激惹,部分存在智力障碍或特定技能发育障碍。品行障碍患者个性一般自私自利,自我为中心,好指责或支配别人,故意招人注意,为自己的错误辩护,性格暴戾,缺乏同情心。

(三) 病因

由生物学因素、家庭因素和社会环境因素相互作用所致。

1. 生物学因素　遗传因素在一个人的行为模式中起重要作用。对双生子的研究发现反社会行为在单卵双生子中的同病率高于异卵双生子;寄养子研究发现,若亲生父母有违法或犯罪,孩子寄养到社会经济地位低下家庭或由自己抚养,孩子反社会性行为出现率高。若亲生父母之一有犯罪史,被寄养孩子的犯罪危险性是其他人群的1.9倍。中枢5-HT水平降低的个体对冲动的控制力下降,容易出现违抗和攻击行为。智商低、围生期并发症等因素也与品行障碍发生有关。

2. 家庭因素　不良的家庭因素是品行障碍的重要病因。这些因素包括:父母有违法犯罪行为或人格异常;父母一方患重性精神病性障碍、物质依赖(如酒依赖、海洛因依赖)、精神发育迟滞;家庭教育方式简单粗暴,对待孩子挑剔、粗暴、冷漠或忽视,甚至打骂、虐待孩子,或者对孩子自幼过分溺爱、放纵,不予管教或管教不当;父母情绪不稳,父母关系差,经常争吵或打斗、分居或离异;父母与子女之间缺乏亲密感情联系。

3. 社会环境因素　社会学习理论认为,个体的行为是后天习得的。周围人的行为、父母举止、媒体宣传内容都直接影响着儿童的行为。若儿童经常接触暴力或黄色媒体宣传,接受周围人的不正确的道德观和价值观,或者其周围存在抽烟、酗酒、打架斗殴、敲诈、欺骗、偷窃等行为的同伴,又经常受人诱惑或拉拢,这些不良因素往往使儿童最终学习不良的行为。

(四)防治策略

品行障碍的治疗目前尚无特殊有效治疗手段,预后差,到成人后常发展为反社会性人格障碍,危害自身和社会。因此,对该症的预防远比治疗更有意义。

1. 预防

(1) 开展孕期定期检查和遗传咨询:提倡优生优育,重视孕期定期检查,避免各种物理的、化学的、生物的有害因素对脑组织的损伤。对于父母存在反社会人格障碍、重性精神病性障碍的人群,提供遗传咨询服务和生育指导计划。

(2) 改善家庭关系和教育方式:家庭对儿童行为模式的形成具有特别重大的作用,良好的家庭氛围利于儿童的成长。父母应认识到对儿童应身教重于言教,加强自身的品德修养。父母对儿童要采取正确的教育方式,加强家教知识的宣传。对儿童的不良行为的苗头,要早期发现,及时给予教育纠正。使孩子学会社会规范、行为准则,确立正确的是非和道德观念。帮助孩子学会正确处理个人与他人,个人与家庭和社会的关系。父母关系不良,要尽早求助于咨询机构的专业人员,积极改善家庭关系,为儿童成长提供良好的家庭环境。

(3) 早期识别、早期干预:学校心理辅导老师及时为不同时期的孩子提供心理卫生保健服务,提高他们的心理卫生水平。对有行为问题的儿童要及时予以心理疏导,必要时建议家长带儿童求助专业机构诊治。在政府和相关部门支持下,以儿童青少年心理卫生专业机构为主体,可开展品行障碍的早期识别和干预工作。

(4) 重视学校的教育作用:学校是孩子进一步发展社会意识和纠正不良行为的最重要基地,孩子在校接受智能和品德的双重培育。学校不要放弃任何一个有行为问题的孩子,力争在学校能使其行为变得规范。教师们还要学习使用行为矫正的原理帮助孩子减少不良行为,建立规范性行为,并帮助孩子发展自身的内省力和自我控制能力,逐渐地把孩子培养成一个有益于社会的人。

(5) 改善社会大环境,纠正社会不良风气:社会的规范、道德、风尚及传统观念在培养儿童良好行为方面有着重大影响。当前青少年品行问题层出不行,违法犯罪率上升,这与人们的信念、道德观、价值观受到冲击有关,此外,媒体的不恰当宣传误导、电影电视的暴力镜头、黄色文化,使儿童耳濡目染,对儿童发生攻击性行为、违法行为也有一定的影响。因此,要创造一个良好的稳定的社会文化氛围和环境,培养儿童良好行为、促进儿童身心健康发展。

2. 治疗 根据不同患者及其家庭等环境因素的不同特点,制定个体化的行为治疗方案。对家庭存在问题的患者,采取家庭治疗;严重行为不良危害他人和社会的儿童少年,必要时需在监护人同意下进行强制长时程教育管理训练。

(1) 家庭治疗。家庭治疗围绕以下内容进行:①减少家庭内的生活事件及父母自己的不良行为;②协调家庭成员之间,特别是亲子间的关系;③纠正父母对子女不良行为采用熟视无睹或严厉惩罚的处理方式;④训练父母学习用适当的方法与子女进行交流,用讨论和协商的方法、正面行为强化辅以轻度惩罚的方法对子女进行教育。

(2) 认知行为治疗 主要针对患者进行,重点在于帮助患者发现自己的问题、分析原因、考虑后果,并找到解决问题的办法。根据患者的年龄和临床表现,可选用一些行为治疗技术如阳性强化法、消退法和游戏疗法等。治疗目的是逐渐消除不良行为,建立正常的行为模式,促进社会适应行为的发展。

（3）短期强化治疗　可采用日间治疗、周末治疗或者短期住院治疗的方式，将患者从家庭环境中暂时解脱出来，暂时脱离导致患者品行问题的父母亲，在住院环境中，帮助患者建立良好的人际关系，与患者建立行为治疗契约，改善其不良行为。

（4）药物治疗　尚无特殊药物治疗，可视具体情况分别给予对症治疗。冲动、攻击性行为严重者选用小剂量氯丙嗪、氟哌啶醇或利培酮等药物。合并注意缺陷与多动障碍者可选用哌甲酯治疗。对伴有抑郁、焦虑者可服用抗抑郁药物或抗焦虑药物。

五、睡眠问题和睡眠障碍

（一）概述

很多种因素都可能对儿童的睡眠造成质或量的影响，程度较轻可能造成儿童的睡眠问题，程度较重或持续时间较长可能表现睡眠障碍。

睡眠障碍是一类常见、对健康危害极大的疾病，是指睡眠量的异常及睡眠质的异常或在睡眠时发生某些临床症状。除了作为一种独立的疾病之外，睡眠障碍更多是作为其他疾病的症状之一而存在。这就决定了睡眠障碍具有比临床医学的其他分支更为鲜明的交叉性和渗透性，是一个重要的公共卫生问题。在本章中，睡眠问题和睡眠障碍作为一类儿童青少年常见的心理行为问题进行阐述。

2011年中华儿科协会睡眠协作组对20多个省市儿童调查发现，儿童睡眠障碍发生率超过25%，夜惊、入睡困难、睡眠不安、睡眠呼吸暂停等问题困扰着很多家庭。调查显示，中国每5个0～5岁儿童中，就有一个患有睡眠障碍。中国超过70%的中小学生睡眠不足，100%的学生都有白天困倦现象。睡眠与儿童青少年的生长发育息息相关，婴幼儿每天75%的生长激素都是在夜里睡眠时分泌的，睡眠差的孩子生长发育相对迟缓，免疫力、注意力、记忆力、组织能力、创造力和运动技能受到损害，也会引起一系列情感行为问题，如好斗、多动症、自我控制能力差、注意力不集中等。

儿童的睡眠障碍与成人有相同的地方，但由于儿童并非成人的缩影，所以儿童睡眠障碍更多地表现出特殊的一面。首先，某些与睡眠相关的临床表现若出现在某一年龄段里是正常的，而出现在另一年龄段里则可能是不正常的。其次，某些睡眠障碍在不同年龄段的表现也不一样，如儿童发作性睡病很少表现为猝倒，其他表现也不像成年人那样典型。第三，同一睡眠障碍在不同年龄段的处理原则不一样，如睡眠障碍引起的焦虑症状在各年龄组都能见到，但焦虑症状的处理应充分考虑不同年龄心理发育的水平。第四，某些睡眠障碍是儿童所特有的，如婴儿睡眠呼吸暂停。

分类上，若按照医学分类，包括睡眠过多、睡眠过少和睡眠相关的疾病。按照严重程度的话，分为轻度（偶发，对生活质量影响小）；中度（每晚发生，中度影响生活质量，伴一定的易怒、焦虑、疲乏等症状）；重度（每晚发生，严重影响生活质量，临床症状表现突出）。

（二）发病原因和机制

睡眠是维持人体生命极其重要的生理功能，对人体必不可少。睡眠由非快速眼动睡眠（nonrapid eye movement sleep，NREM）和快速眼动睡眠（rapid-eye-movement sleep，REM）两个阶段构成。非快速眼动睡眠根据脑电图波形划分为4个阶段，睡眠的深度是从第一阶段开始逐步加深，到第四阶段达到最深的程度。睡眠量不正常以及睡眠中出现异常行为的表现，也是睡眠和觉醒正常节律性交替紊乱的表现。因此，睡眠障碍必须引起足够的重视。长期失眠会导致大脑功能紊乱，对身体造成多种危害，严重影响身心健康。

儿童的睡眠受很多因素的影响，其中包括内在因素和外在因素两个方面。内在因素包括孩子的年龄、气质、睡眠习惯、是否处于疾病状态;外在因素包括睡眠环境(温度、噪声、光线、是否有单独的卧室)、文化因素(过渡期物品的使用、吸吮拇指)、喂养方式、是否与父母同睡一床、家庭因素、是否使用药物等。

研究发现脑干尾端与睡眠有非常重要的关系,被认为是睡眠中枢之所在,此部位各种刺激性病变引起过度睡眠,而破坏性病变引起睡眠减少。另外,还发现睡眠时有中枢神经介质的参与,刺激 5 - 羟色胺能神经元或注射 5 - 羟色氨酸,可产生非快眼动期睡眠,而给 5 - 羟色胺拮抗药,产生睡眠减少。使用去甲肾上腺素拮抗药,则快眼动期睡眠减少,而给去甲肾上腺素激动药,快眼动期睡眠增多。

(三) 临床表现

1. **睡眠过多** 如因各种脑病、内分泌障碍、代谢异常引起的嗜睡状态或昏睡,以及因脑病变所引起的发作性睡病,这种睡病表现为经常出现短时间(一般不到 15 分钟)不可抗拒性的睡眠发作,往往伴有摔倒、睡眠瘫痪和入睡前幻觉等症状。

2. **睡眠过少** 整夜睡眠时间少于 5 小时,表现为入睡困难,浅睡,易醒或早醒等。

(四) 睡眠相关的疾病

1. **阻塞性睡眠呼吸暂停** 呼吸系统仍在活动但气流已停止(打鼾)。

2. **中枢型睡眠呼吸暂停** 常特指与某中枢神经系统疾病有关的短暂呼吸停止。

3. **混合型睡眠呼吸暂停** 阻塞性睡眠呼吸暂停与中枢型睡眠呼吸暂停的综合。与失眠症相似的症状。

4. **生理节律紊乱性睡眠障碍** 主要是持续或反复受扰导致睡眠过多或失眠,这是由于患者 24 小时睡眠-觉醒节律模式与他(她)所处的环境所要求的节律不符。

5. **夜惊** 主要发生在 4～12 岁的儿童,男孩多见,多有家族史。往往发生在入睡后半小时至 2 小时内。表现为睡眠时突然发生,猛然惊醒,一声怪异的尖叫,随后不停地哭喊,双手乱打,双腿乱蹬,床上或下地无目的行走。同时伴有面部表情恐怖,眼睛睁大,明显的呼吸急促、心跳加快、瞳孔散大、皮肤潮红出汗。对父母的安抚无反应,拒绝任何接触,有时激烈的活动可以造成外伤。发作中很难唤醒,持续时间大约数分钟,多在发作停止前清醒,对发作过程仅有片段回忆。同步录像脑电图监测发作期和发作间期,均无癫痫样放电。

6. **梦魇** 多始于儿童期 3～6 岁,无性别差异,发生于 REM 睡眠期,多为长而复杂的梦,内容恐怖,数周或数月发作一次。患儿梦魇时很少讲话、尖叫,少有形体动作或下地行走。醒后定向力迅速恢复,对刚才的梦境内容能够清晰回忆。由于出现恐怖和焦虑的情绪,很难立即继续入睡。

7. **睡行症** 亦称梦游,多在 4～8 岁之间发病,是在慢波睡眠中发生的睡眠时行走,出现于夜间睡眠的前 1/3 时段中。表现为睡眠中突然起床,双目凝视,安静地走来走去,有时喃喃自语,不能回答问题,但很容易在父母语言的指引下回到床上再次入睡。有时可以完成一些复杂的活动,如避开障碍物行走,从一间屋走到另一间屋,甚至能开门走到外面,造成意外伤害。梦游结束时完全清醒,对刚才发生的事件不能回忆或只有片段的回忆。

(五) 诊断标准

美国《精神障碍的诊断与统计手册》第 4 版(DSM - IV)将睡眠障碍分为 3 类:原发性睡眠障碍、精神障碍相关睡眠障碍和其他睡眠障碍。原发性睡眠障碍又可分为睡眠异常和睡眠相关异常,其中睡眠异常包括原发性失眠症、原发性过度睡眠、发作性睡眠、与呼吸有关的睡眠障碍及睡眠的昼夜节律障碍;睡眠相关异常包括噩梦障碍、睡惊障碍和睡行障碍。

《中国精神障碍诊断标准》第 3 版(CCMD－3)将非器质性睡眠障碍定义为各种心理社会因素引起的非器质性睡眠与觉醒障碍,包括失眠症、嗜睡症、睡眠觉醒-节律障碍、夜惊、睡行症以及梦魇等。

诊断依据:①主诉入睡困难、难以维持睡眠或是睡眠质量差;②睡眠紊乱每周至少发生 3 次并持续 1 个月以上;③日夜专注失眠,过分担心失眠的后果;④睡眠量和/或质的不满意引起了明显的苦恼或影响了社会及职业功能。

(六) 治疗方法

认知行为疗法是目前采用最多的一种心理学疗法,它主要是让患儿了解有关睡眠的基本知识,纠正患儿对睡眠和觉醒正常节律性交替紊乱所致卧床的不良认知行为和睡眠改善后存在的不良认知,处理患儿的求全责备心理,从而达到减轻焦虑、改善睡眠的目的;一般心理治疗,包括支持性的心理治疗、暗示疗法等。下面这些行为治疗也比较常用。

1. 放松治疗　常用的方法有腹式呼吸放松法、渐进性肌肉放松法(应用肌肉紧张和放松交替的锻炼以达到入睡时的深度松弛)、自我暗示法等。

2. 刺激控制疗法　主要操作要点:①无论夜里睡了多久,每天都坚持在固定的时间起床;②除了睡眠外,不要在床上或卧室内做任何事情;③只在卧室内睡眠;④在醒后的 15~20 分钟内,一定要离开卧室;⑤只在感到困倦时才上床。

3. 控制程序疗法　控制入睡时间、起床时间、觉醒刺激、每天最少需要睡眠时间和紧张刺激。

4. 生物反馈法　有肌电图生物反馈和感觉运动皮质反馈两种,前者对有焦虑的入睡困难型失眠疗效较好,后者对无焦虑的易醒型失眠疗效较好。

5. 物理治疗　物理因素通过对局部的直接作用,和神经、体液的间接作用引起人体反应,调整血液循环,改善营养代谢,提高免疫功能,调节神经系统功能,从而进一步改善睡眠障碍。常见的物理疗法包括电疗法、声疗法、磁疗法以及光疗法等。

除此之外,褪黑素能有效治疗昼夜节律紊乱,但其长期使用安全性仍不清楚;另报道,中药治疗及香薰疗法也有一定疗效;其实,调整生活习惯和适当的体育锻炼对儿童青少年睡眠有重要的促进作用。

第四节　儿童青少年常见的物质滥用和依赖

一、病理性网络使用

(一) 定义

病理性网络使用(pathological internet use,PIU),又称网络成瘾(internet addiction,IA)、互联网过度使用(internet overuse,IO),指在无成瘾物质作用下的上网行为冲动失控,导致学业、工作、人际关系等一系列的心理、社会功能损害,其与赌博者非常相似,均为无成瘾物质作用下的行为冲动失控。网络成瘾导致上网者学业失败、人际关系疏远。

网络成瘾与其他成瘾行为一样。一旦成瘾,矫治起来困难,已成为青少年潜在的心理卫生问题。由于该症目前尚未统一的诊断标准,且多数青少年不愿意承认自身有网络问题,国内外尚缺乏大样本流行病学调查资料。美国心理学会年会报告,在上网人群中约有7.2%符合网络成瘾的诊断。杜亚松(2009)对中学生的调查显示,有2.6%的学生符合网络成瘾标准。中国网络成瘾群体构成较单一,主要为城市人群,男性多于女性。

(二) 临床表现

成瘾者对网络有一种心理上的依赖感,行为上需要不断增加上网时间,实际上网的时间比计划的时间要长。情感上,需要从上网行为中获得愉快和满足,下网后则感觉不快,经常期盼下次上网。长时间不上网则情绪焦虑、烦躁不安、想发脾气,有头痛、头晕、胸闷、失眠等躯体不适;在个人现实生活中,生活方式发生改变,花很少的时间参与社会活动与他人交往;在个体情感疏泄方式上,通过上网来逃避现实生活中的烦恼与情绪问题;在网络的自我控制上,曾企图停止或减少使用电脑次数,但总不能成功;在上网内容上,男性上网多以打游戏为主,女性多以交往聊天、浏览网络内容为主;在求治动机上,一般网络成瘾者不愿求治。多数个体倾向于否认过度上网给自己的学习、工作生活造成的损害,大都在父母动员或强制下来医院或心理咨询机构就诊。

网络成瘾的青少年,由于深夜下载网上信息或玩网络游戏导致每日睡眠少于4小时。他们对自己的上网情况经常向家人或老师撒谎,会引起个性发生改变。由于长时间上网,容易失去时间观念,经常耽误上课、上班。也由于长时间上网或打游戏,导致患者不能正常进食,生活规律紊乱,部分患者因长时间坐于电脑面前,饮食不节,出现过度劳累、心脏供血不足的躯体状况,甚至有猝死的个案报道。总之,网络成瘾给儿童青少年的自身学业、人际关系、躯体健康、社交、工作及经济状况等方面造成严重影响。

(三) 病因

网络成瘾的原因较为复杂,是多方面作用的结果,一般情况下认为是网络自身、成瘾个体动机、情绪状态和外部环境相互作用的结果。

1. **网络空间的特点** 网络作为新生事物,它类似于成瘾物质,具有相对的诱惑性,而且易于获取。对于具有好奇心、喜欢探索的年轻人来讲,它具有相当大的吸引力。特别是互联网内容的不断更新和变化,网络游戏层出不穷,对于青少年的吸引也是永无止境的。"一样东西将要学会却暂未学会时,是最让人上瘾的。"另外,网络空间还可让他们保持灵活而匿名的个人身份,与周围人保持平等的地位,可超越空间界限与任何能上网的人进行交流,可进行时间的延伸和浓缩,可建立超永久的记录,可易于建立大量的人际关系,一些游戏具有变化的梦幻般的体验,这些往往都让儿童青少年留恋往返。

2. **个体动机** 处于成长中的儿童青少年好奇心强,对外界总有一种喜欢寻找刺激的心态,渴望了解书本以外的各种知识和校园以外的多彩世界。网络虚拟世界里(如网络游戏)正好能为他们提供条件,让他们根据自己的喜好扮演满意的角色,弥补在现实生活中的缺憾,获得满足感。这种满足感又会促使他们失去自控、沉湎其中。上网可帮助许多儿童青少年完成在学校和家庭中不能表达的愿望,可满足自身性的好奇与试探的需要,可实现改变感知体验、成就和控制、归属和爱、人际交往、自我实现和自我超越等不同层次的需要。

3. **性格特点** 网络过度使用者往往具有某些特殊的人格特征。自卑、孤独、抑郁、社交焦虑是网络依赖的诱发因素,而抑郁是导致网络成瘾的一个主要因素。个性自我封闭、低自尊、缺乏动机、寻求外界认可、害怕被拒绝、自控能力差等可能是促成网络成瘾的发生的个体素质因素。

4. **生物学因素** 研究显示,长时间上网会使大脑中多巴胺(DA)水平升高,这种化学物质令患者呈现短时间的高度兴奋,沉溺于网络的虚拟世界。脑影像学研究也获取了有意义的发现,如国内杜亚松等人对网络成瘾的研究发现,患者在大脑的某些区域存在异常的白质纤维连接,而这些区域与情感的产生与处理、执行控制、决策和认知控制有关;青少年网络成瘾组较正常对照组的左侧扣带回前部、左侧扣带回后部、左侧岛叶和左侧舌回的灰质密度降低,说明网瘾青少年确实存在脑结构的异常。其中,岛叶是与"成瘾"和"奖赏系统"有关的脑区,与渴求密切相关。

5. 环境因素　许多患者的家庭关系不良,现实生活枯燥,学习成绩下降,人际关系受挫,不被老师或家长认可,学习压力大,这些诸多因素都能够诱发患者通过网络来获取内心的平静和排泄内心的不满,在虚拟的网络空间获取情绪暂时的舒畅。当前家庭教育、学校教育普遍侧重学业成绩,青少年的学业负担和心理压力比较重,网络极易成为许多青少年逃避负担和压力的"避难所"。

(四) 防治策略

1. 预防策略　预防青少年网络成瘾问题的发生,需要政府、社会、学校、家庭等多方面的努力和配合,主要包括如下 3 个方面。

(1) 依法使用网络。政府应制定使用网络有关的法律法规,对网络游戏分级,规定哪些网络游戏适合未成年人玩,抵御网络游戏中不良信息对未成年人的侵害,保护未成年网络使用者。通过立法对色情网站实行控制,禁止其向未成年人提供含色情、暴力内容的网页。政府应加强对网吧的监管,监督网吧严格执行"未成年人不得进入"的规定,杜绝作为网络成瘾高危人群的未成年人进入网吧。

(2) 培养青少年良好的心理素质。大力开展校园文化建设,努力建设和谐的人际关系,培养青少年社会交往能力,培养青少年的成功意识,教会青少年自我调节的方法和技巧。许多学生沉溺于网络,是因为在现实世界中受到了挫折,如学习成绩不好、人际关系欠佳。因此,学校或学校的心理咨询室可以举办一些活动,让学生在这些活动中掌握学习方法,提高人际交往能力。另外,对于已经患网络成瘾的学生,学校心理辅导老师应积极地进行干预。

(3) 家庭教育。要建立科学的父母养育方式,完善家庭功能和社会支持建立良好的亲子关系。家长应多鼓励学生利用网络进行学习,开阔视野,丰富知识,不要一味拒绝孩子上网。当发现孩子有网络过度使用行为时,要尽早对孩子进行干预。要对孩子进行科学引导,及时帮助孩子改正。家长还可以和学生共同商定一个网络使用的规则,在这个过程中,让学生逐渐独立地控制自己的上网行为,提高其自制力,帮助学生养成良好的上网习惯。

(4) 树立正确的网络使用观念。在现实生活中努力提高自身素质。学生要树立正确的网络使用观念,充分利用互联网的优势进行网上自主学习,而对于一些一般性的娱乐、聊天交友以及网络游戏要有所节制。另外,学生要多参加现实生活中的活动,生活多样化。

(5) 综合矫治。网络成瘾已影响青少年的身心健康,危及家庭和社会安全,它不仅仅是医学的问题,更多的是社会的问题。要整合各方面的力量和资源,包括政府机构、专家、家长、学校和咨询机构等共同努力,引导青少年正确使用网络,让网络成为造福青少年的工具而不是祸害。

2. 治疗方法　心理治疗对网络成瘾具有一定疗效。常用的治疗方法包括认知行为治疗、焦点解决短期疗法、家庭治疗、厌恶疗法、团体心理辅导法、强化干预法(包括奖励和惩罚)、转移注意力法、替代延迟满足法等。其中,认知行为治疗(CBT)疗效较为肯定,使用较为广泛。国内杜亚松等报道以学校为基础的小组认知行为治疗对儿童和青少年的网络过度使用有效,可改善成瘾者的情绪状态和提高行为的自我管理水平。

对于严重的网络成瘾者，或伴随明显的焦虑、抑郁情绪、冲动、易激惹等症状者，可采用药物治疗或药物与心理治疗联合治疗。药物主要为抗抑郁药和心境稳定剂。药物可调节情绪，通过抑制多巴胺等神经递质的产生，减少人的兴奋度，从而起到戒除网瘾的目的。对存在情绪障碍、抑郁障碍、行为冲动明显者，必要时可建议患者住院治疗。

二、进食问题和进食障碍

（一）定义

常见进食问题包括吃得少而慢，对食物不感兴趣，不愿尝试新食物，强烈偏爱某些质地或某些类型的食物等，伴发体重改变和（或）生理功能紊乱。在儿童期，进食问题是一类颇受家长和医师重视的问题。

进食障碍（eating disorder，ED）是以进食行为异常为显著特征的一组综合征。这组疾病主要包括神经性厌食症（anorexia nervosa，AN）和神经性贪食症（bulimia nervosa，BN），属于精神类障碍。多在青春期（13～18岁）起病。有学者报道普通人群的患病率约4/10万，而在校女生的患病率高达2%，女性的终身患病率约为0.5%。女性显著多于男性，女性与男性的比例约为10:1。据报道，神经性厌食的病死率为10%～20%，多死于饥饿、自杀或电解质失衡。

由于最早可见的问题常常为消瘦、便秘、呕吐、闭经等营养不良，消化道及内分泌症状，而对心理体验患者又有意隐瞒，这类病人起初多就诊于综合医院的消化科、内分泌科、妇科、中医科等，进行大量的实验室检查和对症处理，从而延误疾病的诊治；另外，由于这类疾病的早、中、后期都容易合并抑郁情绪、强迫症状等，在精神科也经常会被单纯按照"抑郁症"或"强迫症"来诊治，而忽略最根本的心理病理。

（二）病因

1. **个体因素** 生物学因素包括生物学因素和个性因素，是指在进食障碍患者中存在一定的遗传倾向（家族中罹患进食障碍和其他精神类障碍的人多于正常人群）和部分脑区的功能异常；个性因素是指进食障碍患者中常见典型的人格特点——追求自我控制、追求完美和独特，爱幻想，不愿长大等。在青春期即容易表现出自主性和依赖性的强烈冲突，引发进食的问题。

2. **家庭因素** 家庭因素在进食障碍的发生、发展、维持和康复中都可能起到重要作用。常见的"进食障碍家庭"模式：①家庭成员的情感紧紧纠缠在一起，无法分清彼此；②父母对孩子过度保护；③父母冲突，孩子卷入其中，背负过重的负担；④家庭模式僵化，无法适应孩子的发展，永远用对待婴儿的方式对待长大的孩子。有学者提出患者以进食行为代表了对父母过度控制、过度保护的反抗；或以节食为手段达到对父母的反控制，以此作为解决家庭内冲突的一种方法。也有学者认为病人的依赖性强，多与母亲的关系过于密切、依赖，而以自我控制进食作为自己独立的象征。

3. **社会文化因素** 现代社会文化观念中，把女性的身材苗条作为自信、自我约束、成功的代表，进入青春期发育的女性在追求心理上的强大和独立时很容易将目标锁定在减肥上。媒体大力宣传减肥的功效，鼓吹极致身材人人皆可拥有，也让追求完美、幻想极致的女孩更容易陷进去。

（三）特征性表现

1. 神经性厌食症的主要特征 患者用节食等各种方法有意地造成体重过低，拒绝保持最低的标准体重。神经性厌食症的诊断中，有个有效的视觉辅助条件，即患者有明显可见的消瘦，体重指数下降至 17.5 以下，或在青春期发育阶段不能达到所期望的躯体增长标准，并有发育延迟或停止。另外，这样的体重下降或体重不增是患者自己故意造成的，其手段包括拒食"导致发胖的食物"，以及至少下列 1 项：自我诱吐；导泻；过度运动；服用食欲抑制剂或利尿剂等。很多患者存在特异的精神病理性的体像障碍，这是一种持续存在的异乎寻常地害怕发胖的超价观念，并且病人给自己制订一个过低的体重界限，这个界值远远低于医学上认为的适度或健康的体重。同时出现了内分泌紊乱，女性表现为闭经（停经至少有 3 个连续月经周期）；男性表现为性兴趣丧失或性功能低下。青春期前起病的，青春期发育减慢或停滞（女孩乳房不发育并出现原发性闭经，男孩生殖器呈幼稚状态），若病情恢复，青春期多可正常度过，但月经初潮延迟。当上述症状存在 3 个月或更长时间时，就要考虑诊断神经性厌食症。

2. 神经性贪食症的主要特征 反复出现的暴食以及暴食后不恰当的抵消行为，如诱吐、滥用利尿剂或泻药、节食或过度运动等。贪食症患者的外表常并无特殊之处，体重通常在正常范围内。其诊断特征在于患者持续存在难以控制的对食物的渴求和进食的冲动，表现难以克制的发作性暴食，在短时间内吃进大量食物。同时，患者至少用下列一种方法抵消食物的"发胖"作用：自我诱吐；滥用泻药；间断禁食；使用食欲抑制剂、甲状腺素类制剂或利尿剂。如果是糖尿病人，可能会无视自己的胰岛素治疗。贪食症患者多数也存在对发胖的病态恐惧，给自己制订严格的体重界限，这个界值通常也低于医学上认为的适度或健康的体重。常有神经性厌食既往史，两者间隔数月至数年不等，有些患者表现典型的厌食和贪食发作的交替出现。发作性暴食至少每周 2 次，持续 3 个月。

（四）进食问题的防治策略

纠正偏食，让孩子体验饥饿。在现行条件下，家长可以参考以下方法解决儿童挑食、偏食行为。

（1）让孩子体验饥饿，随后获得饱感。

（2）限制两餐之间的热量。

（3）进餐时间少于 25 分钟，每餐间隔 3.5～4 小时。

（4）慢慢调整孩子不喜欢食物和喜欢食物的比例，使不喜欢变为喜欢。

（5）当孩子推开勺、哭闹等行为时，家长采取暂时隔离法，移开食物，把孩子放进餐椅不理他（她）。

（6）到菜场或超市，由孩子决定采购食品。

（7）让孩子多次尝试新的或不喜欢的食品。

（8）用趣味名称称呼食品。

（9）营造快乐进食气氛，反之要有相应惩罚。

（五）神经性厌食症的治疗原则与方法

神经性厌食患者常有治疗动机不足，抵触甚至拒绝治疗的问题存在，严重低体重常常因加重了病态歪曲的认知而加大了治疗的障碍。对体重指数（BMI）低于 12 的患者通常建议住院治疗，以保证营养改善和体重增加，促进治疗疗效。对体重指数 15 以上、没有其他严重合并症，且有治疗动机的患者，可以尝试门诊强化治疗（每周至少与医生会谈一次，进行躯体和心理状态的评估），如治疗有效（体重每周增加至少 0.5～1 kg）则可继续，否则需住院治疗。

住院治疗主要解决严重营养不良、严重合并症，增强患者对疾病的认识，增强治疗动机，保证出院后的后续治疗成为可能。门诊治疗常常需要持续 1 年甚至更长时间。

厌食症的治疗包括躯体辅助治疗、心理治疗和精神药物治疗三大部分。

1. **躯体辅助治疗** 营养重建和治疗并发症。营养重建是指帮助厌食症患者重新开始摄入足够的营养，以改善严重的营养不良，恢复健康体魄。原则上根据患者每日平均需要的基础能量再加上恢复先前的损耗所需的额外能量来设定患者每日需摄入的营养量，然后根据患者的消化吸收功能和心理承受能力来制订饮食计划。保证营养重建计划的执行是治疗成功的关键，在这其中，行为治疗是必要的。对恶病质和进食困难以及体重明显减轻而不配合治疗者，可采用鼻饲法，也可以静脉输入高营养液。严重者需强制住院治疗。

治疗并发症包括处理由于严重营养不良已经造成的各种躯体并发症，如贫血、低钾、低磷血症、感染、水肿、饥饿性酮症、消化不良、便秘、营养不良性肝功能异常、甲状腺功能低下等。

预防措施包括住院监测，控制营养补充的速度等，及时发现指征并对症处理。

2. **心理治疗**

(1) 行为治疗：对治疗存在抵触心理或根本拒绝治疗是神经性厌食症患者的特点，单纯的营养重建计划和心理支持、纠正认知等往往难以达到治疗目标，所以在厌食症的心理治疗中行为治疗是非常重要的组成部分，其目的在于保证患者的营养重建、体重增加，为进一步的心理康复提供基础。具体包括制订进食计划、执行进食计划、纠正相关异常行为 3 个部分。进食计划包括一日三餐和加餐计划，在保证热量摄入和营养平衡的基础上与患者协商进食内容、次数和时间；进食计划的执行包括监督和自我监督，住院患者应在护士的监督下完成进餐，门诊患者应在协商同意的情况下接受家人的监督或自我监督；针对不同患者的相关异常行为，纠正异常行为的内容常包括防止患者拒食、藏匿食物、呕吐、过度运动、使用泻药、利尿剂、减肥药等有害物质，针对异常行为的出现设置矫正措施，住院患者常包括集体就餐、限制活动范围和量、安全检查排除有害物质使用的可能等。

(2) 支持治疗：与患者建立良好的治疗关系是行为治疗及其他治疗得以进行的关键，通常可以通过支持治疗来获得。支持治疗一般包括肯定和鼓励患者治疗的愿望，肯定其面临的困难和努力，支持患者对生活的追求，保证治疗可以带来积极的改变而不是(变成大胖子等)灾难性的后果，保证在治疗中的陪伴和关怀，并积极提供营养学知识等的相关健康教育内容。

(3) 认知治疗：针对患者有关食物和体形的超价观念进行，如对于体形，患者常常认为体形决定了人际关系的好坏，决定了人生的成败，完美的体形可以改变人生；对于食物，患者常认为只要开始吃就会失控，多吃一小口就会长胖，体重会无限制地长下去等。对于体相障碍的患者，要明确指出这种感知的病理性，鼓励其忍受痛苦、为所当为。

(4) 家庭治疗：以"患者个人的症状反映了家庭关系的问题"为理论依托，和家庭成员一起工作，发现家庭内部僵化的、适应不良的关系模式，尝试通过改变家庭成员之间的互动来促进症状的改善。尤其对于 18 岁以下、仍与父母同住的患者，家庭治疗应是治疗中必要的部分。

3. **精神药物治疗** 主要是对症治疗，应选用不良反应小的药物，且以小剂量治疗为宜。

(六) 神经性贪食症的治疗原则与方法

贪食症患者的治疗动机常常强于厌食症患者，且营养不良的程度较轻，所以选择门诊治疗者居多，常以自我监督的自助式治疗结合门诊心理治疗、药物治疗来进行。住院治疗仅用于清除行为严重(呕吐、导泻、利尿、减肥药等)，门诊治疗无效，或自伤、自杀倾向严重的患者。

常用的治疗方式有以下 3 种。

1. **躯体辅助治疗** 以纠正由于清除行为导致的水、电解质紊乱为主要目的，最常见的是呕吐和导泻、利尿导致的低钾血症。在控制前述行为的基础上可给予口服补钾或静脉输液补钾，同时监测血钾水平，直至恢复正常。贪食症患者还可因暴食行为导致急性胃潴留、胃扩张，需急诊进行胃肠减压。

2. 心理治疗　行为矫正治疗的目的在于戒除暴食-清除行为、纠正营养代谢紊乱、恢复正常的生活节律。制定包括一日三餐、科学合理的饮食计划、监督和自我监督计划的执行、暴食-清除行为的矫正。支持治疗、认知治疗和家庭治疗的原则同神经性厌食。

3. 精神药物治疗　小剂量氟哌啶醇及其他抗精神病药对贪食症患者的自伤及其他冲动行为治疗可能有效。抑郁症状在神经性贪食患者相当常见，可应用抗抑郁剂治疗。

（孙锦华，杜亚松，刘　漪）

第五节　儿童青少年心理障碍的行为矫治和预防控制策略

一、行为矫正和心理咨询技术

行为治疗是对人类行为进行分析和治疗/矫正的心理学科。其中，分析指的是识别出环境因素和特点行为之间的关系，从而识别产生该行为的原因；治疗/矫正是指通过某些程序和（或）方法来帮助人们改变某些行为，包括通过环境的改变来影响行为。许多学者将行为治疗描述为行为矫正，在美国更多使用"行为矫正"这一名词，是以行为学习理论为基础，基于实验心理学的成果，按一定程序来矫正人们心理障碍或行为问题的治疗技术，帮助患者消除或建立某种行为，从而达到治疗目的，改善其生活某些方面的一门医学技术。在欧洲较多使用行为治疗，它既是一种理论，也是一种方法。

（一）行为治疗的基本理论

1. 经典条件反射　俄罗斯生理学家巴甫洛夫所研究的条件反射被称为经典条件反射，该理论是行为治疗一条重要的理论基石。

他用狗做实验发现，当狗吃食物时会引起唾液分泌，这是先天具有的反射，称为非条件反射。

经典条件反射包含3个主要的概念：①条件反射的形成与建立，巴甫洛夫发现在对狗喂肉前，如果给予一个中性刺激如铃声，经过多次反复后狗听到铃声就会出现唾液分泌。其中肉是非条件刺激，铃声是条件刺激，唾液分泌是行为结果，这是条件刺激取代非条件刺激，形成特定的刺激-反应关系的获得过程，也就是条件反射的形成。②如果把铃声替换成食物桶等任何与进食相关的因素，同样能建立唾液分泌的行为，这种把学习得到的经验扩展运用其他类似的情境中去的倾向就是条件反射的泛化。③若条件反射建立之后，继续给予条件刺激物（如铃声），而不再给予非条件刺激（如肉），则条件反射会减少，直至消失，这就是条件反射的消退。

由此可见，通过建立条件刺激与行为的联系可以帮助建立与改变行为，但同时需要注意到这种刺激必须反复多次，并与非条件刺激相匹配。同时，形成条件反射的基本条件就是无关刺激与非条件刺激在时间上的结合，这个过程称为强化。

2. 操作性条件反射　桑代克认为当行为的结果是愉快的，动物会重复行为；反之，如果行为的结果是不愉快的，行为会减少，这称为效果规律。

斯金纳借鉴巴甫洛夫研究创造性地设计实验发现了操作性条件反射。实验中，实验者把一只饥饿的白鼠放进实验箱内,当小白鼠偶然踩到杠杆上时,专用供给食物的通道立刻被打开,白鼠得到食物。如此重复经历,小白鼠学会自动踩杠杆而得食。在此基础上还可以进一步训练动物只对某一个待定信号,如灯光、铃声出现后,才会给予食物强化。斯金纳通过该实验提出操作性条件反射建立的规律:一个操作发生后,紧接着给予强化刺激,可使行为的强度增加,于是把行为分为应答性行为与操作性行为,人类的绝大多数行为是操作性行为。这类必须通过自己的某种活动(操作)才能得到强化所形成的条件反射,称为操作性条件反射。同时,还提出了操作性条件反射建立的规律、强化的概念、强化物的类型、强化的程序等理论,这些原理被广泛用于行为治疗。

操作性条件反射与经典条件反射区别:操作性条件反射是一个反应-刺激过程,主要通过主动操作来达到一定的目的,强化出现在反应之后,强化同反应(操作)有关;而经典条件反射是刺激-反应过程。斯金纳还把强化物分为积极强化物与消极强化物,在行为后获得的刺激使行为增强,称为积极强化物;反之称为消极强化物。

在强化程序的研究中,斯金纳着重研究了间歇强化。间歇强化可分为固定强化和非固定强化两种。固定强化又分定时强化和定比强化。研究有许多有趣的发现:第一,采用定时强化时,强化的时间间隔越短,动物的反应越快,反之亦然;同时,动物反应随着接近强化点时间而变化,即越接近强化时间点,反应越快,而一旦给予强化后,反应开始变慢。第二,采用定比强化时,若强化比率的标准不是高不可攀的话,定比强化的反应要快于定时强化。第三,使用非固定强化可使反应稳定而难于消退,其效果优于固定强化;如果将固定强化和非固定强化合理混合,则效果非常好。

3. 学习理论　班杜拉在对儿童攻击行为进行研究后提出,行为是通过观察学习而获得的,观察学习不一定需要有强化。

观察学习分为4个阶段:①注意,观察者和被观察者的不同特征对观察学习的过程有影响,被观察者的特征如能力、地位与观察者相似;被观察者知名度高;观察者依赖性高、自我评价低更容易产生观察模仿行为。②保持,个体将观察到榜样以表象和言语形式储存在大脑中。③复制,个体复制所观察到的榜样的行为。④动机,对强化的期望影响了观察学习的动机。通过这些阶段的学习,个体把榜样从头脑中的表象变为实际效仿过程,从而使个体形成与榜样相似的行为。

班杜拉发现个体可以通过观察学习习得某一行为,但个体不会将所有习得的行为都表现出来,故还提出了替代性强化、自我强化和自我调节的概念。该理论认为,治疗的关键在于避免接触对患者不利的模仿对象,提供对患者有利的模仿对象,从而帮助患者习得良好的行为。

(二) 行为治疗的步骤

1. 行为评估　行为评估对确定靶目标行为、明确行为治疗的目标、制定并调整行为治疗方案都有着至关重要的作用。其内容包括对靶行为的诱发因素、内容、发生频率、持续时间、严重程度、社会功能和意义以及对该行为受到的环境因素的影响等的评估。根据目标行为的不同,评估需在不同的时间及环境中进行,可通过评估性面谈、行为观察、测量靶行为结果等方法进行评估。

评估性面谈按一定的定式结构分别对孩子、家长(主要照料者)及(或)教师进行访谈,旨在了解靶行为的表现形式、内容、社会意义与功能,对靶行为及其影响因素的关系提出假设,选择合适的时间与环境进行进一步评估,制定初步的治疗方案。

行为观察常用的方法:①无人参与的观察:观察者观察并记录患儿行为,并不参与患儿活动；②参与性观察：观察者参与并观察患儿的活动；③自我监督：由孩子自己报告内在及外在的行为。由于孤独症患儿的特殊性，通常采用前两者观察法，即无人参与的观察和参与性观察。

测量靶行为的结果指的是观察孩子行为的结果，并加以量化。

2. 制定方案　在明确靶目标行为的情况后，治疗师应与患儿及家长（主要照料者）共同制定治疗方案。向患儿及家长介绍治疗的目的、意义、方法、疗效与可能出现的不良反应，使他们对治疗有所了解，并主动配合治疗，以获得良好的疗效。

制定方案时必须充分考虑患儿的生长特点与心理特点，使所选择的治疗方法能最大化地被患儿所接受，而不会对其生理心理发育造成损害。

3. 实施方案并评估结果　激发患儿参与治疗的兴趣，鼓励患儿及家长（主要照料者）坚持治疗，树立治愈疾病、恢复健康的信心，协助家长（主要照料者）实施治疗方案。

行为治疗在治疗室外也能进行，因此可教会家长（主要照料者）实施方法，要求其在非治疗环境中加以训练，特别是回到家庭中，确保在治疗环境及非治疗环境中均有巩固的疗效，尤其是在家庭等自然的环境状况下。

（三）心理咨询技术

儿童青少年心理咨询是一种独特的心理治疗技术，为了实现咨询的预计效果和达到咨询的目的，建立良好的咨询关系是进行这项工作的最基本条件。在心理咨询中，必须使儿童青少年感到心理医生是可以信赖的、是诚恳的和有能力的，这样才能使他们主动进入心理咨询的角色中。

在心理咨询中，心理医生不仅要了解儿童青少年存在的主要问题，更重要的是要了解在这些问题中的特殊表现；不仅要了解他的一般心理特征，更要了解这些心理特征的特殊情况。这样，才能防止咨询工作的一般化，对不同的对象选择和制订不同的咨询方案，从而进一步提高咨询效果。

儿童青少年的心理困扰与社会环境的关系相当密切。比如，若一个孩子的心理问题是由于在同学间人际交往中造成的，那么他的社交因素就应加以控制。然而，很可能这些交往并不是孩子的主观原因造成，而是一些客观条件促成的，如居住条件、学习或工作环境等，使儿童青少年不得不进行交往。在心理咨询过程中讨论这些问题时，必须注意社会性原则，采取积极和建设性的态度，避免出现失落情绪。这样，才能把问题集中在未来如何发挥潜在能力这一方面。

一般而言，心理咨询的基本工作程序由以下 3 个方面组成：①收集资料；②分析讨论；③拟订咨询方案，改变儿童的认知结构和行为模式。

心理咨询的工作目的就是解决儿童和青少年所面临的心理困难，减少焦虑、抑郁、人际关系紧张等主观不适症状，改善其依赖、退缩、敌对等适应不良行为，促进其人格进一步成熟，能以积极的态度、适当的行为方式来处理心理问题和适应社会生活。

二、儿童青少年心理障碍的预防和干预策略

儿童青少年心理障碍的预防和干预是一个综合性的工程，首先要从个体自身、社会、家庭、教育机构寻找问题产生的原因，同时必须坚持"生物-心理-社会"的综合模式，在社会大系统中形成医疗、心理、教育、福利等一体化的综合服务网络，以早期干预、及时干预、系统干预、发展性干预等为原则，在干预策略上提倡直接干预与间接干预并重。

（一）直接干预

对儿童直接实施咨询并在咨询中了解儿童的心理发展问题,实施积极的干预策略(如认知行为疗法、行为矫正与塑造),通过教育、指导、训练,使其心理问题得以解决,从而促进儿童的心理健康发展,帮助儿童摆脱心理困扰。对特殊儿童,则更注意特殊儿童的特殊需要,从儿童需要出发来解决儿童的心理问题。另外,还要积极联系社会工作者,对儿童给以社会性的关注和支持。

（二）间接干预

主要是进行儿童生存、发展环境的创设和优化,通过客观因素(尤其家庭环境)的完善来促进儿童的心理健康。

1. 家庭干预　家庭提供儿童的基本社会和心理支持。大多数家庭能提供孩子的基本需求-食物和庇护,心理卫生就是一项基本需要。家庭是儿童的第一所学校,父母是儿童第一任老师,更是儿童耳濡目染的"榜样",儿童的心理健康问题直接关系到整个家庭,与家庭中的每一成员都有着不可分割的联系,家庭对儿童的影响深刻而持久,尤其年龄越小的儿童,受家庭的影响越容易、越大。

家庭干预主要有两条途径:一方面,以家庭为单位,开展家庭式心理干预,对家长和孩子同时进行心理调适,让家庭中的每个成员间形成良性的健康交流模式,以此提高儿童心理健康水平;另一方面,主要从家长自身入手,改变家长的育儿观念,训练父母合理的养育方式,如开展针对独生子女教育训练的讨论,帮助那些做父母的人们学会真正承担起父母的职责,提高家长的育儿知识水平和技术能力,从而间接地发展儿童。

2. 学校干预　儿童进入学龄阶段之后,学校就开始逐渐取而代之成为对儿童青少年影响最为重要的因素。对学校环境的干预便开始成为初级心理卫生保健的一项重要内容。因此,学校对青少年心理障碍进行预防和干预是整个防控策略措施中的重要环节。学校应将重点放在促进儿童青少年心理健康发展、儿童青少年心理问题或心理障碍的早期识别、及时干预和保持与家庭的良好沟通。

(1) 加强心理健康教育。开设心理健康教育的课程、讲座及活动,重点针对青少年进行情感教育、生活技能训练、性生理与性心理教育、挫折教育和珍爱生命教育。

(2) 建立心理咨询室。建立校内心理咨询室,配备专业的心理咨询师或心理辅导老师,安排固定时间为学生提供多种形式的心理咨询服务。

(3) 建立心理健康档案。在对学生心理健康状况进行了解的前提下,给学生建立心理健康档案,时刻了解学生的心理状态。

(4) 处理青少年心理问题的医教结合模式。在学校里,针对学生的心理卫生问题,请有专业知识的心理卫生专家或精神科医生与心理辅导老师一起进行工作,共同解决学生的心理问题。

(5) 学校生活技能训练。使儿童青少年在学校中除了接触知识以外,还应该有更多的机会去接触生活、参与劳动、磨练生活品质,使得个人的心理承受能力得到锻炼。

3. 社区干预　社区是有情绪或行为问题儿童家庭寻求帮助的第一场所。因此,在提高普通民众对心理健康意识的活动中,社区医生、中医、社会工作者、学校管理者和社区领导的参与是必须的。在社区建立心理辅导站,积极开展心理健康的辅导工作,为社区儿童建立心理档案,通过家庭随访、专家咨询等,及时为家庭及儿童提供心理健康知识、技术支持。在社区医院建立心理门诊,配备经过训练的专业人员和相关诊疗设备。初级卫生保健医生受训练后,他们需要学习如何去训练其他人,有效地将心理卫生保健整合进入初级卫生保健工作系统。

利用社区力量进行儿童心理健康观念的宣传和普及,减少心理卫生问题和心理疾病的耻感,降低卫生保健工作者受谴责的危险。举办免费心理健康讲座,使心理健康成为社区文化的一个组成部分。在现有社区卫生保健网络内补充心理保健内容,全科医生必须介入心理卫生工作,地段医生应兼做心理健康宣传员。

4. 政府重视　政府相关部门如人大、卫计委、教育部、司法部、残联以及各种从事儿童青少年相关工作的部门要充分重视儿童青少年心理卫生工作,加强人力、财力等投入,加强社会主义精神文明建设,纠正和减少影响儿童青少年心理健康成长的不良环境因素,完善相关立法工作,保障他们有一个健康成长的社会大环境。

(刘　漪,孙锦华,杜亚松)

【思 考 题】

1. 如何判断一个人心理健康?儿童青少年的心理问题和心理障碍有哪些?
2. 请简述注意缺陷多动障碍的临床表现?
3. 儿童孤独症的干预策略是什么?
4. 儿童青少年常见的情绪问题和情绪障碍分别有哪些特征性表现?
5. 请简述神经性厌食症的病因。
6. 儿童青少年心理障碍的干预策略有哪些?

第七章

青少年健康危险行为

第一节　行为与健康的关系

人类的行为既是健康状态的一种反映,同时又会对健康产生巨大的影响。

一、健康促进行为和健康危害行为

2003 年,WHO 宣布了威胁全球人类健康的十大危险因素,即营养不良、肥胖、不安全性行为、高血压、吸烟、酗酒、不洁饮用水和恶劣的卫生状况、高胆固醇、室内烟雾暴露、缺铁性贫血,这些因素每年夺取全球 2 000 多万人的生命,占总死亡人口 40%。其中,大多数危险因素与行为密切相关。据估计,人的行为对健康的影响作用占 60%,在发达国家高达 70%～80%,在发展中国家也占 40%～50%。

健康相关行为(health-related behaviors)是指一切与个体、群体的健康和疾病有关的行为,一般分为健康促进行为和健康危险行为两大类。

(一) 健康促进行为

健康促进行为(health promoting behaviors)是个人或群体表现出的、客观上有利自身和他人健康的一组行为,是对环境适应的表现。

1. 基本特征　健康促进行为一般有以下特征性表现。

(1) 有利性。行为的表现有益于自己、他人和全社会,如不抽烟、不酗酒等。

(2) 规律性。行为表现有恒定的规律,如定时、定量进餐。

(3) 和谐性。个体行为表现既有自己鲜明的个性(如对运动项目的选择),又能根据整体环境随时加以调整。

(4) 一致性。行为本身具外显性,但它与内心的心理情绪一致,没有冲突或表里不一表现。

(5) 适宜性。行为强度由理性控制,无明显的冲动表现,且其强度对促进健康有利。

2. 分类　根据健康行为表现和对健康的促进作用,可将个体的健康促进行为细分如下。

(1) 日常健康行为,如合理营养、平衡膳食、充足睡眠、积极锻炼等。

(2) 保健行为,如定期参加健康体检、预防接种等,合理应用医疗保健服务,以维护自身健康的行为。

（3）避免有害环境行为，即对有害环境（包括自然环境和生活环境）采用调适、主动回避、积极应对方式（positive coping style）等行为。

（4）戒除不良嗜好行为，如戒烟、不酗酒、不滥用药物等。

（5）预警行为，在预防伤害事故发生和发生事故后的正确处理行为，如乘飞机、乘车时系安全带，发生车祸后能自救、他救等。

（6）求医行为（health seeking behaviors），在察觉到自己有某种病患可能时，寻求科学可靠的医疗帮助的行为，如主动求医，真实提供病史症状，积极配合医疗护理，保持乐观向上情绪等。

（7）遵医行为（compliance behaviors），在已知自己患病后，积极配合医生、服从治疗的行为。

3. 对健康的影响　健康促进行为本身对健康有直接的促进作用，如经常性的体育锻炼能提高对心血管、肌肉、呼吸、循环和神经-内分泌系统的适应性。另外，一些健康促进行为还可通过生理、心理的中介因素促进健康：不吸烟、不滥用物品可使有害物质的摄入显著减少；积极应对，可动用人体内部心理资源和外部社会网络，减少心理挫折、增加良好的情绪体验。

（二）健康危险行为

健康危险行为（health risk behaviors）是个体或群体偏离个人、他人、社会的期望而表现出的一组行为。最近30多年，吸烟、酗酒、不良饮食、驾车不系安全带、性生活紊乱等不健康行为和生活方式已日渐成为导致人类慢性疾病的首要因素，也有越来越多的健康干预项目通过改变生活方式、开展癌症筛检等手段来预防失能和早死。确凿的证据表明，如果消除了上述可以改变的行为危险因素，至少80％的心脏病、脑卒中和2型糖尿病，40％的癌症都是可以避免的。

1. 健康危险行为的主要特点

（1）对健康的危害性，即对自己、他人、社会的健康有直接或间接、明显或潜在的危害作用。

（2）对健康的危害有相对稳定性，即需要一定的作用强度和持续时间。

（3）行为的习得性，即这类行为是个体在后天生活中习得的，又称"自我创造的危险因素"。

2. 对健康的危害

（1）直接的健康危害。各种故意伤害行为，如青少年暴力行为和非故意性伤害行为（如违反交通规则等）是儿童青少年的重要死亡原因。美国CDC（2006）估计，10～24岁青少年和年轻人的死亡者中，71％归因于非故意性伤害，其中机动车车祸（31％）、其他意外伤害（14％）、他杀（15％）和自杀（11％）居前列。专家认为，青少年时期建立的吸烟习惯，将导致未来每年150万人死于与烟草相关疾病。酗酒也是导致车祸、暴力行为和自伤的主要影响因素之一。

（2）成年期不良生活方式的基础。儿童青少年时期形成的吸烟、饮酒、缺乏体育锻炼、偏食/挑食等行为，往往延续至成人期，显著增加成年后的吸烟、酗酒等成瘾行为的发生，以及久坐的静态生活方式等。

（3）慢性疾病低龄化。肥胖、心脑血管疾病、2型糖尿病、癌症等慢性疾病目前已呈明显的低龄化趋势。原因是多方面的，主要是越来越多的年轻人缺乏体育锻炼，长时间处于静态行为方式，摄入高糖、高脂、高盐膳食，采取不食/少食蔬菜水果的饮食行为等。

（4）社会问题。青少年毒品滥用、网络成瘾、不安全的性行为等健康危害行为,既带来严重的健康损害,也是社会关注的问题。据 Ventura(2004)估计,美国 1990～2000 年期间每年约有 83 万名 15～19 岁少女妊娠。美国 CDC(2005)报告,在美国 15～24 岁年轻人中,每年约有 910 万名性传播性疾病发生,每年新发 HIV/AIDS 4 842 例。全球每年约 10% 的婴儿为 15～19 岁未成年少女所生;在 WHO 西太区的一些国家,15～19 岁少女的生育率达 6.1%～13.3%。全球每年有 100 万～440 万人次流产,其中 15～19 岁的少女占 10%。过早性行为和多性伴所带来的生殖道感染与非意愿妊娠,少女妊娠带来的不安全流产、大出血、死亡、不孕及失学、失业等,以及由此产生的终身身心健康损害,已引起世界各国的高度关注。青少年吸毒不仅增加暴力犯罪、HIV 感染和性传播性疾病的风险,社会也付出了巨大代价。

二、健康危险行为对人体健康损害作用的特点

健康的生活方式是促进健康、获得更长的期望寿命的生活方式。它是一种较为持久的行为模式,是社会和文化背景的一种复合表达。不健康生活方式则是一组对健康有害的行为,其对人体的健康损害作用可表现为以下 4 个特点。

1. 潜伏期长　不良生活方式形成以后,往往要经过相当长的时间才可能发生明显的致病作用。例如,青少年时期形成的不良饮食行为习惯可能影响到成年以后的心血管疾病的发生;肺癌患者的吸烟史大多长达 10 年。潜伏期长的特点使不良生活方式与疾病的关系不易确定,因而要改变它就显得相当困难。但是,反过来又为及时采取干预措施、去除或减少不健康行为的危害作用提供了机会。

2. 特异性差　不良生活行为习惯对健康的影响往往缺乏特异性,表现为一种不健康行为与多种疾病或健康问题有关,以及一种疾病或健康问题与不良生活方式的诸多因素有关。例如,吸烟与肺癌、冠心病、高血压等多种疾病有关;而高血压与吸烟、高盐饮食、缺乏锻炼等多种不良行为生活方式有关。

3. 联合作用　不良生活方式中的多种行为联合作用可使其危害作用大大增强。例如,高盐饮食可诱发高血压,而高盐饮食、吸烟、紧张等因素加在一起,可使高血压的发病危险性变得更大。

4. 广泛存在　吸烟、驾车不系安全带等不良生活行为方式广泛存在于人们的日常生活中,且大多数人习以为常,加上其危害性往往是潜在的、不明显的,因而很容易使人们对其危害性的认识受到限制。

值得注意的是,行为和生活方式不仅与慢性疾病有着密切的关系,而且也是其他类型疾病的重要影响因素。例如,肠道传染病与个人的饮食习惯有关;性生活紊乱与性病、艾滋病蔓延有关;酒后驾车或不系安全带可增加意外伤害;不遵守安全生产操作规程引起职业损伤,甚至发生职业病。因此,健康生活方式以及在健康生活方式下促进自身健康的行为模式已经日益成为现代社会生活的重要组成部分。

(史慧静)

第二节　青少年健康危险行为的种类和流行趋势

青少年健康危险行为,是指任何能给青少年的健康和完好状态乃至成年期的健康和生活

质量造成直接或间接的损害的行为。青少年健康危险行为在表现形式上多种多样,对健康的危害作用也各异,但它们都往往明显地偏离了个人、家庭、学校、社会的期望,容易在一些个体、群体聚集,与个体的健康认知和信念、伙伴关系、家庭因素、学校和社会环境因素等密切相关。

参照美国疾病预防控制中心(简称"美国 CDC")青少年危险行为监测系统(Youth Risk Behavior Surveillance System,YRBSS)的分类,以及当前我国青少年健康风险因素的流行现况,以下 7 类青少年健康危害行为值得关注。

一、易导致非故意伤害的行为

易导致非故意伤害的行为(behaviors contributing to unintentional injuries)是指那些可引发交通事故伤害、溺水、坠落、烧伤/烫伤等非人为的意外伤害的行为。主要行为表现:①不安全乘/坐车行为,如坐车时从不或很少系安全带,酒后驾车,或乘坐酒后驾驶的车辆等;②骑自行车违规行为,如不戴头盔、骑车带人、闯红灯、互相追逐、逆行、长时间在快行道骑车等;③不安全游泳行为,如到非游泳场所(危险水域)或无成人、救生员在场,没有保护措施的游泳场所游泳。

道路交通伤害一直是青少年意外伤害的首位原因。2000～2001 年间,美国 15～19 岁青少年中,骑自行车违规是所有运动和休闲相关活动中导致受伤或住院治疗的第三大原因。骑自行车违规导致死亡的主要原因是头部受创。美国经过长期的健康促进工作,在立法、执法、环境改善和教育方面投入了大量的资源,青少年人群中交通意外相关的危险行为得到控制和下降。美国 CDC 的 YRBSS 的监测数据表明,1991～2011 年间,"骑自行车时很少或从不戴头盔"的人数比例从 96.2% 下降到 87.5%(图 7-1);酒驾的比例从 16.7% 下降到 8.2%。"乘车时很少或从不系安全带"的比例也从 1991 年的 25.9%,下降到 2001 年的 14.1%,2011 年继续下降到 7.7%。

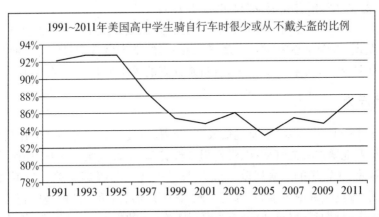

图 7-1　1991～2011 年美国高中学生骑自行车时很少或从不戴头盔的比例(%)

意外伤害也是我国 5～19 岁的人群的首要死因。上海市儿童青少年的意外伤害死亡的原因中,交通事故居首位。与美国的情况有所不同的是,我国法律没有规定骑乘自行车必须戴头盔,仅规定了骑乘摩托车要戴头盔;在乘坐汽车时只要求前排的乘客系安全带;能够合法拥有驾照的年龄是年满 18 岁以上,美国则是年满 16 岁以上。相比美国,我国有更多的青少年把骑自行车作为日常交通工具,因此骑自行车时违反交通规则的行为是重点关注的问题之一,图

7-2显示的是2012年监测得到的上海市青少年骑自行车违规人数比例的性别分布。

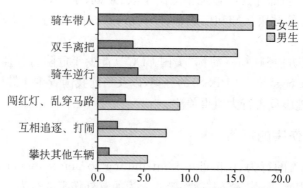

图7-2　2012年上海市青少年过去30天骑车违规行为自我报告率(%)

二、易导致故意伤害的行为

易导致故意伤害的行为(behaviors contributing to intentional injuries)主要包括携带枪支、刀具或其他凶器,校内外斗殴,各种自伤和自杀行为,校园欺负/暴力行为,离家出走,以及伤心欲绝、严重的抑郁/失眠等内隐性心理-行为问题等。

在美国,他杀(homicide)是15~19岁青少年的第二大死因(9.4/10万),是15~19岁黑人青少年第一大死因,大约90%的他杀由使用枪、刀、棍棒等引起。校园内携带武器促发校园暴力,增加了发生冲突时的死亡风险。校园内外斗殴是很多致命性、非致命性伤害的罪魁祸首。2003年,美国33%的高中生报告自己曾参与打架,2011年下降到12.0%。美国中学生自杀意念报告率近年来呈下降趋势,由1991年的29.0%降至2005年的16.9%,2011年下降到15.8%;自杀计划报告率也略有下降,1991年为18.6%,2005年约为13.0%,2011年为12.8%;自杀未遂发生率相对稳定,2011年为2.4%。

在中国的15~19岁人群中,故意伤害导致的死亡排在死因顺位的前5名之外。我国2004年的调查发现,青少年心理压力较大,有24.8%的学生报告学习压力大而心情郁闷;有自杀意念的男生为16.9%,女生为24.6%;有自杀计划的男生为5.6%,女生为7.7%。

三、物质滥用行为

物质滥用(substance abuse)主要包括吸烟、酗酒、吸食毒品和滥用其他违禁药物等行为。

吸烟行为显著地增加心血管疾病、慢性阻塞性肺病、急性呼吸道疾病、中风、肺癌、咽癌、喉癌、口腔癌、胰腺癌、子宫癌的患病风险。成人18%的死亡与吸烟有关。与不吸烟者相比,吸烟青少年的酗酒、吸食大麻或可卡因、参与斗殴、携带武器、自杀企图的危险行为发生可能性更大。美国中学生中,近期吸烟(近30天至少吸过1次烟)的报告率,从1991年的27.5%上升至1999年的36.4%,其后下降为2005年的23.0%,2011年为18.1%;近期规律吸烟(每天至少1支,持续1个月以上)的报告率也呈下降趋势。性别分布上,美国不同于我国,女性近1个月内吸过烟的比例与男性接近。我国青少年目前的自我报告吸烟率为14.9%,其中男生22.1%,女生3.9%,性别差异很显著。但是,美国每天吸10支烟以上和近1个月使用非冒烟性烟草(smokeless tobacco use)的报告率男生显著高于女生。

美国YRBSS监测结果表明,中学生饮酒比例也很高。近期饮酒(近1月内至少喝过1次含酒精饮料)1991～1999 年期间 5 次监测结果持续不变,重度饮酒(episodic heavy drinking,即近 1 个月内至少一次不间断喝过 5 杯以上的酒精饮料)则表现为 1999 年前持续不变,1999、2003 年有所下降,随后逐步下降,到 2011 年为 21.9％。近期使用大麻(近 1 个月至少 1 次吸食大麻)报告率 1999 年前呈上升趋势,2001 年后连续 3 次的监测结果均显示有所下降,2011 年为 23.1％。大麻使用率男生显著高于女生。

我国青少年的健康危险行为调查结果显示,目前饮酒率为 27.9％,醉酒率(过去 12 个月中因喝酒太多而感到头晕/头痛/嗜睡等醉酒症状)为 17.3％;并且,有 1.5％的男生和 0.4％的女生报告曾经尝试过毒品。按照美国 YRBSS 监测的定义,我国上海市青少年重度饮酒的比例在 10％左右。

四、网络成瘾

网络成瘾(Internet addiction)是指长时间玩电子游戏机,或过度沉湎于网络世界而不能自拔,并对身心造成一定伤害的现象。网络成瘾是目前青少年中较为典型的精神成瘾行为之一,按美国学者 Young 的网络成瘾诊断量表,至少出现以下 10 项中的 5 项者,可认为具有"网络成瘾"的倾向。

① 过去 7 天内平均每天上网时间超过 4 小时;	⑥ 想不上网,但无法自控;
② 不上网时仍想网上内容;	⑦ 因上网而不能完成作业或逃学;
③ 因不能上网而感到无聊和焦虑;	⑧ 向家长、同学、老师隐瞒上网事实;
④ 期望上网的时间比目前更长;	⑨ 因上网而与老师或家长发生冲突;
⑤ 上网时间经常超出预期;	⑩ 借上网摆脱困境、抑郁、无助或焦虑。

青少年是网络成瘾的高发人群,不仅影响学业,而且威胁家庭亲子关系和社会适应等。我国 2004 年的青少年健康危险行为调查的结果显示,12.9％的男生和 5.2％的女生具有网络成瘾的倾向,其中中专职技校的学生高于高中学生,高中学生高于初中学生。调查还发现,家庭因素对网络成瘾倾向有显著影响,来自重组家庭的学生,其网络成瘾的报告率是最高的,其次是单亲家庭、其他家庭和隔代家庭;来自核心家庭和大家庭的学生的网络成瘾倾向的报告率最低。

五、不安全性行为

青少年不安全性行为(unsafe sexual behaviors)主要是指那些易导致性传播疾病和意外妊娠的性行为,包括过早性行为、多性伴性行为、无保护的性行为(如不使用安全套或者避孕措施)、被迫性行为等。自 1991 年以来,YRBSS 监测发现,美国青少年不安全性行为逐渐减少,安全性行为逐渐增加。与欧洲国家青少年相比,美国青少年避孕措施的使用率仍较低,同时少女妊娠和流产发生率较高。

研究发现,第一次性行为年龄和其后的性健康有显著相关。第一次性行为发生年龄早的人有可能有更多的性伴侣,更少地应用避孕措施,更有可能感染艾滋病或其他性病,更有可能怀孕。性病会影响妇女生育能力。青少年分娩或不安全流产很可能导致严重的并发症;未婚生育更是直接影响到青少年的成长和健康,剥夺其受教育和就业的机会。美国高中阶段青少年中,报告发生过性行为的比例逐年上升,从 1991 年的 14.7％,上升到 2001 年的 23.9％,

2011 年为 23.1%；但 13 岁之前发生性行为的比例从 1991 年的 10.2%下降到 2011 年的 6.2%。我国高中学生报告的性行为比例为 4.2%，其中男生为 6.8%、女生为 2.0%；在报告发生过性行为的学生中，有 21.5%报告自己曾经有过的性行为是在被迫的情况下发生的。在对我国大学生的调查中，发现有 10.0%报告曾经发生过性行为，并且在报告发生过性行为的学生中有 19.0%报告自己曾因此怀孕或导致他人怀孕。

六、不良饮食和体重控制行为

不良饮食和体重控制行为(unhealthy dietary habits and weight control behavior)主要包括不吃早餐，牛奶、蔬菜水果摄入过少，软饮料、高热量食物摄入过多，体像感(body image)异常，盲目减肥意念，不健康减肥行为(包括限食、不参加体育活动、长时间禁食、催吐等不良体重控制行为)。不良饮食和体重控制行为会使青少年在随后几年中更易肥胖，患进食障碍(比如神经性厌食症等)的风险也明显增加。

蔬菜、水果摄入增加与肥胖的危险降低相关。2003 年，美国男性中学生中仅 24%、女性中学生仅 20%达到每日蔬菜、水果摄入标准。牛奶是最大的钙摄入来源，但 14~18 岁女生平均钙摄入量仅 713 mg/日，仅 55%被调查女生的摄入量达到推荐摄入量(1 300 mg/天)。我国 2004 年青少年健康行为调查显示，有 19.5%的青少年从不喝牛奶，12.8%的学生频繁喝软饮料。

另据 2008 年的上海市青少年健康行为调查显示，30%的青少年不能做到每天吃早餐。上海市青少年营养摄入结构不合理主要体现：脂肪、蛋白质摄入过多，微量元素、纤维素的摄入不足；肉食、煎炸食品、甜食和饮料摄入过多，而蔬菜、水果的摄入不足。

2005 年的 YRBSS 监测发现，美国女中学生近 30 天内曾采取催吐、服用泻药来控制体重的报告率达 6.2%。同年，季成叶等对中国 18 省区市城市青少年的调查发现，不良饮食和体重控制行为的检出率较前几年呈显著上升，50%左右的中学女生和 20%左右的中学男生有不健康体重控制行为，如节食、禁食、吃减肥药、导泻、催吐等；少数青少年甚至用抽烟方式来控制体重。

七、身体活动不足的行为

身体活动(physical inactivity)不足或缺乏主要表现为缺乏体育锻炼，缺乏户外运动，看电视时间过长，不愿步行或骑车上学，总是乘电梯上下楼，长时间在坐姿状态下读写和从事各种休闲娱乐活动等。

适宜的身体活动方式、足够的身体活动时间和强度可从总体上降低过早死亡，减少冠心病、高血压、肠癌和糖尿病的患病危险。儿童青少年时期有规律的体育锻炼，可增强体力和耐力，促进骨骼肌肉发育，维持正常体重，减轻焦虑和压力，提升自尊感，还可改善血压和胆固醇水平。从 1993~2005 年的 8 次 YRBSS 监测结果看，美国高中生的体力活动频率在增加，2005 年有 36%的美国高中生报告每周参加 5 天以上、每天累计至少 60 分钟的体育锻炼，到 2011 年这一比例上升到 50.5%。

但是，我国 2003 年的一项调查却发现，青少年每周参加大强度课外体育活动和日常运动(如步行、骑车每次 30 分钟以上)的报告率比 1998 年显著降低。2004 年的一个调查显示，我国 25.3%的青少年从不参加体育锻炼。上海市青少年体育锻炼的时间和频率也是不够理想的，2008 年在上海的一项调查结果显示，81.7%的学生不是天天运动(至少 60 分钟/天)，

42.6%的学生每天至少看 2 小时电视,女生多于男生,说明青少年的静态生活方式(sedentary lifestyle)也有待改善。

(罗春燕)

第三节　青少年健康危险行为的生物-心理-社会影响模式

研究表明,青少年时期的各种不健康行为并不是孤立存在的,而是相互之间互为关联、互为因果。Elliott 在有关青少年危险行为共患性的综述中指出,这些行为的发生是有重叠的,也就是说,很多种类的不健康行为常常集聚于某些青少年中,可以从一种行为的存在去推测与预见其他危害健康行为的发生,尽管大多数情况下这种联系的强度不是很大。并且,各种危害健康行为的发展过程呈现出一定的轨迹现象,例如,Kandel 和他的同事经过长期追踪性调查,记录了从青少年至成人期间各种物质滥用的发展过程,发现开始时只是滥用一些合法的物质如酒精、烟草,然后就尝试一些非法的物质如大麻;而吸食大麻和其他非法毒品(如海洛因)之间常常伴随着性行为的发生。这种健康危险行为之间的联系程度往往与青少年接触这些行为的早晚有关,越是在青春早期接触酒精、烟草或性,日后越有可能尝试非法毒品,越有可能在整个生命期持续地拥有各种危害健康的行为。

正是由于各种危害健康行为的共患性或共存性,使人们想到要探索其背后的共同原因。在众多的理论学说中,最有影响的主要有生物学基础学说、个性先倾因素学说以及社会生态环境学说等。它们从不同的角度对青少年尝试健康危险行为的原因进行研究与解释,从而使人们对青少年健康危险行为的形成机制有了一个比较全面的认识。

一、健康危险行为的生物学模型

该模型由遗传基因、神经内分泌激素调节与青春期发育共同组成,其中前两个因素被假定与行为有直接的关系。酗酒行为的遗传学基础已经确立,父母酗酒的孩子比一般的青少年更容易有酒精依赖的倾向,即使孩子与其父母并不生活在同一个环境中。神经内分泌因素被认为是猎奇心理(sensation seeking)的病理学基础。不同个体间青春期性激素分泌水平的不同会导致不同行为表现的观点也已被研究者所证实,例如,Udry 和他的同事已经发现,男性青少年中,由于血清睾酮激素水平的高低不同,直接关联到其与异性的交往行为和尝试其他各种健康危险行为的欲望和频度;在女青少年中,血清雄激素水平与行为之间也存在一定的关联,但同时还受社会环境因素的调节。

在青春期生长发育过程中,性激素分泌的增加是导致体格生长突增、第二性征的相继出现和月经初潮或首次遗精来临的原动力,青少年的认知、情绪、行为、信念、人际关系等也随之出现相应改变,这在一定程度上影响着青春期少年行为的发展。近几十年来,随着生存环境的改善,儿童青少年的生长发育呈现长期变化趋势,明显表现在身高的增长和性发育的提前,使青少年的心理社会发育相对推迟显得尤为突出,青春期发育因素与青少年尝试一系列健康危险行为逐渐成为新的研究焦点。已有很多研究报道,性成熟较早者中吸烟率较高;比同伴发育早的女孩开始吸烟或饮酒的年龄相对较小。

就个体而言,虽然在青春期每一个正常的儿童都要经过一系列的性发育过程,但性发育开始的早晚和性发育过程的长短存在较大的个体差异。女性正常进入青春发育年龄在 8～13 岁之间,而男性则在 9.5～13.5 岁。生物心理学认为,恰当的发育速度对青少年的心理成长及取得社会认同是有益的。根据这个理论,生理的变化会带来心理与社会认知的改变,而后两者的改变都会直接或间接地影响青少年各种行为模式的建立,包括一系列健康相关行为的尝试。

首先,性发育较早者,体内性激素上升也较早,由于雄激素对青少年行为的直接作用往往表现在增加进攻性和冒险性,从而使性发育较早者在青春早期具备了尝试各种行为的生理基础。已有研究报道,唾液睾酮含量与男青少年的吸烟行为成正相关,血清睾酮含量高的青少年更多地倾向于过早尝试异性间交往行为。而这种"雄激素——健康危险行为尝试"间的直接联系在女青少年中更多地受到社会心理因素的制约。

第二,伴随性激素分泌增加的同时,第二性征相继出现,生殖功能不断完善,体型逐渐改变。青少年对青春期身体外形的改变较为敏感,从而使自我意识与人际关系也出现相应的变化。早熟的女生往往对自己的外表感到不满、自信心低下,但早熟的女孩同时具有得天独厚的社交优势,她们发生性行为并连带尝试其他健康危险行为的可能性要大于晚熟的女孩;早熟男生迫切地希望建立自我、树立成人形象,而对于中国青少年吸烟行为恰恰被很多人认为是独立与成人的标志。另一方面,早熟的青少年由于认知发育相对落后于生理发育,缺乏权衡某种行为实施的利弊得失的生活技能,常会做出错误的选择,在同伴及周围环境的影响下开始尝试各种健康危险行为。

值得注意的另外一点,性发育较晚的男性青少年也比较倾向于尝试健康危险行为。发育偏离轨道理论提示,发育早或较晚的青少年均承受了较大的心理压力,继而造成心理调适困难和其他反社会行为,包括物质滥用。有研究证实性发育较晚的男性青少年由于生理发育落后于同伴,在一定的心理压力下,为显示自己趋于成熟而借助于尝试吸烟这一行为。

二、健康危险行为的个体先倾因素论

该理论的基本出发点是着重关注不同本质特征的个体在尝试健康危险行为的先天倾向性或可能性上表现出的不同。在许多类似的理论中,尝试健康危险行为的被认为是偏离正常的、病态的或是由于个人的某些先天缺陷而产生的与环境不适应、不协调的反应,而这些假设的先天缺陷包括低自尊(自卑)、内向抑郁、缺乏社交能力、容易冲动及对社会秩序或传统价值的叛离倾向。

因此,个体先倾因素理论提出的主要观点——不同个体之间的性格特质的差异是造成个体间行为差异的相对稳定因素。其中有著名的猎奇心理理论,该理论认为:在对各种刺激的潜在需求上存在很大的个体差异,而往往这种刺激(或感觉,或冒险经历)的寻求(sensation seeking)过程中包括了一些健康危险行为的尝试。一个有高度猎奇心理的人更愿意为了寻求刺激感而不惜冒险。已有研究证实,青少年的猎奇心理与物质滥用和危险驾车密切相关,很多青少年尝试吸烟、过早性行为的主要原因之一就是受到好奇心理的驱使。另外,青少年的叛逆性格,也作为一种稳定的性格特征,常被认为是青少年尝试健康危险行为的假设性因素。

然而,通常很难把各种健康危险行为与典型的假设原因——对应起来,尤其当这种原因可能带来多种多样的严重后果时。但是,研究青少年个性中的某些先倾因素确实为我们做好青少年健康危险行为的预防和干预工作提供了新的思路。

三、健康危险行为的社会生态环境观

与强调"个体先天因素导致危害健康行为尝试"这一理论相对应,有人提出青少年尝试各种危害健康行为的原因更多地来自于社会环境因素的观点。这种观点认为社会经济发展水平、文化背景以及社会环境为青少年行为模式的确立提供了相应的社会标准、模式与机会,有的甚至促使青少年去尝试某些危险的行为。

1979 年,Bronfenbrenner 借用生态学的术语描述了青少年所处的社会环境。以青少年为核心群体,把其中最内层即与青少年关系最为密切(最接近)的社会交往称为微观生态环境,包括同伴、家庭成员、学校和教堂等;把稍外层的称为中间生态环境,包括社区、大众媒体和社会政策法律;把最外层的称为宏观生态环境,包括社会文化、经济和政治的背景因素。很多影响青少年危害健康行为尝试的环境因素可以套用这一社会生态模型进行描述(图 7 – 3)。

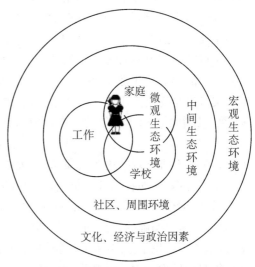

图 7 – 3　青少年所处的社会生态环境

(一)微观生态环境——同伴、父母及学校

在微观层的所有潜在联系中,同伴的影响是青少年尝试健康危险行为最重要的因素。以吸烟为例,有近 40% 的吸烟青少年认为是由于受到同学和朋友的影响。经常吸烟的青少年中有 78.4% 的人报告有同伴吸烟,偶尔吸烟者中有 11.4% 的人报告有同伴吸烟,而不吸烟者中只有 1.4% 的人报告有同伴吸烟。"同伴压力(peer pressure)"被认定为是青少年物质滥用、不安全性行为和反社会行为的一个重要原因。因此,很多旨在帮助青少年提高抵御同伴压力的干预性研究正广泛地开展,并已在减少青少年健康危险行为中取得了较好的干预效果。确实,对于进入青春期的青少年来说,自我意识的发展非常重要,为了在家庭成员以外建立自我,同伴的影响起着愈来愈重要的作用。为建立和巩固朋友圈,青少年往往会自觉或不自觉地与同伴保持一致。社会学习理论也认为青少年可能模仿他们的同伴,开始习得某些行为。除了模仿,有时同伴在一起时甚至可以制造机会让青少年尝试一些行为。但至今还不明确的一点是,青少年开始尝试健康危险行为的原因究竟是迫于与同伴保持一致的愿望,还是具有相同性格倾向的青少年互相选择后才得以成为"同伴"并从此尝试同样的行为?

父母的影响在微观层中同样重要。许多致力于探索父母在青少年危害健康行为尝试中的作用的研究中,大多把研究重点放在父母的教养方式、监管态度和榜样作用上。

父母的教养方式对青少年尝试健康危险行为的作用取决于两个方面的因素:父母对孩子的要求严厉程度、孩子对此在情绪上的接受程度。研究表明,那些父母要求严格、并能得到孩子认同的青少年在物质的滥用方面明显要少于那些父母要求严格但不能得到孩子认同,或是父母要求根本不十分严格的青少年。通常对父母的教导有抵触或十分叛逆的青少年最容易去尝试健康危险行为。

家庭结构与青少年健康危险行为也有密切关系。例如,一个来自单亲家庭的孩子更容易接触成瘾性物质以及尝试其他危害健康行为;放学后自己照看自己的孩子比有家人看管的孩

子更容易滥用药物。这一点也可以比较容易地解释近 40 年来美国不断增长的青少年健康危险行为发生率,以及尝试危害健康行为低龄化倾向,其中一个重要因素就是在此期间美国家庭结构的重大变化——传统型家庭的逐渐减少,越来越多的儿童青少年在很多事件脱离了父母的有效监管。大幅度增长的离婚率、未婚先孕以及妇女的工作压力改变了传统的家庭环境。至 1985 年,近 70% 的妇女一边带着 6~17 岁的孩子,一边还要工作;有 3/4 的 13~14 岁的美国孩子要自己照看自己,并不得不每周花 10 多个小时来照看他们的弟弟妹妹们。

父母的榜样效应对青少年的健康危险行为的影响也很重要。有证据表明,父母的吸烟行为对孩子的影响就非常大,相当一部分青少年吸烟者其父母也是烟民;大部分物质滥用的青少年其父母也是物质滥用者。除此之外,青少年的行为与父母的文化程度和家庭经济状况也有关,通过对中国城市青少年的调查发现,如果学生每月零花钱为 100 元、200 元和 300 元,其吸烟率分别为 10.59%、29.41% 和 37.65%,这表明每月零花钱的多少与学生吸烟率密切相关。由于青少年对理财观念比较淡薄,容易大手花钱;再加上国内目前对 18 岁以下青少年未严格实行禁售香烟,使那些每月零花钱较宽裕的青少年更易获得香烟,并开始吸烟。

另外,学校对青少年健康相关行为的影响作用既有正面的,也有负面的。良好的师生关系,对学生抱有明确的、合适的行为期望,采取适当的行为监控和引导、高度的关怀、有目的的支持,重视每一位学生的参与度等,都可以促进学生养成良好的生活行为习惯,避免或者减少青少年健康危险行为。反之,不恰当的学校控制、教师不良教育行为、师生关系紧张、学习负担过重、学校压力过大等这些危险因素,都可增加健康危险行为的发生率、强度,或加速其发展。学生面临的危险因素越多,程度越严重,越有可能形成攻击、自我为中心和其他不良行为。

(二) 中间生态环境——邻里、社区、大众传媒

邻里(neighbourhood)与社区(community),作为青少年生存的社会生态环境中比较外围的因素,同样影响着青少年健康危险行为的尝试。国外的很多调查发现,社区环境与青少年的酗酒和非法物质的使用、过早性行为及少女怀孕等的发生有着密切的关系。一些专家指出,某些特定的社区环境会促使青少年去实施一些健康危险行为,或为本没有危险行为的青少年带来尝试的冲动。这些不良的社区中往往有烟草自动售卖机,或为未成年人提供含酒精饮料的地方,这些地方还可能是贫民区,许多人为了糊口不得不贩卖违禁药物,这些都为青少年健康危险行为提供了一个温床。

大众传媒(mass media)对青少年行为的形成也有较重要的作用。由于青少年的价值观不成熟,是非辨别能力差,同时好奇心和模仿力却都很强,其行为方式很容易受到传媒的影响。以吸烟为例,在 20 世纪 80 年代初,个别发达国家的烟草商因在国内受到限制与责难,便千方百计地向中国等发展中国家推销香烟,并通过香烟广告、赞助体育活动等形式开展广告宣传,诱惑大量青少年吸食洋烟。近年来,我国广告法已明令禁止香烟广告,但由于故事情节的需要,一些影视作品中还是会出现吸烟的场面,银幕中的吸烟者大多被塑造成成熟、冒险、潇洒、甚至叛逆的个性形象,同时又往往由青少年所崇拜的偶像所扮演,因此,很难避免青少年的盲目崇拜,从而尝试吸烟。

(三) 宏观生态环境——文化、经济、政治

在不同的文化、经济与政治背景条件下,青少年的健康危险行为会有不同的表现形式:初次性行为的年龄存在较大的中西方差异;美国的少女怀孕及堕胎的比例是发达国家中最高的,这与不同民族的文化背景及风俗观念有很大的关系。同样,在避孕套的使用问题上,不同的风俗与宗教信仰对此的态度也不一致。

在不同的社会经济文化背景下,人们对吸烟所持的态度也有所不同:在巴布亚新几内亚的土著人中，给予烟草被当做必要的社交礼节方式，它可以用来保证和平的交往；在印第安，当男人们或女巫医们在小径上或其他地方相遇，互相提供自己的烟斗给对方是很普通的习惯，各自先以纯正的印第安风格吸一口，这样吸烟被认为等同于友好的拥抱。在我国，随着市场经济的推行和经济的腾飞，人们也变得富裕起来，一段时期以来烟、酒被作为请客吃饭等一些重要场合的必备之物，甚至作为孝敬长辈或亲朋好友来往的礼品，青少年在这种社会文化背景影响下很难避免不吸烟，有的甚至认为——吸烟是成熟的行为，能显示自己的魅力，把吸烟看做为成人的标志；女青少年吸烟意味着男女平等、时髦等。

当前，世界经济、政府、家庭与技术的发展令全球社会生活也在同步变化，这必然给青少年的生活方式带来了冲击，可能向青少年提供更多的机会，也可能更进一步危及青少年成为一个健康的成年人的发展过程。例如，社会财富与居民的健康之间有一种相互促进的关系，一个国家的总体经济实力会影响青少年健康，但一个国家内部的财富分配也影响青少年的健康成长。有研究表明，尽管控制了家庭收入等因素，年龄别死亡率、低出生体重、凶杀、暴力犯罪、失能、吸烟的发生率在美国收入不平等程度高的州也都是比较高的。收入不均可能导致社会凝聚力下降，容易诱发一系列社会心理和行为问题。

（史慧静）

第四节　基于行为改变理论的青少年健康危险行为干预策略与方法

当前，我国青少年健康危险行为流行状况不容忽视，迫切需要发展有一定理论基础、操作性强的干预项目，以便更有效地预防控制青少年健康危害行为。

一、行为改变理论概述

根据健康行为的社会生态观（ecological perspective of health behavior），环境是影响人们行为的主要因素，人的行为除了受个体生物遗传和认知因素影响外，还受到人际、社区和社会等多重环境因素的影响。由此，行为改变理论也依据不同的侧重点分成几个水平。

（一）个体水平的行为改变理论

个体水平的健康行为理论趋向于了解个体水平因素对于某种健康相关行为的影响。例如，健康信念模型强调个体主观心理过程（期望、思维、推理、信念等）对行为所起的主导作用，计划行为理论则认为行为意向是影响行为最直接的因素。这两个理论现在都已经广泛用来解释许多疾病预防行为。例如，为什么人们不愿接种疫苗、不接受 HIV 防护行为、不使用乳腺 X 线照相术筛查乳腺癌的社会心理因素。阶段变化理论认为人的行为变化是一个过程，处于不同的行为改变阶段的人们有不同的心理需要，健康教育应针对其需要提供不同的干预帮助，以促使被教育对象向成功采纳健康行为的下一阶段转变，该理论现也已经发展成为制定个体行为改变干预策略的重要依据。

由于个体水平行为改变理论的普及性和巨大内涵，研究者正在继续探索，以进一步发展个体水平理论和提升其实践指导力。与此同时，研究人员开始转变思维方式：仅仅依赖个体水平的途径获得健康行为改变的程度如何？在面临种种社会环境影响和压力的负面作用下，能否长时间保持这种变化？于是，人际和社区水平的行为改变理论逐渐发展起来。

（二）人际水平和社区水平的行为改变理论

常用的人际水平健康行为促进理论包括社会认知理论，压力应对、社会网络与社会支持，医患关系改变理论。社会认知理论阐述了健康行为改变的社会心理学机制及促进行为改变的方法，它强调人们怎么想、想什么对行为改变的影响。医患关系改变理论介绍了医患交流和医患关系改变的社会、心理学机制；强调了认知和信息处理、人际互动、医患观点冲突和社会影响在改善医患交流及建立和谐医患关系中的重要作用。压力应对、社会网络和社会支持这些概念框架注重研究社会网络结构的特征性因素、社会支持的种类以及"谁应该在什么时候提供什么样的社会支持"，从而指导人们如何采取增进现有的社会支持、建立新的社会网络联系、发挥社区核心人物的支持作用、加强社区能力建设等措施增强社会网络和社会支持。

常见的社区健康促进理论包括社区组织与社区建设理论、创新扩散理论和组织改变理论。社区组织和社区建设是健康促进及其相关领域的核心。创新扩散理论阐述了新理论、新产品或新的社会实践在社会中扩散的过程。

在人际水平和社区水平实施行为干预的一个优势就是它能够到达社区绝大部分个体，引起整个社区某些行为规范的改变，从而促成保护健康的态度、信念和行为在社区中广为渗透。

社区水平理论寻求改变健康行为有关的政策和社会因素，因而在促进和支持健康行为改变上显示出较大的潜力，能对很多人产生影响，能够保证达到减少人群发病率和死亡率的长期目的。这样的例子有：从政策水平上减少伤害发生的干预，让使用药物注射的人员能够方便地获得清洁的针头和注射器，制定并实施避孕套免费发放计划，制定政策限制烟草广告和销售、增加烟草税收。同样，提高购买酒精的年龄，降低驾驶时血中酒精的合法含量也都是在政策水平上采取的提高公共健康的措施。

不管如何，个体水平的行为改变理论是开展健康行为干预的根本，而采用人际或社区水平行为改变理论针对整个社区场所的政策和社会因素进行干预，则可以使人们健康行为的长期改变效果更大。相应地，在识别出健康危险因素存在的前提下，多个水平的综合干预能够最大限度地促进和保护健康。

接下来，本节将在介绍一些常用的健康行为理论的基本概念和内涵的基础上，以案例形式帮助读者理解和体会如何制定青少年健康危险行为的干预策略。

二、健康信念模型

健康信念模型（health belief model，HBM）是最早运用于解释个体健康行为的理论模型，20 世纪 50、60 年代由一些社会心理学家提出来的。经过几十年的发展、完善和充实，是目前被接受程度较高、相对比较成熟的健康行为改变理论。它强调感知（perception）在行为决策中的重要性，认为健康信念是人们采纳健康行为的基础和动因，人们如果拥有正确的疾病、健康相关信念，他们就会采纳和坚持健康行为、改变危害健康行为。

（一）健康信念模型的概念构件内涵

具体地说，人们是否采纳有利于健康的行为与 5 个因素有关。

1. **对疾病威胁的感知** 对疾病威胁的感知程度直接影响人们产生行为的动机。这里，对疾病威胁的感知（perceived threat）包括对疾病易感性的感知和对疾病严重性的感知两方面。一个人越是感到自己患某疾病的可能性大，即感知疾病的易感性（perceived susceptibility）越高，越有可能采取行动避免疾病的发生。个体如果认为患某病后对身心健康和体力、形象、工作、生活和社交等方面带来的不良影响，即感知到疾病的严重性（perceived

severity），则更有可能采取行动防止疾病的发生发展。为此，我们可以看到日常生活中人们对容易发生的、严重的疾病往往会更加重视，注意预防。

2. 对行为益处和障碍的感知　个体对采纳或放弃某种行为能带来的益处和障碍的主观判断，即对健康行动的利弊比较，也会影响人们产生行为的动机。如果个体认为利大于弊，则采纳健康行为的可能性高，反之则可能性降低。

3. 自我效能　自我效能（self-efficacy）是个体对自己能否成功实施健康行为的能力的评价和判断，以及取得期望结果的自信心。如果个体坚信实施某一行为能够产生有利于自己身心健康的结果，认为自己能够克服困难去实践这一行为，并且具有达不到目的誓不罢休的意志力，则其自我效能较高，更容易采取行动并坚持健康行为。

4. 社会人口学因素　健康行为是否发生还受社会人口学因素影响，包括个体的生理学和社会学特征，如年龄、性别、民族、人格特点、社会阶层、同伴影响，以及个体所具有的疾病与健康知识。不同年龄、性别、个性特征和生活环境的人对采纳健康行为的态度和采纳程度并不相同。

5. 行为线索　任何与促进个体行为改变的关键事件和暗示称为行为线索（cues to action），是健康行为发生的诱发因素，也是导致个体行为改变的"最后推动力"。行为线索分内在和外在两方面：内在线索主要是身体出现不适的症状等；外在的线索包括传媒中有关健康危险行为严重后果的报道、医生的劝告、家人或朋友的患病体验等，健康教育也是其中的一种。行为线索越多，权威性越高，个体采纳健康行为的可能性越大。

（二）基于健康信念模型的行为改变策略

运用健康信念模型来指导以行为改变为目标的健康教育和健康促进活动时，要解决好以下3个关键问题。

（1）如何使目标人群察觉到疾病的威胁和威胁的严重性，以及采取某种特定行为的好处和可能的遇到的障碍？（感知威胁、感知益处和障碍）

（2）如何设计行为激发物或激发事件？（创造行为线索）

（3）如何调动人们的自我效能来维持这种行为？（提高自我表现效能）

此外，由于人对体内外环境刺激的感知具有选择性，主、客观因素皆可影响感知的选择和感知效果，尤其是主观因素方面，个人的动机、需要、兴趣、情绪和经验的不同，可以使各人对相同事物的感知完全不一样，因此健康教育和健康促进的具体策略、措施、内容、方法等皆要区别对待、因人而异。

其实，健康信念模型既可作为行为改变项目的指导理论，又可以用于分析健康行为或危害健康行为的发生原因，在健康教育和健康促进实践活动中具有广阔的运用前景。从以下的案例可以让我们更好地理解健康信念模型的实践应用方法。

【案例】控制肥胖儿童的教育项目

1977年，美国Becker等人在控制儿童体重的教育项目中，主要通过调查和研究儿童母亲的相关认知因素，并尝试从这些认知因素着手去控制儿童的体重。

这一项目对182名过度肥胖儿童的母亲进行研究，儿童的平均年龄为11.5岁（2～17岁），主要来自低收入家庭。项目按照健康信念模型分析他们母亲的健康信念和行为动机。首先，请营养专家对这些母亲进行控制儿童体重项目的讲解，然后通过量表评估母亲们对于儿童肥胖的健康信念因素。在整个教育活动期间，对这些儿童的体重进行定期测量（每半月测量一次），在一年内还测量儿童的遵医行为及长期遵守营养门诊预约的行为。

知觉到易感性：主要测量母亲对她的孩子过度肥胖容易患病的知觉。儿童肥胖与 8 种疾病有关,于是专门设计的评价表测量了母亲对肥胖与八种易感疾病认识。评价结果表明,知觉到易感性是非常有用的信息。

知觉到严重性：主要是测量母亲们对孩子患病的严重危害的担心焦虑程度,也测量她们对提出问题的反应情况,这些问题包括"如果你的孩子患有八种疾病中的一种,你将会怎样的忧虑?"等。研究情况表明,严重性程度的测量比易感性的测量在体重控制的教育中更有预测性。

知觉到效益：测量母亲们对孩子体重控制效果的感觉。例如,当问及预防心脏病的措施时,如果母亲回答与饮食活动、节食、控制胆固醇等有关,被记为效益知觉测量等级水平高。根据母亲们对这些问题的回答,反映母亲们对体重控制的效益判断高低不同。

知觉到障碍：了解母亲们对一些问题的观点,如节食是否安全、实际控制体重的困难、营养是否全面、家庭中经济问题等,以及没有定期去门诊的原因。这些障碍是非常复杂和各种各样的,从母亲的回答中,可以测量母亲知觉到障碍或困难的认识情况。

通过上述评价,基本了解了母亲们对控制儿童的体重的健康信念因素,这是接下来逐一帮助解决问题,提高知觉水平,以便取得良好干预效果的重要基础。鉴于前述研究中发现对于严重程度的知觉具有重要的预测意义,因此将干预重点放在提高对严重性的知觉水平。专家们对三组孩子的母亲给予 3 种不同的信息。一组给予讲解,同时发给宣传小册子,提供具有冲击力的体重超重引起严重疾病的信息。第二组给予低度的信息。第三组没有提供超体重危害的信息。经过教育以后,第一组唤起了母亲的高度的恐惧感,孩子们有效地控制了体重且没有反弹;第二组也减少一些体重,但过了一段时间后,又恢复了体重。第三组没有任何改变。

这个研究证明,在行为分析和干预中,如果能够正确分析对象的健康信念,并做出有针对性的干预,就可改变人们的健康相关行为。

三、阶段变化理论

阶段变化理论(The transtheoretical model and stage of change,TTM)是由 Prochaska 和 Diclemente 在 20 世纪 80 年代初提出的,它强调人们的行为变化是一个动态的过程,期间会经历不同的阶段,并且强调根据行为转变中的特定阶段采取有针对性健康干预策略的必要性。

TTM 根植于心理学,最初开始于吸烟行为的干预研究,以后便涉及更为广泛的领域,包括酒精和物质滥用、饮食行为、静态行为、艾滋病预防、遵从医嘱、非计划妊娠干预等行为问题的研究。目前,这一理论在国际学术界得到了普遍认可和广泛的应用,并且实践证明具有良好的效果。

(一)阶段变化理论的概念构件内涵

TTM 模型认为,人的行为变化不是一次性的事件,而是一个渐进的和连续的过程。一般分为 5 个阶段,对于成瘾性行为来说还有第 6 阶段。

1. 无打算阶段(pre-contemplation) 在这一阶段,人们没有在未来一段时间(通常为 6 个月)改变行为的意向。原因可能是他们不了解行为的后果,或者他们已试图多次改变行为但最终因失败而心灰意冷。这些人属于无动机群体,他们常不打算参加行为干预项目,即使被迫参加也会对行为干预活动进行抵触。

2. 打算阶段(contemplation) 处于这一阶段的人们打算在未来一段时间改变行为,但却一直无任何行动和准备行动的迹象。这些人已经考虑对某些特定行为做出改变,已经意识到改变行为可能带来的益处，但是也十分清楚所要花费的代价，在受益和成本之间的权衡处于一种矛盾的心态。

3. 准备阶段（preparation） 处于这一阶段的人们倾向于在近期（未来 1 个月内）采取行动。这些人严肃地承诺要做出改变，并且开始有所行动，做一些准备，如制定行动计划、参加健康教育课程、购买有关资料、寻求咨询、摸索自我改变方法等。

4. 行动阶段（action） 处于这一阶段的人们在过去一段时间（通常为 6 个月）已经采取了改变行为的行动。并不是所有的行动都可以看成行为的改变。人们的行为改变要达到科学家或公共卫生专业人员认可的能减少疾病的风险的程度。在戒烟行为中仅仅是减少吸烟量，在合理膳食行为中仅仅是减少来源于脂肪的卡路里量，这些都只能看成是行动而并非行为改变。

5. 维持阶段（maintenance） 处于这一阶段的人们保持已改变了的行为状态超过 6 个月，达到了预期的健康目标。在这个阶段如果人们经不住诱惑和没有足够的信心和毅力，他们就可能返回到原来的行为状态，这种现象称为复返（relapse）。

6. 终止（termination） 在某些行为，特别是成瘾性行为中可能有这个阶段。在这个阶段，人们不再受到诱惑，对行为改变的维持有高度的自信心。尽管他们可能会沮丧、焦虑、无聊、孤独、愤怒，或紧张等体验，但他们都能坚持，确保不再回到过去的不健康的习惯上去。

（二）基于阶段变化理论的行为改变策略

TTM 模型是基于促进行为的自然改变和实施干预的关键理论。它强调：行为改变并非一次性的，需跨越一系列的阶段；行为变化的各个阶段相对稳定但又可以改变的，大多数高危险人群处于不准备改变的无打算阶段。有效的行为改变应该是一个渐进的过程，针对行为变化的特定阶段运用行为改变相应的原则和方法帮助其在不同阶段过渡，干预内容和方法必须与变化阶段匹配。

实践证明，将一次性的行为转变模式转变为阶段性行为转变模式对行为干预是有作用的。阶段变化理论在组织戒烟、参加体育活动、体重控制和乳腺癌筛查等健康促进项目中很快成为重要的理论依据之一。

基于该理论的行为干预策略如下。

（1）除了重视行为变化过程外，还重视对不同人群的具体需求进行了解。TTM 模式特别强调应选择适宜的健康教育内容以满足人们真正的需求和适合各种人的具体情况，而不要企图把同一个内容或策略用于所有的人。

（2）为了帮助人们克服可能遇到的障碍，应当使他们清楚，行为改变出现反复也是一种正常现象。

（3）针对处于不同的行为改变阶段人们的不同心理需要提供不同的干预帮助，以促使教育对象向成功采纳健康行为的下一阶段转变。具体来说，在无打算和打算阶段，应重点促使他们进行思考，认识到危险行为的危害，权衡改变行为带来的利弊，从而产生改变行为的意向、动机；在准备阶段，应促使他们做出自我决定，找到替代危险行为的健康行为；在行动和维持阶段，应尽量消除或减少危险行为的诱惑，通过自我强化和增强自信心来支持行为改变。

【案例】 个性化的戒烟干预项目

在一个由 1 800 名（男性占 36.1%，女性 63.1%，平均年龄 42.2 岁）志愿者参与的戒烟实验中，阶段变化理论就得到了很好的应用。志愿者大多数已婚（62.2%），具有较长的吸烟史（平均 25.5 年），平均每日吸烟量 21.4 支。有大约一半的志愿者每周有 1~4 小时的轻体力劳动,但约 2/3 的志愿者几乎没有重体力劳动,有 40% 的人在家中至少还有一个吸烟者,他们开始吸烟的平均年龄是 16.7 岁,Fagerstrom 实验检测尼古丁依赖性(FTND)的平均得分是 4.8分。所有志愿者在戒烟期间不鼓励用药物戒烟,而是鼓励他们成功地完成戒烟计划,并在项目期间至少 1 个月内不得使用尼古丁替代药物。

志愿者的所处的阶段是通过问卷调查来判断的,询问类似这样的问题:在未来 6 个月内是否特别想戒烟? 在过去的 1 年内是否曾经成功戒烟一天以上? 回答在最近的 6 个月内不准备戒烟的人判断为"无打算阶段";"打算阶段"的人是打算在最近 6 个月内戒烟但还没有具体戒烟计划的人;"准备阶段"的人是打算在最近 30 天内戒烟,而且尝试戒烟一天以上。问卷调查结果发现,有 46.4% 的志愿者处在打算阶段,48% 的志愿者在准备阶段,有 5.6% 的志愿者无法判断其变化阶段。

据此,针对不同行为阶段的对象,采取表 7-1 所列的不同干预策略。最后,在戒烟干预 3个月后通过电话回访来评价志愿者的吸烟状况。为了能够"毕业"(成功戒烟),志愿者必须保持戒烟 3 个月,并且在至少 1 个月内不得使用尼古丁替代帮助。结果发现,有 39.5% 的人报告不再吸烟,51.9% 的人报告还在继续吸烟,吸烟状况不明者占 8.9%。从效果来看,基于TTM 基础上的行为干预的结果优于千篇一律的简单干预。

表 7-1　针对不同阶段戒烟者的行为干预策略

阶段	认知和行为表现特点	干预策略
无打算阶段	对戒烟毫无思想准备,不知道或意识不到自己存在不健康行为的危害性,对于戒烟没有兴趣,如"我不可能有问题"、"吸烟不可能引起冠心病"	帮助提高吸烟有害健康的认识,推荐有关读物和提供建议。让对象逐步建立戒烟意愿
打算阶段	开始意识到吸烟问题的存在及其严重性,考虑要转变吸烟行为,但仍犹豫不决,如"我知道吸烟不好,总有一天我要戒烟"、"吸烟确实对健康有害,但是我现在还不想戒"	协助拟定戒烟计划,提供戒烟相关的材料或邀请参加戒烟专题讲座。提供控制自己行为的技能,指导转变吸烟行为的方法和步骤
准备阶段	开始做出吸烟行为转变的承诺(向朋友和亲属宣布戒烟的决定,承诺戒烟必成的信念)并有所行动,向他人咨询有关转变吸烟行为的事宜,购买自我帮助的书籍,制定吸烟行为转变时间表等	提供规范的行为转变方法,确定切实可行的目标,采取逐步改变吸烟行为的步骤。寻求社会支持,包括同事、朋友和家属的支持,确定戒烟行为的倾向因素、促成因素。克服在戒烟行为转变过程中可能出现的困难
行动阶段	已经开始行动,如"我已经开始戒烟"、"从现在起谢绝敬烟"。值得注意的是,许多人在吸烟行为转变过程中没有计划、没有具体目标、没有他人帮助的安排,往往导致戒烟行动的失败	争取社会的支持和环境的支持(如从家里和办公室移走烟灰缸、不买烟、张贴戒烟广告等),使用替代方法(如用饭后散步替代饭后一支烟、用嚼口香糖来替代吸烟等),请戒烟成功者做现身说法,取得戒烟同伴的帮助和互相鼓励
维持阶段	已经取得戒烟的成果并加以巩固	要得到戒烟者本人的长期承诺,并密切监测,以防止复发,继续创造支持性环境和建立互助组等

四、社会支持在实践中的应用

（一）社会支持的基本概念

社会网络（social network）是指人与人之间所结成的社会关系。除了作为家庭成员，我们一生中自然而然地会成为许多网络的成员，如同学网、校友网、同事网、邻居网和朋友网等等。提供社会支持（social support）是社会网络的一个重要的功能，它通过缓解紧张，尤其是人们处于特殊的生活事件状态时所得到的物质和心理支持来影响健康。

在健康行为和健康促进研究领域，社会支持作为社会网络联系的重要功能，1981 年House 提出可以分成以下 4 类不同的支持性行为或行动。

1. 情感性支持（emotional support） 表示关心、关爱、信任与同情，以及认同与理解别人的处境。

2. 工具性支持（instrumental support） 直接为需要帮助的人提供具体、切实的物质帮助和服务。

3. 信息性支持（informational support） 提供建议、忠告和相关信息，以便让人们有足够的知识和信息应对所面临的健康问题。

4. 赞评性支持（appraisal support） 通过提供一些信号，使人们更加对自我的行动感到满意，也称作为"正面反馈或肯定"。

尽管可以从定义上把上述 4 类社会支持区分开来，但在实践中常常很难将任何一类支持的作用进行单独论证，因为在提供一类支持的同时必然伴随着提供另外种类的支持。

（二）旨在增强社会支持的健康行为干预策略

截至目前，研究者们已经在不同人群中尝试运用了一些旨在增强社会支持的干预措施，总体上可以把这些措施分成以下 4 类。

1. 增进现有网络成员之间的社会支持 这个社会上，每一个人都或多或少地与周围的人保持着交往和联系，如何增强现有社会网络成员的相互支持就是值得研究的干预措施之一。一般来说，这一措施着重改变人们有关社会支持的态度和行为，使他们有足够的技能发掘现有网络中可以运用的资源，并提供或接受这些社会支持。

2. 建立新的社会网络联系 当现有的社会网络成员数量较少，或者无法提供有效的支持时，建立新的社会网络联系就显得非常有用。在现代社会中，经常会发现"孤巢"老人、留守儿童，如果能够通过干预使他们能够与相关方面的人员建立联系，获得必要的支持，无疑就可以缓解长期"社会隔离"（social isolation）的痛苦，提高他们的生活质量。另外，在遇到重大生活转折或灾害性应急事件时，为受害者建立新的社会联系、提供所需的物质和精神支持，也可以在很大程度上帮助他们渡过难关。

3. 社区核心人物的支持作用 在任何一个社区，总有几位核心人物受人尊敬和信任。因为他们经常能够为居民提供很好的意见和建议，有求必应，乐于助人；他们不仅自己与社区里的很多居民保持良好的人际关系，也经常参与协调社区里的不同人员之间的关系。社区健康促进项目开展过程中就要充分利用这些核心人物的作用。

4. 通过社区能力建设增强社会网络支持 一些参与性的社区干预或者社区建设项目，如果涉及需要社区成员参与进来发现并解决问题，那么在开展这些项目的同时，社区居民的社会网络和社会支持也会间接地得到增强。这种干预的最初目的可能是为了解决某个民生问题，或者提升居民在健康公共政策上的决策权，或者整体提高一个社区的问题解决能力，但居民们在参与一系列问题的解决过程中,人与人之间的联系和支持也会不断得到增强。

【案例】 芝加哥伊利诺伊州利用网络平台辅助青少年戒烟计划

1. 研究背景和目标 大量流行病学调查证据已经表明,很多吸烟者在青少年时期便开始吸烟,其中约 1/4 在 10 岁前便吸食第一口烟,对那些已经开始吸烟的青少年进行必要的戒烟干预是控制烟草健康危害的重要环节。虽然小组形式的戒烟干预在青少年群体中较为常用,但这种方法的成功戒烟率相对较低,因为常常很难将吸烟青少年集中在一起。

基于互联网的现代信息通信技术为提高青少年戒烟干预效果和小组活动参与率带来契机。本项目由美国肺脏学会发起,通过将网络通信平台作为青少年戒烟治疗中的重要社会支持来源,评估网络平台辅助青少年戒烟的效果。

2. 利用网络平台辅助青少年戒烟计划实施过程 29 所高中的 351 名吸烟学生被随机分成两组。其中,对照组($n=170$)采用传统的小组戒烟干预,遵循认知行为矫治原理,设计包含角色扮演和家庭作业在内的一系列小组活动,减少引发青少年吸烟的危险因素,提高同伴间的社会支持。

干预组($n=181$)除了给与传统小组戒烟干预措施外,还利用网络进行了 3 个方面的干预活动:①研究人员对其进行电话提醒,在传统疗程结束时以及其后的 3 个月内至少拨打 4 次电话对青少年的戒烟行为进行巩固,督促或者给与必要的鼓励;②让对象登陆专门的网站,了解吸烟对健康的危害、设置关于戒烟的小贴士等;请已经成功戒烟的青少年的谈经验;③鼓励对象使用美国肺脏学会的戒烟热线。

3. 干预效果 研究人员在戒烟疗程开始前、刚刚结束时和结束 3 个月后,分别对干预组和对照组学生的吸烟行为作了调查。以自我报告"过去 7 天内没有吸烟"作为戒烟的判定标准,发现疗程刚刚结束时干预组的戒烟率为 12.2%,对照组为 4.7%;疗程结束 3 个月后干预组的戒烟率 20.4%,对照组为 10.6%。并且,参与对象的网站登录频度与其戒烟程度显著相关。因此,利用网络平台辅助青少年戒烟比传统的小组戒烟干预效果更好,可以有效提高干预的效率,这就是研究结论。

目前看来,基于互联网的信息通信技术不仅使青少年能够较为方便地获得吸烟危害的医学常识,也可以运用电子邮件、短信平台、即时通信等专业卫生保健人员实时沟通,获取自己需要的信息和帮助。这种突破了时间和空间限制的信息支持和帮助,更容易被青少年这一特殊的群体所接受。当然,互联网的平等交流方式是最受青少年欢迎的,网络上没有家长、没有天然的权威,在同一起跑线上对青少年进行宣传教育,青少年更容易敞开心扉,如果引导得当,有利于知识的接纳和认识的提高。

五、社会认知理论

(一)社会认知理论概述

每个人生活在社会中,一个人的行为以及行为相关的信念会受到其周围人的观点、想法、行为、建议和支持的影响。社会认知理论(social cognitive theory, SCT)是迄今最常用、最经得起检验的人际水平健康行为理论,可以用来识别健康行为的社会心理影响因素,提供促进行为改变的方法。

社会认知理论是从社会学习理论发展而来的。1962 年,班杜拉首次发表了关于社会学习理论的研究文章,此后该理论不断被班杜拉及其他研究者发展和改进。1986 年,班杜拉编辑出版了 *Social Foundations of Thought and Action:A Social Cognitive Theory* 一书,到了 90 年代末,班杜拉的"社会认知理论"的地位已经完全巩固下来。

社会认知理论将人类行为定义为个体认知、行为和环境之间的互为因果作用（图7-5），特别强调认知（self-efficacy，expectation judgements）的重要性。由于同时考虑到环境、个体和社会心理3个方面的多种概念（表7-2），社会认知理论为我们设计和实施综合性行为改变项目提供了一个理想的理论框架。已有大量研究证实，以该理论框架作为指导来进行行为的综合干预，效果非常好。

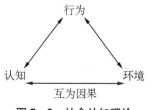

图7-5 社会认知理论

表7-2 构成社会认知理论的重要概念

个体因素	社会心理因素	环境因素
● 行为能力 ● 期望和期望值 ● 自我效能 ● 自我控制 ● 情感应付反应	● 观察学习 ● 强化	● 环境 ● 情境

（二）社会认知理论的实践应用

在健康行为干预项目中，应用社会认知理论的基本步骤如下。

首先，要确定拟干预的行为及希望达到的结果。

第二步，根据社会认知理论提供的框架，研究并确定在最可能引起该行为改变的变量（概念）。

第三步，把社会认知理论中提供的策略、方法落实成一个个实用的、有意义的、能在实际生活中起作用的干预措施。

【案例】 为了健康和快乐多吃蔬菜水果

这是在美国实施的一个为帮助小学四、五年级的学生多吃蔬菜水果的学校健康教育项目。

第一步，确定拟干预的行为及希望达到的结果。该研究的目的：将学生每日蔬菜水果食用量由1.8～2.5份（serving）提高到5份（美国饮食指南建议为5～9份，1个苹果、1个梨子、1只香蕉及相似量的水果为"1份"；一小碗蔬菜为"1份"）。

第二步，根据社会认知理论，确定能影响该行为的变量。基线调查结果发现，环境、个人、行为方面的因素都对儿童不愿吃蔬菜水果有影响：①低收入家庭中难以保证供应，其他家庭不易随意取得；②个人对水果蔬菜不喜欢，对口味方面没有积极的预期；③儿童缺乏选择蔬菜水果和食谱的能力。

第三步，找到相应的办法和策略，并转变为实际的措施。表7-3列出了社会认知理论中的主要概念在该项目中的应用。

表7-3 社会认知理论在"为了健康和快乐多吃蔬菜水果"项目中应用的主要概念

概念	具体措施
环境	改善家中获得蔬菜水果的条件，父母参与，学校支持
行为能力	提高学生制作健康食谱、在家中和快餐店中主动要求蔬菜水果的能力
结果预期	让学生明白多吃水果蔬菜能增强在学校的活动能力并得到同学的尊重
自我控制	让学生学会自己制订多吃蔬菜水果的目标，并在目标指引下采取行动

（续表）

概念	具体措施
观察学习	学生观察老师如何为自己制订改善饮食习惯的目标。利用卡通片为儿童描绘一个多吃蔬菜、水果的健康形象
强化	对实现目标的学生给予精神和物质鼓励
自我效能	通过角色扮演让学生增强获得水果蔬菜的信心
相互决定论	学生要求家中多买蔬菜水果；而当家中蔬菜水果多了以后，学生就能因为方便而多吃；增加了对水果蔬菜的接触又会使学生更喜欢吃它们

六、健康传播理论

（一）健康传播的概念

何谓健康传播（health communication）？美国学者 Rogers 1994 年提出的定义：健康传播是一种将医学研究成果转化为大众的健康知识，并通过态度和行为的改变，以降低疾病的患病率和死亡率、有效提高一个社区或国家生活质量和健康水准为目的的行为。1996 年，Rogers 又在另一篇文章中对健康传播做了定义上的修正：凡是人类传播的类型涉及健康的内容，就是健康传播。这一定义因其简洁明了、易于理解，是迄今为止被广泛引用的一个定义。

美国疾病预防控制中心作为全美疾病预防与控制的专业机构，从 20 世纪 90 年代起就非常注重健康传播的研究和实践，并根据相关研究和实践对健康传播的概念作过这样的界定："健康传播是指在受众研究的基础上，制作和传递健康信息与策略，以促进个人和公众健康的行为。"在具体的健康传播实践过程中，实施者可以根据受众需求的变化来设定健康传播的不同目标，也可以通过设计、组织信息环节提高大众健康教育的成效。美国 CDC 的这一定义突出强调了受众需求、受众研究和受众调研在健康传播的重要作用。

（二）健康传播理论的应用

健康传播是传播学的一个重要分支，因而健康传播学的研究与一般传播学的研究在理论上一脉相承，很自然地沿用了公共传播学的相关理论和研究方法。同时，健康传播也是一门实践性很强的学科，在其不断的实践探索中也借鉴了其他学科的相关理论，日益丰富着健康传播学的相关理论体系。

根据健康传播的理论研究和实践探索，健康传播研究和实践中常用的理论大致包括议程设置理论、知沟理论、说服理论和创新扩散理论等。这些理论大多属于传播效果理论的范畴，关注和强调健康传播对人们的认知、态度和行为的具体改变。同时，这 4 个理论对人们知-信-行的改变各有侧重点，如议程设置理论和知沟理论重点关注健康传播在人们认知形成过程中到底发挥着什么样的作用，而说服理论和创新扩散理论则强调健康传播对人们的态度、信念和行为层面的改变。此外，恐惧驱动模式、文化模式理论和社会学习理论等也是健康传播研究和实践中较为重要的理论模式。这些理论模式在健康传播发展过程中不断地被探索、研究、实践和应用，不断地丰富着健康传播理论，为健康传播研究的发展提供了重要的经验。

上述这些健康传播中常用的理论模式在实践中都可积极地被应用于公共健康活动或健康传播活动中，不仅可应用在活动的形成性分析、策略性发展，也可应用在成果评估等各个阶段。下面是一例健康传播相关理论的具体应用。

【案例】 "真相广告"——美国遗产基金会的反烟草运动

为了降低青少年的吸烟率,成立于1998年的美国遗产基金会通过广告策划的形式,发起了一场名为"真相"的运动。这是反对烟草的一个广告系列,其中一则广告是这样呈现烟草的真相的。

在纽约一家大烟草公司的总部大楼前面,一辆大卡车戛然而止,车上跳下一群少年,开始卸载卡车上的白色袋子,这些袋子上都标注着鲜明的"装尸袋"三个大字。少年们把白色袋子一个个传递过去,在烟草公司大楼前放下。随着广告的推进,大楼前的装尸袋越堆越高。在广告尾声时,大楼前已经堆积了成百上千只白色袋子。这时,一个少年手拿扩音器向烟草公司大声喊道:"你们知道每天有多少人死于烟草吗?"这群少年在烟草公司总部大楼前堆起了1 800只装尸袋,因为据统计,每天死于吸烟的人数是1 800人。

真相广告最早在美国佛罗里达州播放,取得了很大的成功。有一项研究专门把佛罗里达州的青少年吸烟情况与美国其他地方作了比较,结果发现,真相广告运动开展两年之后,佛罗里达州高中生中的吸烟率降低了18个百分点,而初中生中更是降低了40个百分点。之后,真相广告在全美推广,取得了进一步的成功。当青少年们被问到他们看过哪些反对吸烟的广告时,22%的受访青少年第一时间想到的是真相广告。当调查者问被访青少年们是否有可能在明年吸烟时,66%的看过真相广告的青少年表示不太可能吸烟。根据相关学校提供的进一步的数据表明,随访青少年对真相广告运动的接触情况,评估发现青少年吸烟率的降低与反烟草广告的接触有着正相关的剂量作用关系。真相广告运动也因此树立了一个通过健康传播运动来降低青少年吸烟率的公共运动的典范。

上述令人振奋的结果促使研究者们去探究"真相"运动究竟是如何影响青少年的认知、态度和行为改变的。Hersey和他的同事在2005年使用路径分析方法阐释了真相广告运动如何影响青少年对吸烟的接受性和相关行为的内在机制。研究发现,与"真相"运动接触的概率越多,青少年对烟草行业的负面信息和负面态度就越多;而青少年对烟草行业持负面态度与之后的低吸烟意向和低吸烟行为又有相关的联系,即青少年对烟草行业越持负面态度,其对烟草广告的抵触性就越大,对吸烟行为的接受性就越低。同时,根据媒体与同伴影响中的"接种效应",研究者预测真相广告等运动将会提高青少年对烟草广告说服性传播的抵抗能力。同时,也有研究者指出,真相广告运动以一系列青少年认同理解的情感信息来传递反对烟草、反对吸烟的信息内容,对青少年这一受众群体是非常有说服力的,因此取得了成功。

(史慧静)

───────────────── **【思 考 题】** ─────────────────

1. 何谓健康促进行为和健康危险行为? 健康危险行为对人体的健康损害作用的有哪些表现特点?

2. 当前青少年人群有哪些健康危险行为? 流行趋势如何?

3. 试述青少年健康危险行为的社会生态环境影响因素。

4. 请利用健康信念模型,设计青少年有效刷牙的健康干预策略与方法。

5. 请利用阶段转变理论,设计青少年长时间静态行为干预的策略与方法。

6. 请借鉴社会认知理论的重要概念,设计青少年安全性行为的健康促进干预策略。

第八章
儿童青少年伤害和暴力

2002 年，在加拿大的蒙特利尔市召开了"第 6 届世界伤害预防与控制学术会议"，WHO 和各国专业人士讨论和通过了有关"人类安全权益"的《蒙特利尔宣言》，达成了这样的共识：伤害是一个非常严重的公共问题，带来巨大的社会经济负担；减少伤害是事关人类安全权益的事情，等等。2004 年 11 月，在瑞士日内瓦 WHO 总部召开的"第 14 届伤害预防与安全促进合作中心负责人会议"上，又将儿童伤害确定为 WHO 伤害与暴力预防领域未来 3～5 年的工作重点之一。

在很多时候，儿童伤害是突然发生的，以至于很长一段时间以来人们习惯称其为"意外伤害"。但是，目前国际、国内的主流学术观点普遍认为伤害是可防可控的，强调儿童青少年所在家庭、机构和社会对其安全应当承担的责任。

第一节　伤　害　概　述

一、伤害的定义和分类

伤害（injury）是由各种物理性、化学性、生物性事件和心理行为因素等导致的个体发生暂时性或永久性损伤、残疾甚至死亡的一类疾病的总称。从广义上说，吸烟、酗酒、静坐少动、不健康饮食行为、吸食毒品、自杀、不安全性行为等都属于对自身的伤害行为，它们和其他易导致故意、非故意伤害的行为一起通称为"健康危险行为"。

有关伤害的分类方法很多，目前尚无统一标准。

按照造成伤害的意图分类，可以分成意外伤害（也称为非故意伤害 unintentional injury）和故意伤害（intentional injury）。其中，意外伤害专指无目的的、无意造成的伤害，包括交通事故或车祸、溺水、跌落、穿刺伤、烫烧伤、中毒、电击伤、爆裂伤、钝/锐器伤、动物咬伤、医源性伤害、运动伤害、放射性伤害、机械性伤害等。故意伤害是指有目的自残或自杀，或者加害于他人所造成的伤害，包括家庭或社会暴力、性骚扰/性侵犯以及儿童虐待和他伤、他杀等，又称"暴力"。

按照伤害发生的地点分类，可以分成道路交通伤害、校园伤害、公共场所伤害、家庭内伤害等。

按照伤害的性质分类,国际疾病分类标准(ICD-10 E 编码)目前比较通用,包括交通事故、窒息、溺水、触电、自杀、中毒、暴力等 14 大类。常见的儿童青少年意外伤害类型和特点如下。

1. **溺水** 当被淹没/沉浸在水体中时,人体经历呼吸系统损害的过程。儿童溺水就是由于呼吸道被浸没在液体里时,导致不能呼吸的事件。溺水后果包括死亡、病态和非病态,视溺水时间长短和抢救及时性而不同。

淹溺仅指意外溺水和沉船事故,一般发生在游泳池、浴盆和自然水域等,不包括由于洪水等自然灾害、水上及其他交通事故、受人袭击以及自杀造成的溺水。

2. **道路交通伤害** 2004 年,世界卫生组织在一份题为《世界道路安全报告》中把道路交通伤害定义为:由于道路交通碰撞导致的致死性或非致死性伤害。随着社会发展,人口与货物的运输和流动量增多,道路交通事故日渐频发,儿童成为道路交通伤害主要受害群体之一。

3. **意外窒息** 呼吸道内部或外部障碍引起的血液缺氧状态,不包括新生儿出生时由于缺血缺氧引起的新生儿出生窒息。根据导致儿童窒息的外部原因,可以包括:①在床上意外窒息和绞窄,包括由于被子、枕头和家长的身体等引起的;②其他意外悬吊和绞窄;③由于塌方、坠落土块和其他物质引起的对呼吸威胁,不包括自然灾害;④胃内容物反流进入气道;⑤吸入食物或咽下食物不当引起的呼吸道梗阻;⑥吸入或咽下其他食物引起的呼吸道梗阻。

4. **中毒** 儿童青少年由于意想不到的原因吸入或摄入毒物,导致暂时性或永久性损害甚至危及生命的过程。有关毒物的定义,国内外不同时期都不尽相同。目前已知的自然和化学合成毒物有 900 多万种,绝大部分中毒是由于其中不到 3 000 种物质引起的。儿童好奇心、模仿性强,因此误服药物造成的中毒也十分常见。

从病程上可以分为急性、亚急性以及重复多次小剂量使用造成的慢性中毒。中毒的严重程度常与接触剂量有关,多呈剂量-效应关系。短时间内吸收大量毒物可以引起急性中毒,表现为发病急剧,症状严重,变化迅速,不及时治疗则会危及生命;长时间吸收小剂量的毒物可引起慢性中毒,表现为起病缓慢,病程较长,缺乏中毒的特异性诊断指标,易被误诊和漏诊。慢性中毒一般不属于儿童伤害的范畴。

5. **跌落伤** 在意外伤害中,跌落和坠落都归于跌落一类,特指人体由于重力的作用突然跌倒或坠落,撞击在同一或较低的水平面而导致的伤害。

6. **挤压/碰撞伤** 挤压伤多见于建筑物倒塌、人群挤压、交通事故车辆碾压等意外情况。其实。人体任何一个部位受到挤压,使组织结构的连续性受到破坏时均可理解为挤压伤。碰撞伤是由于物体对人体的暴力撞击所导致的损伤。挤压/碰撞伤的类型复杂多样,严重程度不等。

7. **动物致伤、叮咬伤** 动物致伤是指人被犬、猫、老鼠等动物咬伤后,病毒通过伤口进入人体内,引起相应的一系列症状的疾病。叮咬伤是指人被蚊虫、蜂等昆虫类叮咬造成的中毒和感染。另外,也包括牛、马等动物的撕咬、踩踏、顶撞所导致的人体各种躯体损伤。

8. **烧烫伤** 儿童经常遭遇的伤害。日常生活中以被热液(沸水、滚粥、热油、热蒸汽等)烫伤多见,火焰烧伤其次,少数为化学烧伤(如酸、碱等)或电灼伤。烧烫伤按深度,一般分为三度:①一度烧烫伤:只伤及表皮层,受伤的皮肤发红、肿胀,觉得火辣辣地痛,但无水泡出现。②二度烧烫伤:伤及真皮层,局部红肿、发热,疼痛难忍,有明显水泡。③三度烧烫伤:全层皮肤包括皮肤下面的脂肪、骨和肌肉都受到伤害,皮肤焦黑、坏死,这时反而疼痛不剧烈,因为许多神经也都一起被损坏了。

9. 割、刺伤 因儿童玩刀、剪、针等利器时损伤，或相互之间打闹时被利器误伤。一般可伤及表皮、真皮，甚至大血管。伤口整齐、干净，伤及大血管时出血较多。

二、儿童青少年伤害的流行特点和规律

随着发达国家和一些社会转型期国家（如我国大中城市及东中部大部分地区）对传染病、常见病实现有效控制后，伤害已成为儿童青少年的第一死因，也是当代世界各国威胁儿童青少年健康及生命的重要公共卫生问题。

1. 地区分布 从总体上讲，大多数的伤害发生在低收入或中等收入国家。虽然在高收入国家，儿童和青少年的伤害死亡率大大低于中低收入国家，但伤害仍然是其儿童和青少年死亡的主要原因，占所有儿童和青少年死亡的 40% 左右（表 8-1）。

表 8-1　全球 1～14 岁儿童和青少年的伤害死亡情况

不同国家	伤害致死占所有死亡的百分比（%）	每年伤害死亡率（每 10 万人）
高收入国家	41	7.7
中低收入国家	13	37.2

数据来源：世界卫生组织（WHO）全球疾病负担研究. 第 5 版. 2002

儿童青少年人群中，最常见的伤害原因是车祸、跌落、溺水和自杀。不同国家地区之间有所差异，美国以交通事故居首，其次为他杀、自杀、溺水和火灾；我国以车祸、跌落、溺水、自杀居前，城市以车祸为主，农村以溺水为主。

《2012 年上海市中小学生安全情况报告》显示，在中小学生意外死亡中，溺水居学生死因首位，占 42.9%，而且均发生在郊区；其次是交通事故和猝死，分别占 18% 和 14%；因家庭矛盾、情感因素造成学生自杀的占 5.3%。

WHO 的报告显示，总体上儿童和青少年伤害死亡的首要原因是道路交通事故、溺水、与火有关的烧伤、自我伤害和暴力。值得注意的是，非致命性伤害的构成和伤害死亡的构成有极大不同。例如，跌落通常是伤害的首要原因，但并非伤害死亡的首要原因（图 8-1）。

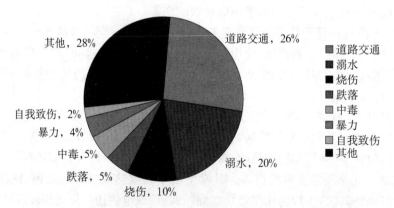

图 8-1　2002 年全球 15 岁以下儿童和青少年伤害死亡原因构成
其他包括因窒息、阻塞、有毒动物、电击、火器事故和战争
数据来源：世界卫生组织（WHO）全球疾病负担研究. 第 5 版. 2002

2. 时间分布　近年来,在全球范围内,都出现了成年人和儿童伤害事故上升的趋势,我国儿童因意外引起的死亡已占儿童总死亡率的 50% 左右,20 岁以下各年龄组意外事故引起的死亡,均排在各种致死原因的第一位,意外伤害引起的死亡已超过 4 种最致命的儿童疾病,即肺炎、恶性肿瘤、先天畸形和心脏病致死率的总和。

3. 人群分布　儿童青少年意外伤害的发生率随着年龄、性别、种族和社会地位等因素存在差异。以广州市为例,男孩意外伤害死亡率高于女孩,性别差异随年龄增长而上升。国内众多资料显示,中小学生以低年级高发,随年级上升而降低,之后到初中又上升,而在初中毕业年再下降;以每学年的 9 月开学初为高发,以后逐月下降,至 1 月份温课备考时降为低谷,下半学年开学后又开始上升,至 6 月份时逢学年末考试、升学考时期再次进入低谷。高中学生的意外伤害发生率处于低位,一部分原因可能就是由于学业较忙而较少参加体育运动、较少结伴嬉戏所致。

4. 场所分布　儿童青少年意外伤害最易发生的场所是学校,其次是家庭和上(放)学途中。其中,小学生家庭伤害发生比例高于上(放)学途中;而初、高中生上(放)学途中伤害发生比例均高于家庭(表 8 - 2)。

表 8 - 2　2002～2003 年上海市不同学段学生伤害发生场所构成例数(%)

学段	学校	家庭	上(放)学途中	校外运动场	游乐场	其他公共场所	其他	合计
小学	1 285 (71.7)	257 (14.3)	125 (6.9)	13 (0.7)	11 (0.6)	68 (3.8)	34 (2.0)	1 793 (100)
初中	1 578 (75.3)	169 (8.1)	201 (9.6)	44 (2.1)	16 (0.8)	70 (3.3)	17 (0.8)	2 095 (100)
高中	526 (80.1)	33 (5.0)	55 (8.4)	11 (1.7)	3 (0.5)	18 (2.7)	11 (1.7)	657 (100)
合计	3 389 (74.6)	459 (10.1)	381 (8.4)	68 (1.5)	30 (0.7)	156 (3.4)	62 (1.4)	4 545 (100)

注:( )内数字为构成比%。

三、儿童青少年伤害的相关影响因素

伤害给儿童青少年个体及其家庭乃至整个社会都带来极其沉重的损害。虽说大多数伤害是突发事件,但存在内部的发展规律,任何伤害都是"伤者-动因-环境诸多因素"综合作用的结果。

1. 个体因素　不同年龄儿童青少年的生理、心理成熟水平和社会认知特点都不同。国内外资料都显示,虽然伤害事故在婴儿期和青春期出现两个高峰,但整个儿童青少年人群都不应疏漏预防。除医疗事故外,各类非故意伤害的发生率、死亡率男性都显著高于女性。男童在家里、幼儿园或学校等场所中,电击伤、烫伤、跌伤、爆裂伤等的发生率是女童的 2～4 倍,这主要与男童活动频率高、范围广,生性好动,较高的探究性、冒险性等个性与行为特征有关,而非发育性的、协调性的或肌力的性别差异造成。某些儿童青少年的心理行为特征可能与另外一些儿童青少年有本质的差异,而这种差异恰恰与伤害的高发倾向相关联。多动、注意力集中与分配障碍,行为冲动,情绪不稳定等心理行为特征在意外伤害多发的儿童青少年中常见。对于左利手、视听力障碍、运动障碍及癫痫儿童,伤害发生率也更高。

2. 家庭因素　家庭的稳定性、经济状况、父母文化水平和养育态度,都直接影响到对儿童青少年的关爱或忽视。家长严于防范可减少儿童青少年伤害,如:在睡床、窗台上加防护栏,预防坠落;封闭墙壁底部电插头,防止触电;妥当放置药品、热水瓶、剪刀、缝衣针等,防止中毒、烫伤、切割伤、穿刺伤等。家长提高对伤害的认知程度,在日常生活中对儿童青少年进行安全教育,也可减少伤害发生。家庭关系冷淡、夫妻感情破裂,都影响对儿童青少年的关注程度;单亲、重组家庭常因社会资源不足、亲子情感交流缺乏、疏于看护等原因,成为儿童青少年伤害的重要环境危险因素。

3. 社会因素　发生意外伤害的原因复杂,涉及面广,不同国家/地区因在经济水平、生活环境、生活方式等方面的不同,导致在伤害原因上存在着较大差别。以车祸为例,在欧美各国90%以上起因于驾驶汽车和摩托车,而自行车和行走所引发的比例很小;在我国,迄今为止在不同类型车祸的伤害、死亡构成比上,依然有着鲜明的发展中国家的特征,今后伴随着私家车拥有量的迅速增加,我国青少年人群的车祸死因构成比将逐步向发达国家靠拢。各种面向儿童青少年人群的公共和学校体育设施、器材的安全,也需要从设计到建造各环节都加强预防性监督。完善医疗保障条件如急救、急诊系统,更可显著减轻伤害带来的严重后果。

四、儿童青少年伤害的预防和控制策略措施

"要把意外伤害当作疾病来看待",这是专家们通过对意外伤害的高危人群和高危环境的研究所得出的突破性结论,它揭示了意外伤害是可以预测和预防的,并不是完全不可避免的。国内外学者也在长期的实践中,提出了各种伤害预防和控制的理论模型,下面介绍比较著名的2个。

1. 四E策略　伤害防控的四E策略主要是通过环境因素的改变(教育干预,技术干预,强制干预和紧急处置)来减少伤害的风险。

教育干预(educational intervention)是通过安全教育,减少环境危险因素,改变危险的行为方式,增加安全行为。安全教育是预防和控制意外伤害的关键措施之一,目标是提高儿童青少年本人、家长以及全社会对各种伤害的认识、自觉预防和自我保护的意识。可以通过电视、广播、报刊、互联网、学校教育等各种宣传教育途径,进行伤害预防的健康教育,提高各相关人员对伤害的警觉性、防范伤害的自觉性,减少环境中的危险因素。与此同时,提高父母、教师的急救知识与技能,掌握各种伤害的紧急处置办法也是安全教育的核心内容之一,这样可显著减少残疾的发生,减轻严重程度,减轻家庭和社会的负担。

技术干预(或称工程干预,engineering intervention)是通过设备与产品的设计与革新,使伤害风险减少,如家具磨平棱角,汽车配安全气囊,药品及日用品采用儿童无法开启的包装等。

强制干预(enforcement intervention)是通过立法手段影响人的行为,从政策上消除某些可能引起意外伤害的危险因素,比如,禁止酒后开车,对获准驾驶执照和饮酒的最小年龄等进行法律规定,强制使用汽车安全带、安全座椅,骑摩托车、自行车必须戴头盔等。

紧急处置(emergency care and first aid)是通过完善急救系统,开通医院急救绿色通道,提高医院急诊处理和护理水平,使受伤儿童青少年在最短时间内得到最好的医疗服务,减少伤害死亡率和功能损伤。

研究表明,最成功的预防意外伤害的策略是技术干预,其次是教育干预。技术干预中,产品改良(如汽车使用安全气囊、药瓶盖采用防开启技术等)的效果优于环境改变(如道路设计、

抽屉上锁等）。

2. Haddon 阶段因素矩阵 生物学机制、行为科学和流行病学研究结果都发现,可借鉴对疾病病因的认识来理解意外伤害的原因,即意外伤害也是由宿主(host)、致病因子(agent/vector)和环境(environment)相互作用的结果。Haddon 开创了伤害预防的研究,建立了著名的阶段因素矩阵(phase-factor matrix),强调在伤害发生前、发生时、发生后,从个体因素、致病因子、物理环境、社会经济环境 4 个维度来采取预防措施,预防意外伤害发生,减少死亡,降低伤残。根据 Haddon 理论设计的交通事故预防实例见表 8-3。干预可根据不同的流行病学维度,在不同的阶段实施。

表 8-3 以交通事故为实例的 Haddon 阶段因素矩阵

伤害发生阶段	流行病学维度			
	个体因素	致病因子	物理环境	社会经济环境
发生前	年龄、经验和生理状况	安全检查,特别是车闸、轮胎、灯光的检查	公路状况和维修情况	汽车报废制度,儿童安全教育与看护
发生时	司机应变能力和乘车者、行人自我保护意识	车速,车刹和轮胎的性能	路面状况和路边障碍物	目击者立即报警
发生后	年龄和生理状况	油箱质量(防止漏油起火)	完善的急救系统,伤害救治中心、儿童重症监护室	对儿童急救医学服务的政策性支持

来源:季成叶. 儿童少年卫生学. 第 6 版. 北京:人民卫生出版社,2007。

因此,伤害的预防和控制需要全社会的共同努力,采取全面的预防控制对策,既要有技术层面的内容,也要有教育、法律层面的内容。

除此之外,监测意义也非常重大,可以利用现有的疾病监测系统,监测儿童青少年各种伤害的发生原因、因伤害缺课情况、伤害造成的直接经济损失等。通过这种长期不间断地收集儿童青少年意外伤害发生、死亡、伤残和经济损失的资料,可以分析不同年龄、不同性别儿童青少年意外伤害的发生率、死亡率、死因构成比或死因顺位等,这些信息具有重要的公共卫生意义,可为制定意外伤害的预防策略与措施提供依据。

上海市的学生伤害监测工作已有 30 多年的历史,现已逐步走向完善,从最初的为了防止伤害报告数据遗漏,发展为今日的学生伤害网络直报,全面登记和掌握了中小学生各种伤害发生的各项指标。

（贝品联）

第二节 自杀和自伤

一、定义和分类

（一）自杀

自杀(suicide)是个体在意识清醒情况下自愿(而非被迫)以伤害方式结束自己生命的行

为,属于故意伤害。WHO(1994)报告显示,自杀在全球范围内位居所有疾病死因的第 4 位,每天有 1 000 多人死于自杀,自杀未遂者是其 10～20 倍。儿童期自杀行为少见,自青春期开始增多,是 15～34 岁青少年/青年的第 3 位死因,并且有持续低龄化趋势。因此,自杀不仅是一个严重的公共卫生问题,还是值得高度关注的社会问题。从 2003 年起,WHO 将每年 9 月 10 日定为"世界预防自杀日"。

自杀有多种分类方法。应用最广泛的是美国国立卫生研究所(NIH)自杀预防中心(1971)建立的 3 分类法。

(1) 自杀意念(suicide ideation):有结束生命想法,但未付诸行动。

(2) 自杀未遂(attempted suicide):采取行动,但因方式不当或中途被救活而未成功。

(3) 自杀死亡(completed suicide):有意图并采取行动而最终导致死亡,其死亡有鲜明的"自我施予性"(self-inflicted)。

(二) 自伤

自伤(self-injury)指由个体自己实施、对自身机体造成实质性损伤的行为,可连续、反复发生,轻者导致损伤,重者导致自残(self-mutilation)。自伤在青少年中很普遍,是常见的青少年健康危险行为。自伤大多不导致死亡后果,容易和自杀混为一谈,其最主要的区别是,自伤不伴随自杀意图。伴随时代变迁,自伤方式也在变,过去切割伤最多见,现在则从高处跳下、服药等自伤现象日益增多。由于青少年对行为危险性的预估能力不足,自伤仍可出现死亡等高致命性后果。根据 Skegg(2005)模式,可将非致命性自伤行为分成以下 5 类,组成系列的行为谱。

(1) 高致命性,如上吊、开枪、高处跳下、服农药、吸入煤气、捅刺伤、电击、溺水。

(2) 低致命性,如过量服药、注射兴奋剂、切割伤、烧烫伤。

(3) 组织损伤,如切割伤、烧伤、咬伤、抓伤、烟头烫,在皮肤表面刺字或图案,用针或其他尖物扎皮肤;阻碍伤口愈合;打自己,以头或拳头撞击某物,掐自己、拽头发。

(4) 无肉眼可见的损伤,如疯狂的运动方式,拒绝生活必需品(食物、水),拒绝治疗,故意做鲁莽行为(如撞车)。

(5) 有潜在危害的自伤,如故意酗酒、过量吸烟、故意封闭自己等。

事实上,各类行为间很难明确界定,常有互相重叠现象,判断时可按发生频率和行为目的进行鉴别。

二、流行现状

(一) 自杀

熊光练等(2007)对中国(北京、杭州、武汉、乌鲁木齐)四个城市初中生自杀倾向的调查发现:男生自杀意念的报告率为 15.0%,自杀计划的报告率为 6.7%;女生自杀意念的报告率为 19.7%,自杀计划的报告率为 9.5%;女生自杀行为高于男生;不同城市间存在差异。

季成叶等(2005)对全国 171 832 名在校中学生(11～18 岁)的问卷调查结果(不报告自杀死亡者),为全国青少年的自杀流行现状提供了重要的基线数据(如下框所示)。

● 自杀意念报告率为男 16.9%、女 24.6%,自杀计划报告率为男 5.6%、女 7.7%,两者都是女生显著高于男生;但在自杀行动的报告率上,男 2.9%、女 3.0%,无显著性别差异。

- 根据自杀行为的"意念—计划—行动"三阶段表现,可组合成以下四组,构成比分别为:
  Ⅰ组"既无意念、无计划也无行动",男 82.4%、女 74.6%
  Ⅱ组"有意念或计划但无行动",男生 11.2%、女生 16.5%
  Ⅲ组"无自杀意念或计划但有行动",男女都不足 1.0%
  Ⅳ组"自杀意念、计划、行动俱全",男生 2.0%、女生 2.0%
- 自杀和心理-情绪障碍的聚集(以伤心绝望、孤独感、学习压力、严重失眠这 4 项指标综合)密切相关,即个体心理-情绪问题聚集程度越高,发生自杀可能性越大。具体表现为:
  (1) 男生 61.2%、女生 59.1%无明显心理-情绪问题。仅一项问题者男女生分别占 83.9%、82.2%。
  (2) 第Ⅳ组中,64.9%男生和 66.9%女生有 2~3 项问题;13%的对象 4 项问题俱全,发生率显著高于Ⅱ、Ⅲ组,更高于Ⅰ组。
  (3) 女生心理-情绪障碍在"有行动"者中的聚集程度远高于"无行动"者,对自杀行为的预测性高。男生"有行动"者和"无行动"者在心理-情绪障碍聚集上无显著差异,提示自杀的发生更具冲动型、爆发性。

(二) 自伤

因世界各国对自伤的行为定义不同,关注的自伤种类各异,国内外相关自伤行为研究的报告率也存在着较大的差异。

季成叶等 2008 年开展的健康危险行为监测,首次揭示了我国学生群体(高中以上)的自伤行为流行现状:过去一年曾出现自伤行为的男生报告率是 15.3%,女生是 12.6%,合计 13.9%,男生显著多于女生,且年龄越小,发生率越高;最常见的自伤行为前 3 位是用头撞墙、烟头烫手、刀片割伤。自伤在不同地区间差异很小,不同家庭背景间差异很大,表现为:单亲家庭发生率最高,其次是重组家庭,再次是隔代家庭,大家庭和核心家庭相对最低。

苏普玉等(2010)在对安徽省安庆市和巢湖市 4 所高校 2 713 名大学生自伤行为的调查发现:2 713 名大学生近 1/3 最近半年内有过自伤行为,并多具有反复性。

三、病因模型和影响因素

(一) 自杀

1. 遗传因素　双生子研究证实,同卵双生子的自杀行为一致率远高于异卵双生子。家系研究也发现,约 6%~8%的自杀未遂者有家族史;一级亲属(父母、兄弟姐妹、子女)的自杀危险是一般人群的 10~15 倍。提示自杀行为有明显的遗传影响。目前,以儿茶酚氧化甲基转移酶(COMT)、单胺氧化酶基因(MAO)、5-羟色胺转运体基因(5-HTT)、色氨酸羟化酶基因(TPH)等作为自杀候选基因的研究正在进行。

2. 应激-易感模型　该模型认为自杀发生在应激、环境和个体易感性三者相辅相成、相互影响的基础上,基本要素如下。

(1) 个体特质。自杀者身上存在某种易感特质,包括早年痛苦的生活经历,认知、人格缺陷,不良个性品质,物质依赖倾向等。

(2) 应激源(stressor),如不同价值观的冲突,现实与愿望的冲突,相对剥夺,应对危机技能缺乏等,易导致痛苦、沮丧和强烈的挫折感,引发自杀。

(3) 环境因素,对由应激引发的自杀行为过程发挥整合、调节作用。社会心理水平低的个体不仅易产生自杀意念,而且付诸实施的可能性显著增加。

(4) 神经递质,如5-羟色胺(5-HT)、去甲肾上腺素(NE)、多巴胺(DE)等作为心理介导物,参与自杀过程。其中5-HT作为反映自杀易感性的生物基础,作用最肯定,其功能水平的下降可诱导自杀行为发生。

3. 多因素模型 由费立鹏(2004)提出,自杀行为在各阶层人群中普遍存在,是生物、心理、社会文化等因素综合作用的结果。该模型从5个方面来解释自杀的形成和影响因素,侧重剖析自杀行为的环境影响。

(1) 外部影响,包括国际生态、宗教文化、人生观等大背景。

(2) 社会环境,包括文化和社会政治因素。

(3) 个体生活环境,包括人际网络,社会经济状况等。

(4) 个人特质,包括社会身份、个人资源、压力等及其与生理、心理状况等的关联。

该模型与上述应激-易感模型结合,有助于全面了解自杀的形成机制。

4. 个体因素 引发自杀行为的环境因素若在个体身上聚集出现,会形成"危险火药库"效应,此时某个近因就可能产生"扣扳机"作用,引发自杀。这些因素包括以下几种。

(1) 父母之一有自伤、酗酒、家庭暴力史。

(2) 亲子沟通不良,缺乏互动,角色颠倒(孩子负过重责任)等。

(3) 早期经历。研究发现,那些曾经历过父母或家庭亲密成员自杀、自伤惨剧的青少年,自杀危险率比同龄者高9倍。

(4) 对学生而言,发生在学校的负性生活事件(如经常被同学取笑、排挤,得不到接纳和认同,学业挫败,老师的漠视和责罚等)的"扣扳机"作用更直接,更易导致其以自杀方式来解决困境。

(5) 来自媒体的,以反复、持续、激情的方式(如震撼性图片)报道(尤其青少年崇拜的名人、明星等)的自杀新闻,对自杀过程的绘声绘色报道,对青少年发生模仿性自杀的影响作用都很大。

(二) 自伤

1. 年龄、性别因素 自伤行为在学前儿童、小学生和初中生中较少发生,青春中期开始快速增加,青春后期和青年早期出现高峰,中年后逐渐减少。美国青少年首次实施自伤的年龄多为16岁;欧洲因自伤而入院治疗的高危人群是15~24岁的女性和25~34岁的男性。年龄越大,自伤导致的后果相对较小;开始实施年龄越大,今后再次实施或反复实施的可能性越大。

性别方面,发达国家女性青少年自伤行为发生率高于男性,这与我国有所不同,可能是因为女性存在更多的抑郁情绪、进食障碍有关。在一些高致命性自伤(如跳楼)方面,男性历来高于女性,但近年来伴随女生采取的自伤行为强度的增加趋势,性别差异趋向缩小。

2. 个体因素

(1) 压力应对技能。对易感者而言,负性生活事件往往是自伤的导火索,但是否真的实施取决于应对技能。青少年狂热的追星心理,使其容易受媒体的影响,或出于强烈的崇拜倾向,盲目采取和明星相同的自杀方式。

(2) 个性-心理特征。易感者通常有自己未意识到的心理特征,如矛盾情绪、易发怒、自暴自弃、内疚、绝望、情绪宣泄能力差等,当其无法用言语表达内心的痛苦情绪时,会通过自伤来释放该痛苦;相反,有些人善于通过宣泄来调节情绪,也有些儿童善于转移注意,避免早期不良情绪体验进入潜意识,他们在自伤预防方面处于有利态势。

(3)情绪障碍和反复出现的自伤行为关系密切。Schmit(2002)调查了自伤住院青少年,发现他们80%以上存在精神障碍,46.7%并存两种以上的精神障碍。抑郁症是自伤的最常见先兆。Haw等研究自伤住院患者后发现70.7%源于抑郁症。另一研究揭示,抑郁症患者占致命性自伤行为者的60%以上;第二位精神障碍原因是物质滥用,它以外化性精神病理症状为主要表现,尽管和自伤的伴随性高,病因作用仍易被忽视;还有一种很多见的是人格障碍,主要表现为边缘性人格障碍,常与其他精神障碍并存,他们为逃避负性情绪而自伤,又因由此得到痛苦情绪的暂时减轻而进一步强化,故常反复出现。

3. 不良环境因素

(1)不良生活环境。在青少年,家庭收入越少、社会地位越低、学习成绩越差者,自伤发生概率相对越高;父母分居、单亲家庭、重组家庭、母亲年轻而教育水平低者,发生自伤的危险性高。父母罹患精神病也有直接影响。

(2)童年期不良经历。在所有环境因素中,童年期创伤经历对自伤行为的预示作用最强。这些经历包括情感虐待、家庭暴力、躯体虐待、性虐待、目睹父母性行为等,其中性虐待的作用强度最大。并且,上述因素在个体身上聚集越多,自伤行为的发生率越高。对人格障碍患者调查也证实,有自伤行为者79%曾有童年虐待经历,89%曾受双亲的长期忽视。童年期遭受虐待的话,会引发强烈、持久的负面情绪,受害者在家中备受忽视和冷落,在自我情绪调节方面不能获得家长的支持和帮助,只能用自伤行为来表达焦虑和紧张情绪。

(3)社会因素。社会规范、人际网络、文化观念等在心理压力与自伤行为间起着中介作用。频繁发生而手段极端的自伤者很少有健全的人际关系。那些存在易感性的个体,若能够获得家长、亲友、伙伴的帮助,可以不发生或中止反复出现的自伤行为,但事实上他们中仅有少数人能在困境中获得帮助。不同国家、不同人群的自伤发生率之所以这么大,就是因为社会因素在起作用,比如,在中国农村,女性自杀率高于城市,但自伤率则相反,提示两群体在社会因素(如传统规范、文化压力等)及这些因素在调节压力和自杀、自伤的作用方面存在差异性。

四、青少年自我伤害行为的预防和干预

(一)青少年自我伤害行为的三级预防架构

1. 一级预防 以学校为基地,面向全体学生进行干预,内容包括:①通过心理健康教育、生命教育、压力-情绪管理教育等,提高学生心理健康水平;②以社团活动、课外活动或网络等形式,和学生开展互动,加强针对性教育;③营造良好学校氛围,为弱势群体提供帮助。

2. 二级预防 以社区为核心,面向重点人群干预,包括:①早期筛选心理问题高危者,重点是青春期抑郁症患者,建立高危人群保健库;②通过辅导中心开展团体心理治疗,提高人际沟通技巧;③建立和医院精神科的绿色通道,及时转介急需治疗的高危者。

3. 三级预防 由精神科医生主导,社区、学校配合,针对不同类自我伤害者进行危机处理。对那些已制定自杀计划者,决定是否住院治疗,避免独居或接触自杀途径,订立不自杀契约;设置24小时求助专线,鼓励那些有自杀意念、计划者求助;对自杀未遂者追踪半年以上,定期评估自杀风险;开展短、中、长期心理治疗,预防自杀和自伤行为。对曾发生过自杀事件的学校,应加强团体情绪辅导,帮助学生纠正对自杀的错误认知,提供防治知识。为有效开展自我伤害的群防群治,应寻找一切可利用的资源,如当地的危机干预中心、救难中心、电话和网络热

线等。

（二）及早发现"求救讯号"

有自杀行为的青少年(包括那些"冲动型者")都有一个共同特征,那就是在出现行动前,会不自觉地、不由自主地发出一些语言、动作和其他形式的讯号。因此,为了预防其自杀行为,必须注意一个重要原则:无论家长、老师和同学,都不要忽略那些似乎只是开玩笑的话和似乎很怪异的动作,只要多留心,及时提供关注和支持,就可能挽救一个年轻的生命。

Peffer 等(1986)通过长期研究,将青少年自杀前的警讯归纳为以下 5 个方面:

(1) 语言。不时在话里透露想死的念头,或在作文、诗词、周记中反映出,如:"我希望我死了";"没人在意我会死";"如果没有我,事情会好些"等。

(2) 行为。日常行为习惯变化大,如突然从积极变为退缩,从安静变得话多,从谨慎变得冒险;成绩大幅滑落;突然发脾气,频发人际冲突;将心爱的东西分送给人,将必备的日常物品随意安置;拼命吸烟、喝酒等。

(3) 对环境变化"穷于应付"。这些变化包括家庭出现重大变故、重要的人际关系结束、失恋、升学考试失败以及其他易产生绝望感的情景。

(4) 心理-情绪异常。发生在前三者基础上,比如,退出人际交往、与世隔绝、强烈孤独感等;常有退缩、缄默、倦怠,负面自我评价。另外,青少年通常会将自杀作为对自己或自己最爱的人(如妈妈)的攻击性表现;当遭遇挫折或失去亲密关系时,也会将自杀作为一种拒绝或报复手段来发泄自己内心的紧张和不满。

(5) 抑郁症的症状表现,如低自尊、无助感、对许多事物失去兴趣等,对自杀行为有较强预示作用。

（三）生命教育

生命教育(life education)最初就是为防治自杀而设置,过去半个世纪以来在教育领域异军突起,进展迅速。它有三大精髓:一是促进人们建立健康人生观,提高生命修养,深化价值观的重要途径。二是以生和死为主要议题,强调这是生命过程的一体两面,因为有死亡,生命变得有限;因为有限,所以要珍惜生命。三是珍惜生命,必须肯定自己的存在价值;换言之,从认识自己、欣赏自己开始,发挥自己的生命光辉,避免残害自己。

根据 Piaget 的认知发展四阶段理论,生命教育可分小学、初中、高中、大学(延续至成人)等 4 个阶段。其中,高中是生命教育最重要、最关键的阶段,目标是澄清价值观理念、树立理想和人生观,内容包括:了解和悦纳自己;学会欣赏生命及其存在价值;建立亲密人际关系;树立良好道德品质;设立理想和人生规划;勇敢面对悲伤与失落;提高危机调试与压力应对技能;勇敢面对死亡;正确了解自己与环境的关系。针对高中生的抽象逻辑思维能力发展,尽量采用参与式,以提高他们自我保健意识,并在此基础上,在生命价值取向(生死、生涯、伦理、健康、环境、心灵)上取得突破。

（四）心理治疗

目前一些心理治疗方法(如辩证行为疗法)已在自我伤害的危机干预中发挥积极作用。辩证行为疗法有两大原则:一是尽早干预,治疗应彻底,而且宜与预防复发结合,不就事论事。二是干预应根据行为的不同阶段和轻重缓急,分阶段有步骤地进行。可分以下 4 个阶段:第Ⅰ阶段,在积极抢救、消除生命威胁的同时就采取措施,控制严重影响其生活质量的关键因素,目标要有针对性。第Ⅱ阶段,改善患者因经历心理创伤的打击而对生活感到极度失望的心理状态,鼓励患者勇敢面对该状态,努力克服自身的不适行为。第Ⅲ阶段,帮助患者将目前面临的大小问题排队,逐个指定克服计划,寻求相应援助,但最根本的措施是要确立自尊和自信。第Ⅳ阶段,从深层次克服自我不完整感、不安全感,发展寻找快乐生活的能力。

(王　群,史慧静)

第三节　虐待和忽视

2002年,WHO发布《世界暴力与卫生报告》中指出:"在2000年,全球约有57 000名儿童被杀害,其中0~4岁幼儿的危险性最高;还有更多的儿童遭受非致死性的暴力和忽视。"这是第一个从世界水平关注暴力问题的综合性报告,描述了全世界范围内人们日常生活中遇到的各种类型暴力问题的程度和影响。它的目的是为了唤醒全世界对暴力问题的认识,使暴力变得可以预防,使公共卫生和预防保健工作在处理暴力原因和后果中起到至关重要的作用。

一、定义和分类

根据WHO1999年作出的定义,儿童虐待是指对儿童有义务抚养、监管及有操纵权的人,做出足以对儿童的健康、生存、生长发育及尊严造成实际的,或潜在的伤害行为,包括各种形式的躯体或情感虐待、性虐待、忽视以及对其进行经济剥削。我国未成年人保护法对虐待的注释:"虐待,指有抚养义务的人以打骂、禁闭、不给治疗或强迫过度劳动等各种不正当的手段,从肉体上、精神上迫害、折磨和摧残未成年人。"

通常分为躯体虐待、性虐待、情感/精神虐待和忽视4类。

1. **躯体虐待(physical abuse)**　击打、鞭打、用工具(如扫帚)抽打、踢、摇晃、咬、掐、烫、烧或使小儿窒息。此类虐待现象在世界各国普遍存在,在发展中国家尤其常见,且伤害程度更为严重。约4/5的躯体虐待是由父母在家中施加,目的是对孩子进行惩罚。虽然家长本质上是爱孩子的,或对孩子寄予厚望,但其行为本身构成了虐待。

2. **性虐待(sexual abuse)**　迫使儿童接受或参与自身并不理解、无法表示同意、违法或触犯社会规范的性活动,包括性交、猥亵、口交(口与性器官接触)、直接(或隔衣)抚摸性器官、逼迫女童卖淫或制作色情录像、强迫观看性器官或目睹成年人性活动等。施加者是在力量上相对处于明显优势的成人或年龄较大的青少年。

3. **情感/精神虐待(emotional/psychological abuse)**　限制活动(如关黑屋)、责骂、威胁、恐吓、歧视、嘲笑、其他非躯体形式的拒绝或敌视以及让儿童目睹暴力事件等。此类虐待大多伴随其他虐待形式,很少以单一形式出现。

4. **忽视(neglect)**　一种行为上的疏忽或不作为。儿童忽视是指儿童照管者因疏于其对儿童照料的责任和义务,严重或长期地疏忽了对儿童基本需要(包括身体、食品与营养、衣着、情感、安全、医疗、教育等)的满足,以致危害或损害了儿童的健康或发展,或在本来可以避免的情况下使儿童面对极大的威胁。只有对儿童需求的满足负有责任的人才能够认定为"忽视者",如父母亲及其他照护儿童者(保姆、亲属、托幼机构教养人员等)。

目前国内外学者倾向于把忽视分为以下6类。

(1)身体忽视,指照看者忽略对孩子身体的照护或对儿童正常生长发育需求的满足,包括遗弃儿童,不照顾儿童,未为儿童提供基本的食品以满足其营养需要,把儿童逐出家门或不允许回家,没有提供安全的生活环境等。身体忽视也可以发生在儿童出生前,如孕妇酗酒、吸烟、吸毒等。

(2) 情感忽视,指没有给予儿童应有的关爱,忽略了对儿童心理、精神、感情的关心和交流,未满足儿童的情感需求,比如,家长当着儿童的面吵架或实施家庭暴力,吓唬或粗暴对待儿童,无理训斥指责儿童等。

(3) 医疗忽视,指照看者有经济能力和就医条件、但不提供儿童所需的医疗保护,忽略或拖延对儿童的医疗和卫生保健需求的满足,导致儿童受伤害的情形进一步恶化,例如多个龋齿、视力不良长期得不到应有的矫治,没有及时注射疫苗或注射记录不全等。

(4) 教育忽视,指没有尽可能为儿童提供各种接受教育的机会,从而忽略了儿童智力的开发和知识、技能的学习,例如儿童到了法定年龄却不让儿童入学,未能接受良好的教育而辍学,允许或无视儿童长时间逃学,让儿童出入违反教育意义的场所等。

(5) 安全忽视,指疏忽孩子生长和生活环境中存在的安全隐患,从而使儿童有可能发生健康损害和生命危险,如对周围不安全因素的防范意识和措施不足,或家长、教育机构未引起重视,导致儿童意外伤害。

(6) 社会忽视,指由于社会管理部门对儿童权益的保护关注不足,造成社会生活环境中的一些不良现象,可能对儿童健康造成损害,如离婚、单亲家庭、未婚妈妈、环境污染、不健康的音像作品及儿童读物、假冒劣质儿童食品和用品、应试教育给儿童带来的巨大压力、贫困剥夺儿童教育和医疗保健机会等。

二、流行现状

1. 躯体虐待　在世界各国普遍存在,且经济不发达或落后地区儿童虐待程度更为严重。

WHO(2002)的报告显示,埃及有37%的儿童曾遭父母殴打或捆绑,其中约26%由此而受伤(如骨折等);2/3的韩国父母承认曾打过孩子;4.6%的罗马尼亚儿童报告自己遭受过严重的躯体虐待(包括用物品打、烧烫、挨饿等),而有将近一半的父母承认自己曾经常殴打孩子。WHO(2010)报道,25%～50%的儿童自述受到身体虐待。

美国分别在1985年和1995年进行了全美家庭暴力调查,结果较有代表性:①遭父母轻度殴打者占61.9%,重度殴打者占11.1%,10年中无明显变化。②发生家庭暴力较多的情况是3～6岁男孩、母亲年龄35岁以下、父亲失业、蓝领、家中多个孩子、双亲常过量饮酒、双亲有滥用药物史。③常见的躯体虐待方式有用手打屁股(46.9%)、打手/胳膊/腿(36.9%)、用物品打屁股(20.7%)、用力摇晃(9%)、打脸或头等要害部位(4.6%)、掐/拧(4.3%)、用物品打其他部位(3.8%)以及粗暴地拳打脚踢(0.3%)。

在我国,各地报告的躯体虐待率都较高。有调查显示,北京市中学生曾遭父母殴打检出率为15.2%。安徽省农村儿童遭受体罚的检出率高达39.3%,男孩显著高于女孩(男42.6%,女35.3%);遭体罚儿童中被罚站/罚跪的占3.5%,不准进门的占2.2%,挨饿的占3.1%,出现红肿青紫、出血、骨折或其他严重后果的占4.1%,可见农村儿童受虐待程度较北京地区更为严重。

学龄儿童中,来自教师的体罚不容忽视。教师体罚学生的形式可分为3类:①直接伤害身体,如打耳光、打手心、用教鞭抽打、罚站等;②侮辱人格,如讥讽、挖苦、嘲笑、谩骂、威胁、用胶带封嘴等;③变相体罚,如罚写作业、罚劳动等。对大中专学生的回顾性调查显示,57.6%的学生(男生66.4%,女生46.6%)报告16岁前曾至少1次遭到教师体罚,其中非身体接触性体罚占53.4%,挨打占19.9%,限制活动占0.2%。

2. 性虐待　WHO(2010)报道,约20％的妇女和5％～10％的男子自述儿时受过性虐待。美国西海岸两城市对成年妇女的回顾性调查显示,两地分别有38％和45％的妇女在18岁前曾遭性侵犯;若将非接触性性侵犯(例如暴露性器官)计算在内,则受害率高达54％和67％。Pereda等归纳了来自22个国家的65篇社区、学校的性虐待报告发现:儿童性虐待在许多国家严重存在;15岁前男性有7.9％遭受过性虐待,女性的比例达到19.7％;性骚扰或性侵犯的实施者中97％以上为男性,其中半数为受害儿童熟悉的人。

2003～2004年,我国6省2 508名大学生调查发现,有24.8％的女生和17.6％的男生报告16岁前曾经历过1项或1项以上的性虐待,其中包括非身体接触的性虐待(女生20.0％,男生14.6％)和包括触摸在内的身体接触的性虐待(女生14.1％,男生7.8％);儿童期性虐待经历与是否为独生子女、家庭居住地是农村还是非农村、父母亲文化程度等没有明显的关联。

3. 情感虐待　美国2005年全国调查显示,有84.7％的家长在最近一年中曾对子女吼叫或尖叫,53.6％威胁要打子女,24.3％曾诅咒孩子,16.3％曾恶意贬低孩子,6％曾威胁孩子要将其扔掉或送人。

陈晶琦(2004年)对我国中专学生的调查显示,46.7％的学生报告16岁前至少有1次被羞辱的经历,如责骂、讥讽等,自尊心严重受挫。施加羞辱者依次为同学(30.6％)、教师(25.8％)、父亲(21.1％)、母亲(20.9％)和兄弟姐妹(18.4％)。另据其对528名大中学生的调查显示,41.7％(男50.0％,女31.4％)的同学报告在16岁前至少1次目睹他人的激烈打斗场面,场所顺序依次为学校(23.9％)、公共场所(16.7％)、邻家(8.3％)和自己家(4.5％)。

4. 儿童忽视　儿童忽视是发达国家儿童伤害最为普遍的形式。美国2003年的"儿童虐待报告"指出,全美有90.6万名儿童曾受虐待/忽视,发生率为12.4‰,其中63.2％为忽视(包括医疗忽视),所占比例显著超过其他虐待类型。

在我国,儿童忽视问题近年来才引起人们关注。王飞、潘建平等在2010年对我国10省84个乡镇7 411名0～6岁农村儿童进行了关于儿童忽视的研究,结果发现我国农村儿童忽视情况十分严重:0～2岁组忽视率为54.9％,该年龄组中单亲、再婚家庭忽视率较高(为63.2％和60.0％);3～6岁组忽视率为53.8％,单亲家庭忽视率较高(为60.0％)。他们在2008年还曾对我国14省30市8 001名3～17岁城市儿童青少年进行调查,结果发现15～17岁年龄组在身体、情感、教育、安全、医疗、社会等各忽视层面的忽视率均最高;西部地区儿童青少年忽视率相对较高(达30.7％),中部次之(为25.0％),东部最低(21.2％)。

三、健康危害

儿童虐待和忽视的后果是严重的,它将造成伴随儿童一生的身心创伤,并且对社会和职业产生的因果效应将最终可能使国家的经济和社会发展速度减缓。因此,儿童虐待和忽视是一个全球性的社会和重大公共卫生问题,理应引起国际社会的高度重视。

虐待和忽视可以通过以下3个方面对儿童青少年的健康发展带来危害。

1. 对躯体健康的影响　躯体伤害具有多因性、多重性特征。

(1) 躯体受伤。轻则皮肤青紫、红肿,重则出现割裂伤、烧伤、瘢痕、骨折、颅内出血、视网膜出血、肾出血、肝脏撕裂等,甚至死亡。

(2) 被他杀。受害者年龄越小,他杀在死亡者中的比例越高。

(3) 出现生理健康问题。受忽视者易发生营养不良、生长迟滞;医疗忽视易导致病情加重和死亡。

（4）出现性生殖健康问题。美国调查发现,性传播疾病检出率(如沙眼衣原体感染、尖锐湿疣、梅毒、HIV 感染等)在遭受性虐待的儿童中比例较高。大量横断面和前瞻性调查都显示,早期曾遭受性虐待的少女,其发生过早性行为、性交易的危险性显著增加;且性活动发生越早,性伴侣数目往往越多,意外妊娠发生率也越高。

2. 对大脑发育的不良影响　儿童虐待/忽视发生年龄越小,持续时间越长,对大脑发育越不利。婴幼儿期是脑发育的关键时期,该时期若受到严重虐待,可改变脑发育的生理进程,对认知、情感、社会发育产生负面影响。长期、持续受到虐待/忽视的儿童,出于生存的需要,其脑内与焦虑、恐惧相关的神经通路被频繁活化,导致"过度发育";反之,与综合思考、逻辑推理、语言情感相关的神经通路相对萎缩,得不到充分发育。

3. 对心理健康和行为的不良影响　儿童期虐待/忽视经历对心理-行为发育影响深远。例如,儿童期行为问题在很大程度上取决于早期受虐待及目睹父母(或亲密伴侣)间暴力的情况;青春期行为问题既与青春期的虐待经历有关,也受到之前受虐待史的影响。

青春期、成年期抑郁症与其早期受虐待情况有关,且存在剂量-反应关系(受虐待程度越严重,其后出现的抑郁程度越严重)。

童年期躯体虐待、性虐待与青少年自杀行为有关。成人中曾在儿时受到虐待/忽视者的自杀行为率明显高于对照人群。

曾受多种形式虐待/忽视的儿童,成年后酗酒、吸毒、暴力犯罪等发生率较高,且虐待持续时间越长,该危险性累积程度越高。

各种虐待/忽视(尤其是性虐待)与"创伤后应激障碍"(post-traumatic stress disorder, PTSD)密切相关。美国的一项针对 12 岁前受虐待/忽视患儿的 20 年追踪研究发现:23％的受性虐待者,19％的受躯体虐待者和 17％的受忽视者在其后的 10～15 年被 DSM-Ⅲ标准诊断为 PTSD,而对照组仅为 10％。

各种虐待/忽视使儿童最基本的需求——安全感得不到满足,从而会对他们形成积极的自我形象非常不利。

四、相关的影响因素

(一) 个体因素

1. 性别　男孩躯体虐待受害率显著高于女孩,而女孩受到性虐待的概率显著高于男孩。情感虐待的性别差异较小,但男孩在童年期被羞辱、目睹暴力的概率显著提高。

2. 年龄　躯体虐待多见于学前儿童和小学生,且发生率随年龄增长而下降。性虐待发生率随年龄增长而上升。

3. 其他因素　早产、体弱多病、不停哭闹、外貌不扬、先天畸形、精神疾病、未达到父母的期望等在内的个体因素,会破坏、瓦解亲子依恋过程和互动。

(二) 家庭因素

1. 父母受教育程度　多数研究显示,父母文化程度越低,儿童躯体虐待发生率越高,程度越严重。

2. 父母童年期受虐待经历　父母对子女的躯体、情感的暴力行为有世代传递现象。父母幼时经常受到体罚或当众羞辱,是其对子女进行体罚或情感虐待的重要预测因素。

3. 重组家庭　重组家庭中,继父/母虐待儿童率较高。对年幼儿童,多表现为躯体虐待,对年长子女,多表现为情感忽视。

4. 父母行为和生活方式 父母无业、赌博、酗酒、物质滥用,以及缺乏亲子依恋、婚姻破裂、困难时得不到亲友支持、患严重疾病等,也是导致儿童虐待的危险因素。

(三) 社会和文化因素

1. 对暴力持宽容态度的社会文化规范 在我国,尽管主流文化已不认可家长对儿童的暴力,但诸如"棍棒之下出孝子""不打不成才"之类的传统观念仍普遍存在。人们对暴力普遍持宽容态度,甚至认为父母及其他成年家庭成员享有惩戒儿童的权利。

2. 政策和制度缺乏 缺乏保护儿童的社会、经济、卫生、教育等法律政策,会使大多数儿童虐待行为得不到管制和处罚。社区中存在卖淫、种族歧视、儿童剥削、暴力、毒品买卖等现象。

3. 社会经济发展不平衡、不稳定 在社会动荡时期,儿童暴力发生率会迅速上升。社区中经济收入相差悬殊、邻里关系差,缺乏支持家庭、爱护儿童的环境氛围,这些也都是发生儿童虐待和忽视的危险因素。

五、预防和控制策略

1. 健康宣传和教育 可以通过面向儿童青少年的教育,帮助儿童了解自身权利,识别可能导致伤害的危险情境,掌握保护自己的技能,受到伤害能及时报告。

应帮助家长了解儿童发育知识,改善育儿技能。帮助教师了解儿童虐待预防的基本知识,禁止对儿童进行任何形式的体罚和羞辱,及时举报儿童虐待案例,预防校园暴力。

通过大众传媒,广泛宣传预防儿童虐待的相关知识,改变体罚等传统的教育观念。

2. 以社区为基础的预防活动 加强对医务人员、社会工作者、法律人员及其他相关人员的培训,学会识别受害儿童并为他们提供专业帮助。

进行家访,向虐待高危家庭提供服务和帮助。关注的重点家庭包括:有出生缺陷、低出生体重儿,或早产儿,有慢性病人或残疾人,低收入,未婚妈妈的家庭。家访应从怀孕初开始,持续到孩子出生后第 2 年。根据每个家庭的具体需求及危险水平确定访问频度、访问时间和服务类型。另外,也要根据家庭实际状况开展有针对性的干预,例如,父母酒精滥用可能导致胎儿酒精综合征,该胎儿出生后可能因其显著增加的抚养成本而受到虐待或忽视。因此,预防酒精滥用应作为该家庭的重点干预内容。

3. 减少意外妊娠,加强围生期服务 意外妊娠、早产、低出生体重、先天缺陷等都会影响母子依恋的形成,从而增加儿童虐待/忽视的风险。因此,有必要为适龄妇女提供生殖健康教育,减少意外妊娠的发生;并通过提供适宜的产前产后保健,促进良好的出生结局。

4. 完善儿童虐待预防监控体系,加强法律保障 建立健全儿童虐待案例上报制度,完善监测系统,及时发现受虐待/忽视的儿童,并为他们及其家庭提供帮助。对触犯法律的施虐者应绳之以法。

我国已经建立了较为完善的法律体系,以禁止儿童虐待/忽视行为的发生。例如,《中华人民共和国未成年人保护法》第十条规定,父母或其他监护人应当创造良好、和睦的家庭环境,依法履行对未成年人的监护职责和抚养义务。禁止对未成年人实施家庭暴力,禁止虐待、遗弃未成年人,禁止溺婴和其他残害婴儿的行为,不得歧视女性未成年人或者有残疾的未成年人。第二十一条指出,学校、幼儿园、托儿所的教职员工应尊重未成年人的人格尊严,不得对他们实施体罚、变相体罚或其他侮辱人格的行为。《中华人民共和国刑法》第二百三十四条和第二百三十六条对故意伤害他人身体,奸淫不满十四周岁幼女等犯罪行为规定从重处罚。其他法律政策也在逐步完善和落实。

(张　喆,史慧静)

第四节　校园暴力和欺负

一、定义和分类

1996 年,第 49 届世界卫生大会首次将暴力(violence)作为严重危害健康的公共卫生问题提出,定义为"蓄意滥用权力或躯体力量,对自身、他人、群体或社会进行威胁或伤害,导致身心损伤、死亡、发育障碍或权利剥夺的一类行为"。

(一) 校园暴力

校园暴力(school violence)是暴力的重要组成之一,是指发生在校园内、上下学途中,以及其他所有与学校活动相关的暴力行为。根据施暴形式,校园暴力又可分为躯体暴力(如推、打、踢、挤和其他可导致疼痛、伤害、损伤的攻击行为)、言语/情感暴力(如威胁、恐吓、辱骂等)和性暴力(如性骚扰、性侵犯等)3 类。

目前常见的校园暴力主要表现在以下 3 个方面。

1. **学生间的施暴行为**　例如:①恃强凌弱,对低年级学生、身体弱小者拳打脚踢。②拉帮结派,聚众闹事,打群架。③索要钱财,不给就打,给对方带来巨大的身心压力。④从鸡毛蒜皮的小事开始形成对立,吵嘴、攻击,甚至大打出手。⑤因同学举报自身不良行为,或因玩笑、言语不合、财务借贷、嫉妒他人等而使用暴力方式报复。⑥使用残忍手段(如用刀棍暴打等)导致对方死亡或伤残,是校园暴力中最严重的表现。此类事件虽然多属个体行为,但影响恶劣且深远。

2. **师生间的暴力事件**　主要表现为教师体罚学生,教职员工对女生进行性侵害等。近年来,随着对教师暴力行为惩治力度增大,这类行为有所减少。然而,教师因处理学生问题不当而遭受学生围攻、殴打的事件明显增多。

3. **校外人员闯入暴力事件**　例如,离异父母到校抢夺子女;父母欠债,讨债人到校将学生扣为人质;因多种原因,家长到校与师生发生冲突;流氓入校寻衅、调戏女生、破坏公物、收取"保护费"等。

(二) 校园欺负

校园欺负(school bullying)是指主要发生在校园、上下学路上或者以校园为媒介的社交群体内的欺负行为。许多学者认为,校园欺负是校园暴力的前奏。随着近年来全球暴力事件的普遍化、严重化,校园欺负也正日益引起人们的关注。

校园欺负的系统研究始于 1978 年的挪威,Dan Olweus 教授在其著作中对欺负行为给出了明确定义:受欺负者被一个或多个同学或者同龄人有意地、反复地、持续地施以负面行为,造成受害者心理或身体的不舒适或伤害。这里的负面行为,是指有意造成或试图造成对他人的伤害或不适,可以以身体接触、言语或其他如做鬼脸或威胁的手势、有意地从团体中进行排斥等方式进行。目前广泛应用的欺负行为的定义是:力量相对较强的一方在未受激惹的情况下对较弱的一方重复进行生理或心理攻击,使受害者长期成为骚扰和侮辱对象的行为。因而,欺负行为具有未受激惹性、以伤害他人为目的、重复发生性、双方生理或心理力量上的不平衡性的特征,应与其他青少年的危险行为有所区分。

欺负行为可以分为直接欺负和间接欺负两大类。

1. 直接欺负　直接欺负包括直接身体欺负和直接言语欺负。直接身体欺负包括踢、抓、咬、推搡受欺负者,以及勒索、抢夺、破坏其物品等身体动作行为,在男生中的发生率显著高于女生,且因其常常造成身体伤害和物品损坏而易受到家长和老师的关注。直接言语欺负指辱骂、讥讽、嘲笑受欺负者的言语行为,也是最为普遍的欺负方式。

2. 间接欺负　间接欺负指欺负者借助于第三方实施的精神欺负行为,如通过人际关系网络孤立、冷落受欺负者,背后散布谣言等。此类欺负行为在女生中的发生率较高,且因发生形式隐蔽,不易被家长、老师及研究者发现。随着互联网和电子通信工具的发展,网络欺负(cyber bullying)也开始受到研究者的关注。网络欺负是指个体或者群体使用电子信息交流方式,多次重复性地对不容易保护自己的个体实施的攻击行为。网络欺负由于其隐蔽性和匿名性,不容易被察觉,但同样会对健康发展造成很大伤害。

二、流行现状和特征

(一) 校园暴力

近年来,全球校园暴力呈现以下流行特征:

- 每年死于他杀的学龄儿童青少年约占 5~19 岁人群总数的 1%,直接死于校园暴力的比例有持续上升趋势。校园暴力致命伤的 42% 发生在学校建筑内,31% 发生在校园中,10% 发生于上下学途中,15% 发生于校外。教室、走道、厕所、上下学路上是暴力的多发地点,校外地点由于是学校安全管理的薄弱环节,事件的恶性程度较高。
- 校园暴力结果情况符合"冰山"规律,死亡、伤残、受伤之比为 1∶25∶1 020,可见校园暴力的受害者范围之大。
- 各类施暴者中,男性多于女性,男性躯体暴力发生率显著高于女性,这与男生易冲动、做事不冷静、常不考虑后果等特征有关。
- 女生是性暴力的主要受害者,但小学生男生受性侵犯的现象也时有发生。
- 越来越多的国家将言语暴力、性暴力、情感忽视等也纳入校园暴力范畴。
- 与许多人类行为的发展规律不同,校园暴力并不伴随社会文明程度的提高而减少,反而表现为严重化。例如,美国二战前最常见的学生违纪行为是不排队、嚼口香糖、发出噪声等;20 世纪 60 年代后是酗酒、吸毒、少女妊娠等;近年来则频繁发生校园枪击事件。美国 2007 年发生的弗吉尼亚理工大学枪击案导致 33 人死亡;2012 年 12 月美国康涅狄格州某小学的枪击惨案导致 28 人死亡,其中 20 人是儿童。

近年来,我国媒体报道的极端校园暴力事件也屡见不鲜,校园暴力的施暴者明显低龄化。受影视作品影响,暴力活动呈现团伙化、规模化、组织化趋势,暴力事件的复杂性及恶性程度逐渐上升,令人担忧。每年非正常死亡的学生人数约 1.6 万,死于躯体暴力的比例有逐步上升趋势。据调查,每年因躯体暴力事件受害的中学生在 35% 左右,处于世界中等水平。另外,言语暴力、情感虐待等现象常常被忽视,导致学生不安全感现象十分普遍。

(二) 校园欺负

校园欺负是普遍存在于各国的儿童青少年行为问题。不管是男生还是女生,都报告有欺负行为,且在小学和初中时期达到顶峰。

1993 年,Dan Olweus 教授对瑞典 60 所学校的 17 000 名 3～9 年级中小学生进行了问卷调查,发现有 18% 的学生报告受过欺负。美国 2005 年的调查显示,有 29.9% 的学生卷入了校园欺负,13% 为欺负者,10.6% 为受欺负者,6.3% 既是欺负者又是受欺负者。巴西 2013 年的调查显示,22.9% 的学生报告经常卷入校园欺负,欺负者、受欺负者、既欺负别人又受人欺负者的比例分别为 7.6%、5.7% 和 9.6%。

在我国,中小学校园内的欺负行为也不少见。2002 年,张文新等在国内率先利用修订的 Olweus 欺负问卷调查了 9 205 名城乡儿童,发现小学生中受欺负者占 22.2%,欺负者占 6.2%;初中生中受欺负者和欺负者分别占 13.4% 和 4.2%;总体上欺负问题的报告率随年级升高而下降,但欺负他人的行为在初中阶段具有稳定性。2004～2005 年,我国 18 省 17 万余名城市青少年学生的健康行为调查结果显示,欺负行为在我国中学生中普遍存在,有 66.1% 的男生和 48.8% 的女生报告在过去 30 天内遭受过 1 种及以上欺负,8.1% 的男生和 2.9% 的女生报告同时遭受 4 种及以上欺负;其中恶意取笑是最常见的欺负形式。

三、健康危害

校园暴力和欺负行为无论对受害者、施加者、还是旁观者,甚至校园氛围和社会环境都会产生极大的危害。

1. 对受害者的危害　躯体损伤、残疾甚至死亡是校园暴力最显而易见的后果。而暴力和欺负导致的心理伤害往往更为持久。严重的暴力伤害可导致心理"创伤后应激障碍"(PTSD),表现为易怒、焦虑、沮丧、学习效率低下、拒绝上学、行为怪癖等,受害者常因无法承受压力而发生自伤甚至自杀行为。

校园欺负行为在一定程度上会造成受欺负者的心理压力和痛苦体验。经常受到欺负的话,容易导致恐惧、不安、焦虑、抑郁等症状,若不能得到及时有效的心理疏导,久而久之可能会发展成情绪障碍、抑郁症、焦虑症、社交恐惧等,甚至在自卑绝望或情绪失控的情况下出现自杀意念和自杀行为。受欺负的孩子也容易因为恐惧而厌学、逃学和辍学。另外,长期受到欺负或暴力伤害的儿童青少年在缺乏有效解决策略的情境下,较易做出极端报复行为。

2. 对暴力施加者、欺负者的危害　国外的队列研究证实,有暴力行为的儿童青少年在日后进行暴力犯罪的可能性明显高于其他人。儿童时期的欺负行为也是日后青少年犯罪、反社会行为甚至成年后暴力犯罪的重要预测因素。低年级阶段的欺负是以后高年级暴力行为的先兆,且欺负者更可能受其他攻击性孩子的诱惑而参与团伙犯罪活动。

3. 对旁观者的危害　目睹校园暴力和校园欺负的学生也会受到负面影响。大多数旁观者看到欺负行为是不愉快的,甚至是极度忧伤的。他们会经常紧张焦虑,担心自己成为下一个受欺负的目标,从而难以将注意力集中于学业。

4. 对校园氛围、社会环境的危害　校园暴力和校园欺负行为营造了令人担惊受怕、充满不安全感的校园环境,严重影响校园氛围。校园暴力的影响则更为明显和广泛,会破坏教学秩序,危害师生安全,使学生和家长对学校产生不信任感。在美国,家长为躲避校园暴力,宁愿节衣缩食,把孩子送到学费高昂的私立学校。频繁发生的校园欺负行为也会影响学校的声誉,甚至改变家长和学生的入校选择。当然,频繁发生的校园暴力事件会导致卷入者生活质量降低,从而增大社会福利负担,降低劳动生产率,严重破坏社会的安定和谐。

四、预防和干预

"社会生态学理论"是目前最为适宜的理论模式,用来设计各种预防和干预校园暴力及校园欺负的策略措施。根据这一理论,可以采取以下策略措施。

1. 建立"学校-家庭-社会"三联屏障　学校、家庭、社会共同行动,密切配合,以预防和控制心理-社会病因为主。表8-4列出了各方的应承担的职责。

表8-4　各方应承担的职责

学校	家庭	社会
1. 加强校园安全管理,组织专人维护校园治安。 2. 开设心理辅导,帮助学生排解各类心理问题和不良情绪,提高承压能力。 3. 加强师德教育,提高教师素质,做到教书育人、服务育人。 4. 组织丰富多彩的课余活动,将学生从不良娱乐场所吸引回来。 5. 摆脱应试教育阴影,给所有学生提供受关注、被接纳的机会。	1. 提高家长素质,消除家庭暴力,减少对孩子的负面刺激。 2. 营造温馨的家庭环境,父母和子女充分沟通。 3. 对孩子进行品德教育,在生活中逐步培养孩子宽容、理解的品质,正确处理与他人的矛盾纠纷。 4. 发现孩子与他人有矛盾时,帮助其通过正常、理性的渠道解决,不护短,不推波助澜。	1. 加强枪支弹药、酒精、违禁药物等的管理。 2. 加强对校园周边网吧、歌舞厅等青少年易聚集商业场所的管理。 3. 推广积极向上的社区活动,减少暴力隐患。 4. 联合社会团体,坚决抵制渲染暴力、色情的影视作品,并以青少年易于接受的方式劝导青少年远离这类作品。

2. 纳入青少年健康危险行为监测和干预体系　暴力和欺负行为常常与其他青少年健康危险行为之间存在密切关联,可相互作为预测因子,许多危险行为具有个体多发性和群体集聚性。例如,男生酗酒、逃学、打架、携带打斗用具,女生人际关系差、低自尊、成绩不良、焦虑等,都与校园暴力行为高度相关。美国的研究发现,携带枪支刀具上学的青少年80%以上曾有过醉酒行为,60%曾吸过毒,84%曾在校内外打过人,其中多数人有强烈的"以暴对暴"动机。

因此,应把校园暴力和欺负行为纳入青少年健康危险行为监测体系,通过多种形式的生活技能教育和其他学校健康促进干预方案,培养青少年健康生活方式,教育青少年运用法律途径保护自身权利,不要以暴制暴,但也不能屈从于暴力。对个别屡教不改者,尤其是躲在事件背后的教唆犯、帮派老大等,应加大打击力度。

3. 及早发现和消除隐患　家长、学校老师或者其他成年人应提高警觉,及时发现校园暴力的早期信号,例如:过去有暴力违纪史的同学,此时重现类似异常情绪,表现出异常的社交障碍、孤立、拒绝、受迫害感等;无法控制愤怒情绪,在涂鸦中描绘暴力;对一些小事反应异常强烈;破坏财物,寻找武器等;或者学习效率和学习成绩急剧下降。对这些表现,要及时进行耐心疏导,针对原因提供指向性干预,以有效化解危机。

对于学生的各种欺负行为,也要及时发现,正确对待。

(1) 帮助受欺负者。成年人要重视欺负问题,及时发现孩子受欺负,鼓励孩子说出心中的感受,引导孩子冷静分析受欺负的原因,询问孩子是否有可以改变现状的建议;严肃看待孩子的负面情绪(如自杀言论等);帮助受欺负者建立自信自尊,例如,培养新的兴趣,自我鼓励"我是最棒的",家长、老师的赞美;帮助受害者正确面对欺负者,例如,说话语气坚定,表达自己的反对态度,面对挑衅充耳不闻,寻求大人的帮助。

(2) 帮助欺负者。不要随便给欺负者贴上"坏孩子"的标签,询问原因,解释欺负行为对受欺负者造成的伤害,引导孩子的同情心,引导孩子发泄情绪的正确途径,从孩子身上寻找好的表现并给予奖励,帮助孩子结交"好"朋友,给予孩子应有的关注。

(3) 帮助旁观者。也应培养众多的欺负事件旁观者一些应对能力,包括如何判别是非,及时寻求成年人帮助,用适当的方式阻止欺负行为,安慰受欺负者,劝告欺负者。

4. 及时启动学校应急机制 暴力事件发生后立即行动,学校应采取有效的措施,力争将伤害和损失降低到最低限度。例如:①及时引导并确保学生远离危险场景,及时进行急救和治疗;②从公安部门获得支援,落实危机干预责任;③正确处理惨案余波,帮助学生消除恐惧反应,帮助受害者寻求司法等后续援助;④引导师生以积极的态度接纳改造教育后的曾施暴者回校,实现社会回归。

(张　喆,史慧静)

第五节 运动伤害

一、定义和分类

人体运动既包含了肌肉的收缩活动,又有心智的活动。有别于日常生活中一般性的身体伤害,运动伤害是特指人体在各种不同的身体活动前提下所产生的身体伤害,是由于一次或多次的内发性或外加性作用力,对活体组织所造成的破坏结果。例如,运动时踝关节外侧韧带扭伤、肢体被钝物挫伤或撞伤、短跑选手肌肉拉伤等,都是大家相当熟知的运动伤害。但是,这些伤害并不只限于在运动时才会发生,而且在诊断和治疗时并没有什么特别的不同,只要有适当的处理就会获得极佳的治疗效果。相反,有一些由于运动技巧错误或训练不当所造成的特殊伤害,如"网球肘"、"投手肩"、"跳跃膝"与"胫腔隙症候群"等,往往需要运动伤害专家的鉴定,才能得到正确的诊断,获得较佳的治疗效果。

一般来说,运动伤害可分为急性和慢性两种。

1. 急性运动伤害 短时间内发生的一次内发性或外因性的刺激,使组织器官破坏的现象。通常有下面几种损伤类型。

(1) 肌肉拉伤(strain)。肌肉在一次性的强大收缩作用下,或者不正常的肌肉协调、活动,而形成的肌肉受伤情形。最常见的是大腿肌肉拉伤。依受伤的程度可分为轻度、中度与重度。

(2) 韧带扭伤(sprain)。韧带在单一次的关节过度伸展下,形成韧带受伤的情形,最常见的是踝关节外侧韧带扭伤。依受伤的程度亦可分为一度、二度、三度共3级。

(3) 挫伤或撞伤(contusion)。皮下组织受钝力性撞击所造成的创伤,最常见的是被球(棒球)击中身体。在受伤后会造成微血管破裂出血以及组织伤害,使组织液流出,因而形成水肿的现象。

(4) 骨折(fracture)。骨骼经由外力的冲击而折断或是由于疲劳或训练过度时亦易发生,可分为闭锁性和开放性骨折。

(5) 关节脱臼(dislocation)。关节脱臼是指骨骼关节面被迫移位、关节囊破裂、关节韧带过度伸展或断裂。

(6) 开放型的擦伤、裂伤、创伤等。

2. 慢性运动伤害 累积多次微小伤害的身体病态现象。受伤者往往无法肯定何时何地发生的,但最后都因影响到运动表现而被发现。

(1) 慢性肌腱炎或骨膜肌腱炎(tendinitis)。肌肉(肌腱)反复过度的使用之下,造成肌腱连续性的轻度受伤，使得肌腱产生慢性发炎的现象，称为慢性肌腱炎。"网球肘"，即是指网球选手肘关节外上髁处的慢性肌腱炎。

（2）肌腱腱鞘炎（tenosynovitis）。慢性的肌腱腱鞘炎起因肌腱长期的反复过度使用，造成摩擦性伤害，或是急性的肌腱过度使用未完全治好，而继续运动，造成反复性发作。

（3）化骨性肌炎（myositis ossificans）。对训练不足或已受伤的肌肉，施以繁重的运动负荷，使得肌肉因受伤而产生病变的发炎现象。

（4）关节炎（arthritis）。关节过度负荷或未经适当训练而给予重负荷，使得关节受伤而发生退化性的病变。

（5）滑液囊炎（bursitis）。滑液囊在关节附近扮演缓冲的重要角色，一旦关节过度负荷使用或受伤时，往往会引起滑液囊发炎。

（6）疲劳性骨折（stress fracture）。骨骼在长时间的过度使用下，会在主要的压力点形成压力性骨折现象。

（7）急性伤害处置不当造成的后遗症。某些急性伤害处置不当，可造成运动伤害不易复原，甚至产生恶化或长期的后遗症。

二、常见运动伤害的发生原因

儿童青少年运动伤害的发生，往往是个体因素与环境因素综合作用的结果。认真分析运动伤害的发生原因，将为预防工作提供重要的依据。通常情况下，应特别注意下面这些情况下发生的学校运动伤害。

（1）训练水平低，学生没掌握动作要领。

（2）现场组织工作不到位，安全保护措施不力。

（3）事先未检查场地设备，缺乏必要的防护设备。

（4）学生生理和心理状态不佳。

（5）气候环境条件不良。

（6）准备活动不足。

（7）教师对学生过高的、不切实际的技术要求。

三、学校运动伤害的预防和控制

1. 预防措施　为了让学生能够在安全的环境中愉快地开展体育活动，减少学校场所内的运动伤害事故，非常有必要积极采取有效的预防措施，具体包括以下6个方面。

首先，体育课安排的教学内容必须和学生身心发展特点相符，切不可超出教学大纲的规定和要求。

第二，教师在教学过程中必须给以正确指导，由易到难，循序渐进地让学生掌握动作要领，切勿操之过急，急于求成。

第三，学校体育课涉及的设施、器材和设备一定要符合规范和安全标准，要勤检查，对腐朽的设施要及时拆除，陈旧老化的设施要及时维修，活动器材要安放得当。

第四，体育教师必须有很强的工作责任心。体育课上教师本人不仅要始终在场，而且要尽可能地把学生的活动安排在自己的视野之内，以便随时排除事故的隐患。

第五，建立学生健康档案，做好体育医务监督。发现学生有以下疾病或症状，禁止参加剧烈运动或比赛：①体温增高的急性疾病；②各种内脏疾病（心、肺、肝、肾和胃肠疾病）的急性阶段;③凡是有出血倾向的疾病,如肺及支气管咯血,鼻出血,伤后不久而有出血危险,消化道出血后不久等;④恶性肿瘤;⑤传染病及慢性疾病,如乙肝等。另外,对于患有心脏病、高血压等疾病的学生,禁止其参加长跑等长时间剧烈运动的项目锻炼。

第六,要教给学生自我保护和科学锻炼身体的知识和方法,帮助学生树立安全意识、自我保护意识和互相保护意识。要教育学生学会自我监督,随时注意身体功能状况变化,若有不良症状要及时向教师反映情况,采取必要的保健措施,或者参加与自己身体相适应的锻炼活动。

2. 运动伤害的处置　除轻度损伤外,有相当部分的运动伤害都需要及时就医诊治。作为学校卫生保健人员和体育教师,最为重要的是掌握送医治疗前、运送途中的应急处置,如现场心肺复苏、止血包扎、骨折后的临时固定、正确的搬运和保护等技术。

2002年9月1日,教育部颁布了《学生伤害事故处理办法》,对学生在校期间所发生的人身伤害事故的预防与处理作出了具体规范。其中,对学校体育课、体育课外活动、体育比赛或运动会中如何预防运动伤害也进行了明确的规定。该《办法》将有力地促进学校提高自身的责任观念和预防意识,促进学校、教育行政部门加强对学生人身安全的保护;将有利于在校学生人身伤害事故的妥善、正确处理,维护学生和学校的合法权益;将建立起良好的法制环境和制度框架,为学校适应实施素质教育的要求,开展多种形式的活动,促进学生身心的全面发展,创造必要的外部条件和有力的保障机制。

扩展阅读:踝关节扭伤

踝关节扭伤必须注意它是否合并骨折、脱臼或其他肌腱等组织受伤,在处理上有所不同。单纯韧带扭伤可以分为3级:

- 一度韧带扭伤:较轻的外力造成,只有少数韧带纤维受伤,受伤时只在局部出现轻微的肿痛或淤血,韧带的功能及强度不受影响,一般在一两周内会痊愈。
- 二度韧带扭伤:关节受到较强的外力扭转,整条韧带中有较多的纤维受伤,有较明显及持续较久的肿痛淤血,受伤时韧带被拉长,其后韧带的功能及强度都会减弱,复原必须较长的时间。
- 三度韧带扭伤:关节受到巨大的外力,造成至少一条韧带断裂。明显的肿胀淤血,有不正常的关节松脱或不稳的现象,关节的功能受到严重影响,容易再受伤,退化性关节炎或习惯性脱臼是日后可能的后遗症。

韧带损伤处理原则:

1. 韧带的完全愈合需要6～12周,下肢骨折的愈合通常需要2～3个月。

2. 急性期的处理措施包括保护、休息、冰敷、加压、抬高。第二度的韧带扭伤,最重要的是在韧带尚未愈合之前,给予适当的保护,才不致因愈合不良而使痊愈的时间拉长,或者韧带变长,以致关节较松,容易再受伤。受伤后3～4天,肿胀已达最高峰,不会再继续扩大时,才可以把冰敷停止,改在温水里运动,每天做2～3次,直到肿痛消失为止。不泡水的时候,就要用保护性的器材来限制踝关节的活动,使它不产生内翻或拉紧受伤韧带的动作。

3. 第三度的韧带扭伤,处理原则类似第二度扭伤,但最好用石膏固定,而且固定的时间要延长到6周,并且拿掉石膏之后,还应继续使用保护器材6周。总共要保护12周,才能使韧带的功能与强度恢复。完全恢复到受伤之前的最大强度,差不多都在受伤后的3～6个月之间,并且需要一段时间的物理治疗,来改善关节的活动度及加强肌力。

4. 对于一般民众而言,扭到脚踝可能只要休息1～2周就好了,这常常是因为受伤的程度较轻(第一度韧带扭伤),同时能够真正地休息,复原后也不会马上就进行激烈的运动;但运动员往往受伤的程度较严重,复原后关节的功能需求也远超过一般大众,因此在处理时就必须小心从事,以免留下长期的后遗症。

(陆大江)

【思 考 题】

1. 伤害的定义和分类有哪些? 以交通伤害为例,设计儿童青少年伤害的综合预防和控制策略措施。
2. 针对青少年自杀问题,可以采取怎样的预防和干预措施?
3. 如何从个体、家庭、社会干预层面,防止儿童虐待和忽视?
4. 校园欺负会给儿童青少年、学校和社会带来怎样的危害?
5. 如何预防校园运动伤害?

第九章
学校健康教育

第一节　学校健康教育的意义和目标

一、学校健康教育的意义

学校健康教育(school health education)是根据一定的社会要求、条件和规范,在学校阶段,通过各种教育手段所进行的有目的、有计划、有评价和有针对性的健康教育活动,培养学生的健康意识与公共卫生意识,掌握必要的健康知识和技能,促进学生自觉地采纳和保持有益于健康的行为和生活方式,减少或消除影响健康的危险因素,为一生的健康奠定坚实的基础。

在学校场所开展健康教育具有悠久的历史,是现代健康教育的起源。直至现在,各国仍然都在致力于通过多种方法加强从幼儿园到大学的健康教育工作。

学校健康教育的深远意义有以下4个方面。

第一,学龄阶段是行为习惯和健康信念形成的关键时期。处于生命准备期的儿童少年可塑性大、模仿力强。他们在生命早期形成的卫生习惯和生活方式,对他们一生中的其他发展阶段的行为方式产生深远的影响。全面系统地向他们传播健康知识和生活技能,可以帮助他们建立健康的生活方式,可以使他们终身受益。

第二,健康与学习相互依赖。拥有健康的身体有助于提高学习效率;而文化知识学习对于提高维护自身健康的能力也至关重要。

第三,有助于移风易俗。当前的儿童青少年在家庭中往往具有一定的地位,尤其是独生子女家庭。学生可以把在学校所学到的健康知识带到家庭、带到社区,甚至带到他们未来的小家庭。这样,无疑就促进了家庭的自我保健及卫生工作,形成讲卫生、促健康的社会风尚。

第四,学校是接受系统科学文化知识的场所,故而可以结合基础教育普及卫生知识;学校的教学活动也使健康教育课程比较容易实行,因而学校课堂是进行健康教育的方便场所。

目前我国实行9年制义务教育,在校的大、中、小学生超过3亿,在这样庞大的人群中开展健康教育和健康促进,对于整体提高人民素质和推动整个社会发展具有现实意义。

二、学校健康教育的目标

青少年时期是生理、心理和社会适应发展的重要时期,这一时期培养良好的健康素养

（health literacy），树立健康的行为习惯，对于促进青少年的身心健康发展，预防和控制急慢性病都有着重要意义。学校健康教育要把培养学生的健康意识、提高学生的健康素养作为根本的出发点，把提高卫生知识水平、树立健康信念或态度、采纳并形成健康的行为作为目标。具体地说，学校健康教育有以下5个目标。

1. 提高学生的健康知识水平　　通过课堂内外各种教育方式，向学生传授卫生和健康科学知识是学校健康教育的主要形式，其目的是将学生的行为引向正确的方向。由于儿童本人（甚至家长）缺乏有关合理营养、平衡膳食、有规律的生活作息制度等方面的知识，导致偏食、挑食、睡眠不足等情况普遍存在，在一定程度上影响了儿童少年的生长发育水平，导致儿童体质下降。学校健康教育的首要任务，就是要通过系统的健康基本知识的学习，使学生了解并掌握各种卫生、保健、防病、体育锻炼等知识和手段，以便利用正确的方法有效地维护自身健康。

2. 改善学生对待个人和公共卫生的态度　　学生对待卫生问题的正确态度是通过健康知识的学习及周围人的影响而逐步形成的，一旦形成就难以改变。为此，我们必须抓紧生命早期这一有利时机，启发学生理解良好的行为生活方式是最佳的促进健康方法，使学生牢固树立健康生活意识，树立正确的健康价值观念，以逐步形成良好的个人和公共卫生行为习惯。

3. 培养学生的健康行为和自我保健能力　　这是健康教育的主要目的所在，要使学生产生和形成各种有益于自身、社会和民族的健康行为，抵制各种不健康的行为，增强自我保健能力。指导学生掌握各项健康行为和自我保健技能，比如合理选择食物，进行适宜体育锻炼，正确对待来自社会环境压力，以及防范意外伤害等，自幼培养健康生活技能。

4. 降低常见病的患病率及各种危险因素　　一些儿童青少年常见病，如近视、沙眼、龋齿、蛔虫感染、肝炎、结核、脊柱弯曲异常、贫血和营养不良等，由于对日常的生活和学习影响不大而易被忽略，直到症状加重时才被发现。学校健康教育就应该通过对学龄儿童及时普及各类常见病的有关预防知识，并结合定期的健康体检以期早发现和早矫治，降低患病率。

此外，在青少年学生中预防慢性病已引起广泛的关注。以儿童青少年心血管疾病的危险因素为例，可分为3个方面：①生理性危险因素，如高血脂、血压异常等；②行为危险因素，如不良饮食习惯、吸烟、过度饮酒、缺乏运动等；③心理社会危险因素，如生活改变、恶性生活事件、应激状态、社会冲突等。学校健康教育的目的就是要使学生懂得这些危险因素与疾病的关系，帮助学生从维护自身健康的角度出发，积极地改变那些不利于健康的行为和习惯。

5. 预防各种心理障碍，促进心理健康发展　　心理健康问题也是当前儿童青少年人群中较普遍存在的健康问题。因而，可按照儿童青少年不同年龄阶段的心理发育水平，采用有针对性的教育及训练方法，有计划、有目的地将心理发展知识传授给儿童青少年、教师和家长，培养儿童青少年健康的心理状态、健全的性格和顽强的适应与改善环境的能力。

第二节　学校健康教育内容

一、不同学段学生的健康教育要点概述

根据不同时期幼儿园和中小学校学生的主要健康风险及疾病防控要求，国家和各地方的卫生与教育主管部门多次制定和修订了不同生长发育阶段学生的健康教育基本要求、规范和指导纲要。例如。2008年，为贯彻落实《中共中央国务院关于加强青少年体育增强青少年体

质的意见》(中发〔2007〕7号)对健康教育提出的工作要求,进一步加强学校健康教育工作,培养学生的健康意识与公共卫生意识,掌握健康知识和技能,促进学生养成健康的行为和生活方式,教育部组织有关专家,依据《中国公民健康素养-基本知识与技能(试行)》及新时期学校健康教育的需求,特制定了新的《中小学健康教育指导纲要》。其中规定,中小学健康教育内容包括5个领域:健康行为与生活方式、疾病预防、心理健康、生长发育与青春期保健、安全应急与避险。

目前来说,对于不同学段学生的健康教育内容可以包括以下内容。当然,在具体教育内容的确定过程中,应充分考虑不同学生人群的社会家庭背景、认知水平、文化习俗等多种因素,通过学校及所在地方医疗机构的共同努力,以应对区域内学生的主要健康风险。

1. 学龄前期　注意平衡饮食,保证充足的营养,促进健康生长发育,也要防止热量摄入过多,引起超重和肥胖。养成良好的生活规律和习惯,按时进食、规律作息、刷牙漱口、食前便后洗手、大小便自理等。让照顾孩子的家长、老师、周围成人重视安全教育,防止触电、坠楼、溺水、烧(烫)伤、跌伤、中毒等意外事故。关注早期心理、情感和行为的发育,从小重视感觉器官、运动能力、语言、情感品性和社会适应能力的培育,通过日常生活、游戏、亲子密切接触交往以及幼儿园的活动等重视心理卫生,使儿童逐步认识和了解周围世界,培养自理生活能力,遵守家庭中和幼儿园的一定规律,在周围成人言行的潜移默化中,逐渐从出生时一个生物人培养成为一个社会人。

2. 小学1~2年级　知道个人卫生习惯对健康的影响,初步掌握正确的个人卫生知识;了解保护眼睛和牙齿的知识;知道偏食、挑食对健康的影响,养成良好的饮水、饮食习惯;了解自己的身体,学会自我保护;学会加入同伴群体的技能,能够与人友好相处;了解道路交通和玩耍中的安全常识,掌握一些简单的紧急求助方法;了解环境卫生对个人健康的影响,初步树立维护环境卫生意识。

3. 小学3~4年级　进一步了解保护眼睛、预防近视眼知识,学会合理用眼;了解食品卫生基本知识,初步树立食品卫生意识;了解体育锻炼对健康的作用,初步学会合理安排课外作息时间;初步了解烟草对健康的危害;了解肠道寄生虫病、常见呼吸道传染病和营养不良等疾病的基本知识及预防方法;了解容易导致意外伤害的危险因素,熟悉常见的意外伤害的预防与简单处理方法;了解日常生活中的安全常识,掌握简单的避险与逃生技能;初步了解生命的意义和价值,树立保护生命的意识。

4. 小学5~6年级　了解健康的含义与健康的生活方式,初步形成健康意识;了解营养对促进儿童少年生长发育的意义,树立正确的营养观;了解食品卫生知识,养成良好的饮食卫生习惯;了解烟草对健康的危害,树立吸烟有害健康的意识;了解毒品危害的简单知识,远离毒品危害;掌握常见肠道传染病、虫媒传染病基本知识和预防方法,树立卫生防病意识;了解常见地方病如碘缺乏病、血吸虫病对健康的危害,掌握预防方法;了解青春期生理发育基本知识,初步掌握相关的卫生保健知识;了解日常生活中的安全常识,学会体育锻炼中的自我监护,提高自我保护的能力。

5. 初中阶段　了解生活方式与健康的关系,建立文明、健康的生活方式;进一步了解平衡膳食、合理营养的意义,养成科学、营养的饮食习惯;了解充足睡眠对儿童少年生长发育的重要意义;了解预防食物中毒的基本知识;进一步了解常见传染病预防知识,增强卫生防病能力;了解艾滋病基本知识和预防方法,熟悉毒品预防基本知识,增强抵御毒品和艾滋病的能力;了解青春期心理变化特点,学会保持愉快情绪和增进心理健康;进一步了解青春期发育的基本知识,掌握青春期卫生保健知识和青春期常见生理问题的预防和处理方法;了解什么是性侵害,掌握预防方法和技能;掌握简单的用药安全常识;学会自救互救的基本技能,提高应对突发事件的能力;了解网络使用的利弊,合理利用网络。

6. 高中阶段　了解中国居民膳食指南,了解常见食物的选购知识,进一步了解预防艾滋病基本知识,正确对待艾滋病病毒感染者和患者;学会正确处理人际关系,培养有效的交流能力,掌握缓解压力等基本的心理调适技能;进一步了解青春期保健知识,认识婚前性行为对身心健康的危害,树立健康文明的性观念和性道德。

7. 大学阶段　增进健康知识,增强维护自身健康的责任感和自觉性,提高自我保健、预防疾病的能力;自觉选择健康的生活方式,减少、控制危险因素,促进身心健康,改善生活质量。考虑到大学生已经成人,可以参考《中国公民健康素养—基本知识与技能(试行)》(2008年1月卫生部第3号公告)的内容要求进行健康教育。

二、学校生活技能教育

所谓的生活技能(life skills),并非是指做饭、洗衣、整理内务等生活自理能力或生存能力,而是指个体的心理社会能力(psychosocial competence)。生活技能是有效地处理人际关系,承担社会责任,采取避免伤害自己和他人的行为,做出选择和解决问题的能力;是个体处理危险情况,预防不健康行为的能力;是年轻人所需要的,自信而有能力地对待自己、他人和社会的个人和社会能力。WHO对于生活技能的简单定义是,个体采取适应和积极的行为,有效地处理日常生活中的各种需要和挑战的能力。

1995年,全球学校健康教育专家委员会向世界各国学校卫生界提出开展“健康促进学校”的倡议时就明确提出:“学校必须让各年龄段青少年学习重要的健康知识和生活技能。以生活技能为基础的健康教育,不仅应该具有针对性、有重点,而且应当是积极、全面、完整的。”因而,个人健康生活技能是学校健康促进的重要工作范畴。

学校生活技能教育的内容包括以下10种(或5对)能力的培养。通过生活技能教育,提高心理素质,使儿童青少年具有良好的行为准备,进而建立健康的行为。

1. 自知力(self-awareness)　对自我的认识能力。例如,自己的性格特征中有哪些是积极的,哪些是消极的;自己在情绪和意志方面,有哪些优点和缺点;哪些东西是自己爱好的,哪些则令自己厌恶。青少年处于自我意识发展的转折阶段,需要不断改进自我评价能力。通过训练使自知力得到提高后,就能更有效地处理各种可引起自己紧张或精神压力的状况和原因。因此,自知力是促进青少年相互之间有效交流、处理人际关系、发展同理能力的重要先决条件。

2. 同理能力(empathy)　与自我认识能力成对。人际交往过程中,能够体会他人的情绪和想法、理解他人的立场和感受,并站在他人的角度思考和处理问题。具有这种能力的青少年能做到:①设身处地为别人着想,即使他本人对那种生活和环境并不熟悉和理解。②能容忍他人的无意冒犯。③不歧视艾滋病患者、吸毒者、精神病患者、暗娼等。因此,同理能力对适应社会、促进社会的安定团结,有重要意义。

3. 有效的交流能力(effective communication)　交流,指的是我们能用语言的和非语言的方式进行表达。这种交流是否“有效”,取决于两大因素:第一,表达的内容可以是自己的观点和愿望,也可以是害怕、担心和忧虑,这样,青少年就能够在需要时取得别人的建议和帮助;第二,表达的方式应符合我们的文化背景和现场情景,能得到别人的理解和同情。

4. 人际关系能力(interpersonal relationship)　与有效交流能力成对。良好的人际关系,是指青少年能以主动、积极的方式与人交往。例如,怎样和别人建立和保持友好关系,这对确保自己的心理-社会完满状态十分重要;怎样与老师、同学相互沟通,和睦共处,这是获得社会支持、改善学习环境的重要途径;怎样消除和家长间的"代沟",这有利于消除不良环境刺激,促进身心健康。另外,良好的人际关系还表现在,能够巧妙地断绝与别人的关系,在适当的时机断绝和某些人的来往,这也是一种必需的人际关系技能。

5. 处理情绪能力(coping with emotions) 这种能力包括:①对自身和他人的情绪有充分的认知;②意识到良好的情绪能促进健康行为发展,不良的情绪会严重损害健康,甚至引起心身性疾病;③当产生愤怒、悲痛、懊丧等强烈情绪时,能适当克制和疏泄。

6. 缓解压力的能力(coping with stress) 与处理情绪能力成对。主要表现在:①能认识到导致自己产生心理压力的生活紧张事件,压力的表现和危害。②能采取适当的行动,如改变生活环境或生活方式,学会如何放松,将心理压力对健康的不利影响减少到最低限度。处理情绪和缓解紧张的能力相结合,对促进青少年情绪健康,避免不良情绪对身心的有害影响有重要作用。

7. 创造性思维能力(creative thinking) 思维活动的创造意识和创新精神,不墨守成规,奇异、求变,创造性地提出问题和创造性地解决问题。在训练过程中,可以引导学生面对问题,撇开以往经验的束缚,也不依赖成人提供的模式、套路,积极探索新的可能选择;然后自己去衡量,如果选择了这种解决方法,可能出现什么后果和影响。有创造性思维能力的青少年,能通过自己的思考明白为什么要这样做,做了有什么好处。

8. 批判性思维能力(critical thinking) 与创造性思维能力成对。在训练过程中,引导青少年用一种批判的态度来分析已获得的信息和以往的经验。批判性思维不是提倡虚无主义,事事怀疑,而是让青少年客观地分析,有哪些态度、价值观在影响自己的行为。批判性思维和创造性思维相结合,对青少年学生健康行为的建立起十分重要的作用。

9. 决策能力(decision making) 当学生在日常生活中,需要面对健康方面的问题时,能够作出正确的决定。只有在对不同的选择和不同的结果进行评价后,才能作出自己的抉择,用积极的方式去解决问题。

10. 解决问题的能力(problem solving) 与决策能力成对。这一技能可通过以下四个系列性步骤来获得:①确定自己面临着什么问题;②考虑一下,我能用哪些方法解决这一问题;③权衡一下,所有这些方法中,每种方法的利弊;④从中选出最合适的方法,制订计划,落实具体措施。通过这一能力的训练过程,学生能明显减少依赖性,学会自己作出决定,切实处理日常生活问题。

学校生活技能教育的教学方式不是以教师台上讲、学生台下听为主,而是要求教师通过组织各种活动,调动学生的积极性,使他们主动参与到互动式的教学过程中。因而,教学形式可以包括头脑风暴、小组讨论、游戏、角色扮演、案例分析、图画、歌曲等等。这些活跃的教学方式寓教于乐,帮助学生开阔思路,使每人都有机会表达自己的意见,有益于激发学生的学习兴趣,使他们掌握生活技能。

三、学校性与生殖健康教育

(一) 学校青春期(性)教育

学校青春期(性)教育是指在在校学生中,有组织、有目标,依据有关要求所开展的青春期生长发育相关内容的教育活动。开展青春期健康教育具有重要意义,有利于青少年在成长过程中建立起男女平等、尊老爱幼的理念;也有助于青少年掌握正确的生活技能,避免性问题上的偏歧,减少罹患性病/艾滋病、生殖器官的感染和非意愿性妊娠等风险,对家庭的和谐、社会的稳定显现出重要的作用。

1. 学校青春期性教育的基本原则

(1) 青春期性发育相关知识教育的同时应强调性道德。

(2) 灵活运用教学方式,最好要有实例,避免空洞,鼓励学生积极参与互动和讨论。

(3) 循序渐进地开展课堂集体教育的同时,应考虑开设个性化的心理咨询、个别辅导和谈心等活动。

(4) 需要学校、家庭和社会共同参与。

2. 学校青春期性教育的内容

(1) 青春期性生理。建议讲授:人类青春期性生理发育特点,青春期卫生保健行为习惯,以及新生命的诞生与中止等。例如,男女外生殖器官的解剖和生理功能,卫生保健知识和常见生理现象(包括遗精、手淫、月经周期、乳房保健、经前紧张综合征、闭经、月经失调等)。

(2) 青春期性心理。建议讲授:青少年性心理发育特征,性别角色一般观点与讨论,性心理发展阶段(疏远异性期、爱慕异性期、两性初恋期),婚姻的构成规律,性心理现象(性梦、性幻想、同性恋等),心理困扰个案剖析与辅导(如恋物癖、露阴癖、性洁癖等)。

(3) 性伦理和性道德。建议讲授:性与性文化关系,传播媒体与青春期性教育,少年少女的交往和引导等。

(4) 青春期性保护。建议讲授:预防性骚扰和性侵犯的个体自我保护与应对,避孕和终止妊娠,预防和应对异常性行为等。

当然,学校也可以通过家校联系平台,向学生家长传递青春期性教育的方法和技巧,包括青春期身心发育的一般特点,如何主动给孩子讲解性知识,如何回答孩子提出的性问题,如何应对孩子出现的“早恋”现象等。

(二) 学校预防艾滋病健康教育

1. 学校开展预防艾滋病健康教育的必要性　艾滋病(acquired immunodeficiency syndrome，AIDS)是以艾滋病病毒(human immunodeficiency virus，HIV)为病原体,通过血液、性接触、母-婴这三大途径传播的重大传染病。自从 1981 年世界首例艾滋病在美国报告以来,它以惊人的速度在全球流行蔓延,已经成为世界上仅次于心脏病、脑卒中和急性下呼吸道疾病感染之后的第四个主要死亡原因。中国卫生部发布的艾滋病疫情数据显示,截至 2012 年 10 月底,全国累计报告艾滋病病毒感染者和病人 49 万多例。艾滋病是一个健康问题,更是一个重大的社会问题,每个人都可能成为其直接的和(或)间接的受害者。

我国目前的艾滋病流行已经进入了快速增长期,发病和死亡都开始出现高峰。在一些地区,艾滋病的流行危险因素广泛存在,艾滋病正从高危人群向一般人群传播扩散。据原卫生部、联合国艾滋病规划署、世界卫生组织联合发布的《中国艾滋病疫情估计的报告》,2006 年至 2011 年 9 月,每年新检测发现的 HIV 感染者、患者中,职业报告为“学生”的,呈现逐年上升趋势,从 2006 年的 0.96% 升至 2011 年的 1.64%;感染的学生,经同性性传播的比例从 2006 年的 8% 升至 2011 年的 55.5%;经异性性传播的比例从 4% 升至 19.3%。可见,广大青少年正成为艾滋病的易感人群。

由于人类迄今为止还没有一种能根治该病的药物,也没有可用于对群体进行预防的疫苗,因此利用健康教育来做好自身的预防成为防控艾滋病流行的当务之急。联合国教科文组织指出,"在无特效治疗及预防疫苗的情况下,开展以学校健康教育为中心的全民健康宣教,是预防艾滋病蔓延的最有效手段"。通过学校场所的艾滋病预防健康教育,使广大青少年学生掌握必要的知识,培养其自尊、尊重他人、正确决策等技能,由他们把相关知识传播给家人和社区成员,而他们正是全社会中有效抵御艾滋病蔓延最有生气的力量。

2. 学校预防艾滋病健康教育的主要内容　根据教育部《中小学生预防艾滋病专题教育大纲》(2007年)的规定,学校艾滋病预防教育的总目标是:通过专题教育,使学生了解艾滋病预防相关知识,培养健康生活方式,增强自我保护意识和抵御艾滋病侵袭的能力。

为落实国务院颁布的《中国遏止与防治艾滋病行动计划(2006～2010)》,进一步加强学校艾滋病预防教育,卫生部、教育部联合组织专家整理编撰了《青少年预防艾滋病基本知识》,并确定了10项关键知识点:①艾滋病是由HIV引起的严重传染病;②HIV感染者无法从外表可辨认,但有传染性;③HIV通过性接触、血液、母-婴3种途径来传播;④HIV不会通过日常生活和一般接触传播;⑤若采取必要的措施,HIV经性接触感染的危险是可以降低和避免的;⑥拒绝毒品,预防经注射毒品传播艾滋病;⑦避免不安全注射或输血,预防HIV经血传播;⑧进行艾滋病咨询和检测,可及时了解是否感染HIV;⑨HIV感染者和AIDS患者都是疾病的受害者,应得到理解和关心;⑩青少年要主动学习艾滋病预防知识,并将自己掌握的知识告诉家人和朋友。

在开展学校艾滋病健康教育的同时,应根据《艾滋病防治条例》,确保"反对歧视,提供关爱",即HIV感染者、AIDS患者及其家属不受歧视,他们依法享受公民权和社会福利,有权享受"四免一关怀"(包括免费检测、免费治疗等)。

另外,学校也应将预防艾滋病教育与禁毒教育相结合,培养学生健康的生活情趣,建立毒品预防意识和社会责任感,掌握一些自我保护方法,做"珍爱生命、拒绝毒品"的人。

四、学校心理健康教育

(一) 学校心理健康教育的目标

根据教育部2012年修订的《中小学心理健康教育指导纲要》,中小学校心理健康教育的总目标是:提高全体学生的心理素质,培养他们积极乐观、健康向上的心理品质,充分开发心理潜能,促进身心和谐可持续发展,为他们健康成长和幸福生活奠定基础。具体可以包括:①使学生学会学习和生活,正确认识自我,提高自主自助和自我教育能力,增强调控情绪、承受挫折、适应环境的能力,培养学生健全的人格和良好的个性心理品质;②对有心理困扰或心理问题的学生,进行科学有效的心理辅导,及时给予必要的危机干预,提高其心理健康水平。

(二) 中小学心理健康教育的基本内容

学校心理健康教育的基本内容:普及心理健康知识,树立心理健康意识,了解心理调节方法,认识心理异常现象,掌握心理保健常识和技能。其重点是认识自我、学会学习、人际交往、情绪调适、升学择业以及生活和社会适应等方面的内容。

具体内容应从不同地区的社会发展实际和学生身心发展特点出发,循序渐进地设置分学段的教育内容,通过集体心理健康教育课程、个别心理辅导等多种形式和活动开展。

1. 小学低年级

(1) 基本要求:帮助学生适应新的环境、新的集体、新的学习生活与感受学习知识的乐趣;乐于与老师、同学交往,在谦让、友善的交往中体验友情。

(2) 高级要求:提高对校园生活的适应能力,培养开朗、合群、乐学、自助的独立人格;学会克服孤独和依赖心理,以及由学习与环境的不适应带来的困惑和交往障碍;认识生活中出现的种种不良情绪表现,学会正确看待自己的情绪表现。

2. 小学中、高年级

(1) 基本要求:帮助学生在学习生活中体会解决困难的快乐,调整学习心态,提高学习兴趣与自信心,正确对待自己的学习成绩,克服厌学心理,体验学习成功的乐趣,培养面临毕业升学的进取态度;培养集体意识,在班级活动中善于与更多的同学交往,健全开朗、合群、乐学、自立的健康人格,培养自主自动参与活动的能力。

(2) 高级要求:培养良好的智力品质;引导学生确立学习目标,掌握正确的学习方法,学习如何有效地利用学习时间;培养正确的竞争意识;促进自我意识发展;了解友谊的意义;懂得同情、关心和力所能及地帮助弱者;初步认识与体验人的生命是可贵的,珍惜生命;养成良好的生活习惯和学习习惯,树立时间观念;学习一些自我调节心理的方法,培养良好的心理品质。

3. 初中年级

(1) 基本要求:帮助学生适应中学的学习环境和学习要求,培养正确的学习观念,发展其学习能力,改善学习方法;把握升学选择的方向;了解自己,学会克服青春期的烦恼,逐步学会调节和控制自己的情绪,抑制自己的冲动行为;加强自我认识,客观地评价自己,积极与同学、老师和家长进行有效的沟通;逐步适应生活和社会的各种变化,培养对挫折的耐受能力。

(2) 高级要求:学会倾听和表达,培养良好人际交往能力;能根据自己的学习能力和状况确定合理的学习目标;学习并掌握与异性正常交往的原则。

4. 高中年级

(1) 基本要求:帮助学生具有适应高中学习环境的能力,发展创造性思维,充分开发学习的潜能,在克服困难取得成绩的学习生活中获得情感体验;在了解自己的能力、特长、兴趣和社会就业条件的基础上,确立自己的职业志向,进行职业的选择和准备;正确认识自己的人际关系的状况,正确对待和异性伙伴的交往,建立对他人的积极情感反应和体验。提高承受挫折和应对挫折的能力,形成良好的意志品质。

(2) 高级要求:学会合理宣泄与倾诉的方法,客观看待事物;掌握人际交往中的原则和技巧,学会尊重、理解和关爱他人,能够妥善处理人际交往中的冲突和矛盾,建立良好的人际关系;认识竞争的积极意义;了解考试等特殊时期常见的心理问题与应对;培养积极的生命态度,树立正确的生命观和人生观;学习规划自己的美好人生等。

另外,充分利用校外教育资源开展心理健康教育。学校要加强与基层群众性自治组织、企事业单位、社会团体、公共文化机构、街道社区以及青少年校外活动场所等的联系和合作,组织开展各种有益于中小学生身心健康的文体娱乐活动和心理素质拓展活动,拓宽心理健康教育的途径。

第三节 学校健康教育的实施途径与方法

一、学校健康教育途径和方法概述

健康教育强调尊重、信任和民主,所有参与者彼此信任,相互学习;鼓励各自平等表述观点,鼓励积极参与,充分激发各自的创造性和主动探索性,使大家对学习有责任感、拥有感;教育者与被教育者相互取长补短,彼此分享信息、经历和经验,实现共同提高。在这些理念之下,在学校场所开展健康教育时,应注重使用多种形式,从多种不同的途径传播健康知识和理念。

1. 开设专门的健康教育课程　要充分发挥健康教育作为一门专门学科的优势,为学生提供系统的健康知识与信息,更注重培养、训练健康生活技能。

2. 学科渗透与整合　将健康教育内容融入学校其他相关课程。被整合的内容可以是一些知识要点,以"载体"方式(如解应用题)出现在其他课程;也可用"交叉"方式把健康知识包含在其他学校课程。学校卫生保健教师或健康教育教师参与那些课程的备课和教案准备,根据需要扮演不同的教学角色。

3. 利用多种途径和形式　除课堂教学外,还可与学校其他活动(如安全活动日、运动会、社会实践)结合,将健康教育渗透到学校日常生活中。充分利用学校现有设施、资源和条件,开展健康咨询、不定期专题讲座;利用学校的广播、闭路电视、板报等广泛传播健康信息;鼓励家长参与,与社区开展合作;运用多种多样的传播方式。

4. 教学上注重应用参与式为核心的健康教育方法　现代学校健康教育已实现从传统的课堂教学向参与式为主的教学模式转变。目的是通过这些为学生所喜闻乐见的方式,激发他们的主动参与热情,以探究式替代被动灌输式,让学生在主动参与和探索中学习健康知识、发展并形成健康意识和行为。本节第二大块内容就是着重介绍参与式健康教育方法。

5. 采用以儿童为中心的健康教育方法　以儿童为中心的健康教育(child focused health education)是指以儿童为中心的,用儿童喜闻乐见的方式来进行健康教育的方式。在学校健康促进中,儿童青少年学生不仅可以作为健康促进和健康教育的主体,同时也可以作为积极的倡导者和行动实践者。在学校内实施以儿童为中心的健康教育可以从以下 5 个方面来考虑。

(1) 使用儿童喜闻乐见的教育材料。为了能够引起儿童对于健康知识的兴趣,在学校健康教育的过程中,特别是针对低年级的小学生要避免使用太过于学术和医学的用语,使用简单易懂的语言和简单的图画、模型、实物操作等,都能帮助儿童直观地了解和学习知识。

(2) 使用儿童喜闻乐见的教育方式。除了教学材料外,也可以通过各种形式的教育与教学方式对儿童开展健康教育。例如,举办健康为主题的班会课,让儿童通过诗歌朗诵、小品、情景剧、三句半、歌舞等形式,强化健康知识,也可以在课堂中通过小组讨论、游戏、角色扮演、辨别真伪、知识竞赛等方法来调动儿童的积极参与。

(3) 让儿童自己来挖掘问题。在一些"儿童互助行动"和"儿童主导调研"中,提倡的就是让儿童在健康促进活动中,自己来查找自己所面临的健康问题,自己来挖掘问题产生的原因。这样的方式,不但能从一开始就引发儿童对特定健康问题和现象的关注,也会帮助老师和家长了解孩子们不健康行为的真实原因,更容易对症下药,同时也促使儿童有自我改进和提高的意愿。

(4) 让儿童有机会来实践和倡导健康行为。学习健康的知识只是健康教育的第一步,只有将健康知识转化为日常生活中的行为和习惯才是健康教育的目的所在。例如,在巴基斯坦的某个学校健康促进项目中,高年级的学生担任了健康宣讲员,他们把自己学习到的健康知识传授给社区里没有上学的孩子、自己学校里的同伴和低年级的孩子。

(5) 让儿童之间互相监督。对于个人卫生习惯方面的健康主题,儿童作为小监督员,可以在很大程度上建立正面的榜样力量,对周围同学起到监督作用。利用儿童互相之间的行为督促,既可以减少干预的投入,也可以增进儿童在健康促进活动中的主动性和积极性。

二、参与式的健康教育方法

与传统的、单向的健康宣传不同,参与式的健康教育强调的是所有参与活动的人员(包括主讲人)在一个相互平等的平台,共同发现健康问题,并探讨如何解决这些健康问题的方法。在这个过程中,主讲人扮演的是一个协调员的角色,他调动每位参与者加入到事先设计的健康教育活动中,引导参与者们发现问题、解决问题,并在最后做适当的总结。参与者在学习过程中可以自然地、大胆地阐述自己的经验、见解和困惑,培养自己的自信心和参与意识。

1. 参与式教育的特点 以学习者为中心;强调学生的学习主体作用;强调学生的智力充分发展与知识体系协调;强调学生的内在动力与学习责任感。

2. 参与式教育的优点 使学生有较高的学习兴趣和求知欲;学生的学习独立性增强;学生真正理解知识,自觉掌握技能、技巧;发展学生的智力,发挥教师的创造性、学生的主观能动性;能正确处理好教与学的关系,并正确反映教与学的客观规律。

3. 参与式教学的理念和原则 在传统教育理念中,通常我们习惯说"灌输"这个词,给学生灌输这样或那样的知识和理念。正因为这样,老师们认为学生是没有知识的,是什么也不懂的,而老师是无所不知的。由于这样的教育观念,在教学形式中也就形成了千百年来的"老师讲,学生听"的模式。

参与式教学的基本理念是:对于每一个人来说,都存在"有所知"和"有所不知";只有通过相互渗透,才能将已知传到不知,不知变为所知。因而,参与式教学所采用的教学形式应该是有利于交流和促进思考的形式。

4. 参与式健康教育的活动方式

(1) 小组讨论。较为常用的方法之一,其目的在于创造平等、人人参与、分享的氛围和机会,激发学生们的参与积极性,可促进学生之间、学生与主持人之间的相互交流和学习,启发思维,促使态度的改变;同时也能提高学生的人际交流技能,培养解决问题的能力。小组讨论时,有必要把不同背景、不同经验、不同想法的人分到不同的组里面,开展充分的组内讨论;有时候也需要把小组成员固定,比如团队协作的时候,需要形成良性竞争的局面。可以将全班学生分为若干个小组,每组 6~8 人,选出小组召集人和记录员,围成圆圈而坐,各组有相同或不同的议题,进行短时讨论。

(2) 头脑风暴。鼓励学生在短时间内就某些问题迅速作出应答,以创造参与气氛,引发兴趣和思考,集思广益,提高学习效率。

(3) 角色扮演。角色扮演是一种独特教学方法。通过角色扮演,可以加深印象,巩固记忆,让学生们亲身体验在实际生活或学习中可能遇到的一些有关健康的情景和问题,从而改变学生们的态度、观念和行为,进而培养学生分析和解决问题的能力。值得注意的是,教师要让学生带着问题去观察角色扮演,角色扮演者则要从角色的角度谈他的感受。当然,关于如何看待角色的表演者这个问题,教师要事先和学生约定好,不管学生在角色扮演中扮演怎样不好的角色,扮演完后就不再是扮演的那个角色。

(4) 案例分析。又称个案分析,是用一个真实的故事或虚构的情景为事例,提出一些需要解决的问题,要求学生用学过的知识和技能,进行分析和讨论,提出可行的解决方法。其目的是巩固和强化教学中学过的知识和技能,提高参与性决策、分析和解决问题的能力。要注意的是,选择的案例故事不要太远离学生的生活,可以用图片、讲故事,或从学生中搜集案例等方法进行案例展示。

（5）示范。通过老师为学生演示一个完整、正规的操作步骤，然后学生在老师的指导下重复完成这一正确操作的全过程，如正确洗手、刷牙、急救措施等，让学生加深对教育内容的理解，掌握相关技能，使教学过程更生动、具体，增加兴趣。

（6）游戏和活动。采用一些游戏活动，配合一些可改善视、听觉的艺术手段（如音乐、戏剧、舞蹈等），提高学生对健康知识和技能的学习兴趣，积极参与，促进思考，调节气氛，寓教于乐。

（7）参观、采访。通过对一些健康教育、健康促进相关项目的实地参观，采访健康服务提供者，使学生获得直接信息，增强对问题的认识和了解，提高交流能力。

总而言之，可以根据健康教育内容和目的的不同，选用多种不同的参与式教育活动方法。

- ◆ 知识培训——小讲课、阅读、小组讨论。
- ◆ 态度培训——小组讨论、现场实习、角色扮演、问题树。
- ◆ 交流技巧培训——角色扮演、现场实习、视频。
- ◆ 操作技能培训——示范、现场实习、视频。
- ◆ 决策技能培训——案例分析、小组讨论、情景分析、角色扮演。

5. 参与式健康教育活动的场地和座位选择　参与式教育对教学场所的要求并不是很严格，但必须满足一个条件——桌椅最好可以随意移动。教室是最常用的，会议室、露天空地也都可以。

座位安排上，健康教育的受众（学生）应该与讲演者（教师）处于平等，围圈而坐，保证让每个人能以较轻松的状态和开放的态度参与进行。

三、儿童互助小组的教育方法

"儿童互助小组"是由英文 child-to-child（CtC）翻译而来，该方法由英国伦敦大学儿童健康与教育的专家们提出并发展的。它是一个通过以儿童为主导的方法来达到健康促进和社区发展的目的。

CtC 的健康教育方法认为，儿童在促进健康方面具有巨大的潜力，相信儿童在相互合作的基础上有能力发现问题、解决问题，并能够把在课堂上学到的知识运用到实际生活中。因此，CtC 的健康教育方法能够帮助儿童主动学习健康相关的知识，并且把他们学到的基本健康信息传播给他们的同伴、兄弟姐妹。同时，CtC 健康教育方法也培养儿童在活动过程中发挥他们的兴趣、专长，能够接受活动中所面临的挑战，培养责任意识，促使他们积极地学习和传播健康知识。

CtC 的健康教育方法是对传统的"以教师为中心，以成人为中心"教育模式和教育理念的挑战。它强调以儿童为中心，鼓励儿童积极主动学习、终身学习和合作学习，更注重学习和生活技能的发展。在 CtC 模式的教育过程中，教师只是作为一个促动者，帮助孩子学会采用批判性思维对他们所面临的健康问题进行思考，帮助他们制订行动计划，继而帮助他们实施和评价行动计划。儿童不仅仅是信息的接纳者，同时也是信息的传播者。儿童通过问题的解决过程，不断生成新的知识、技能、态度和行为，从而鼓励了儿童在学习过程中积极参与、探索、接受挑战、儿童自己主导，并将所学的知识运用到实际生活中。

在实际操作中，CtC 教育模式从儿童的问题开始，强调儿童们自己去发现问题，通过团队合作，讨论他们已经知道的信息，收集他们未知的信息，一起制定解决问题的方案，并进行宣传。一般来说,有以下 6 个工作步骤。

第一步,建立小组合作团队。CtC 健康教育方法可以从一个破冰游戏或团队合作游戏开始。通过游戏,儿童可以掌握团队合作技能,并且为他们提供一个能够建立相互信任、良好沟通技巧、倾听他人观点的平台。

第二步,产生想法。指导老师可以让儿童提出他们比较关注或者面临的一个健康问题,这个问题可以出现在他们的家庭、学校、社区及他们的生活周围。儿童可以和小组成员交流他们的想法,进行讨论。

第三步,选择一个相关的问题。儿童可以对上一步所讨论的问题进行排序,把认为和他们自身最相关、最重要的事情罗列出来。

第四步,寻找问题的相关信息。当儿童已经确定某个主题,接下来就是要了解儿童已经知道的相关信息以及他们还想要了解的信息。可以由儿童来决定他们将怎样收集所需要的信息,如儿童可以访问专家、去图书馆或上网找资料、开展调研等。儿童应该将他们收集到的信息都记录下来,以便在接下来的行动中使用。

第五步,计划和行动。儿童将所有收集到的信息进行罗列,并决定最好的问题解决方法。儿童们可以有各种各样的解决问题的方法,包括亲身参与活动(如捡垃圾或者进行角色扮演)、传播健康信息(如歌曲、宣传折页、喜剧、木偶剧等)。在他们决定了需传播的信息内容,锁定了目标人群,制定好行动计划之后,他们便可以出去开展工作。

第六步,反馈。由儿童自己评估健康教育的整个过程,回顾他们在每一个步骤所参与的活动。这样做的目的主要是给儿童提供一个机会,让儿童能够回顾并体会他们在整个过程中学到了什么技能和技巧,有哪些收获,怎样做会更好,以及该如何将活动持续下去。父母、老师或者社区工作人员可以帮助儿童一起进行 CtC 健康教育项目的评估。

四、同伴健康教育方法

顾名思义,同伴教育(peer education)就是由同伴进行的教育活动。这里,同伴(peer)是指身份相同的人,尤其在年龄、社会、社会等级或社会地位方面的相互等同。教育(education)则关系到发展、培训,或者对既定的人或事物的见解,或者教育带来的知识。同伴教育不仅可以被应用在性和生殖健康教育,还可以被应用在学校健康教育的诸多方面。

1. 同伴健康教育方法的主要特点　主要采用小组讨论、游戏、角色扮演等参与性强和互动性强的方式进行培训。参与者主要是年龄相仿、知识背景、兴趣爱好相近的同伴和朋友。教育培训过程中,侧重于态度的讨论和技能的培训,而不是单方面的知识传授。主持人(或同伴教育者)的角色不是老师,而是话题讨论的引导者,启发大家就共同关心的话题提出建议。主持人要传达正确知识和核心信息,但不应将知识的讲解作为重点。

2. 同伴教育的活动形式　在实际工作中,可以通过以下 3 种形式开展同伴教育活动。

(1) 以同伴教育者的身份出现。围绕具体问题,按计划举办专门的同伴教育者培训活动,有固定的活动和目标。在一个活动小组内,同伴教育者以专门的身份出现。

(2) 非正规的同伴教育。同伴教育在朋友、社会群体和网络中进行,教育者以同伴的身份告诉朋友自己所学到的某些内容或话题,而这些话题往往没有事先的组织或计划,可以从一个特定的话题开始,可以在任何合适的时间和地点(如午餐时间、学校放学后、在朋友家里等)进行讨论。

(3) 校园健康促进同伴教育。在学校中,同伴教育的开展可以看作是小组合作学习的一种方式,它是利用儿童同伴压力的积极因素,对身边的同学进行健康教育的方式,强调的是对那些有影响力和号召力的儿童进行前期培训,这些儿童可以是班级里的班干部、卫生委员或者小组长,使他们掌握一定的健康知识和健康宣传的一些技巧,然后通过他们,利用多种方式向周围的同学传播健康知识。同伴教育活动中,促使大家尽可能地参与到活动中是同伴教育者的重要责任之一。把学生分成几组也是相当有用的,这样可以通过游戏、小组讨论、角色榜样和案例学习等,促进小组成员之间的交流,也可以鼓励羞涩成员的主动参与和与人共享。

五、学校健康教育主题活动

除了健康教育的课程教学活动,学校也可以通过组织开展各种各样的校园健康主题活动,向学生宣传健康的理念,传播健康的知识,最大限度地鼓励学生的参与,增强学生的健康知识和技能。

校园健康主题活动的内容和形式可以丰富多样,如趣味运动会、拔河比赛、广播操比赛、手抄报制作活动、综合实践活动、健康主题日宣传活动等等。

第四节　优化学校健康教育的策略和措施

一、我国关于学校健康教育的法规和政策

1990 年《学校卫生工作条例》经国务院批准正式发布施行,它以法规的形式明确指出:"学校应把健康教育纳入教学计划,普通中、小学必须开设健康教育课,普通高等学校、中等专业学校、技工学校、农业中学、职业中学应当开设健康教育选修课或讲座。"这是新中国成立后第一次从行政法规的角度对学校健康教育课程提出了明确的要求,标志着我国的学校健康教育课程走上了法制化管理的轨道,健康教育课也成为基础教育阶段学校课程体系中的一门独立课程进行建设。在 1993 年 2 月 13 日中共中央和国务院印发的《中国教育改革和发展纲要》中规定:"各级政府要积极创造条件,切实解决师资、经费问题,逐步做到按计划上好体育课与健康教育课。"

1992 年,卫生部、国家教委、全国爱卫会联合颁布《中小学生健康教育基本要求(试行)》,在明确规定学校健康教育的目标、方法、教学内容的同时,提出了在全日制小学和初中学校开设健康教育课的要求,要求那些已经具备师资等条件的省、地、市各级中小学校开设每周至少 1 学时的健康教育课,而尚无条件者,鼓励可由不定期的健康教育讲座逐步过渡到定期的健康教育课。1994 年颁发的《全日制小学、初级中学课程(教学)计划》中也明确规定:应在"科技文体活动"中安排每周 0.5 课时用于健康教育。2008 年,教育部印发的《中小学健康教育指导纲要》也要求学校要通过学科教学和班会、团会、校会、升旗仪式、专题讲座、墙报、板报等多种宣传教育形式开展健康教育,健康教育课程的学科教学每学期应安排 6~7 课时。

在上述政策和法规文件的支持下,我国基础教育阶段的学校健康教育课程逐渐形成了一个以独立的健康教育课为核心的,以体育课、德育课、生命教育课、青春期教育课等为辅的学校健康教育课程体系。学校健康教育课程的开设为促进我国儿童青少年的身心健康,推动素质教育起到了重要的作用,并且已经成为我国基础教育课程体系中的一个重要组成部分。

二、当前我国学校健康教育面临的问题

1. 健康教育内容松散,没有独立的健康教育课程教学体系 2000 年以后,上海市中小学开始全面的课程改革,健康教育课不再独立开设,而是将健康教育相关的内容分散在品德与社会、自然、生命教育、心理教育和青春期教育等课程中。由于没有明确的操作性文件说明究竟应该如何进行学科融合,也没有专门的督导评估要求,学校健康教育就陷入了一个尴尬的处境,难以形成一个完整的学校健康教育体系。

2. 学校健康教育难以真正落实 《学校卫生工作条例》及《全日制小学、初级中学课程(教学)计划》规定中小学每周应安排 0.5 学时的健康教育课。于是,一般的做法就是学校利用这每周 20 分钟的时间进行全校性的卫生常识广播宣传。很多学校更是经常挤占这些已经相当少的时间,因为它不是考试课程,对于学校的升学率来说,健康教育课毫无价值,许多学校只是为了应付上级检查而将其编排在课程表上,这使得官方统计的开课率虚高。

3. 没有专门的教研员队伍和教研活动 受传统教育观念的影响,人们对于学校健康教育的课程意识非常薄弱,健康教育在学校教育中的地位一直没有得到真正确立。尤其在应试教育背景下,人们在对待健康教育课与其他考试学科课程时往往存在着厚此薄彼的倾向。这样,迄今学校健康教育一直没有真正意义上的教学大纲或课程标准,大多数学校的健康教育没有专门的管理部门、没有专门的教研活动,大多数市、区也没有设置专门的健康教育教研室和教研员。

4. 学校健康教育与学生健康发展的实践相脱节 由于长期以来人们对学校健康教育认识不足,没有抓住学校健康教育的最终目标,健康教育被单纯地看成为知识传授,着眼于学生的认知发展,课程内容与学生的学习和生活实践以及健康实际相脱节。这样,健康教育似乎并没有给学生带来多少"健康",在学业竞争压力不断加大的背景下,很多学校借"减负"之名将健康教育课程内容从学校课程安排中删去了。

5. 健康教育师资质量不高 目前,大部分学校的健康教育工作由非专业人员担任,小学主要由自然课教师、品德课教师、班主任担任,中学主要以校医、生物教师、心理教师、生命教育教师、体育教师等为主,专业的健康教育教师在中小学非常少,健康教育成了人人都可以教的一门课。因而,使得学校健康教育的总体质量和效果无法得到保证与提高。

三、国外学校健康教育的经验与启示

(一) 美国的协作性学校健康计划

学校可以在很大程度上影响儿童和青少年的健康。在 20 世纪 80 年代初以前,美国学校健康教育的内容是从课堂健康指导、学校卫生服务和健康的学校环境三方面共同促进学生健康的"综合性学校健康计划"(Comprehensive School Health Program)。90 年代以后,逐渐转变为包括 8 个方面(健康教育、体育、健康服务、家庭/社区参与、咨询/心理顾问服务、营养服务、健康的学校环境和教职工的健康促进)的"协作性学校健康计划"(Coordinated School Health Program)。

协作性学校健康计划包含 4 个核心内涵:①协调多元成分,实施多元战略;②对多个与青年人健康状况相关的健康、教育机构进行协调;③贯彻实施疾病预防控制中心(CDC)的学校健康指导方针;④应用程序化的方法来达到改进健康状况的目标。

从现实的角度讲,协作性学校健康计划的有效推广,标志着教育与健康的密切联系被广泛

地接受与承认。学校在不断改进学校氛围、增加学生和社区参与的机会、在社区部门之间建设合作关系的过程中,可以有效地解决家庭的、社会的和财政的等多方面的阻碍学习的问题,从而提高学生学习能力。

(二) 英国中学的健康教育结构

英国学校的健康教育是"全人培养"与"全人关怀"的教育,以学生灵性、道德、社会和文化的发展为目标,它在教育理念、内容外延和追求的目标等方面形成了独具特色的学校健康教育课程内容,即个人、社会和健康教育课程(Personal, Social and Health Education, PSHE)。

PSHE 的培养目标分为 3 块:培养自信心和责任感、充分发挥个人能力;培养健康、安全的生活方式;培养良好的两性关系并尊重人与人之间的差异。

PSHE 以 9 项内容为基础,即物质的使用和误用、性教育、家庭生活教育、安全、健康锻炼、食物和营养、个人卫生、环境健康教育方面以及心理方面。此后,英国教育部又将生涯教育和个人理财作为新增内容加到 PSHE 课程中。

PSHE 课程除了促进个人的社会化发展以外,最重要的就是个人的健康和幸福,强调学生需要了解自我,以正向的自尊心和自信心去尽可能地保持健康,维持自己与他人的安全,拥有一种值得努力和实现的关系,容忍人们之间的差异发展,保持独立的精神和责任感,扮演民主社会中主动积极的角色,将自己与别人的才干最大限度地发挥出来,也就是要达到学生灵性、道德、社会及文化之发展的全人目标。

(三) 日本的学校保健教育

日本现代的学校健康教育是根据学生的生活、学习以及人际交往等特点,将学校保健、学校安全和学校供餐这些原本各自独立的内容作为相互关联的统一整体加以考虑,同时根据社会发展出现的新情况,把心理健康教育也纳入到学校健康教育内容中,其中以保健教育为基础。

小学阶段的保健教育涵盖的内容有:身体的发育与心理发展,防止受伤,预防疾病,健康与生活。初中阶段涵盖的内容有:身心功能的发展与心理健康,健康与环境,防止伤害,预防疾病,健康与生活。高中阶段涵盖的内容有:现代社会与健康,环境与健康,终身健康和集体健康。有关药物滥用的教育、精神健康问题的对策以及艾滋病教育等都是保健教育的重要内容。

学校安全教育的重点之一是交通安全,同时培养学生的安全意识、树立起珍惜生命的态度也是安全教育的主要内容。其培养途径通过"保健体育"等学科进行,也通过"道德"、"特别活动"等来开展。

学校供餐的目的是为了促进学生的身心健康,放在了学校教育活动内容中的"特别活动"里,被认为是学校生活中不可缺少的一项重要内容。日本文部省希望通过学校供餐达到以下目的:①通过摄取营养平衡的食物增进健康,提高体质;②形成良好的饮食习惯;③培养良好的人际关系;④作为劳动体验的实践。

相比较于中国,日本的健康教育中的保健学习领域的内容是相对独立的,更强调对学生生活技能的健康教育,是关注生存和生活技能的健康教育内容。

(四) 国外学校健康教育带给我们的启示

(1) 健康教育的内容设置要更加科学和实用。要根据当前学生身心健康存在的主要问题及学生自我保健的需要来确定,英、美、日本等国的健康教育课程内容与学生的日常生活、实际和社会联系较紧密。

(2) 内容要针对不同年龄段的学生而有所侧重。针对不同年级教育内容应当逐步深入,各有侧重。另外,针对不同性别的要求,注意加入青春期性心理发育、性心理卫生保健,以及如何正确处理青春期性意识萌动等内容,还应适当加入避免性骚扰以及如何应对等内容。

（3）要实事求是、因地制宜、因校制宜地开展健康教育。我国是一个幅员辽阔、民族众多、各地社会经济发展不平衡的国家,在开展健康教育时,要考虑到不同类地区、不同社会经济背景的实际情况。尤其在进行健康教育规划和内容安排时,就应该考虑到这些差异。

（4）要由重视知识传授向知识、技能并重的方向发展。越来越多的研究表明:以技巧为基础的健康教育在影响学生健康态度和行为方面是有效的。应当将教育重点放在学习关键的健康生活技巧,包括人际沟通交流、压力控制等方面,这些健康生活技巧是青少年在学校、社会和家庭以及今后的人生道路上所必需的。

（5）要加强心理健康教育。心理健康是健康不可分割的部分。没有健康的心理,也很难有健康的生理。应当积极开展心理健康教育,例如,开通心理健康网,通过电脑网络及时解决学生的一些心理问题,建立语音留言信箱、心理咨询室,建立学生心理健康档案,营造良好的校园氛围,化解学生的心理困惑。

四、优化学校健康教育的策略和措施

对中小学生开展健康教育是认真落实"以人为本,健康第一"教育思想的具体行动,是培养德、智、体全面发展的社会主义事业接班人的重要组成部分。各级政府和教育行政部门以及学校一定要充分认识学校健康教育工作的重要性和必要性,不断优化学校健康教育。

（一）坚持学校健康教育的基本原则

1. 知识、信念与行为相结合原则　健康教育既要对学生进行健康知识的传授,强化学生增进健康的信念,又要引导学生在生活实践中将知、信融为一体,再转化为健康的行为,从而拥有健康人生。

2. 预防与干预相结合原则　健康教育要面向全体学生,以预防性教育为主,同时又必须对已经发生的危害青少年身心健康的问题进行科学的干预,两者之间有机结合、缺一不可。

3. 学校、家庭与社会相结合原则　健康教育既要发挥学校教育的积极引导作用,又要积极开发、利用家庭和社会的教育资源。在学校课程教学、综合实践活动等方面落实健康教育的同时,还要通过家长学校、医疗机构、社区活动等多种途径,为学生的健康安全营造良好的环境,开展适合中小学生实践健康生活技能的训练活动。

4. 健康教育与健康促进相结合原则　健康教育着眼于知识的传播、健康信念的建立和行为的改变,强调个人责任。健康促进则强调学校、社区和全社会的作用,如制定健康的学校政策、营造校园卫生健康环境、增加学生卫生健康方面的投入等,以提升学校健康教育的效果。

（二）优化学校健康教育的策略和措施

1. 加强学校健康教育的管理与领导　健康知识是处于生命成长阶段的中小学生所必需,因而健康教育课程应该成为学校课程体系中的基本型课程。加强对于健康教育的管理与领导,积极推进课程的实施与健康教育的发展,是各级政府和教育行政部门的工作任务。

各级教育行政部门要从实际出发,制定健康教育课程教学的实施计划,整合教师进修学院德育室、教研室、科研室等部门的力量,进行健康教育的研究和实践。各级各类学校应组建健康教育领导小组和专家委员会,建立校长（或分管校长）负责制,注重发挥教育局、卫生局、计生委、科协等相关部门和专业学术团体的力量,把健康教育作为课程改革的重要内容,确保课时,保证质量。

2. **切实落实健康教育课程教学的工作任务** 学校应根据教育部《中小学健康教育指导纲要》的有关要求,把健康教育纳入学校教育教学管理体系,做好教学计划,准备教案和教具,组织、落实和安排健康教育课程教学,严格落实课时,小学每学期健康教育课程不得少于6课时、中学不少于10课时,做到学期初有计划、学期结束有总结、管理有组织、工作有章程、人员有保障、教育有教材、教学有教案、过程有检查、教学有考试。

3. **营造安全卫生的校园物质环境** 学校必须努力完善学校卫生室的建设与管理,按照标准配齐学校卫生保健人员与器械设备,保证学生的卫生保健需求。学校管理和后勤保障部门必须把卫生管理作为学校管理的基本内容,要依照相关的规定和要求建立校园环境卫生保洁制度、学校环境卫生检查制度和学校环境卫生的评价制度,同时要求做好学生食品和饮用水卫生管理。建立学生广播操和眼保健操的检查评比工作制度,确保两操落到实处。

4. **营造良好校风和人际关系的校园社会环境** 和谐愉快的学校社会环境可以促进学生的身心健康成长,增强教学成效。学校应通过合理化教学管理,支持学生心理和个性的良好发展,培养学生的自信和人际沟通技能,培养学生的耐挫能力和奋发精神。学校成员之间维持良好的人际关系,对特殊困难的学生提供适当的支持和帮助,鼓励学生尊重和包容他人。开展心理咨询活动,为有需求的学生提供帮助。

5. **完善学校健康教育宣传工作** 健康教育宣传是健康教育的重要形式,具有广泛性、群众性和及时性的特点,可以收到课程教育中无法实现的效果。因此,各级各类学校要加强健康宣传工作。学校卫生室应定期刊出卫生与健康教育专栏或板报;各班每学期年至少举行两次有关健康教育的主题班会。

6. **加强师资队伍建设** 教育行政部门和学校要重视健康教育师资建设,把健康教育师资培训列入在职教师继续教育的培训系列和教师校本培训计划,分层次开展培训工作,不断提高教师开展健康教育的水平。依托各级教育行政部门、教师进修学院和专业培训基地,对相关教师进行有关健康教育基本知识和必备能力的基础培训;对学科教师、团队辅导员、心理辅导教师、生命科学(自然)、体育课程教师、班主任开展针对性的健康教育知识和技能培训,注重实效性。

7. **加强教材与教学资源开发** 加强教学资源建设,积极开发健康教育的教学课件、教学图文资料、音像制品等教学资源,增强健康教育实施效果。利用网络、影视、博物馆、图书馆、自然和人文景观、爱国主义教育基地等社会资源,丰富健康教育的内容和手段。建议教育行政部门积极组织编写《学校健康教育教程》,各级各类学校也可根据本校特点组织力量编写健康教育校本教材。凡进入中小学校的自助读本或相关教育材料必须按有关规定,经审定后方可使用。

8. **加强督导评估和目标管理** 为促进学校健康教育工作的开展,掌握学校健康教育活动的进程,调整和确定学校健康教育的目标,不断改进和完善学校健康教育,逐步使学校健康教育工作纳入科学化和规范化的轨道,必须切实做好学校健康教育的督导和评估工作。

可以在原国家教委1995年7月18日颁布并实施的《学校健康教育评价方案(试行)》基础上,结合当前实际,制定新的学校健康教育评价方案和指标体系。要把学校开展健康教育的效果作为对学校的督导和评估内容之一,把学生素养乃至学生体质水平作为目标评价指标,把教师开展健康教育的实绩作为教师考评、表彰的重要依据。针对不同学校、不同学生的特点,形成具有区域和学校特色的实践成果,及时推广先进经验。

(贝品联,史慧静)

─────────── 【思　考　题】 ───────────

1. 学校健康教育目标和意义有哪些？

2. 当前我国现行的《中小学生健康教育指导纲要》是如何对不同学段学生的健康教育内容作出规定？

3. 生活技能教育的概念和主要内容是什么？

4. 当前学生心理健康教育的目标和基本内容是什么？

5. 学校开展健康教育的方法和途径有哪些？如何合理运用参与式健康教育方法？

第十章
学校健康促进

学校不仅是个传授知识的地方,而且也是让学生获得健康的场所,学校对于学生的身心健康发展起着举足轻重的作用。学校健康促进就是通过学校及学校所在社区成员的共同努力,对学生健康的多种决定因素进行多层次的综合干预,其重要性已经在世界卫生组织 WHO 和联合国儿童基金会 UNICEF 等多个国际性机构所倡议的各种行动中得到了体现。

第一节　学校健康促进概述

一、学校健康促进的概念和目标

学校健康促进(school health promotion)就是通过学校及学校所在社区成员的共同和持续努力,营造一个能促进并保护师生员工全面健康的场所。这包括提供各种正式和非正式的健康教育课程,创建一个安全和健康的学校环境,提供适宜的预防保健和健康服务,并且促使家庭和社区更广泛参与,以便最大限度地促进和保障学生与社区成员的健康。

健康与学习相互依赖。拥有健康的身体有助于提高学习效率;而学习对于提高维护自身健康的能力也至关重要。教育的根本目标是育人,提升学生健康素质理应成为学校素质教育的重要目标。因此,目前国家和很多地方的"中长期教育改革和发展规划纲要"已经确立了"以学生健康为本"、"为了每一个学生的终身发展"等的教育发展核心理念。

其实,学校健康促进的重要任务和工作目标就是针对影响儿童青少年学生身心发育的各种影响因素,动员学校社区相关的各利益群体积极参与,通过建立并实施健康的学校政策,采取各种积极的卫生和健康干预措施,改善学校内外的各种物质和心理环境条件,减少和控制消极不利因素,以达到增强学生体质、促进身心健康发展的目的,为生命全程健康奠定良好基础,从而提高生活质量。

二、学校健康促进的工作特点和优势

(一)秉承现代健康理念

学校健康促进的工作内容综合包括躯体、心理、物质环境和社会环境健康方面以及相互联系,既强调改善校园物质环境,又重视形成良好的校风,从而为促进学生身心健康发育、培养欢

乐情绪和积极人生观等提供有力保障。

（二）参与人员的多层次性

学校健康促进强调多方人员的共同参与，尤其是家庭和社区的参与、介入。创建健康的学校场所，不仅仅涉及学生，还涉及全体教职员工、学生家长和学校所在社区多个机构的成员。学生健康意识和健康习惯养成，需要在日常生活中经常性地强化。鼓励家长参与学校健康促进活动，加强与社区的合作，可以为培养学生的健康行为的提供良好氛围和支持性环境。同时，也有利于发挥学生的作用，将健康信息向家庭和社区辐射。

（三）干预措施的全方位性

学校健康促进工作不只局限在健康教育课程设置上，还通过多种多样的健康教育和健康促进活动，帮助学生树立正确的卫生保健信念、形成健康行为和习惯。它促使家庭介入，注意到校园物质环境对促进儿童青少年健康成长的重要性，认识到学校社会心理环境、氛围和风气对支持一个积极的学习环境的重要性，把社区的健康服务与学校联系起来，进而全方位地促进和保护学生的健康。

（四）注意到多部门合作和政府行为的关键作用

教育与卫生部门紧密合作，是促进学生人群健康成长的关键举措。政府部门的倡导也能够促使相关部门在原有工作基础上加大对学校卫生等的各方面建设的投资力度，从而使学生的健康需求得到满足。

其实，学校健康促进工作与我国贯彻"学校卫生工作条例"的精神和内容非常一致，其宗旨也与我国的培养学生"德、智、体、美、劳"全面发展的教育方针相吻合。各地试点工作的成功经验证明，通过在学校场所开展健康促进工作，能使学校进一步完善学生健康的各项政策和规章制度，使学校的物质环境明显改善，有助于学校形成良好的校风，使学校、家庭和社区在健康促进行动上形成联合的局面，提高了学生的健康知识、信念、行为和技能水平，加强了为学生和教师的健康服务，使反映学生体质的机能合格率、体育合格率等指标呈上升趋势，使某些常见病的发病率呈下降趋势，切实提高了学生的身心健康水平。因而，健康促进学校是配合素质教育、贯彻落实《学校卫生工作条例》《国家中长期教育改革和发展规划纲要（2010—2020）》的有效形式和手段。

（史慧静）

第二节　学校健康促进的工作范畴与具体内容

学校健康促进是通过各种在学校场所开展的、旨在提升儿童青少年学生健康与教育成就的一种全校性工作策略。在不同工作领域所采用的名称可能有所不同，如综合性学校卫生计划（Comprehensive School Health）、统合性学校卫生计划（Coordinated School Health）等，但往往包括健康相关的学校政策、校园物质环境、校园心理环境、个人生活技能与实践、社区关系、健康服务等核心内容。

20世纪90年代初期，为了积极倡导健康促进学校行动，WHO西太区专门制订了《发展健康促进学校区域行动纲要》，根据这一行动纲要，学校健康促进工作应该围绕以下6个方面进行，以便最大限度地促进和保障学生与社区成员的健康。

一、学校健康政策

（一）制定学校健康政策的重要性

政策是一个团体或机构的声明，其内容包括了一系列的目标和原则，以便大家在不同情形下做出适当的行动。学校健康政策，就是指由学校领导及相关人员负责制订的、影响广大师生健康的政策。

学校健康促进需要各方面的配合，为了从根本上保障实现健康促进学校的目标和可持续发展，尤其是保障学校健康促进行动的实施和资源的调配，非常有必要建立和完善学校健康政策。

另外，完善的学校健康政策体系也有助于：①清楚地表明校方对健康教育和健康促进的态度及工作方向；②为师生员工和其他相关人员提供清晰可靠的目标依据，使每个人有信心地努力工作；③让学生家长和社区人员了解学校健康促进的工作内容和方向；④作为创建健康促进学校工作监测和评估的重要指标，完善评估指标体系。

（二）如何制定学校健康政策

首先，应详细了解校内各类师生的健康状况、对健康教育和健康促进需求，以及学校所在社区的健康问题，运用客观的分析，找出需要重点工作的内容、开展健康促进活动以后的预期结果。这样，学校就可以确定其成为健康促进学校的原因、目的和目标，并让学校内外各方人员达成共识。

根据上述资料，一般就可以列出所需的学校健康政策。

接下来，就要从教育、健康和经济等角度论证制定新政策（或者修订现有政策）的必要性，并进一步订立落实每一项学校健康政策的策略。在这个过程（图 10-1）中，不断征询相关人员的意见非常重要，他们包括：学生、家长、教职员工、有相关经验的学校、相关的专业人员、相关的政府部门和社区组织等。这种多途径的意见征询，不但可以收集到确实的资料和意见，也可以让所有的相关人员增强对该政策的认同感，支持和协助政策的顺利推行。

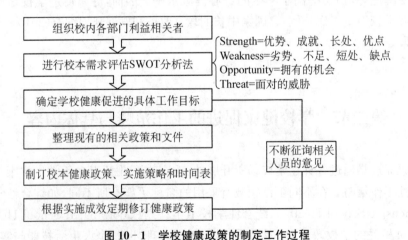

图 10-1 学校健康政策的制定工作过程

根据以往经验，学校健康促进应逐步制定以下 8 个方面的政策。

（1）把健康促进工作纳入学校整体工作计划和规划。

（2）要求学校领导和教职员工承担对学生健康的责任。

（3）所有在校学生均应接受基础的健康教育，内容包括生长发育于青春期保健、健康行为与生活方式、心理健康、疾病预防、安全与避险等。

（4）保证学生每天的体育运动和户外活动时间。

（5）学校内禁止吸烟、酗酒。

（6）定期组织学生体检，建立学生健康档案。

（7）制定学校传染病预防控制制度（含免疫接种和传染病暴发的应急措施），严格执行《食品卫生法》和学校食堂集体用餐管理规定。

（8）反对歧视，反对欺负，禁止对学生进行体罚等。

二、学校物质环境

学校的物质环境泛指学校的基础环境和自然环境，具体包括学校的楼宇建筑、校园场地、进行户内和户外活动所需要使用的物资和设施以及学校周边环境。如果这些因素未能适当地加以控制和改善，其卫生和安全状况不符合要求，势必对教职员工和学生的安全与健康带来影响，继而造成相关的问题。

学校健康促进就是要努力营造有利于广大师生健康的物质环境，通常可以从以下 4 个方面进行。

1. 提供清洁宜人的校园环境 清洁宜人的校园环境有助于促进学生的身心健康和学习效率，建设健康促进学校的首要工作之一就是营造清洁宜人的校园环境。可以充分发挥学生的力量，推行清洁校园活动、美化校园活动、绿化校园活动等，这样既可以使校园变得清洁宜人、也可以增加学生对学校的归属感。

2. 提供安全的校园环境 当前，伤害已成为威胁儿童青少年人群健康的重要原因。中小学生每天有超过 8 小时的时间在学校里进行学习和生活，学校必须为学生提供安全的环境，避免意外伤害事故发生。具体的工作可以从以下方面着手。

（1）学校的建筑和设施应符合国家有关规范和学校卫生标准，并定期检查和保养，如发现破损，应及时维修。学校应经常检定校舍布置和教学活动安排上的安全相关因素，例如人流疏导等，并在学校内张贴注意安全的告示牌或标贴，时刻提醒学生和教职员工注意安全；操场要平整，运动设施要经常检查，以减少意外伤害发生。

（2）制订学校意外灾难性事故的应急预案，并定期演练。对于突如其来的意外事件（如火警、爆炸、危险化学物泄漏以及地震等），如果不能及时地用适当的方法进行应对和处理，就有可能增大意外事件后果的严重程度。因此，学校应该制订各类意外灾难性事故的应急预案，并定期演练，以确保所有的教职员工和学生都清楚地了解发生事故时应该采取怎样的行动。

（3）建立健全保安措施。学校的保安措施除了防盗以外，还包括防止学生受到校外不法人员的滋扰。因此，学校的入口应有明晰的访客接待告示和手续办理；应有专门的人员定时巡视校园，留意学校周边设施的完好状态、学校范围内的陌生人和不寻常物体等。

3. 提供适宜的卫生设施，保障食品和用水安全 学校卫生设施、食物和饮用水供给状况对于师生的健康非常重要。为了有效预防传染病和食物中毒，保护师生身体健康和生命安全，健康促进学校的创建过程中，非常有必要加强学校饮用水卫生、传染病防治和食品卫生工作。学校要有足够数量的供水设施，加强饮用水的卫生管理；学校食堂要符合《食品卫生法》和相关标准的要求，为学生提供健康的饮食环境和平衡膳食；校园内要有足够的卫生设施，如厕所蹲位数量足够、清洁卫生，垃圾收集装置运行良好。

4. 提供有利于健康的学习环境 为了促进学生健康成长,预防和控制近视眼的发生,学校应努力根据国家相关卫生标准改善校舍环境及教室的采光和人工照明条件,重视教室光环境的舒适度。根据不同教学形式,及时调节教室光环境,并定期保养、维修和更新多媒体教学设备。学生学习用品也应符合国家相关卫生标准,为学生提供适合其身高的课桌椅。

三、学校社会心理环境

学生在学校内除了学习科学文化知识,也学习如何群体生活、如何与人沟通、如何关心和尊重别人。同时,中小学生正值生理和心理的快速发展期,可能会遭遇较多"心理社会发展危机",学校有责任帮助学生顺利渡过种种危机而健康成长。

往往一个学校的校风和人际关系(教职员工之间、学生之间、师生之间)构成了学校的社会心理环境。和谐愉快的学校社会环境可以促进学生的身心健康成长,增强教学成效。

健康促进学校的建设过程中,可以通过以下 2 个方面的工作改善学校的社会心理环境。

1. 合理教学管理,支持学生心理和个性的良好发展

(1) 正面鼓励教育为主。制定校规和奖惩细则时,尽可能地指出学校的正面期望,多用鼓励性的字眼(如"要"、"应该")、少用严紧性的字眼(如"不得"、"不可"),以鼓励和尊重学生的正面教导为主,培养学生的自律精神和良好行为习惯。同时,要慎用惩罚,不宜太早对学生加以重罚,学校更应避免一切具侮辱性的惩罚。

(2) 学生参与管理。创造多种机会,让学生参与学校的管理和决策,这样可以让学生有受尊重的感觉,从而帮助他们发挥自主精神和判断能力,促进他们的心理健康发展。例如,学校可以在制定和修改与学生相关的政策时征询学生的意见。

(3) 培养学生的自信和人际沟通技能。每个人在成长过程中都会经历一些心理发展危机,如小学年龄阶段的"成就与自卑"危机、中学年龄阶段的"自我认同与角色混乱"危机。学校应该营造适宜的社会环境,帮助学生发展健全人格。可以组织学生开展课外兴趣活动,给予适当的鼓励,帮助学生在体验成就中建立自信;也可以通过培养学生的决策技能和同伴相处技巧,帮助学生肯定自我等。

(4) 培养学生的耐挫能力和奋发精神。学校可以利用学生参与不同类型活动和比赛的机会,帮助学生建立正确而健康的奋斗目标,并训练学生面对困难、锉折和挑战的能力,进而使学生将奋发自强的精神应用到学习和生活中去。

2. 建立一个相互关怀、尊重、信任和友爱的校园环境

(1) 学校成员之间维持良好的人际关系。同学之间互相关心和帮助,不随意欺负同学;学生尊敬师长,教职员爱护学生;教职员之间互相关心、互相合作。

(2) 对特殊困难的学生提供适当的支持和帮助。

(3) 营造彼此尊重的环境。鼓励学生尊重和包容他人的独特性(如性别、健康状况、文化习俗、宗教、种族、社会经济状况等),也歧视学习困难和有某些不良行为的学生,确保所有学校成员在公平公正的环境下学习和工作。

(4) 开展心理咨询活动,为有需求的学生提供帮助。例如,暴力及欺凌行为、压力和情绪问题的处理等。

四、个人健康生活技能

"维持健康的状态"一直是人类社会所追求的核心价值。近二三十年来,通过对健康决定

因素的重新定位与理解,目前普遍倾向于认为健康的影响因素包括生物学因素、行为生活方式因素、环境(物质环境与社会环境)因素和卫生服务因素,这些因素呈多层面相互交织状态影响着个体和群体的健康。对于个人而言,甚为关键的是懂得在饮食、运动、生活作息及预防疾病等生活习惯方面做出自我调节,维持健康的状态。这就是我们常说的健康生活技能。

鉴于儿童青少年正处于生长发育和行为塑造的关键时期,在此阶段形成的卫生习惯和生活方式对于其终生幸福具有深远的影响。俗话说"三岁看大、七岁看老",一旦不良生活习惯形成就很难改变。这就非常有必要帮助学生从小建立健康的生活习惯,培养积极乐观的人生态度,预防不健康行为,使他们掌握充分的生活技能让自己获得更健康、减少患病的机会。

培养健康生活技能自然是学校健康促进的重要工作范畴。学校应具备相应的教材、教案、教参及辅助教具,通过各种正式的或非正式的健康教育课程,开展形式多样的校内外健康教育专项活动和卫生宣传活动,让学生获得与他们年龄、文化和背景相符的健康知识和健康技能,培养学生有益于健康的行为习惯,从而使学校师生在个人和社区的卫生事件中增强自我保护能力,更具有社会责任感。

根据近年来大量针对儿童青少年的研究,参考借鉴国外学校健康教育课程的内容,目前在我国中小学生中值得增进的健康知识和健康技能如下。

(1) 个人卫生习惯、行为与生活方式。树立健康意识,学会选择健康的行为和生活方式,养成良好的个人卫生、用眼卫生、口腔保健、体育锻炼、饮食卫生和平衡膳食习惯,不吸烟、不酗酒、不尝试吸毒。

(2) 疾病预防。掌握常见传染病以及国家重点防治传染病的预防方法,了解不健康生活方式与慢性疾病的关系,树立卫生防病意识,提高抵御疾病的能力。

(3) 安全与避险。树立规避意外伤害的安全意识,掌握常见意外伤害的预防和紧急处理方法,提高处理突发事件的技能。

(4) 心理健康。学会与他人进行交流和保持良好情绪的技能,培养良好的社会适应能力。树立主动维护心理健康的意识,掌握保持心理健康的基本方法。

(5) 生长发育和青春期保健。了解青春期身心发育的特点,掌握青春期常见生理问题的预防和处理方法,树立健康的性观念,树立自我保护、预防性侵犯意识,掌握 STD/AIDS 等的自我保护基本方法与技巧。

五、社区关系

学校、家庭和社会共同构成儿童青少年的成长环境,三者除了在空间和时间上相互衔接之外,还应在教育方向上保持一致。青少年有 2/3 的时间生活在家庭,为了使他们在学校获得的健康知识和技能,在回家后仍然能够继续保持和巩固,而不会在家庭中被改变、抵消,家庭和社区的配合就非常重要。只有让家庭和社区参与进来,才能建立更广泛的支持性环境,健康信息可以在更广泛的范围内得到传播,学生也可以从不同渠道获得相同的健康信息,这样就非常有利于学校健康教育效果的强化和巩固。因此,家庭和社区的参与是创建健康促进学校的必要内容。

社区关系泛指学校与家长、政府部门、地方健康服务机构和社区团体的联系。

首先,家长是学校的重要健康教育伙伴,学校应定期与学生家长沟通,鼓励家长为培养学生良好的卫生习惯提供必要的家庭条件。故而,家长有否参与学校健康政策的制定、学校有否提供机会让家长亲身参与健康促进活动,以及学校能否与家长建立良好的关系,都是成功创建健康促进学校的关键因素。

第二,健康促进学校应该有良好的社区网络。学校应争取地方主要团体的支持与参与,由社区倡导并维护良好的学校周围环境,比如,烟草销售商店不向未成年人出售香烟,公安部门为学生交通安全和校园治安提供服务等。

此外,学校也可走出校园,定期组织学生在社区范围内开展健康促进活动,积极参与社会服务和交流活动,逐渐扩大健康促进学校的影响力。

六、学校健康服务

学校健康服务,通常是指学校自己或组织各级医疗卫生保健机构为学生提供基本卫生保健服务。其主要目的是保障学生的健康,让他们拥有良好的精神和体力投入到学习中,并促进身心健康发展。除此之外,学校也可以凭借健康服务的各项活动,培养学生正确的卫生保健态度和行为,以便其享受日后的健康生活。当然,教职员工的保健也是学校健康服务所关注的。

根据上述目标,学校健康服务内容应该包括以下 8 项内容。

(1) 疾病和伤害的基本治疗服务。

(2) 帮助办理医疗保险事务方面的服务。

(3) 传染病和感染性疾病、学生常见病的预防服务,包括组织免疫接种。

(4) 与学生常见疾病有关的行为、环境危险因素的监测和控制服务。

(5) 定期组织健康筛查,做好因病缺课的统计。

(6) 妥善保存有关学生和教职工健康状况的记录,建立健康档案,并加以科学管理和应用。

(7) 对有慢性病或健康缺陷者的监测和康复服务。

(8) 对有社会行为问题或心理、情绪困扰的学生的咨询和支持服务。

其中,当地卫生服务机构的参与是非常重要的。卫生部门可以配合学校要求,参与讲课、学习班等活动;帮助校医和学校卫生保健人员提高业务水平;甚至就健康促进学校的需求分析、计划、实施、评价设计等进行确商。

(史慧静)

第三节　学校健康促进项目的评估

一、何谓评估和项目评估

评估(evaluation)是将客观实际同所确定的标准进行比较的过程。

项目评估(program evaluation)是指依据一系列特定的标准对项目(或政策)的运作过程及其结果进行系统的评估,所取得的信息可以用以改进项目(或政策),或将有限的资源配置到更好的项目中去。有关行政部门也可将评估性研究的结果作为主要决策依据,制定科学的行政措施(evidence-based policy)。

学校健康促进项目评估的目的和重要性:了解项目是如何开展的;监测健康促进学校项目的进展和效率;为参与过项目的各方人员反馈项目的结果;保证承诺良好实践;提供项目学校现状的基础资料以进一步制定工作计划;向资助方、决策者和学校报告经费收支情况;为将来提高工作能力提供借鉴;确定项目所取得的结果。

二、项目评估的分类和内容

（一）按照项目实施进度分类

1. **形成评估** 一般在项目实施过程的前期进行,主要是检查项目的干预措施或实施方案的可行性和初步效果;同时,还对项目承担机构的组织项目经验和条件、人力资源管理、信息管理等进行评估,以便及时发现问题,解决问题,保证干预方案能够顺利地实施下去。

学校健康促进项目的形成评估主要包括以下2个环节。

（1）需求评估:主要了解学校和学生客观上存在的主要健康问题,学校和学生主观上迫切需要解决的健康问题,学生最需要怎样的健康教育信息,学生、教师、家长和社区有关人员对各项干预措施的看法等等,这些信息可以为制定健康促进学校的目标、重点工作内容和策略提供依据。

（2）基础资料收集:收集学校日常开展的健康促进活动、健康教育课实施、学校环境和组织管理、学生和学校所在社区的基本情况等资料,以便寻找可利用的资源,选择切实可行的干预措施。

2. **中期评估** 当项目进行到一半时间时,往往会开展项目的中期评估工作,目的是综合检查项目设计的适宜性:项目预先的概念和思路在目前是否仍然正确;项目的环境是否发生了变化;环境的变化对项目最终目标的实现是否有重要的影响;项目取得了哪些阶段性成果与产出;项目实施中还存在哪些问题,产生的主要原因是什么等。同时,中期评估的另外一个重要目的是考虑如何对项目的计划、目标和投入等做出必要的修正,并且提出项目后期的指导原则和有关的建议。

3. **终末评估** 几乎所有的项目在其结束时,都需要开展终末评估工作,主要是检查项目预期目标的达到程度,项目的成效(包括效果、效益与效用等),项目成效的可持续性、可推广性以及必需的条件与范围等。

（二）根据评估的不同重点进行分类

1. **过程评估** 过程评估是对计划实施过程中的一种评价,主要是动态观察计划的执行情况,及时发现存在的问题,以便改进和调整。过程评价一般通过严格的跟踪系统和评价小组经常定期进行,因而也可以被看作为一个能够不断修正和提高学校健康促进醒目工作能力的工具。其实,动态的、持续学习和不断改进的循环过程促进了项目的长期实施。

常用的学校健康促进项目的过程评估3个方面内容如下。

（1）学校组织与环境的变化情况。主要评价是否建立了学校健康促进工作领导小组,该领导小组的活动频率和时间;是否将学校健康促进工作列入学校的年度工作计划;是否制定或修订了相关的学校健康政策和制度,以及制度的执行情况;学校在改善校园环境、学校的建筑和设备方面的资源投入及改善情况;是否将健康教育课列入课表;学校是否建立起规范、准确的健康促进资料记录保存系统等。

（2）校内健康促进活动的开展情况。学校健康促进的重点活动目标和内容是如何确定的? 在这一过程中涉及了哪些人群? 他们是否充分地表达了自己的意愿? 怎样才能激发他们的参与决策意愿? 在执行人物和开展活动时是否覆盖了目标人群、师生的参与情况如何? 活动开展中具体碰到了怎样的困难、相应的解决和变通方案如何?

（3）学校与家庭和社区协作关系的建立情况。典型的评价指标:学校将健康教育资料传递给家长的频率,学校开展家长活动的频率,家长参与学校健康促进工作的积极性和平时活动的参与率,学校主动参与社区健康促进活动的频率,社区是否支持学校开展工作,社区卫生服务机构为学校提供卫生服务的频率和内容,学生卫生服务的可获得性等。

要强调的是,过程评价并不仅仅是描述活动开展的情况,还必须观察活动开展的质量。在过程评价中,若发现某项工作未能如期完成或未达到预期的效果,评价者就应该会同实施者共同分析原因(是计划的不合理,还是基本情况发生了变化;是工作人员工作技能不足,还是主观上不重视等),以便根据不同的原因,采取相应的改进措施。

2. 结果评估 学校健康促进项目的结果评估,主要评价通过实施一系列计划和方案以后,学校近期和中远期工作目标的达成程度。因此,其结果评估内容可具体按照开展学校健康促进的阶段性结果来设计。

(1)近期效果评估:学生的健康相关认知水平是否有所变化(健康有关的知识、态度、行为取向、人际沟通的技能等),以及学生是否形成积极健康的态度、是否形成健康的行为;家长、学校教师和领导对于学校健康促进的认识和态度是否有所提高,学校环境是否得到了改善;家庭和社区环境是否变得更加有利于青少年成长,学校-家庭-社区是否建立起融洽的关系并形成经常性的活动制度,等等。

(2)中、远期效果评估:学生人群的身心发育和健康状况的改变,如学生的身高、体重、机能素质、血红蛋白等生长发育指标,学生常见病的发病率和患病率等。

三、常用的调查方法

作为项目评估,我们既要了解客观存在的卫生问题和健康状况的改善情况,又要了解学校社区内各利益相关者的主观想法和感觉,因而往往需要综合利用定量和定性方法来进行调查。当前,很多学校健康促进项目评价都采用了定量和定性相结合的方法,较为全面地了解和评估了学校健康促进项目的成效。

(一)定量研究

定量研究(quantitative study)是通过搜集用数量表示的资料或信息,并对数据进行量化处理、检验和分析,从而获得有意义的结论的研究过程。定量的意思就是说以数字化符号为基础去测量。

调查研究中通常用的是定量研究方法,即从研究总体中抽选样本或群体进行调查。这是公共卫生、社会学等专业较为熟悉的工作方法。其收集资料的方式可以有一对一询问调查、信函调查、电话调查、自填式调查等。定量方法最为常用的是问卷调查、现场环境测定和体格检查。

问卷调查的步骤:①调查设计,包括方案的制定和论证、调查表设计和验证;②预调查;③调查员培训;④调查与质量控制;⑤数据录入、复核与整理;⑥定量资料统计分析;⑦总结和报告。

现场环境测定和体格检查的步骤与问卷调查类似,根据不同的测量对象有的要增加仪器的准备和校正、知情告知或宣传等内容。

(二)定性研究

定性研究(qualitative study),是指在判明事物的构成要素及其实际联系与作用方式的深度探索方法体系。其操作性的定义:定性调查是研究者通过访谈、现场观察及查阅文献等方法,了解人们对某一事物或现象的经历、观点、见解、想法、感觉,收集定性资料,并按一定的主题、类别,进行编码、归纳推理的过程。由此产生的见解、知识、观点和理论假设即为定性调查结果。所得到的定性资料是对事件发生过程真实、详细地描述和引用被访谈者经历、见解的文字性材料。这个定义将定性调查或研究的工作过程做了一个整体的描述。

具体来说,定性研究方法包括资料法、观察法、访谈法和讨论法等。

1. **资料法** 资料主要是指包含各种信息的书面材料或文字材料。根据资料的形式和来源的不同,可以分为个人资料、官方资料及大众传播媒介三大类。个人资料主要是指个人的日记、自传及信件等;官方资料是指政府机构和有关组织的记录、报告、统计、计划、信函等;大众传播媒介是指报刊、电影、电视、网络等。

对资料进行收集、整理和分析是定性研究中常用的方法。资料分析中最常用的是内容分析法,即通过考察人们所写的文章、书籍、日记、信件、所拍的电影、电视和照片、所创作的歌曲、图画等,来了解人们的行为、态度和特征,进而说明社会结构及文化变迁。内容分析法假定,在这些传播材料中所发现的行为模式、价值观念和态度,反映出并影响着创造和接受这些材料的人们的行为、态度和价值观。内容分析法分析资料的过程包括有收集资料、整理、编码、分析和总结的过程。

2. **观察法** 观察是指带有明确目的,用自己的感官和辅助工具去直接地、有针对性地了解正在发生、发展和变化着的现象。(具体见实习十五)。

3. **访谈法** 知情人深入访谈(key informant interviews)是一对一式个人访问的变化形式,它可以从较少的调查样本中收集到非常详细的信息。(具体见实习十五)。

4. **讨论法** 专题小组讨论(focus group discussion,FGD)又称焦点组讨论,是指从一个相似的小组人群中收集数据的方法,主要了解他们对某一特定主题的感知、信念和实践,以及探讨如何改变这些感知、信念和实践。作为介于大规模调查与个别人物深入访谈之间,并与其互补的研究方法,FGD最显著的特点就是受控制的集体讨论,一般用于收集有关研究的初步资料,为之后的问卷设计打下基础,或找出某种关联现象背后的原因。它是根据研究目的,确定要讨论的主要问题,一小组调查对象(8~10人)在一个主持人的带领下,用大约2小时的时间,围绕主题进行讨论,由记录员现场记录。

FGD的基本工作步骤:①在开场时,主持人感谢各位参加,说明讨论目标、伦理保护原则和注意事项,从自我介绍开始破冰之旅;②中间部分的问题,主要根据研究目的、评估的特定信息需求,逐个询问问题,一次最多10个问题,每一个问题均为开放式,准备好试探,以得到较为详细的信息确定调查问题;③最后询问,关于这个话题您还有哪些需要分享的吗? 关于这个话题我们是否遗漏什么或者您认为我们应该知道什么? 您有什么问题需要询问的? 并感谢各位参与。

一般来说,一个成功的FGD需要这样一些构成要素:感谢来访者和说明讨论目的;记录和照片的知情同意;焦点组讨论的问题清单;焦点组总结清单;用于记录的电脑、磁带/录音笔;角色和责任分配;食物/饮料和礼物;之后写焦点组讨论的总结报告。

在FGD实施过程中,对主持人的要求也特别高,要求做到:对于每一个参与者尊重、关怀,善于倾听,待人友好,语气和善而坚定;动员整个小组,鼓励讨论,保证每个人都能听到;开放和接纳任何观点,不做评判或者反对,并以不诱导和威胁方式探究问题;没有固定的程序感,合理控制讨论时间与进度;对新概念和新观点敏感、善于引导。

四、学校健康促进评估中的几个特殊问题

在进行学校健康促进项目的评估工作时,应注意以下3个特殊问题。

1. **评估项目的复杂性** 目前已经认识到，决定和影响健康的因素涉及环境、社会、政治、生态学、行为学、生物学、医学领域，而且这些健康决定因素对人群健康的作用方式是复杂的，并且，学校健康促进项目和活动往往也是围绕着健康决定因素从多个层面以多种多样的形式来进行干预，同时整合各政府部门和非政府组织以及社区的力量来实施。因此，学校健康促进工作效果的评估就相对复杂，多部门合作、学生和家长广泛参与就成为了学校健康促进项目评估的关键内容。根据国内多年来开展的健康教育和健康促进项目、卫生城市、生态城市、文明城市、绿色城市等工作的经验，没有一种固定的评估框架可以适用于所有的项目、所有的阶段、所有的人群和所有的问题。必须因时因地制定合适的评估框架和评估环节。

2. **因果推断上的困难性** 健康促进项目效果评估旨在明确因果。确定学校健康项目对学生健康状态以及校园社会和物质环境的影响是相当复杂的。尽管可以制定一套指标来反映这些变化，但是要具体推断引起这些改变的原因和机制则相对困难。因此，为了将某些学生健康或环境方面的改善归因于某一项特定的学校健康促进项目，有必要整理出多种影响因素与结果之间的关系，注意排除学校内外其他因素的影响，时间上的先后也是确定因果联系的必要条件。流行病学上，确定某一项干预措施有效性的"金标准"是采用随机对照试验。但是，这种实验设计很少用于以学校为基础的干预研究中，因为学校项目很难找到对照，没有两个一模一样的学校可以进行相互匹配，况且也不可能要求一个对照学校在一个相对较长的时期内不采取任何干预措施。

3. **结果变化的长期性** 虽然有一些环境监测指标可以在项目开展一段时间以后就发生变化，但很多学生人群健康指标的变化是需要经过很长一段时间以后才能观察到的。另外，很多健康危险因素与学生健康结局之间的关系并不是直接的，几乎所有的人群健康或环境卫生问题都是复杂的、由多因素引起的，有时候导致学生健康和环境改善或恶化的因素也往往在学校健康促进项目控制之外，这就使学校健康促进的干预措施变得非常庞杂，在解释干预效果时根本无法使用单一因果联系。

当然，大多数学校健康促进项目的短、中期评估是检查是否已经建立了有利于健康和环境条件改善的前置条件。因此，当设计学校健康项目时，就应该考虑是否有可能找到在项目实施一段时间就出现改变的"早期结果指标"（也称为"中间指标"）。如果这样的话，就有可能把现在的"干预"和将来才能观察到的"改变"联系起来。这一假设也就构成了很多社区健康促进评估框架的基本思想。

（史慧静）

第四节　学校健康促进的发展和展望

一、国际上"健康促进学校"工作网络的发展历程

在学校开设健康教育课程一直以来都被教育界和卫生界所重视，因为学校人员比较集中，且大多是处于生命早期的儿童青少年，学校的教学活动也使健康教育课程比较容易实行，因而学校课堂是进行健康教育的方便场所。20 世纪 70 年代前后，为了减少日益沉重的成人期慢性疾病负担，健康教育开始大规模地进入欧美国家的学校。但是，经过一段时间的实施以后，发现单纯的健康教育并没有起到预期的效果，诸多健康危险行为在青少年人群中居高不下（如

吸烟、酗酒、少女怀孕等）。究其原因，学校并没有注意到学校环境与健康教育内容的一致性，教师的不良习惯依旧，没有充分考虑学校周围社区与家长对于学生健康行为形成和发展的重要影响。

20世纪80年代中期，随着现代健康促进理论的建立，尤其是《渥太华宪章》提出的健康促进五大行动纲领，传统的学校健康教育开始逐步发展到包含政策、环境、卫生服务、社区家庭、个人技能等诸因素在内的学校健康促进。1995年，WHO在《健康新地平线》中特别强调了在学校中开展健康促进，指出："在校学生正值成长发育阶段，是能够养成健康的习惯和形成健康的生活方式的。健康促进容易对在校学生起作用，具有低投入高效益的特点。在校学生是能够作为改变现状的力量来改善他们的家庭和社会的健康状况。"

1991年，匈牙利、捷克斯洛伐克和波兰等欧洲国家开始把健康促进的思维模式和工作机制引入到学校，试行了健康促进学校（health-promoting school，HPS）的创建工作，并于1992年正式建立了欧洲健康促进学校网络。这一网络发展很快，至1997年已有37个国家加入。

WHO西太平洋地区于20世纪90年代初积极倡导健康促进学校行动，并首先在澳大利亚、新加坡和裴济等国创建健康促进学校。1995年12月制定并颁布了"健康促进学校发展纲领"，并于1997年在我国召开西太区健康促进学校网络工作会议。从此，西太区的健康促进学校创建活动不断由试点走向推广。

二、健康促进学校项目在中国大陆的发展

中国内地自1995年开始健康促进学校（HPS）试点工作。首先命名上海市数所学校为"健康促进学校实验基地"。1995年5月，北京市东城区卫生局在创建健康城市项目中选择4所学校开始进行健康促进学校试点。中国健康教育研究所于1995年11月，启动了北京、武汉和赤峰三城市的12所中小学参加的"中国/WHO健康促进示范学校"项目，随后又陆续启动了四川、云南省的"以降低学生肠道蠕虫感染为切入点发展健康促进学校"、山东、浙江省的"以预防烟草使用为切入点发展健康促进学校"等项目。1996年起，我国在北京、天津、上海、成都、洛阳、柳州、威海、昆明等8个世界银行贷款健康促进项目城市的试点学校，实施了以促进控制吸烟、营养失衡、高血压、缺乏运动、意外伤害、不安全性行为为主的学校健康促进活动。1997年启动了由北京医科大学青少年卫生研究所牵头，天津市4所中小学参加的"中国/WHO以预防性病艾滋病为切入点发展健康促进学校"项目。2000年前后，中国内地共有23个省份开展了HPS的创建工作，都以表彰、授牌模式为主，如在2000年3月，上海市教育委员会和上海市卫生局联合下发"上海市健康促进学校的实施方案"，2003年联合命名48所"上海市健康促进学校"。

但是，2003年以后仅有较少的省市（如北京市、江苏省、浙江省、广东省等）持续开展HPS创建工作。也有些地方（如上海市等）已经把开展健康促进学校工作纳入了政府的多项卫生工作计划，将创建健康促进学校与城市的综合发展结合起来。例如，2003年、2006年、2008年，上海市人民政府先后下发了《上海市建设健康城市三年行动计划》的通知（2003～2005年、2006～2008年、2009～2011年）。为了将创建健康城市和健康促进学校工作紧密结合起来，上海市教委提出了在全市学校开展创建"健康校园"活动，会同市卫生局等部门制定并实施了三轮"健康校园"行动计划，旨在根据阶段性的目标任务，采取切实有效的措施，逐步改善影响学生身心健康的各种因素，增强学生体质。

三、学校健康促进在上海的推广实施

上海市现有各级各类学校 2 700 余所,在校学生 230 余万人。近年来,由于生活环境和生活方式改变,学前儿童和中小学学生的身心健康问题日益突出。视力不良、肥胖、龋齿等学生常见病发生率居高难下;局部传染病暴发、食物中毒和意外伤害等校园突发公共卫生事件时有发生;吸烟、不健康饮食、少女妊娠和性传播性疾病,以及心理情绪不良等问题呈现增长及低龄化趋势。正是认识到当前学生人群不容乐观的体质和健康问题,以及青少年时期对于生命全程健康的重要作用,上海市决定采取健康促进学校的综合干预策略,促进学生的健康。

然而,在当今中国应试教育的社会文化背景下,很多人由于不能够看到学生健康促进项目的直接健康益处,从而使得健康促进学校的推行面临一定的阻力。例如,学校领导层往往会因为一些健康促进活动挤占了学生的学习时间而担心影响升学率,甚至担心安排某些活动(如体育活动)可能会发生意外伤害事故而顾虑重重;教师方面,很多人认为学生健康问题并不是教师的责任,搞健康促进学校纯属多此一举。对于家长而言,孩子的近视或肥胖等健康问题与考试分数相比,后者远比前者重要得多。

为此,上海市按照健康城市建设的社会动员原则,加强了政府主导的力度,从政策干预和环境干预入手,结合健康教育等手段,积极稳妥地推进学校健康促进工作。

(一)上海市近年来的学校健康促进工作策略

1. 加强政策支持　除了上述的"健康促进学校的实施方案"和"健康校园行动计划",上海市政府先后下发一系列政策文件,推动学校健康促进工作的开展。例如,在 2000 年 8 月下发的"上海市预防和控制慢性非传染性疾病中长期规划(2001～2015 年)"和 2011 年 3 月下发的"上海市健康促进规划(2011～2020 年)"中,明确提出了创建无烟学校和健康促进学校的目标;2011 年 6 月,上海市政府出台《上海市学生健康促进工程实施方案(2011～2015 年)》,切实提出了当前学校健康促进的具体工作内容。

2. 营造安全卫生的校园环境　作为学校健康促进的首要任务,近年来上海的教育行政部门通过加大资金投入,改进学校卫生管理水平,不断营造健康的学习环境、健康的饮食环境、无烟的校园环境,做到校园环境整洁,教室采光照明明亮均匀,课桌椅高度与就座学生身高相符合,教学楼厕所和洗手设施良好,为学生提供安全卫生、营养均衡的午餐和符合卫生标准的足量饮用水。

3. 确保学生每天有 1 小时以上的身体活动时间　从 2007 学年开始,上海市的教育主管部门调整中小学校教学计划。一方面严格控制教学时间总量,减轻学生过重的课业负担,推迟中小学生早上到校时间;另一方面,要求本市中小学校调整并增加学生体育活动课时,实行"3 课、2 操、2 活动",即每个年级每周安排 3 节体育课、2 节体育活动课,每天安排广播操或健身操(不少于 1 遍)、眼保健操(不少于 2 遍),同时,广泛开展学生阳光体育运动并开展了专项督导。据调查,本市中小学实施作息时间调整以来,小学生每天平均睡眠时间比原来增加了22 分钟。

4. 优化学校健康教育　学校开展健康教育是学生健康行为养成的有效途径。目前,上海市 95% 以上的中小学都能保证每周 20 分钟的健康教育时间。2010 年,上海市教委制定了"中小学健康教育实施方案",把学校健康教育内容划分为循序渐进的 4 个等级,并通过梳理知识点,与多个学科教育有机结合,注重课堂内教学与课堂外教学活动结合起来,发挥学校健康教育的整体效应。

（二）上海市的成功经验

经过过去 20 多年的实施和推广,证实以下因素是学校健康促进项目成功的关键。

1. 政府主导是保证健康促进学校成功的关键 教育行政主管部门的倡导能够促使相关部门在原有工作基础上加大对学校物质环境建设等的投资力度,从而使保障学生健康成长的需求得到满足。因此,要充分发挥校领导的核心指导作用,将健康促进规划纳入学校工作计划,有明确的责任制度。

2. 多部门合作可以促成学校健康项目的成功实施 参与人员的多层次性是健康促进学校的重要特点,其中不仅涉及学生,还涉及全体教职员工、学生家长和学校所在社区机构的成员。现阶段学生健康面临的挑战和问题变得非常复杂化、多样化,光靠学校卫生保健部门已经无法在其职责范围之内妥善地处理这些问题,只有在调动校内多部门力量的基础上,才能有效地促使学生健康成长。

3. 与社区和家庭的互动是健康促进学校的必要因素 学生健康意识和健康习惯养成需要在日常生活中经常性地强化。鼓励家长参与学校健康促进活动,注意到家庭环境对促进儿童青少年健康的重要性,加强与社区的合作,把社区的健康服务与学校联系起来,进而全方位地促进和保护学生健康,可以为培养学生的健康行为提供良好的氛围和支持性环境。

4. 不断丰富活动内涵 创新活动形式可以保持健康促进学校的永恒生命力。虽然我们强调政府部门的政策性因素是健康促进学校创建工作的主导力量,但是每一个学校的创新能力也值得鼓励。健康促进学校的工作目标是确定的,但是如和达成这些目标,却有待于每一个学校不断地根据校本实际而丰富活动内涵、创新活动形式,这样才能使学生不断强化自觉健康意识,掌握健康知识技能,发挥健康潜能。这也是健康促进学校的生命力和持续发展核心所在。

四、持续发展学校健康促进的核心工作策略

WHO 的《健康促进学校行动纲要》为健康学校建设指明了目标和方向。然而,在当前应试教育的大社会背景下,实际工作中不免艰巨性,因为它意味着对传统观念和管理模式的挑战。为此,若要持续发展学校健康促进,可以采取以下的核心工作策略。

1. 转变观念 教育行政部门和学校领导、教师都要转变办学观念,树立"健康第一"的思想,以促进学生身心健康发展为己任,为社会培养健康人才作为第一追求目标,并把这一观念体现在具体的政策制定和行动上。

2. 制定校本健康政策 不同于简单的健康教育,健康促进首先要求学校从政策(规章、制度)方面给予健康更高的重视,要根据学校的具体情况适时出台相应的健康政策和实施方案,如不准在校园内吸烟的制度、有关运动时间的规定、学校午餐的卫生管理规定、突发事件演练制度等。

3. 学校内部的多个部门协调工作 学校健康促进工作非常注重在学校领导的主持和协调下,学校内多个部门共同应对师生面临的健康问题。这是因为,现阶段学生健康面临的挑战和问题变得非常复杂化、多样化,光靠卫生部门或者学校卫生保健部门已经无法在其职责范围之内妥善地处理这些问题。

例如,学生近视的防控工作就需要学校层面的领导在资源、人力和工作职责的安排上做出统筹决定。2008 年教育部印发的《中小学学生近视眼防控工作方案》中的"中小学学生近视眼防控工作岗位职责(附件)"就是一个非常好的例子,它明确指出了学校领导、体育卫生或思想

教育管理部门、总务后勤部门、班主任、任课老师、校医(保健教师)的岗位职责,只有在调动校内多部门的力量的基础上,才能有效地应对学生视力不良和近视高发的现状。

4. 与学校所在社区合作,形成跨部门联动、师生和家长共同参与　社区中有着各种各样的资源,如医疗卫生机构在学生常见病防治方面的人力和技术资源、社区中的学生实践场所资源、社区治安机构的学生安全教育资源、企业和商业机构的资金资源、非政府组织和社区志愿者服务资源,以及学生家长资源等。如果能够充分开发和利用这些资源的话,可以使学校的健康促进工作有效地开展、持久化地发展,最大限度地促进学生的健康。同时,学生也可以把在学校学到的知识带到社区和家庭,影响社区居民的健康行为,形成学校和社区的良性互动。

5. 与学校其他工作有机结合　从某种意义上来说,健康促进是一种工作方式,要求学校在其教学管理、人才培养和卫生工作的方方面面始终考虑"会不会对学生健康构成威胁"、"是不是有利于学生的身心健康"这些问题。因此,学校健康促进是素质教育的重要策略之一,应与现有的教学改革措施、教育行政主管部门推行的工作密切结合,融为一体,而不能简单地认为健康促进是学校的额外负担。

(史慧静)

【思　考　题】

---

1. 试述学校健康促进的概念、工作目标和主要工作特点。
2. 学校健康促进的六大工作范畴和内容分别是什么?
3. 根据学校健康促进的六大工作范畴,制订一个以良好饮食行为为切入点的学校健康促进干预实施方案。
4. 如何为一个"学生视力的学校健康促进"项目进行评估?

第十一章
学校教学过程和设施设备卫生

学校是儿童青少年进行集体学习和活动的重要场所,保障良好的学校建筑设施设备,合理组织学校的教学过程和体育锻炼,是促进儿童青少年健康成长的重要条件。

第一节　学校教学过程卫生

学校教学过程卫生是从卫生学角度出发,研究如何合理组织教学过程,使儿童青少年保持良好的生理、心理状态;充分发挥大脑潜力,提高学习效率。教学过程卫生研究的中心任务是科学安排学习和作息制度,防止学习疲劳的发生发展。

一、学习和记忆

神经科学将学习看作脑加工的过程,是脑对刺激产生的反应,包括脑对信息的感知、处理和整合。在学习过程中,对感知的信息进行加工和整合时会留下一些痕迹,记忆由此形成。记忆是保证过去经验被记住的认知过程,记忆建立在学习基础之上,学习依赖记忆才能进行。

认知的信息加工理论提出了多重记忆模型(图 11 - 1),认为人类是在一个容量有限的系统中对信息进行加工。它对理解人类如何进行思维具有重要的指导作用。

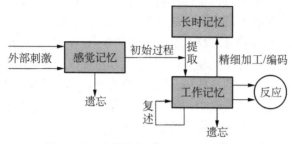

图 11 - 1　人类信息流程及多重记忆模型

如图 11 - 1 所示,来自环境的大量信息首先被短暂地保持在感觉记忆中,如果没有受到注意就会消退;相对很少的一部分信息受到注意而进入短时记忆;更少的信息在容量有限的短时记忆中得到加工才能进入相对持久的长时记忆。

短时记忆又称工作记忆,它如同一个工作平台,保存和提取我们执行任务时所需要的信息,所有有意识的智力活动都始于这里。工作记忆的容量、加工速度影响了信息存入记忆的过程;记忆痕迹的激活程度决定了记忆提取的可能性和速度。工作记忆的容量有限,约 7 ± 2 个模块;加工速度受神经细胞髓鞘化的直接影响;记忆痕迹的强度(内在可得性)与记忆形成过程中对信息精细加工深度有关,还可通过反复练习得以提高。

小年龄儿童受脑成熟水平的限制,对信息的加工速度较低,对材料的组织和精细加工能力较弱,因而在教学组织中更应强调精炼学习内容和重复练习。

二、大脑皮质活动特性及其卫生学意义

理解和运用高级中枢神经系统的活动特点和规律,是科学安排学习和作息制度,保持和提高儿童青少年脑力和体力活动效率的前提。大脑皮质的功能活动特性主要表现在以下 5 个方面。

1. 优势法则(dominant rule) 人能从作用于自身的大量刺激中,选择出最强的或最重要的,符合本身目的、愿望和兴趣的少数刺激,这些刺激在大脑皮质所引起的相应兴奋区域称为"优势兴奋灶"。优势兴奋灶不但兴奋性高于其他区域,还可将皮质其他部位的兴奋性吸引过来,加强自己的兴奋程度,同时使其他部位呈现抑制状态。

人们学习和工作的效率与大脑皮质相应区域的"优势兴奋"状态有关。教学过程中,使儿童明确学习目的,对学习内容产生浓厚的兴趣,可以促使学习的刺激在大脑皮质上形成优势兴奋灶,表现为注意力集中,思维活跃,理解力、创造力增强。

儿童时期大脑皮质的优势兴奋灶容易建立,也容易消失,表现为年龄越小,有意注意的时间越短,在教学组织应根据儿童的年龄特点合理安排教学时间。

2. 始动调节(initial regulation) 大脑皮质的工作能力在学习开始时较低,然后逐渐提高,这种现象称"始动调节"。它与大脑皮质自身的功能启动和对各系统的调节需要一定时间有关。

根据这一特点,在学日、学周、学期的教学组织中,学习难度、强度应循序渐进,逐渐增强。

3. 动力定型(dynamic finalization) 当身体内部和外部的条件刺激按照一定顺序多次重复后,大脑皮质与此相关的神经环路相对固定下来,对刺激的反应越来越恒定和精确,这种现象称为"动力定型",也称自动化(automaticity)。

动力定型建立后,对相应刺激的条件反射只需要较少的中枢认知加工,甚至可以不需要中枢认知加工,因而神经细胞能以最小的损耗收到最大的学习工作效果。一切行为技能和习惯的训练和培养都是动力定型的形成过程,是儿童长期学习、反复练习的结果。

儿童年龄越小,神经系统可塑性越强,动力定型越易形成。因此,有规律的生活作息、良好的学习习惯、正确的身体姿势和动作技巧、健康的行为方式都应从小培养。

动力定型一旦建立,不应轻易改变;尤其对于小年龄儿童,作息制度的频繁变化会增加神经系统的工作负荷,甚至可导致中枢神经活动的病理性反应。

4. 镶嵌式活动(mosaic situation) 在进行某一项活动时,人的大脑皮质只有相应的区域处于兴奋(工作)状态,其他部分则处于抑制(休息)状态。随着活动性质的改变,大脑皮质兴奋区与抑制区不断转换,这种现象称为"镶嵌式活动"。各种活动相互轮换,可使皮质的各个区域轮流休息,保持较长时间的兴奋状态和较高的工作效率。

根据这一特点,教学过程中应合理组织课业交替,轮流安排各种活动;尤其是小年龄儿童,

神经系统尚未发育成熟,兴奋易扩散而不易集中,更需要频繁的轮换活动,以提高学习效率,减少疲劳的发生。

5. 保护性抑制(protective inhibit)　任何活动都伴随着大脑皮质能量物质的损耗和恢复;随着工作的持续,能量物质的损耗会超过恢复过程,当发展到损耗超过其功能限度时,大脑皮质即进入抑制状态,神经细胞的功能活性暂时降低,称为"保护性抑制"。保护性抑制是一种生理状态,也是早期疲劳的表现,对保护大脑皮质避免功能衰竭发挥着重要作用。

儿童年龄越小,越容易产生疲劳;但由于大脑皮质兴奋占优势,儿童常无疲倦感觉,因此疲劳容易进一步发展甚至导致过劳。在教学过程中要注意观察学生早期疲劳的表现,及时组织休息或活动轮换,促进大脑皮质功能的及时恢复。

三、脑力工作能力变化规律及其影响因素

(一)脑力工作能力变化规律

通过测量工作速度(1分钟阅读数)和准确性(错误率)可间接反映大脑皮质的功能状态;工作速度反映大脑皮质的兴奋过程,准确性反映大脑皮质的内抑制过程。

脑力工作能力在学习日、学习周、学习年中的变化规律是合理安排学生的学习和生活,并对作息制度进行科学评价的理论基础。

在学习日中,学生的脑力工作能力通常表现为4种类型(图11-2)。其中,Ⅰ、Ⅱ型为良好型,Ⅲ、Ⅳ型为不良型。**良好型**是在大脑皮层功能状态良好时体现出来的变化规律,可表现为:学习日开始后工作能力逐步升高,约2小时后达到高峰;以后逐渐下降,午休后回升;此后又逐渐下降,至学习日末,下降到略低于学日开始前水平(Ⅰ);或因即将到来的休息性活动引起前驱性兴奋,使工作能力略有回升,表现为终末激发(Ⅱ)。Ⅲ型为**兴奋型**,表现为学习日中工作能力持续升高;是脑力活动和情绪过度紧张的反映,易导致抑制状态迅速发展,而转为Ⅳ型。Ⅳ型为**弱型**,表现为工作能力不出现高峰,午休后不能恢复,末节课后严重下降,反映了皮层功能过度损耗,未得到相应恢复,常见于学习负荷过重,睡眠不足或休息不合理的情况学生中。

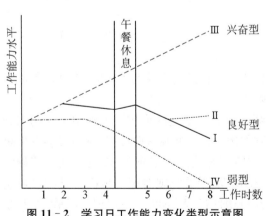

图11-2　学习日工作能力变化类型示意图

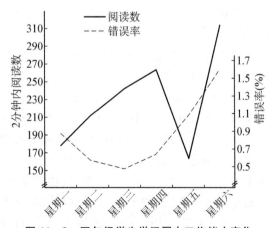

图11-3　四年级学生学习周中工作能力变化

在学习周中(图11-3),学生经过周末休息后,工作能力基本恢复;但由于始动调节,周一工作能力并不高,周二开始升高,周三、四达到并维持高峰,周五略下降或出现终末激发。若上述变化出现异常,比如高峰不显或过早下降,应查找原因,尽快改善。

在学习年中,学生在第一学期开始时脑力工作能力较低,中段出现高峰并维持在较高水平,期末(寒假前)下降;第二学期工作能力也出现高峰,但比第一学期相对低,学期末(暑假前)的工作能力通常为全学年最低。

(二) 脑力工作能力的影响因素

大脑是学习的生物学基础,脑的结构和功能又受到学习过程的影响而不断地发生变化,脑功能和学习经验在多个层面复杂地发生相互作用。目前研究证据表明,以下因素影响着人的学习过程和脑的功能。

1. **营养**　营养直接影响人的身体健康,并对脑功能产生重要影响。1998～2003 年美国对普通儿童、低收入家庭儿童的多项干预研究表明,富含碳水化合物的普通谷物早餐可明显改善儿童的认知和学习能力,包括课业成绩、注意和记忆能力、课堂行为等。对发展性动作协调障碍(developmental coordination disorder,DCD)儿童的随机对照研究结果表明,饮食中增加 $\Omega-3$ 和 $\Omega-6$ 脂肪酸可明显改善 DCD 儿童的阅读、拼写和行为能力。对犯罪青少年的干预研究表明,增加摄入维生素、矿物质和基本脂肪酸可减少反社会性(暴力)行为。因而,富含基本脂肪酸的饮食结构和营养全面早餐有利于身体健康和学习能力提高,应加强这些证据在社会各层面的转化和应用。

2. **社会交往**　社会因素直接影响人脑的最佳学习能力。积极的社会因素对人的生理和行为具有重要的影响。早期社会经验的剥夺会导致脑的化学物质(包括正常的激素分泌)产生相对持久的改变。近期的研究表明大脑存在"镜像系统"(mirror system),并提出了假设:我们能够理解他人的动作、意图和感受,是因为我们看到的他人行为(或感受到的情感)会引起镜像神经元的激活,从而引发和我们自己做出该行为(怀有该情感)类似的经验。有关这一领域的更多研究结果,将有助于阐明教师、家长、朋辈在学习中的作用机理,媒体信息对学习的影响方式等。

3. **身体锻炼**　有规律的体育锻炼能改变脑特定区域的活动,对脑认知功能具有促进作用。对健康老年人的干预研究表明,每天散步即可使关键脑区(额叶中部和顶叶上部)的功能得到提升。对儿童的多项研究表明,运动能力与语言发展有明确的关系;身体锻炼能促进认知功能的提高,即便是学习间歇简单的放松活动(如呼吸新鲜空气、疏松筋骨等)也会促进学生成绩的提高。

对于身体锻炼影响脑功能相关机制的深入研究,将为教育过程中如何安排锻炼计划以促进学习提供重要依据。

4. **睡眠**　睡眠是脑发育和功能发展的决定因素。目前的观点认为,身体许多功能都能在清醒状态下得到恢复,但大脑皮质功能只有通过睡眠才能恢复。

从行为层面到分子层面的很多研究都表明,睡眠有利于记忆的形成。睡眠中发生的与神经可塑性和记忆巩固相关的过程,对学习起着关键作用。在某些睡眠阶段,记忆痕迹会发生重加工,记忆内容会得到巩固,比如,快速眼动睡眠(REM)与技能记忆有关,慢波睡眠与依赖海马的外显陈述性记忆巩固有关。近期的人类研究还发现,慢波睡眠对记忆巩固及其神经可塑性有非常关键的作用,睡眠中大脑皮质经历着神经可塑性过程,不断"更新"现实经验,尤其是前一天发生的事情。

目前,儿童青少年人群中睡眠不足问题普遍存在,对于睡眠不足与认知下降、心理疾病之间的关系还需要进一步的实验研究去揭示。

5. **情绪调控**　两千多年前,柏拉图提出"所有学习都有情绪基础",当代的脑成像技术为这一论点提供了越来越多的证据,情绪能促进(或干扰)人的心理功能,如注意集中能力、问题解决能力、关系维持能力等。如果学习引起正性情绪,会有助于学习成功;反之,如果学习引起负性情绪,则将导致学习失败。恐惧和压力引发的情绪可直接影响学习和记忆效果,其影响程度主要由杏仁核、海马、应激激素(糖皮质激素、肾上腺素和去甲肾上腺素)调节。如果学生所处的环境存在极端压力源(如凶狠的教师、欺凌弱小的同学、读不懂的学习材料),引起恐惧情绪和压力感,学生的认知功能就会受到损伤。

情绪管理是成功学习的重要条件。大脑皮质与情绪有关的结构主要包括边缘系统和前额叶皮质,其中前额叶皮质对情绪的调控起着重要作用,但它是人类成熟最晚的器官,在30岁左右才发展成熟。理解这些大脑成熟和情绪之间的规律,有助于制订科学的、适合年龄的情绪管理策略,促进情绪智力的发展和大脑学习能力的提高。

6. 动机　动机是学习的原动力,对成功学习起着至关重要的作用。动机很大程度上由自信、自尊和特定行为给个体带来的好处共同决定。动机和自尊相结合,能对成功学习起到关键作用。

动机可分为外部动机和内部动机。外部动机从外部影响行为;内部动机则依赖学习者自身的需求和意愿。传统教育看重外部动机,常常采用奖励和惩罚的手段促进学习。近年来,对内部动机的研究开始增多,但内部动机的作用机制还没有完全清楚,因而构建能够激发内在动机的教育手段还存在困难。

许多因素都能激发人的学习动机,如渴望赞扬和认同等,但其中最有力的动机是"理解时的喜悦感"。2004年Peter Gärdenfors提出"eurêka"(尤里卡)一词作为得到理解的特定"识别模式",表达人们顿悟时的感觉;脑对"eurêka"有着明确的反应,此时脑会突然产生一些神经联结,并觉察到所有信息之间的内部联系;在学习情境中,这是一种最快乐的体验,人一旦拥有这种体验就会希望再次拥有。让儿童尽早获得"eurêka"体验应成为早期教育的主要目标之一。

社会游戏可以增强动机,提高想象力,并对技能、能力和策略发展产生积极影响。在教学过程中,若教师能够合理利用游戏,就能够营造出积极的学习环境,克服如反抗行为、消极情绪、对立态度等的阻碍学习的因素。采用近红外光学成像技术的随机对照研究证明,游戏中儿童脑的血流量显著增加。在现代社会背景下,提倡在教学中加入游戏的内容,在课余为儿童营造更多自由娱乐游戏的时间、空间已成为十分迫切的任务。

四、学习负荷的评价

学习负荷(learning load)大小取决于学习时间、学习内容的难度和数量。学习内容的难度和数量一定程度上可由学习时间反映,因此学习负荷通常以学习时间作为评价指标,以出现早期疲劳作为临界指征,即出现早期疲劳的学习时间是判断学习负荷是否超过生理限度的临界值。

学习负荷评价的目的是了解学习过程中的生理、心理功能变化,及时发现早期疲劳并组织休息,有效预防慢性疲劳的发展。

(一) 学习疲劳的概念及其表现

1. 学习疲劳的概念　学习疲劳(learning fatigue)是指机体在过强刺激或过长时间弱刺激作用下,因大脑皮质细胞损耗超过其功能限度所引起的一种保护性抑制。疲劳是一种生理现象,主要表现为认知能力下降和主观疲劳感,经短期休息后大脑功能即可恢复。

疲劳的病理状态称过劳,指因长期学习负荷过重引起的慢性疲劳,短时间休息后大脑功能不能恢复。过劳除了表现为认知能力受损,还可出现消极情绪增加、嗜睡,身体抵抗力全面下降等体征,学习过程中应采取措施有效预防慢性疲劳的发展。

与疲劳相关的另一个概念是"疲倦",是对疲劳所引起的生理变化的主观感觉。疲劳时常感觉到疲倦,疲倦时也常伴有疲劳指征。但是,两者并非总是同时出现;疲倦易受情绪、兴趣、神经活动特点的影响。

2. 学习疲劳的表现　学习疲劳的发生发展可分为两个阶段:早期疲劳和显著疲劳。其发生机理被假设为高级神经活动障碍,尤其是第二信号系统活动障碍,由此引起神经活动、认知能力、行为表现和生理功能等多方面的变化。

(1) 早期疲劳,是疲劳发生的第一阶段。早期疲劳的中枢神经活动特点为:兴奋过程或内抑制过程中的任何一个方面出现障碍。

内抑制过程障碍指大脑皮质优势兴奋灶的兴奋性降低,对周围皮质的抑制解除,导致大脑皮质分化-抑制能力减弱、兴奋泛化。表现为上课时坐立不安,交头接耳,做小动作;注意力不集中;条件反射实验出现错误反应增加,包括对阳性刺激无反应、对阴性刺激或不给刺激有反应;剂量作业测验错误率增加等。

也有人早期疲劳的内抑制表现不明显,而主要出现兴奋过程障碍,大脑皮质兴奋性降低。表现为上课时神情茫然,不知所云;对条件刺激的反应时延长,反应量减少;剂量作业测验工作速度减慢等。

(2) 显著疲劳,是疲劳发展的第二阶段。显著疲劳的中枢神经活动特点为兴奋过程和内抑制过程同时出现障碍。显著疲劳的发生是大脑皮质的保护性抑制加深和扩散的结果,表现为:上课时打呵欠、打盹、嗜睡;对条件刺激的错误反应增多,反应时延长,反应量减少,出现后抑制现象(在对阴性刺激不反应后,对紧随其后的阳性刺激也不引起反应);剂量作业测验错误率增加,工作速度减慢。

(3) 学习疲劳的其他表现。学习疲劳是中枢性的,疲劳发生时机体的内稳态系统遭到破坏,产生诸多生理生化功能的改变,表现在:①肾上腺素能和胆碱能系统活性降低,出现皮电、血管和呼吸反射、心率变异性改变;②脑电图和脑血流图,疲劳时脑电图的 α 波、θ 波模式改变,两侧大脑半球血液充盈不对称等;③事件相关电位,如 P_{300} 的幅值降低、潜伏期延长,眼动诱发电位幅值降低等;④视、听分析功能减弱,出现反应时延长,眼电兴奋性和明视持久度下降,临界闪光融合频率降低,言语听阈加大等表现;⑤认知能力降低,表现为短时记忆量减少,注意力降低等。

(4) 疲劳表现的年龄特点。对于不同年龄的儿童青少年,疲劳的两个阶段具有不同的表现特征。小年龄儿童,中枢神经活动以兴奋性占优势,早期疲劳主要表现为兴奋泛化,疲劳出现时(工作准确性下降)常不伴疲倦感。青春期中后期青少年交感神经活动占优势,早期疲劳的体征容易被掩盖,较多被观察和感知到的是显著疲劳。此外,体弱儿童大脑皮质的兴奋阈值低,疲劳很快发展为第二阶段,因此也多见显著疲劳。

(二) 学习疲劳的评价

原则上,疲劳的各种表现均可作为测量指标,用于学习前后、学习不同阶段的疲劳评价。对个体进行评价时,如果学习前后两次测定结果显示只发生早期疲劳的变化,可认为学习负荷合理;如果结果显示发生显著疲劳的变化,提示学习负荷过重。对群体进行评价时,以半数人疲劳发生时的学习时间为界限,举例来说,当一定数量的学习活动引起 50% 以上学生发生疲劳时,说明学习负荷过重,应减轻学习负担。

学习疲劳的评价方法可分为主观评价法和客观评价法。评价手段多样,应用时应根据评价目的和现有条件选用。

1. 主观评价法　主观评价法主要通过自然观察、问卷调查等形式,对学生的行为表现、主观疲倦感、情绪、躯体症状等进行评估。

(1) 自然观察法。由他人观察课堂上学生疲劳的行为表现,记录靶行为出现次数并分析评估。随着数字图像识别技术的发展,已发展出应用面部表情结合行为举止变化进行评定的方法。

(2) 问卷调查法。通过问卷或量表调查疲劳的主观感觉、情绪、躯体症状并进行分析。

主观评价法操作简单,费用低廉,对学习过程无干扰,易于被接受;但它易受观察者和报告者的主观影响,评价的信度、效度较低。

2. 客观评价法　客观评价法指借助于仪器设备等辅助工具记录行为、生理、生化等方面的某些指标的变化,并以此进行评定的方法,可分为心理-行为学指标评价法、生理学指标评价法和生化指标评价法,其中心理-行为学指标评价法是目前使用最广、研究最多的方法。

(1) 心理-行为学指标评价法。主要采用心理测验和心理运动测验进行评定。

心理测验主要通过测量学生注意力、记忆力、理解和思维能力的变化,分析认知能力的改变,间接反映疲劳的发生。韦氏儿童智力量表(WISC-Ⅳ)中的工作记忆(背数、字母-数字排序、算数)和加工速度(译码、符号检索、划消)测量模块的 6 个分测验为这种测量提供了标准化的测量工具。教育心理学中常用的剂量作业试验亦属于此范畴。

剂量作业试验包括校字法、校图法、图形译码法。校字(校图)法与 WISC-Ⅳ 的划消测验原理相同,利用随机编排的字母、数字、符号、几何图形等,指定受试者在规定时间内删除某个特征的字母、数字或图形;图形译码法与 WISC-Ⅳ 的译码测验原理相同,利用随机编排的图形,要求在不同图形中填上不同的符号。在这些测验中,均以单位时间内完成任务的数量(如阅字总数)评定工作速度,以作业过程中发生的错误数、遗漏数评定工作准确性,两者结合使用,可综合评定疲劳发生和发展的阶段(早期疲劳或显著疲劳)。

心理运动测验方法通过测量人的知觉、认知解释和运动反应来间接评定疲劳,包括视觉运动反应时、听觉运动反应时测验等。反应时是指刺激施于被试后到出现明显反应所需要的时间,是常用的反应变量之一。反应时有两类,即简单反应时(给予单一刺激而做出反应的时间)和选择反应时(在不同刺激下选择符合要求刺激的反应时),随着疲劳的累积,无论简单反应时还是选择反应时,均出现明显的延长,且伴有准确性的下降。

此外,在生物物理信号检测基础上发展而来的心理物理学方法在疲劳评定中也有所应用,最常见的是闪光临界融合频率测定和明视持久度测定,两者都是通过视觉功能的改变,间接反映脑力工作能力状态和疲劳程度。

总的来说,心理-行为学指标评价法方法多样,易于操作,费用相对低廉,较主观评价法敏感,在其他客观评价方法尚未发展成熟的现阶段是应用最广的疲劳评价方法。

(2) 生理学指标评价法。生理学指标主要是指一系列的电生理指标,如 EEG(脑电图)、EOG(眼动电图)、HRV(心率变异性)、ERP(事件相关电位)等,其中 EEG 仍是目前研究和应用最多的方法。随着脑成像技术的发展,应用正电子发射断层成像技术(PET)和功能磁共振成像技术(fMRI)对疲劳状态下的脑功能、结构、神经传导等的研究正在快速发展。

脑电图(electroencephalogram,EEG)是对大脑皮质电位有节律摆动的一种测量,是大脑电活动的一种表现。疲劳状态下的 EEG 变化是建立在觉醒水平变化基础上,反映疲劳过程中觉醒水平的降低。10-20 系统电极放置法的应用推动了 EEG 在疲劳评定中的研究,一般以 α

波爆发的数量和 θ 波的出现评定觉醒的减退程度。

心率变异性(heart rate variability，HRV)是指窦性心率在一定时间内的周期性改变现象，正常情况下受自主神经系统的调节。自主神经系统对疲劳十分敏感，因此反映交感神经和副交感神经变化的瞬间心血管变化指标 HRV 在疲劳评价中也多有应用。

生理学指标评价法一般需要复杂的设备，价格昂贵，操作技术要求高，不易用来开展大规模的群体测定和评价。

(3) 生化指标评价法。一些生化指标，如血尿儿茶酚胺类物质、氧化代谢产物、皮质激素、免疫球蛋白(IgG)等与中枢疲劳有关，但是生化参数的检测多涉及侵入性技术，多数场合下不适宜疲劳评定。近年来无创测量方法的发明，或可推动这一领域研究的深入。

五、作息制度卫生

作息制度主要指一日生活制度，即对儿童青少年一昼夜内的学习、活动、进餐、休息和睡眠等生活要素合理规定其时间分配和交替顺序。学校作息制度还应包括学周、学期及学年的安排。

学校作息制度制订应符合以下原则：①根据大脑皮质功能特点和脑力工作能力变化规律，合理安排学习、活动和休息的交替；②对不同年龄阶段、不同健康水平的儿童少年应区别对待，分别制定；③学校和家庭作息制度协调统一；④作息制度一经确定，不轻易改变。

(一) 一日生活制度

合理安排学生一日生活制度是构建良好学校生活环境的核心任务之一，也是评价教学过程卫生的主要指标之一。

1990 年经国务院批准颁发的《学校卫生工作条例》对学校每日学习时间提出了明确的要求；2012 年发布的国家标准《中小学生一日学习时间卫生要求》(GB/T 17223－2012)规定了中小学生一日学习时间、睡眠与体育活动时间、课间休息与排课要求。这些法律法规是学校制定作息制度的重要依据。

1. 一日学习安排 一日课业学习包括早读、上课、自习和课外作业等活动。目前，因课业负担过重而导致睡眠、户外活动不足，是影响儿童身心健康发展的重要因素。表 11－1 列出了 GB/T 17223－2012 对中小学生一日学习安排的明确规定。

表 11－1 中小学生一日学习安排要求(GB/T 17223－2012)

学生		一日学习时间(小时)	课时安排	早读	课外自习(包括晚自习、家庭作业)
小学	1～2 年级	≤4	每节课≤40 分钟；	不安排	不留书面家庭作业
	3～4 年级	≤5	上午 4 节，下午 1～2 节	≤20 分钟	≤60 分钟
	5～6 年级	≤6			
初中		≤7	每节课≤45 分钟；	≤30 分钟	≤90 分钟
高中		≤8	上午 4 节，下午 2～3 节		

学校教学的组织既要符合儿童的年龄特点也要便于管理，我国目前普遍采用的每节课时间是小学 40 分钟，中学 45 分钟。但是，由于小学生尤其是小学低年级学生的有意注意时间较短，无法保持满堂注意力集中的状态，因而在教学方法上应强调内容和形式的多样性，采用"读、议、练、讲"的镶嵌式教学方法，运用视听媒体或多媒体教学材料，提高学习效率，延缓学习

疲劳发生。

2. **课外活动安排** 课外活动主要包括体育锻炼、文艺、科技、社团活动、社会公益劳动等。课外活动的安排重点是保证户外活动和体育活动时间。每日户外活动(包括户外的活动、体育锻炼、游戏、休息和徒步往返学校等)小学生不少于 3～3.5 小时,中学生不少于 2～2.5 小时;其中至少应有 1 小时体育锻炼时间。

关于学校体育活动时间,1978 年教育部《关于加强学校体育卫生工作的通知》中首次提出"每天平均保证 1 小时有组织、有领导、有计划的体育锻炼(包括体育课、早操、课间操和群众性课外体育活动)"。此后,教育部在多次文件中一再强调必须保证中小学生每天有 1 小时的体育活动。2007 年 5 月,国务院颁发的《中共中央国务院关于加强青少年体育增强青少年体质的意见》(中央 7 号文件)进一步强调"确保学生每天锻炼 1 小时"的目标,并重申以下的具体落实措施:①开齐并上好体育课,要求认真执行国家课程标准并保质保量,其中小学 1～2 年级每周 4 课时,小学 3～6 年级和初中每周 3 课时,高中每周 2 课时;②保证课外体育活动时间,要求没有体育课的当天,学校必须在下午课后组织学生进行 1 小时集体体育锻炼并将其列入教学计划;③全面实行大课间体育活动制度,要求每天上午统一安排 25～30 分钟的大课间体育活动,认真组织学生做好广播体操、开展集体体育活动;寄宿制学校要坚持每天出早操。

3. **每日睡眠时间** 充分的睡眠是恢复脑力疲劳的最佳方法。睡眠时,机体通过抑制异化过程,加强同化过程,保障内分泌激素(尤其生长激素)的正常脉冲式分泌,促进生长发育。睡眠还对记忆巩固及其神经可塑性起着非常关键的作用。

对于睡眠时间的需要具有个体差异,且与年龄、健康状况相关。GB/T 17223—2012 提出"小学生每日睡眠时间不应少于 10 小时,初中生不应少于 9 小时,高中生不应少于 8 小时";体质虚弱、患病及患病初愈的儿童应增加睡眠时间。

除保证足够的时间,睡眠还要保证应有的质量,并养成定时睡眠、按时起床的习惯。

4. **休息** 休息包括课间休息、午休、晚自习前休息。休息可有效消除疲劳,提高学习效率。GB/T 17223-2012 要求每两节课之间的课间休息时间不应少于 10 分钟,第 2、3 节的大课间休息不应少于 20～30 分钟。

休息有活动性休息(如到室外呼吸新鲜空气、散步、闲谈、游戏或远眺等)和静息性休息两种形式。课间和晚自习前应选择活动性休息,午休则以静息性休息为主,炎热季节还应保证短时间的午睡。

5. **自由活动** 每日应有一定的自由支配时间,从事个人爱好的活动、生活自理、帮助做家务等。小学 4 年级以下每日应有 1～1.5 小时、4 年级以上到高中应有 1.5～2.5 小时自由活动时间,其中每日屏前时间不宜过长。

6. **进餐** 膳食制度是在综合考虑不同年龄学生的营养需要、胃容量和排空时间、学校生活制度和社会环境条件等因素的基础上而制定的,包括科学安排每日进餐次数、时间及热量分配。学龄儿童一般实行三餐制,三餐间隔不超过 5～6 小时;早、午、晚餐热量分配分别为30%、40%和30%;重点保证早餐、午餐吃好吃饱。

(二)学周安排和课程表编制

课程表的编排应充分考虑大脑皮质的功能特点、学生学习周和学习日脑力工作能力的变化规律,以延缓疲劳,提高学习效率。

在学习周中,周一学习任务不宜过重,周五应安排较轻的学习;周末作业不宜布置太多,以免影响周末休息和下周的学习。GB/T 17223-2012 对每周总课时要求:小学 1～2 年级不应超过 26 节,3～6 年级不应超过 30 节,中学不应超过 34 节。

在学习日中,课表编排应考虑以下要素:①根据大脑皮质的始动调节特点,早晨第一节课前宜安排短时间早读;②根据学习日脑力工作能力变化规律,运用抽象逻辑思维较多的课程(如数学、物理、化学等)通常排在上午第 2、3 节,较容易的课程(如音乐、体育、图画和手工等)通常排在上午第 4 节和下午末节;③根据皮质镶嵌式活动特点,不应连排两节相同的课程(除作文、实验等特殊需要外),各种文化课间宜插入体育、手工、画图等课程。

(三) 学期和学年安排

学期和学年的安排应根据教育计划和学年脑力工作能力变化规律,重点考虑学习和假期的合理交叉。

教学大纲规定的教学任务必须在学期内完成,不应占用假期授课或补课;每学期的教学内容应循序渐进,难度逐步加重,进度均匀;学期末减少新课、多安排复习。做好学期学年开始的准备和组织工作,激发学生的良好情绪,保持较佳的心理状态;对于新生,逐步提高对学校的适应能力。

实行学期和假期轮换制度,使学生在连续几个月的紧张学习后能有一段较长时间的休息和恢复。小学生发育尚不成熟,持久工作能力较差,故学期应相对短,假期相对长。假期应保证学生的自由活动和休息,可适当组织文体活动、郊游、夏令营、社会实践等活动;不应占用假期补课,也不应占用过多假期组织集体活动。

(谭　晖)

第二节　身体活动与体育锻炼卫生

适宜的体育锻炼和身体活动是保证儿童青少年生长发育,提高身体素质,促进身心健康的重要手段。学校体育是学校教育的有机组成部分,是贯彻全面发展教育方针的重要措施。

一、身体活动和体育锻炼

"生命在于运动",身体活动是人类生命发展的基本要素,也是人类生命活动的基本特征。缺乏身体活动量是现代社会的全球性公共卫生问题。

身体活动的范畴十分广泛,目前被广泛接受和采纳的 WHO 的定义为,身体活动(physical activity, PA)是指由骨骼肌肉产生的需要消耗能量的任何身体动作,包括锻炼以及涉及身体动作的其他活动,如游戏、工作、出行(非机动车)、家务和娱乐活动等。

体育锻炼(physical exercise, PE)包含于身体活动范畴之内,特指有目的、有计划、有组织的和反复的体力活动,目的在于增进或维持身体素质的一个或多个方面。

现代生产和生活方式所造成的身体活动量减少和心理压力增大,对人类健康构成了日益严重的威胁。有鉴于此,2004 年 WHO 提出了《饮食、身体活动与健康全球战略》,阐明身体活动对健康的积极影响,倡导成员国采取行动全面促进国民的身体活动水平。2010 年又制定了《关于身体活动有益健康的全球建议》,从预防慢性非传染性疾病的角度提出了不同年龄人群的身体活动频率、持续时间、强度、类型的建议。

根据 WHO 的循证建议,5～17 岁儿童青少年的日常身体活动应以增进心肺、肌肉和骨骼健康,减少慢性非传染性疾病风险为目的,可以包括在家庭、学校和社区中的玩耍、游戏、体育运动、交通往来、家务劳动、娱乐、体育课或有计划的锻炼等。对于活动时间、频率和强度,建议每天累计至少 60 分钟中等到高强度的身体活动,或者每周至少进行 3 次的高强度运动(包括强壮肌肉和骨骼的活动)等。同时也重申了身体活动和健康收益的剂量效应关系,强调儿童青少年每天超过 60 分钟的体力活动可以提供更多的健康效益。

我国从国务院到各部委一再强调"确保学生每天锻炼 1 小时",通过学校合理组织体育课和体育活动课的课程,增加学校体育经费投入,加强运动设施建设和师资建设,改进体育教学质量,实行督导评估等一系列措施,充分保障学生学习日每天 1 小时的体育锻炼。

二、学校体育锻炼的卫生要求

学校体育锻炼的卫生要求是以运动科学为依据,针对学生的发育特点而提出的。遵循体育锻炼的基本卫生要求是实现学校体育增进学生健康、预防运动创伤等目的的重要前提。

(一)体育锻炼应适合学生的年龄、性别和健康状况

1. 年龄特点　儿童神经系统、骨骼肌肉系统和心肺功能的发育具有明显的年龄特点,各种身体素质的最快发展阶段也有其鲜明的年龄特点,应遵循这些特点合理组织学校体育锻炼。

例如,儿童青少年的骨骼钙化程度低而富有弹性,不易骨折而易发生变形。因此,要特别注意养成正确的姿势,防止发生脊柱弯曲异常;注意加强足部弹跳能力和足弓的承重能力,预防扁平足发生。

在运动项目的选择上,也应充分考虑儿童的年龄特点。小学生的神经系统发育快速,但小肌群发育尚不完善,心血管系统发育不成熟。因此,不宜选择心脏负荷过重的耐力性运动;相反,应侧重跑、跳、投掷、游泳、体操等基本技能训练,发展平衡、协调、灵敏、反应、柔韧等能力。小学生的中枢神经活动具有易兴奋、易扩散、易疲劳但也易恢复的特点。因此,在组织体育锻炼时内容要多样,活动与休息要经常交替。中学生已进入青春期,经历了第二次生长突增、内分泌活动增强等一系列复杂变化,心肺功能加强,骨骼肌肉发育水平较高。因此,适合加大肌肉负荷训练,从事田径和一般竞技运动项目。

运动素质的发展是以体格和生理功能发育为前提的,各种素质能力发展的年龄特点(表11-2)为儿童青少年选择适宜的锻炼项目提供了重要参考。根据运动素质发展的年龄特点,小学低年级适宜进行反应、平衡能力训练;小学高年级适宜发展灵敏、柔韧、协调、反应速度等能力;中学阶段是素质发展的黄金阶段,初中应注重速度、有氧耐力训练,高中可发展力量和耐力;重力性的力量和专项耐力训练应在身体素质全面发展的基础上进行,适宜在高中后期(17岁后)开始。

表 11-2　各种身体素质发展最快的年龄

身体素质	发展最快年龄(岁)	身体素质	发展最快年龄(岁)
平衡能力	6～8	柔韧性	10～12
模仿能力	9～12	节奏	10～12
反应速度	9～12	速度	14～16
协调性	10～12	力量	13～17
灵敏性	10～12	耐力	16～18

2. 性别特点　儿童进入青春期后,在形态结构、生理功能上的性别差异逐渐显现,尤其表

现在体能上性别差异明显加大。

在生理功能上,与女生相比,男生肌肉发达,骨骼承重和抗拉能力强;心脏重量、容积和每搏输出量相对较大;在体型上,女生四肢较短,躯干较长,肩部较窄而骨盆较宽,故身体重心较低。这些特点导致女生奔跑、跳跃等能力较男生差,而平衡、柔韧等能力却较强,因此,从小学高年级开始,体育运动应男女生分开进行,分别选择适宜的运动项目,确定不同的运动量和成绩要求。

3. 健康状况 不同体质健康水平的学生,运动负荷的要求也不同。因此,每学年应通过常规健康检查、结合病史询问和体质测试等,掌握学生的健康状况、发育水平和运动技能学习能力,并进行健康分组。

健康分组由校医和体育教师共同执行。校医根据健康档案,提出学生参加体育课的分组方案;体育教师参考该方案、结合学生的运动史、运动成绩和自我感受,将学生分为下列3组。

(1) 基本组:占学生的大多数,由身体健康、心血管系统功能良好、经常参加锻炼的学生组成。应按体育课程标准和教学大纲进行体育教学;在全面锻炼基础上,鼓励其参加学校体育代表队,参加各种比赛。

(2) 准备组:由健康状况稍差,心血管功能基本正常,平时较少参加体育活动的学生组成。可按大纲要求,适当调整进度和活动强度。

(3) 特别组:由发育或健康状况有明显异常(如脊柱畸形、小儿麻痹后遗症、先天性心脏病等)和伤病初愈后体质较弱者组成。应安排医疗体育。对体弱、患某些慢性病的学生,应与一般学生区别对待,但也不应轻易免修体育课,或默许其不参加体育活动,应根据这类学生的健康状况和体力特点,有针对性地安排体力活动。

(二) 培养学生体育锻炼的兴趣和习惯

积极参与体育锻炼的心理倾向有助于学生不畏困难,反复练习,努力学习运动技能;有助于学生养成自觉锻炼的习惯,奠定终身体育的基础。国家《体育与健康课程标准》明确要求小学阶段要着重让学生体验参加体育活动的乐趣,中学阶段要注重学生体育锻炼习惯的养成。在促使学生积极参与体育活动的基础上,还应使学生懂得科学锻炼身体的方法。

形式多样的教学手段、丰富多彩的活动内容是激发学生参与体育活动的兴趣,培养体育爱好,形成坚持锻炼习惯和终身体育意识的关键因素。

(三) 学校体育教学应遵循的基本原则

1. 循序渐进 根据学生的体格和体能发育水平、运动基础,确定适宜的运动负荷。针对运动量、技巧难度及运动复杂程度等教学要素,制订相互衔接、可连续进行的训练计划,逐步实现提高身体素质和运动能力的目标。避免因突然承受过大的运动负荷而发生运动疲劳,或者突然从事复杂的高难度动作而导致运动创伤。

2. 全面锻炼 各种运动素质相互影响、相互制约,在体育教学中应协调组合、全面锻炼,利用各种适宜的运动项目,促进身体在力量、速度、灵敏、耐力、柔韧、协调和平衡等方面都得到充分提高。在全面锻炼基础上,尊重学生的不同需要,引导他们根据自己的具体情况选择1～2种运动项目进行较系统的学习,发展专项运动能力。

3. 准备活动和整理活动 准备活动和整理活动不足是运动创伤和运动疲劳的重要原因。运动开始前,运动量逐渐增加,以启动全身各系统进入最佳运动状态;一般以慢跑、徒手操等为准备活动。剧烈活动后,自主神经系统由紧张状态恢复到安静水平需要时间,若剧烈运动后骤然终止,常发生"重力性休克"。运动后的整理运动,可以使躯体和内脏较一致地恢复至安静状态;一般用慢跑、行走、放松体操和深呼吸等方式进行整理运动。

4. 运动与休息适当交替　无间断的训练使机体超负荷运转,易造成运动疲劳和运动创伤;休息时间过长又会使机体已被调动起来的高活动水平下降,再开始运动的惰性增大。因此,锻炼过程中进行适当的休息,有利于身体各部生理功能及时恢复,消除疲劳,预防运动创伤,保证运动素质的稳步提高。

三、学校体育锻炼的合理组织

体育课和课外体育活动是学校体育的主要组织形式,合理组织体育课和课外体育活动是学校体育实现增进身体健康、提高心理健康水平、增强社会适应能力目标的重要保证。

(一)合理组织体育课

体育课是对学生进行体育教学的基本组织形式,也是学生学习运动技能的关键途径。合理组织体育课,就是指合理安排体育课的结构和运动负荷。

1. 体育课的结构　体育课结构指构成教学活动的各部分的顺序、内容和时间分配,一般可分开始部分、准备部分、基本部分和结束部分等 4 个基本环节(表 11 - 3)。

表 11 - 3　体育课的结构

结构	内　　容	目　　的	时间(分钟)
开始部分	集合,检查人数、服装,明确教学内容和任务	激发兴趣,启动学生大脑的兴奋性,使之进入运动状态	2～3
准备部分	基本动作练习,专项运动准备练习,以活动关节、肌肉等	提高学生大脑皮层的兴奋性,克服生理惰性,使身体各器官系统迅速进入训练状态,准备进入基本部分	6～12
基本部分	体育训练的基本内容	使学生掌握体育基本知识和技能、进行练习和运动,发展运动素质	25～30
结束部分	整理运动、放松练习、缓步、游戏及小结等	降低大脑皮层的兴奋性,使学生逐渐恢复到安静状态	3～5

2. 体育课的运动负荷　运动负荷(sports loading)取决于课程的强度、密度和时间等三大因素的综合。强度,是指单位时间内所做的功,受负荷大小、项目性质等影响。密度,指的是一节课内实际运动练习的时间占全课总时间的比例,以 30%～40% 为宜。时间,是指一节课的总时间。

体育课运动强度、密度和时间的确定,应适合学生的年龄、性别和健康状况特点;同时,密度还应结合教学内容来考虑。

运动负荷反映了机体在运动中所承受的生理负荷,主要受个体循环功能水平制约。因此,常可用脉搏(心率)曲线图观察体育课从开始到结束过程中的运动负荷变化。符合运动生理要求的脉搏曲线呈现出以下特点:①曲线逐渐上升,在基本部分中间达到高峰,至结束部分逐渐降低。②曲线坡度平缓,不出现骤起骤落的波形。③运动量达到一定水平,即准备部分的脉搏调整为 80～130 次/分;基本部分保持在 130～180 次/分;结束部分降至 120～90 次/分;课后 10 分钟恢复到安静水平。

3. 体育课运动负荷评价　运动负荷评价是衡量学校体育是否达到卫生要求的重要指标。评价运动负荷常用的指标为靶心率。靶心率(target heart rate, THR)指达到最大运动强度 60％～70％时的心率。以体育课基本部分是否达到靶心率判断运动负荷是否适宜。

《中小学生体育锻炼运动负荷卫生标准》（WS/T 101－1998）规定：健康中小学生体育课基本部分的运动时间应为 20～30 分钟；基本部分的靶心率不应低于 120 次/分钟，也不得超过 200 次/分钟。

实际操作中，一般通过测量学生一节体育课中基本部分每项运动后的 10 秒心率，换算成 1 分钟心率；计算多项运动心率的平均数作为基本部分的心率。如果实测心率平均数在 120～200 次/分钟范围内，判断为运动负荷适宜；低于 120 次/分钟，判断为运动负荷过小；高于 200 次/分钟，判断为运动负荷过大。运动负荷过低，起不到锻炼作用；过高，则可能损害心肺功能。

（二）合理组织课外体育活动

课外体育活动是指学生在课余时间进行的体育锻炼，或从事具有一定运动负荷的体育活动和集体游戏。课外体育活动是学校体育的重要组成部分和实现教学目标的手段之一；同时又是很好的课外文娱活动，通过富有趣味的体育活动，既可以满足学生课余文化生活的需要，又可以培养学生的团队合作精神。

课外体育活动按活动形式可分为早操、课间操、锻炼小组、业余体育训练等；和体育课一样，课外体育活动的组织安排也应遵循体育锻炼的基本原则和适宜的运动负荷。

1. 早操和课间操 早操指寄宿制学生清晨起床后，或走读学生上午第一节课前进行的体育锻炼。课间操是在上午第 2、3 节课间进行的集体操。

早操可对机体起到始动调节的作用，促进机体的新陈代谢，使身体从睡眠时的抑制和放松状态，进入积极活动的状态。课间操有助转移大脑的优势兴奋灶，变换体姿，舒展身体，消除疲劳，保护视力。

早操和课间操以徒手操为主，还可以进行慢跑步、素质操，或较和缓的游戏；运动负荷不宜过大。

2. 小组锻炼 在课余时间以班为单位，根据性别、体质、技术水平和对体育的爱好等不同情况，组成若干锻炼小组进行各种体育活动；这是保证学生每天 1 小时以上体育锻炼的重要措施。

活动内容可以按《国家体育锻炼标准》要求项目，进行有计划的锻炼，复习和巩固体育课教授的技能；根据条件组织参加游泳、滑冰、象征性长跑以及校内运动竞赛等多种多样的体育活动。

3. 课余体育训练 利用课余时间，对有体育特长或爱好的学生进行的特殊体育训练。组织形式有少年业余体校、学校运动队、体育特长班、竞技学校等。目的是提高竞技能力和运动成绩，培养竞技运动后备人才。

业余体育训练应注重系统性和基础性，避免过早进行专项训练；训练负荷要适合不同年龄学生生理功能发展的状况，严格遵循适量与逐渐增加负荷的原则。推荐 9～11 岁，每周训练 1～2 次，每次 1 小时；12～15 岁，每周训练 2～3 次，每次 1～1.5 小时；16～18 岁，每周训练 3～4 次，每次 2 小时。

四、体力活动和体育锻炼的自我监督

自我监督指学生在体育锻炼过程中，对自己健康状况和生理功能变化做连续观察并定期记录的行为。目的在于评价锻炼效果，调整锻炼计划，防止运动疲劳和运动损伤。

根据国家《体育与健康课程标准》，高中学生应学会评价体育锻炼效果，学习体育锻炼的自我监督方法；对参加业余体育训练的学生，掌握体育锻炼的自我监督方法尤为重要。

自我监督方法包括主观评价和客观评价。主观评价即对运动中、运动后自我主观感觉进行评价，包括对运动时的排汗量，运动后的心情、睡眠、食欲，身体疲劳的主观感觉。如果运动后身体功能恢复快,精神饱满,体力充沛,吃得香、睡得好、渴望运动,则说明锻炼计划适宜,效果良好;反之,应对锻炼计划进行调整。客观评价则是对自身客观检查结果进行的评价。客观检查包括测试脉搏,监测体重,分析运动成绩的变化,进行体能和其他形态功能的测量等。

经常从事运动训练的青少年脉搏较慢。训练期间,若每分钟安静脉搏比过去减少或无明显改变,提示身体功能反应良好;若比过去次数明显增多(如 12 次以上),提示身体功能反应不良;长期不能恢复,提示存在过度疲劳,应及时减少运动负荷并接受全面身体检查。

体育锻炼初期体重通常会下降 2~3 kg,经过一段时间锻炼,体重随肌肉增多也有所增加,直到保持在一定体重水平;若体重呈进行性下降,并伴其他异常现象,可能是过度疲劳,或患有其他运动消耗性疾病,应前往医疗机构做进一步的全面检查。

(谭　晖)

第三节　学校教学设施和设备卫生

学校建筑设备是儿童少年学习和活动的重要物理环境。适宜的校址和场地,布局合理、功能完善的建筑,符合卫生要求的教室及设备,是保证学生健康和全面发展的先决条件。《学校卫生工作条例》规定,卫生行政部门应对学校的选址和建筑设计实行预防性卫生监督,对学校环境设备实行经常性卫生监督。

一、校址及教学用房卫生要求

(一) 校址

1. 校址的选择　学校选址应满足教学需要,确保学生安全。重点审查建设地段的自然条件、服务半径和周边环境。

(1) 适宜的就学距离。学校应设在居民区适中的地方,布点均匀,以利学生就近上学。学校建设规模一般按人口数量和密度而定,规定其服务半径。服务半径一般根据不同年龄儿童的体力发育特点和教育需要而确定,以小学就近入学、中学相对集中为原则。《中小学校设计规范》(GB 50099 - 2011)(以下简称《规范》)要求城镇完全小学的服务半径宜≤500 m,初中≤1 000 m,以使小学生步行上学控制在 10 分钟左右,中学生控制在 15~20 分钟。另外,在一个地区建立学校布点网,既应满足当前的需求,也要为发展留有余地。

(2) 安全的地段。学校应选址在阳光充足、空气流通、场地干燥、排水通畅、地势较高的宜建地段。此外,国家强制规定学校严禁建设在地震、地质塌裂、暗河、洪涝等自然灾害及人为风险高的地段和污染超标地段;也不应选在高压电线、长输天然气管道、输油管道等有爆燃隐患的管线影响范围内,建校后这些管线也不得在校园内穿越或跨越。

(3) 良好的周边环境和声环境。学校周边应有良好的交通条件,有条件时设置临时停车场地;能为学校提供能源、给水、排水和电源设施;同时有利于防灾及安全疏散。与校外声源应保持适宜的减噪间距,要求主要教学用房与铁路的距离不应小于 300 m;与高速路、地上轨道交通线或城市主干道的距离不应少于 80 m;当距离不足时,应采取有效的隔声措施。

2. 学校用地　学校用地包括建筑用地、体育用地、绿化用地、道路及广场、停车场用地。

(1) 建筑用地。建筑物及其周围通道、自行车和机动车停车库用地、设备与设施用房的用地等,通常采用建筑容积率、学校可比容积率等指标衡量建筑密度和土地利用率。

（2）体育用地。体操项目用地、田径项目用地、球类用地和场地间的专用甬路等。学校运动场地应能容纳全校学生同时做课间操，小学每生不宜小于 2.88 m²，中学每生不宜小于 3.88 m²。田径运动场根据学校规模和体育课程标准要求设置多道直跑道或环形跑道，运动场地的长轴宜南北向布置，长轴南偏东宜小于 20°，南偏西宜小于 10°。

对运动场地长轴限制的卫生学依据是，学校运动场地常顺长轴布置球场，如果长轴东西向布置，当太阳高度角较低时，必有一方场地的学生须面对太阳投球或接球，极易发生伤害事故，故《规范》建议运动场地的长轴宜南北向布置。一般学校早晨第一节课不安排体育课，故对南偏东的限制较松；而下午的课外活动，学生集中于操场上锻炼，故对南偏西的限制更严格。

（3）绿化地带。可起降低气温、增加气湿、降低风速、减少尘埃、降低噪声、美化校园等作用，还可兼做自然科学园地。《规范》规定学校应设置集中绿地，且宽度不应小于 8 m。

（二）教学用房布局

教学用房是学校建筑的主体。应在保证教学的前提下，满足防噪、日照、通风、安全等卫生方面的要求。

1. 楼层 《规范》要求小学教学用房不高于 4 层，中学不高于 5 层。

这一要求的提出，一方面考虑到学生从操场较快上楼对下一节课教学的影响，因为有测量数据显示，4 层（小学生）和 5 层（中学生）是一个转折点，超过该楼层数的话，学生在下一节课开始的 5～15 分钟内难以恢复到平静状态，注意力不易集中。另一方面，中小学校属自救能力较差人员的密集场所，当发生突发意外事件时，建筑层数不多的话，利于学生安全疏散。

2. 日照时间 日照是学生生长发育的基本条件，直射阳光对保护学生健康有重要作用。我国学生有 41%（中学）和 50%（小学）的课程在普通教室进行，对普通教室的日照要求是依据直射阳光抑制和杀灭病菌的时间而提出的（表 11-4）。开窗接受阳光直射 3 小时可杀灭 5 种菌，直射 2 小时可杀灭 3 种菌。因此，《规范》要求普通教室冬至日满窗日照不应少于 2 小时。而日照时间主要受到建筑物所处的维度、建筑物朝向、与周围建筑物（或遮挡物）之间的距离等的影响。

表 11-4 直射阳光对各种病菌的杀伤时间

气温（℃）	季节	肺炎球菌（分钟）	金葡球菌（小时）	链球菌（分钟）	流感病毒（分钟）	百日咳菌（分钟）	结核杆菌（小时）
20～30	夏	10	1	10	5	20	约 2
10～20	春	60	2	10	20	30	约 5
0～10	秋	60	3	10	20	180	约 10

3. 防噪间距 安静教室内的容许噪声级不超过 50 dB。教室内朗读和歌唱声传至室外 1 m 处的噪声级约 80 dB，体育课时体育场地边缘处噪声级约 70～75 dB，根据声音在空气中自然衰减的特性，可通过增加距离减少噪声的干扰。经过计算以及师生的主观评价，教室窗与校园上述噪声源的距离不应小于 25 m。

4. 安全 我国儿童正处于生长的长期趋势中，身高、体重的不断增长趋势明显。为充分保障学生的安全，根据 2005 年学生的体格测量数据，《规范》对学校的防护栏杆、临空窗台、疏散通道等均有所规定。

（1）临空窗台和防护栏杆。随着中小学生平均身高增高、重心上移，窗台、防护栏杆高度也应相应升高。《规范》要求临空窗台的高度不应低于 0.9 m；上层屋面、外廊、楼梯等临空部位必须设防护栏杆,高度不应低于 1.10 m。

在防护栏杆的承重方面,由于学生在平日嬉闹或应急疏散时,集中挤压、推搡栏杆的人数常超过 2 人/m,因此,应将栏杆顶部水平推力的荷载提高至 ≥1.5 kN/m,高于普通建筑的 1.0 kN/m 要求。

(2) 疏散通行宽度。通过对一系列学校踩踏事件的技术分析后提出,疏散通道应按每股人流宽度的整数倍增加;在发生意外灾害时,不足 1 股人流宽度没有逃生作用;疏散宽度超过 1 股人流但没达到整倍数增加时,逃生时会多挤入 1 股人流,导致部分人侧身行走,更易发生踩踏事故。例如,2009 年 12 月湖南省某校楼梯间的踩踏事故导致 8 名学生死亡、26 名学生受伤,该楼梯梯段宽度为 1.50 m(2.5 股人流宽度),课后急拥下楼时挤入 3 股人流,必然有人侧身下行而导致跌倒发生惨案。

依据 2005 年学生体质调研数据,《规范》提出学校内每股人流的宽度应按 0.60 m 计算,疏散通道宽度最少应为 2 股人流,并按 0.60 m 的整数倍增加。教学用房的内走道净宽度不应小于 2.40 m;单侧走道及外廊的净宽度不应小于 1.80 m;楼梯梯段宽度不应小于 1.20 m。上述通道宽度应按 0.60 m 的整数倍增加。

(三) 普通教室的卫生要求

普通教室是全体班级成员进行学习和各种活动的主要场所,也是学校建筑中数量最多、功能要求较高的房间。教室的基本卫生要求:①应有足够面积,便于课桌椅的合理安排和学生就座、通行;②应有良好的朝向和适宜的光照条件;③应有足够的空气量(空间)和良好的通风、采暖和空气调节设施;④应有满足教学和卫生要求的教学设备及安静的环境;⑤室内装修、家具等要考虑儿童青少年的生长发育特点,并坚固、安全、便于清洗。教室的具体布置和卫生要求应考虑如下。

1. **教室面积和净高** 教室的大小主要取决于同时在教室内的学生人数。《规范》以每班定额人数小学 45 人、中学 50 人,规定普通教室小学每人使用面积为 1.36 m^2,中学为 1.39 m^2,以此计算教室使用面积为 60~70 m^2。教室多设计成矩形,长宽之比 4:3 或 3:2。

教室净高按上课时学生所需要的空气量及教室使用面积确定。普通教室净高小学 3.00 m,初中 3.05 m,高中 3.10 m。如果学校所在地的气候能使教室全年都开窗上课,净高可适当降低。

2. **教室内布置** 教室内黑板的布置应满足学生上课观看、抄写板书的需要;课桌椅的布置应便于教师巡回,便于学生通行、就做和疏散。

(1) 黑板或书写白板。黑板或书写白板的长度,小学 ≥3.6 m,中学 ≥4.0 m;高度不应小于 1.0 m。黑板下边缘与讲台面的垂直距离,小学宜为 0.8 m~0.9 m,中学宜为 1.0~1.1 m。讲台高度一般为 0.20 m,宽度 ≥0.80 m,长度大于黑板,其两端边缘伸出黑板边缘的水平距离分别不应小于 0.4 m。

为避免黑板面的眩光作用,教室前窗窗端墙的宽度不应小于 1.0 m。另外,窗间墙宽度也不应大于 1.2 m,以免在学生课桌面形成亮度过低的暗角。

(2) 课桌椅布置。涉及以下 7 个平面尺寸:①排距 ≥0.90 m;②最前排课桌前沿与前方黑板间的水平距离 ≥2.2 m;③最后排课桌后沿与前方黑板间的水平距离,小学 ≤8.0 m,中学 ≤9.0 m;④最后排课桌后的横走道宽度 ≥1.1 m,并保证教室后部横向疏散走道达 0.6 m;⑤纵向走道宽度 ≥0.6 m;⑥沿墙布置的课桌,桌端与墙面或突出物间的净距 ≥0.15 m;⑦前排边座椅与黑板远端的水平视角 ≥30°。

课桌椅布置应保证学生观看黑板、投影幕布的视觉和工效学需要,因此需满足最小的水平视角和垂直视角要求。**水平视角**,即观察角,是学生视线与黑板面形成的水平夹角,应不小于30°,以保证前排边侧学生能够辨认黑板字。**垂直视角**是指学生看黑板上缘视线与黑板面所形成的垂直夹角,不应小于45°,以保证前排学生看黑板时不过分仰头。《规范》要求最前排课桌的前沿与黑板的水平距离不小于2.2 m,确保了观看的垂直视角不低于45°;对于较宽的教室,边侧前排可不设课桌椅,以保证前排边座学生观看的水平视角不低于30°。

普通教室除设黑板、讲台、课桌椅外,《规范》还规定为每个学生设置一个专用的小型储物柜,以解决学生每日上下学时书包超重造成的骨骼肌肉负荷过重问题。

在安装了视听教学设备的普通教室,应按照《电视教室座位布置范围和照度卫生标准》(GB 8772 - 2011)的要求适当调整学生座位,使有效视距、水平斜视角和仰角在规定的范围内。**视距**指座椅前缘至屏幕的水平距离,以电视机屏幕对角线尺寸(即显像管尺寸)的倍数计算,有效视距范围为3~12倍;对细节分辨要求较高的教学任务,最佳视距范围在5~10倍。**水平斜视角**指观看者在水平方向上偏离屏幕中轴线的角度,不应超过45°;仰角指观看者水平视线与电视屏幕中心所成的夹角,不应超过30°。此外,应设置方便的转暗设施,以降低课堂教学多次在黑板板书和幻灯投影间转换对学生视力的损害。转暗设施可根据条件采用可调百叶或便于由教师控制开闭的窗帘等设施,也可采用专用设施。

二、教室采光照明卫生要求

教室的采光照明条件,直接影响学生的视力发育和视觉功能、教学效果、环境质量和能源消耗,应按照国家标准《中小学校教室采光和照明卫生标准》(GB 7793 - 2010)、《中小学校设计规范》(GB 50099 - 2011)、《建筑采光设计标准》(GB/T 50033 - 2001)和《建筑照明设计标准》(GB 50034 - 2004)的相关规定,加强卫生监督,创造良好的教室光环境。

(一) 教室自然采光

天然光环境是人们长期习惯和喜爱的工作环境,在同样照度条件下,天然光的辨认能力优于人工光。我国地处温带,有充分的天然光可供利用。教室自然采光卫生要求:课桌面和黑板面上光线充足且均匀,避免直射阳光照射和产生较强的眩光。

1. **光线充足** 教室黑板面和所有课桌面有学习所需的足够照度。由于室外天然光受各种气象条件影响变化很大,从而使室内照度值经常变化,因此国际上一般采用采光系数这一相对值来评价采光效果。采光系数(daylight factor)指室内给定工作面的天然光照度(lx)与同时室外开阔天空漫射光的水平照度之比。

自然采光中,室内光线除被气象条件左右外,亦受光气候影响。根据光气候特点,我国划分为Ⅰ~Ⅴ5类光气候区,对不同分区取不同的室外临界照度,即在保证一定室内照度的情况下,各分区规定不同的采光系数。Ⅲ类区室外临界照度取值为5 000 lx,室内课桌面上采光系数最低值不应低于2%;其他光气候区的室外临界照度应除以各区的光气候系数 K,采光系数应乘以 K。表11-5为各分区的光气候系数,光气候区可按GB/T 50033中国光气候分区图查出。

表 11 - 5　不同分区的光气候系数 K

光气候区	Ⅰ	Ⅱ	Ⅲ	Ⅳ	Ⅴ
K 值	0.85	0.90	1.00	1.10	1.20
室外天然光临界照度(lx)	6 000	5 500	5 000	4 500	4 000

室内采光是否充足,不仅受上述地理气候等自然因素影响,也受教室透光面积、室深系数、窗外遮挡物,以及教室朝向、室内棚壁颜色等因素。

(1) 透光面积:影响室内采光的主要因素,以窗地面积比(ratio of glazing to floor area,指窗洞口面积与地面面积之比)为评价指标,规定教室窗地面积比不应低于1:5。为改善教室采光条件,采光窗数目应不少于3个,但黑板前墙不设窗。采光窗面积应适当加大,窗上缘尽可能高,一般距天花板不大于40~45 cm;窗下缘不宜过高,一般窗台高0.8~1.0 m;窗间墙宽度不大于窗宽的1/2。为了有效利用透光面积,应注意保持玻璃整洁。

(2) 室深:一般用室深系数和投射角反映室深和窗高的关系。室深系数是指窗上缘距地面高与教室进深之比,为使离窗最远的课桌面也能获得较好光线,该系数应不小于1:2。投射角,也称入射角,是指室内桌面一点到窗侧所引水平线与该点到窗上缘之间连线的夹角,应不小于20°~22°。

(3) 窗外遮挡物:教室外建筑物、墙壁或高大树木等遮挡物对室内采光有较大影响。一般以最小开角评估。所谓开角,是指课桌面测定点到对面遮挡物顶点的连线与该测定点到教室窗上缘连线之间的夹角;以室内离窗最远的课桌面测定值为最小开角,应不小于4~5°。

(4) 棚壁颜色:教室内各表面应采用高亮度低彩度的装修,并定期清扫和粉刷。比如,天棚和墙壁宜刷成白色,以使反射比最大;前墙颜色可比天棚、侧墙稍暗,以减少与黑板的亮度比;桌椅颜色不宜过深,以避免与白色书本纸形成的强烈亮度对比,形成较好的视觉环境。《中小学校教室采光照明卫生标准》所规定的房间各表面的反射比值如表11-6所示。

表11-6 教室各表面的反射比

表面名称	反射比	表面名称	反射比
顶棚	0.70~0.80	侧墙、后墙	0.70~0.80
前墙	0.50~0.60	课桌面	0.35~0.50
地面	0.20~0.30	黑板	0.15~0.20

2. 采光均匀 视野范围内照度分布不均匀可使视功能降低,易产生视疲劳,影响工作效率。学校教室宜采用南北向的双侧采光,可使教室获得较均匀的光线;我国中小学校多数采用单侧采光形式,教室内靠内墙侧与近窗侧课桌面的采光系数相差甚大(图11-4);为补充靠内墙侧的照度不足,可在该侧安装一组人工光源,以备必要时开灯弥补采光均匀性的不足。补充的人工光源色温要尽量接近天然光色温,以免由于光源颜色差异而产生颜色视觉的不适应。

为避免学生书写时产生遮挡和不利的阴影。单侧采光教室,其光线应自学生座位的左

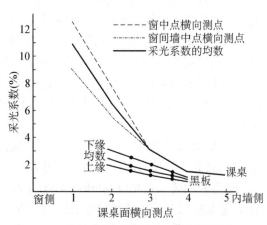

图11-4 单侧采光教室内课桌面、黑板面采光系数的变化

侧射人;双侧采光教室,应将主要采光窗设在左侧。

3. 避免阳光直射和眩光　夏日阳光直射下的课桌面,照度值可达 20 000 lx,而教室内处于散射光下的桌面和黑板面照度为 200～800 lx,人眼难以适应这两种差距悬殊的亮度,极易产生视疲劳。此外,直射阳光尚有较强的直接或反射眩光,干扰视觉功能,产生不舒适感。为防止阳光直射和窗的直接眩光,教室应设窗帘,放黑板的前墙不应设窗。为防止黑板的反射眩光,其表面应采用耐磨无光泽材料。

(二) 教室人工照明

教室除应有良好的采光外,还需要适宜的人工照明,以补充自然采光的不足。教室人工照明的主要卫生要求:保证课桌面和黑板面上有足够照度;照度分布均匀;不产生或少产生阴影,没有或尽量减少眩光作用;不因人工照明导致室内温度过高而影响空气的质量和安全性。

1. 照度和照度均匀度　工作面照度和照度均匀度,对儿童视觉功能和学习效率有直接影响。照度(illuminance)指某工作面入射光的光通量与该工作面的面积之比,单位是勒克斯(lx)。人工照明时,随着灯管的使用,工作面上的平均照度和平均亮度均有所降低,维持平均照度即界定了工作面上平均照度的最低值,低于此值,照明装置必须进行维护。除足够的照度外,照度均匀性也是影响人工照明质量的因素,以照度均匀度评估。所谓照度均匀度,即均匀系数,指教室最小照度与平均照度之比。

我国《中小学校教室采光照明标准》规定,教室课桌面上的维持平均照度值不应低于 300 lx,其照度均匀度不应低于 0.7。根据黑板面照度应高于课桌面照度的原则,规定教室黑板应设局部照明灯,其维持平均照度不应低于 500 lx,照度均匀度不应低于 0.8。

教学用房照明灯具的数量、功率、布置方式和悬挂高度在满足照度、照度均匀度要求的基础上,结合实际情况,力争达到照明功率密度值(LPD)<9 W/m^2 的目标值,以符合节能的要求。

2. 教室照明灯的布置　教室灯布置应满足人工照明的主要卫生要求。课桌面上照度大小取决于灯和灯具的种类、功率、数量及墙壁、天棚等的颜色。照度均匀度与灯的数量、灯具形式、布置方式有关。一般而言,均匀度随悬挂高度的升高而加大,而课桌面的照度却因高度的升高而降低。

为使教室内达到规定的照度和照度均匀度要求,根据现场试验结果,教室内灯管排列宜采用其长轴垂直于黑板面布置;灯具距课桌面的最低悬挂高度不应低于 1.7 m。

教室光源选择应满足显色性、启动时间等条件。教室宜采用小于 26 mm 细管径直管形稀土三基色荧光灯,色温 3 300～5 500 K,显色指数(反映显色失真的程度)不宜小于 80,因为该光线柔和,能使人产生愉快、舒适、安详的感觉。如配合使用电子镇流器,应确保能快速启动,且启动过程无声音、无频闪,可以提供良好的低分贝环境,同时有效保护学生的视力。

3. 眩光及其控制　在视野范围内形成的不舒适的干扰,或使视觉产生疲劳的光亮称眩光,分直接眩光和反射眩光。两者均可表现为不舒适眩光,甚至成为失能眩光。

通常采用统一眩光值(unified glare rating, UGR)作为评价室内照明不舒适眩光的量化指标,它是度量处于视觉环境中的照明装置发出的光对人眼引起不舒适感主观反应的心理参量。我国规定教室的统一眩光值 UGR 最大允许值为 19;上海市 2008～2010 的中小学校光环境改造工程中,将 UGR 进一步规定为不大于 16,以营造更加舒适的视觉环境。

为减少照明光源引起的直接眩光,教室不宜采用裸灯照明;应采用适当的悬挂高度和必要的保护角;灯管排列宜使其长轴垂直于黑板面,即纵向排列。

三、教室的通风采暖和空气调节

(一) 通风换气

教室内的微小气候(micro climate)包括气温、气湿和气流等,很大程度上左右着室内空气质量,对学生的健康及学习效果带来直接和潜在的不良影响。改善教室空气质量,创造适宜微小气候,是学校建筑设备卫生的重要内容之一。

一般以教室空气 CO_2 浓度作为反映空气质量的指标。我国《中小学校教室换气卫生标准》(GB/T 17226 - 1998)规定教室内空气中 CO_2 最高允许浓度为 0.15%(1 500 ppm)。

教室通风换气的目的是通过空气流动,排出污浊空气,送进室外新鲜空气,同时保证有适宜的微小气候。通风换气形式可分自然换气和机械通风两种形式。一般学校多采用自然换气形式,利用室内门窗、通风管道等直接导入室外空气,置换室内污染空气;这种形式下,换气次数是室内通风量和空气质量的决定因素。

换气次数取决学生对新风量的要求、教室的容积(气积)和教室容纳的学生人数。当室内 CO_2 浓度为 0.15%时,学生呼吸区最小新风为 18 $m^3/(h \cdot 人)$,学校各主要房间的最小换气次数应符合表 11 - 7 的规定。

表 11 - 7　学校各主要房间的最小换气次数标准(GB 50099 - 2011)

房间		换气次数(次/h)	房间	换气次数(次/h)
普通教室	小学	2.5	风雨操场	3.0
	初中	3.5	厕所	10.0
	高中	4.5	保健室	2.0
实验室		3.0	学生宿舍	2.5

教室通风换气方式应因地因时制宜,各气候区中小学校在不同季节宜采用不同的换气方式。在夏热冬暖地区,四季都可开窗;在夏热冬冷地区,可采用开窗与开小气窗相结合的方式;在寒冷及严寒地区,则采用在外墙和走道开风斗式小气窗或设置通风管道的换气方式。如果教室内有合理的供暖和通风小气窗设备,虽寒冷季节仍可整日打开风斗式小窗,经常通风换气,在维持一定室温的情况下使室内有较好的空气条件。

(二) 采暖和空气调节

1. 教室温度标准　室温是教室微小气候的重要方面,确定适宜室温的主要依据:①感到舒适,有利于维持学习效率;②使学生体温调节处于相对的平衡状态;③符合节约能源的原则。

室温标准研究中常使用"至适温度"的概念,即人们对工作环境感到不冷不热的温度。在该温度范围内,人体热调节处于最低活动状态,且令人精神愉快,精力集中,使体力和脑力活动都能顺利进行。居住在不同气候带的居民对各种温度的适应性有差别,通过现场调查和实验室研究,我国严寒和寒冷地区冬季中小学教室温度最好是 18~20℃。《中小学校教室采暖温度标准》(GB/T 17225 - 1998)结合我国国情规定教室温度应为 16~18℃,不宜超过 20℃;《中小学校设计规范》(GB 50099 - 2011)提出采暖设计中可将室内设计温度提高 2℃,普通教室温度不应低于 18℃,这一方面为学生和老师提供一定程度内对舒适度的选择,另一方面也为日后调整和发展留有余地。

还有学者提出,夏季教室的至适温度为 23～25℃。建议:在温暖地区,夏季教室温度应低于 29℃;在炎热地区,应低于 31℃;学生在穿夏装情况下室温最好是 25～27℃,必要时可设置电风扇或空气调节设备。

2. 采暖及采暖设备的卫生要求　在我国采暖地区,冬季必须设置采暖设施以维持室内较适宜的室温;非采暖地区,当舞蹈教室、浴室、游泳馆等有较高温度要求的房间在冬季室温达不到规定温度时,也应设置采暖设施。

学校建筑的采暖设计,应根据不同房间的使用特点分层、分区考虑,既保证供暖,又避免能源浪费。冷热空调是较好的维持适宜室温的方式,但电费高,应根据学校所在地区的气候特征、能源资源条件及其利用成本选用。

四、课桌椅卫生要求

(一) 课桌椅基本要求

课桌椅是学校的基本设备,对儿童青少年的健康有重要影响。符合卫生要求的课桌椅对培养学生良好坐姿、减缓疲劳发生、提高学习效率具有重要作用;长期使用不符合卫生要求的课桌椅,极易引起学习疲劳、脊柱弯曲异常以及视力低下等健康危害。

课桌椅的基本要求:①满足书写、看书和听课等教育需要;②适合就座儿童身材,可提供良好坐姿;③坚固、安全、经济、美观,不妨碍教室清扫。

1. 教学过程中的坐姿　保持学生良好的读写坐姿是制定课桌椅卫生要求的最基本出发点。

良好的读写坐姿要求:腰挺、背直、肩平,前胸不受压迫,大腿水平,两足着地(或踏板);读写时眼与桌面上书本距离保持 30～35 cm,写字时头部不过分前倾,不耸肩、不歪头;体位均衡稳定且不易产生疲劳。

在学习过程中,学生常采取两种坐姿。"后位坐姿"指将上体重心落在坐骨结节之后,此时背部需要有倚靠;"前位坐姿"指将上体重心落在坐骨结节之上或其前方,此时依靠背部肌肉的紧张及大腿来维持体位平衡。教育过程中,一般听课、看书和休息取轻度的后位坐姿;书写时则需要取轻度前位坐姿;前位坐姿较后位坐姿更易产生疲劳。

2. 课桌椅的功能尺寸

(1) 椅高(或椅面高):椅前缘最高点离地面的高度。椅面太低、太高都易造成不良的姿势体位。适宜的椅高应与小腿高相适应,等于腓骨头点高或再低 1 cm(穿鞋时),使腘窝下没有明显压力。

(2) 桌高:桌面近缘离地面的高度。

(3) 桌椅高差:桌近缘高与椅高之差,即桌椅与椅高之差。在课桌与课椅的配合上,桌椅高差是最重要因素,对就座姿势影响最大。桌椅高差太小,写字时上体必然前倾;或以单臂支撑桌面承载上体重量,使脊柱呈侧弯状态;或弯腰低头,使脊柱后凸。桌椅高差太大,眼书距离必然缩短,两肩上提,或以单侧臂横架在桌面上,使脊柱呈侧弯状态。

确定适宜的桌椅高差,国际上通常有两种方法。第一种采用桌椅高差等于人体坐姿肘高(上臂下垂、前臂水平时肘至椅面的高度)。欧美一些国家和前苏联以此为根据。第二种由丰田顺尔(1924)提出采用桌椅高差等于 1/3 坐高。日本和中国以此为根据,对学龄儿童以其坐

高的 1/3 为适宜的桌椅高差;青少年则在此基础上提高 1~2.5 cm。对个体儿童,适宜的桌椅高差可用下列公式求得:

$$桌椅高差(cm) = 0.408 \times 坐高(cm) - 4.5(cm)$$

设计良好的课桌椅,还应充分考虑以下功能尺寸。

(4) 桌下空区:应足够大,以满足就座时下肢在桌下能自由移动,并保持大腿与屉箱底间有一定空隙。通常桌面至箱底的高度不大于桌椅高差的 1/2。

(5) 桌面:有平面、斜面两种。斜面桌可避免阅读、书写时头部过度前倾;斜面坡度一般取 10°~12°,并在桌面远侧设约 9 cm 宽的水平部分(共放笔用)。桌面的前后尺寸约等于前臂加手长,或不小于书本长度的 1.5 倍;左右宽度不宜小于书写时的两肘间距,单人桌宜为 60 cm,双人桌宜为 120 cm,以免邻座间相互干扰。

(6) 椅面:有椅深和椅宽两个指标。椅深,指椅面前后方向的有效尺寸;应保持大腿的后 2/3~3/4 置于椅面上,且小腿后留有空隙。椅宽,指椅面前缘左右方向的尺寸,应略等于臀宽。

(7) 椅靠背:最好和腰部外形相吻合,使就座者感到舒适。靠背以向后倾斜 5°~10° 为宜,上缘高达肩胛骨下角之下。学校中不应采用无靠背的板凳。

(8) 桌椅距离:指课桌与课椅间的水平距离,包括椅座距离和椅靠距离两个指标。椅座距离,指椅面前缘与桌近缘向下所引垂线间的水平距离(图 11 - 5);在椅深适宜的条件下,正距离、零距离都不能使人保持良好的读写姿势,最好是 4 cm 以内的负距离。椅靠距离,指椅靠背与桌近缘间的水平距离;要求就座儿童的胸前(穿衣情况下)应有 3~5 cm 的自由距离,避免挤压胸部。

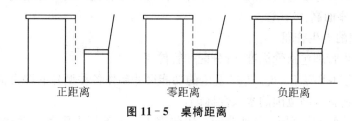

正距离　　　　零距离　　　　负距离

图 11 - 5　桌椅距离

(二) 课桌椅卫生标准

国家标准《学校课桌椅功能尺寸》(GB/T 3976 - 2002)依据近年人体测量资料,并考虑学习生活所需要的体位姿势,对学生课桌椅的大小型号、功能尺寸、分配使用方法等作出了相关规定。

国际标准化组织(ISO)颁布的《ISO 5970 - 1979 家具-教育机构桌椅-功能尺寸》是各国制订课桌椅标准的基本参照。我国《学校课桌椅功能尺寸》的各型号桌面高标准与 ISO 标准一致,而椅面高较之低 2 cm 和 1 cm,即桌椅高差较大,以符合中国人躯干较长的体型特点。

我国现行标准将中小学校课桌椅系列划分为 10 种大小型号(表 11 - 8),使用者标准身高范围 112.5~180.0 cm。其型号划分以 15 cm 为一种型号,即一种型号适合身高范围为 15 cm;并采用单、双号适用身高范围交错重叠的办法,以使每一个学生可选坐两种适宜型号的课桌椅。表 11 - 8 列出了 10 种型号及其功能尺寸。

表 11 - 8　中小学校课桌椅尺寸表(GB/T 3976～2002)(cm)

型号	标准身高	身高范围	桌高	桌下净空高	椅高	椅面有效深度	椅宽	靠背上缘距椅面高	颜色标志
1 号	180.0	173～	76	≥63	44	38	≥36	34	蓝
2 号	172.5	165～179	73	≥60	42	38	≥36	33	白
3 号	165.0	158～172	70	≥57	40	38	≥36	32	绿
4 号	157.5	150～164	67	≥55	38	34	≥32	31	白
5 号	150.0	143～157	64	≥52	36	34	≥32	29	红
6 号	142.5	135～149	61	≥49	34	34	≥32	28	白
7 号	135.0	128～142	58	≥46	32	29	≥28	27	黄
8 号	127.5	120～134	55	≥43	30	29	≥28	26	白
9 号	120.0	113～127	52	≥40	29	29	≥27	24	紫
10 号	112.5	～119	49	≥37	27	26	≥27	23	白

在课桌椅的选用上,根据各地区的学校现状及管理经验,10 种型号可全用,亦可选用 1、3、5、7、9 五种型号(蓝、绿、红、黄、紫标牌)或 2、4、6、8、10(白色标牌)五种型号。

鉴于近几十年来我国中小学生明显的生长长期加速趋势,身高超过 187 cm 的男生人数越来越多;同时现行标准在使用过程中出现的课桌椅合格率过低,书包没空间放置,高大身材学生没有合适的课桌椅等情况,2010 年卫生部政策法规司下达了对 GB/T 3976～2002 修订计划。目前该标准修订稿正处于报批阶段,修订稿中重大的修改是在现有课桌椅型号基础上增设 0 号,以 187 cm 为标准身高;并参考国际、国外标准,结合我国的实际情况,规定 0 号课桌椅的桌面高 78 cm,座面高 46 cm。

(三) 课桌椅的卫生管理

课桌椅的卫生管理包括管标准、管分配和管使用。

生产厂商应按 GB/T 3976 - 2002 规定的功能尺寸制作各种型号的课桌椅,并在出厂前贴有型号和使用者适宜身高范围的永久性标记。

在课桌椅的分配和使用中,各地应统一遵循表 11 - 8 的标准配备。考虑学生的身高水平的地区性差别,高身材地区的大型号课桌椅比例可高些,低身材地区注意增加小型号的比例。有条件的学校最好配齐十种型号的课桌椅,有助提高桌椅合格率,在教室中排列也较美观。

学校购置课桌椅时,应根据在读学生学年中期至末期各身高组的人数估计需要的各型号桌椅数,并为学生身高生长留有一定余地。

在每学年的开学初,校医或保健教师应协助班主任为学生安排好座次;身高低的在前,高的在后。课椅与课桌一般遵循同号搭配的原则。对少数需较大桌椅高差的学生,可以低 1～2号的课椅搭配课桌。少数无法调整到适宜课桌椅的学生可迁就使用,就大(如大 1 号)不就小。观察表明,只要桌椅高差改变不超过 2 cm,姿势一般无明显变化。

在日常管理上,要注意定期(1～2 周)轮换坐位,以免经常向一侧扭身,导致姿势不良。经验提示,在课桌椅分成大小型号的情况下,很难要求一个学校的课桌椅合格率达到 100%。现况调查认为,目前课桌椅合格率过低主要是日常管理问题。应强调在学生坐位轮换制度中课桌随学生而动;更换教室的过程中,按学生身高重新调配课桌椅型号,以提高课桌椅合格率。有些学校将现有课桌椅标定大小型号后,又在教室门框上订有相应课桌椅号的身高尺,便于学生自我管理,可明显提高课桌椅合格率。

五、教学用品卫生要求

(一)书籍

看书是与视觉活动有密切联系的脑力活动。书籍的视觉设计和印刷质量不仅影响阅读效果,而且对保护学生视力有重要作用。书籍的基本卫生要求:①文字、插图、符号等清晰,字号够大,文字排版便于阅读;②纸张质地结实、平滑、色调与文字对比明显;③装订质量良好,便于携带;③清洁卫生,为防止传播肠道等传染病,过分破旧污损的书籍应废止使用。

国家标准《中小学生教科书卫生标准》(GB/T 17227-1998,修订稿已在报批中)、《中小学教科书用纸、印制质量要求和检验方法》(GB/T 18359-2009)、《中小学教科书幅面尺寸及版面通用标准》(GB/T 18358-2009)等对中小学教科书提出了具体的卫生要求,其他儿童读物应参照此要求。

1. 纸张　纸张是文字的载体,纸张的质量是保证书籍成品质量的重要环节。在纸张的技术参数中,克重与单本教科书的重量有关,白度与使用者视觉疲劳的发生有关。在满足使用要求的前提下,纸张克重越低,书本越轻,但过低的克重会降低纸张的物理性能。白度是纸张在蓝光(457 nm)照射下,所体现出来的反射能力。白纸黑字的教科书对使用者来说属于强光弱色的视觉环境,当纸张过白时,反射光较强但色觉较弱,易引起眼睛疲劳。

我国规定教科书正文纸张应选用胶版印刷纸或胶印书刊纸,克重不低于 55 ± 4.0 g/m²;纸张白度宜在 $76\%\sim79\%$ 范围内,胶印书刊纸不应低于 72%,胶版印刷纸不应高于 85%。

2. 幅面尺寸和文字排版　幅面尺寸和文字排版直接影响到阅读的舒适性和视觉负荷,同时也与课本重量和厚度有关。

(1) 幅面尺寸:《中小学教科书幅面尺寸及版面通用标准》(GB/T 18358-2009)规定中小学教科书应采用 A5、B5 和 A4(中学)的幅面尺寸,并对版心规格提出了具体要求。对于小幅面教科书(A5、B5),在达到最佳视觉效果的前提下,应尽量提高版面利用率,避免版心过小导致教科书页数和重量增加;对于 A4 幅面的教科书,版心规格一般为 168×245 mm,在书本与眼距离 $30\sim35$ cm 阅读时,需要眼睛不断横向移动,易引起视疲劳,因此版心宽度可适当减少。

(2) 文字排版:字体、字号和行距等排版要素是影响阅读舒适度和视觉功能最主要的因素;同时,对不同字体文字的识别与学习的认知心理过程有关,也是影响学生学习效率的因素之一。在评估不同年龄学生认知心理需要和视觉负荷的前提下,对教科书的文字排版提出的具体要求,包括文字、符号应横排;小学一、二年级应使用 $2\sim3$ 号、正楷体字,行距不低于 5 mm;三、四年级使用 $3\sim4$ 号、正楷体和书宋体字,行距不低于 4 mm;其他各年级应使用小 4 号、书宋体字,行距不低于 3 mm;高中理科教科书也可使用 5 号字。

3. 印刷和装订质量　要求墨色均匀,文字清晰,无透印,无重影;插图图像清晰、层次分明、无污点,图内文字清楚;表格线条清楚、均匀;装订良好,无漏订、重订,钉脚平整牢固;成品外观平服、无压痕脏迹等。

4. 重量　书包越来越重是近年来中小学教育中社会反响比较突出的问题。教科书重量增加是书包超重的主要因素之一。GB/T 17227-1998 中对单本教科书重量上限值做出的规定已不能适应二期教改后课程设置、选用教材多样化的现况。2011 年完成的 GB/T 17227 修订稿(报批中)在现场调查和估算的基础上,综合考虑目前的可行性和限制书包重量增长趋势的卫生学必要性,提出小学 300 g、中学 400 g 作为单本教科书重量上限的要求。

此外,书籍管理不善也容易污染并传播疾病,尤其是公用的儿童读物更应注意。儿童机构在尚无书籍消毒的合理解决办法前,最好将太脏、太破旧的书籍焚烧处理。

(二) 课业簿册

课业簿册也是学生每天课程学习的必备用品,其安全和卫生状况对于儿童青少年的视力保护和健康成长至关重要。目前课业簿册普遍存在的颜色过白、行间距过小、纸张克重偏低、墨水容易渗透等不足,易导致学生近距离用眼时视觉不舒适和眼疲劳的加速发生。

上海市率先开展中小学生课业簿册安全卫生标准的研制工作,并于 2012 年颁布实施《中小学课业簿册安全卫生与质量要求》(DB 31/565 - 2011),该标准以加强学生视力保护、缓解用眼疲劳、促进身心发展为基本出发点,围绕课业簿册的视觉卫生、心理卫生、安全和质量要求等提出技术规定。

1. 视觉卫生要求 课业簿册是学生近距离书写时重要的视觉环境因素之一,内芯的格线颜色和大小,纸张的白度和反射系数等,都可以对视觉造成影响。视觉卫生要求包括对课业簿册白度、光泽度、不透明度、尘埃度以及内芯格线规格等的规定。DB 31/565 - 2011 从视觉卫生角度,对课业簿册内芯纸张提出了具体要求,包括白度 76%~85%,不应大于 85%;不透明度≥82%;再生纸内芯需限制尘埃数,等待。此外,在实验基础上,对 18 种学生课业簿册书写区域的格线尺寸进行了规定。

2. 心理卫生要求 学生课业簿册种类繁多,若能根据不同学科采用系列标准化的封面标识颜色,既有助于减少学生取用时的焦虑心理,也便于教师进行管理。另外要求,内芯格线颜色应选用浅绿、浅蓝、浅灰中的一种,小学生课业簿册优选浅绿、浅蓝色。

3. 安全要求 为避免课业簿册制作过程原材料中的有毒有害物质,对课业簿册提出了安全要求,包括可迁移元素最大限量、溶剂残留量、荧光白度等。

4. 质量要求 对上海地区的调查发现,25%~45%中小学生曾被课业簿册的订书钉划破过皮肤,17%~25%曾被簿册的纸边割破过皮肤。此外,质量低劣的课业簿册还存在透底、透光、渗透墨水、经不起橡皮擦拭等现象。为杜绝这些伤害和现象,对课业簿册规定了包括纸张质量(克重、紧度、施胶度等)、印刷质量、装订质量等在内的质量要求。

(三) 文具

文具是学生的基本学习用品,其种类繁多,包括铅笔、钢笔、墨水、格尺、橡皮、蜡笔、绘画颜料、文具盒/袋等等。文具的基本卫生要求:①规格与造型最大限度适合年龄特点和人体工效学原则,使用方便、保证质量,不致增加视力负担或手腕部疲劳。②不因文具导致外伤发生。③文具材质、涂料(如铅笔涂层)、颜料应无毒性,各种气候条件下不易变质。

2008 年实施的《学生用品的安全通用要求》(GB 21027 - 2007)是我国强制执行的文具安全标准,几乎涵盖了所有学生文具用品的安全技术要求。

文具在制造过程中要使用各种原料、助剂,这些材料中有可能会含有或产生对儿童、学生人体有害的物质,因此《学生用品的安全通用要求》从有毒有害元素、有机有害溶剂、产品技术安全等 8 个方面对学生用品提出了要求,严格规定了颜料、笔、橡皮、涂改制品等产品中的铅、汞、砷等 8 种可迁移元素以及甲醛、苯等有害物质的最大限量,并对由于文具造型设计问题而引发的种种安全隐患提出了技术要求。

(四) 书包

书包是学生每天需要背负上下学的必备学习用品,有研究认为长期背负超过自身体重

10％负荷重物会导致脊柱前倾增加、腰背部肌肉劳损风险增加；也有研究提出儿童少年适宜背负重量的上限范围为自身体重的 8％～10％。书包的设计、重量、和背负习惯是导致肌肉骨骼损伤的主要原因。

单肩书包，且习惯于单侧背负，易导致肩背部发育中的肌肉过度紧张挛缩，是引起脊柱左凸弯曲异常的重要原因。学龄儿童的姿势性脊柱侧弯以左凸居多，与其习惯于左肩右腰式背负书包，没有养成经常两肩轮换习惯有明显的关系。双肩书包可使重量均匀分配在肩背部不同肌群上，有利于儿童体姿正常发育，减缓疲劳发生。因此，推荐学生使用双肩书包。

此外，为减轻书包重量，建议每天带到学校去的用品除文具盒、当天课表规定的教科书、笔记本和作业本外，其他不相干物件不应放入书包。有条件的学校应设置学生个人储物柜，提供学生放置教科书和学习用品的空间，切实减轻学生书包重量。

（谭　晖）

第四节　学校卫生监督

一、学校卫生监督概述

学校卫生监督是卫生行政部门依据国家法律、法规、规章和卫生标准，对辖区内学校的卫生工作进行审查评估，督促改进，并对违反相关法律法规规定的单位和个人依法追究其法律责任的卫生行政执法活动。

学校卫生监督的目的：①直接服务于不断发展的教育事业；②为青少年儿童身心健康营造良好环境；③充分保证学生用品的安全有效性。

学校卫生监督是国家公共卫生监督的重要组成部分，具有很强的政策性、法律规范性、科学性和技术性，是学校卫生管理过程中必不可少的环节。

（一）学校卫生监督的法律依据

学校卫生监督是一项综合性的卫生监督工作，涉及很多法律、法规、规章、规范和标准。

1. 相关法律　《中华人民共和国宪法》第 46 条规定："国家培养青年、少年、儿童在品德、智力、体育等方面全面发展。"为保护儿童少年的合法权益和身心健康，我国先后颁布了《中华人民共和国义务教育法》、《中华人民共和国未成年人保护法》、《中华人民共和国食品卫生法》、《中华人民共和国传染病防治法》等，这些都是学校卫生监督的主要法律依据。

2. 行政法规　1990 年经国务院批准、原国家教委和卫生部联合颁布的《学校卫生工作条例》是我国学校卫生工作的第一部正式法规，也是开展学校卫生监督的基本依据。但是，随着我国卫生制的改革，卫生监督机构及职责已有较大调整，而且社会多种办学形式也对学校卫生监督工作提出了更高的要求。为适应当前学校卫生工作的实际和现实要求，2012 年 9 月，卫生部发布实施了《学校卫生监督工作规范》，以指导规范学校卫生监督工作。

其他政策法规中涉及学校卫生方面的条款也是开展学校卫生监督的行政执法依据。比如，依据《公共场所卫生管理条例》、《生活饮用水卫生管理管理办法》、《学校食堂与学生集体用餐卫生管理规定》、《传染病防治日常卫生监督工作规范》等开展食品安全、饮用水卫生、传染病防控等监督工作。

3. 学校卫生标准　学校卫生标准是国家根据学校卫生保健工作的实际需要,以保护、促进儿童青少年身心健康和正常发育为目标,制定的一系列学校卫生技术规范,是进行学校卫生监督的主要技术依据。

经过多年努力,我国已形成 7 个系列 47 项学校卫生标准(包括已经批准发布和已经列入计划的标准),涵盖了学校卫生专业的各个领域。这 7 个系列是:①学校卫生专业基础标准;②学校建筑设计及儿童青少年设施卫生标准;③学校服务设施卫生标准;④学校家具、教具及儿童用品卫生标准;⑤教育过程卫生标准;⑥儿童青少年健康检查与管理规范;⑦健康教育规程。这一系列的标准在技术层面具有法律效应,在预防性、经常性学校卫生监督中发挥着重要作用。

（二）学校卫生监督的主要职责

《学校卫生工作条例》明确规定:"教育行政部门负责学校卫生工作的行政管理,卫生行政部门负责对学校卫生工作的监督指导。"学校分管校长是学校卫生治理的第一责任人。教育行政部门作为学校的行政主管部门,应对辖区内学校的卫生工作加强管理。县级以上卫生行政部门实施学校卫生监督的指导工作,各级卫生监督机构承担学校卫生监督的具体工作。

卫生监督机构在行使学校卫生监督工作职责时,应当根据各级各类学校卫生特点,突出中小学校教学环境、传染病防控、饮用水卫生等监督工作重点。

（三）学校卫生监督的基本内容

学校卫生监督的基本工作内容包括预防性卫生监督和经常性卫生监督,以及协助有关部门对学校突发公共卫生事件进行调查处理。

学校预防性卫生监督是指卫生行政部门依法对新建、改建、扩建的学校校舍选址、设计审查和竣工验收。审查或验收发现不符合相关要求的,及时提出整改意见,指导其采取有效措施,从源头防止和消除不良环境对师生健康的影响。

学校经常性卫生监督是指卫生行政部门依法对学校日常的教学与生活环境卫生、传染病防控工作落实情况、生活饮用水卫生、学校内设医疗机构或保健室设置与人员配备情况、校内公共场所(游泳场馆)卫生等方面进行定期的监督检查和指导,对违法行为依法予以查处。

学校突发公共卫生事件主要包括学校传染病疫情暴发事件、饮用水卫生安全事件、食品卫生安全事件等。卫生监督部门应依照相应法律法规规定的职责权限依法进行调查处理。

（四）学校卫生监督情况的处理

实施监督后,应根据监督情况进行反馈、查处、通报、上报、移交等工作。

实施学校卫生监督后,卫生监督部门应及时将检查情况反馈被检查单位,针对问题及时出具卫生监督意见书,必要时通报当地教育行政部门,督促学校落实整改措施。对存在违法行为的,应当按照相关法律、法规和规章的规定,予以查处,并将查处结果通报当地教育行政部门。

对学校卫生重大违法案件,需将查处情况逐级向上级卫生行政部门报告,并通报同级教育行政部门。对涉嫌犯罪的,及时移交当地公安机关或司法机关。

对学校未依法履行职责导致的传染病疫情暴发、集体性食品安全事件、饮用水污染事故等突发公共卫生事件,应当按有关规定依法追究学校主要负责人和直接管理责任人、负有监管责任的教育行政部门、卫生行政部门等相关责任人相应的法律责任。

二、学校预防性卫生监督

学校预防性卫生监督内容包括对新建、改建、扩建校舍的选址、设计进行监督指导,并参与竣工验收。具体的监督工作方法如下。

1. **申请**　教育行政部门或学校向当地卫生行政部门提出申请,填写《建设项目卫生审查申请书》,按要求提交下列材料:①学校的选址,包括水文地质、周边环境、污染及灾害发生情况等;②设计图纸,包括地形图、总平面图、立面图、透视图、风玫瑰图(描述风向、风速的分布)及说明等;③卫生专篇,包括设计依据、卫生问题、卫生措施、设施及预期效果等。

2. **选址、设计审查**　指定2名以上卫生监督员进行现场审查,审查内容:①学校选址情况;②学校建筑总体布局;③学生学习环境,包括教室采光、照明、通风、采暖、黑板、课桌椅设置、噪声;④学生生活环境,包括学生食堂、学校饮用水设施设备、校内游泳馆、校内公共浴室、学生宿舍、学生图书阅览室、学生厕所、学校医疗机构或保健室等。审查上述内容是否符合相关卫生要求,并核查建设单位提交材料与现场实际的吻合情况;对审查不符合要求的出具《卫生监督意见书》,对符合要求的发放《建设项目设计审查认可书》。

3. **竣工验收**　学校建设项目应按《建设项目设计审查认可书》要求施工,竣工后由卫生行政部门派员参加验收,符合要求的发放《建设项目竣工卫生验收认可书》,不符合要求的出具《卫生监督意见书》,提出整改意见。

三、学校经常性卫生监督

经常性卫生监督是指卫生监督人员依法对学校日常卫生工作进行的现场监督检查活动,也是提高学校卫生管理水平,减少和控制突发公共卫生事件的重要措施。经常性卫生监督内容包括学校教学环境、生活环境、饮用水卫生、校内医疗机构、传染病防控等多个方面,涉及面广,工作量大,应根据学校卫生工作现状和特点有所侧重。

(一) 教学、生活环境卫生监督

以《学校卫生工作条例》规定为职责依据,参考《国家学校体育卫生条件试行基本标准》、《中小学校设计规范》、《学校卫生综合评价》、《中小学教室采光和照明卫生标准》、《学校课桌椅功能尺寸》等的具体规定实施监督。

1. **监督内容**　教室环境、教学设施和生活设施3个方面。

(1) 教室环境监督,包括教室人均面积、环境噪声、室内微小气候、采光、照明等环境卫生质量。具体测量教室人均面积;检查教室受噪声干扰情况,核实噪声符合卫生标准情况;检查教室通风状况,测定教室内温度、二氧化碳浓度等,查阅室内空气质量检测报告,核实教室微小气候符合卫生标准情况;检查教室朝向、采光方向和照明设置,测定教室采光系数、窗地比、后(侧)墙反射比、课桌面平均照度和灯桌距离,核实教室采光、照明符合卫生标准情况。

(2) 教学设施监督,包括黑板、课桌椅等教学设施的设置情况。具体检查课桌椅配置及符合卫生标准情况;检查黑板表面,测量黑板尺寸、黑板下缘与讲台地面的垂直距离、黑板反射比,核实教室黑板符合卫生标准情况。

(3) 生活设施监督,包括学生宿舍、厕所等学校生活设施的设置和卫生情况。具体检查学生厕所、洗手设施和寄宿制学校洗漱、洗澡等设施条件是否符合卫生要求,了解学生宿舍卫生管理制度落实情况,测量学生宿舍人均居住面积。

2. **评价指标和要求**　按《学校卫生综合评价》(GB/T 18205 - 2012)要求,学校教学和生活环境卫生监督的评价指标和评分标准见表 11－9。

表 11－9　学校教学和生活环境卫生监督的评价指标和评分标准(GB/T 18205－2012)

项目	评价指标	评判标准		评分
教室环境、教学设施卫生监测(60 分)				
人均面积 (10 分)	小学≥1.36 m²、 1.15～1.36 m²	≥1.36 m² 1.15～1.36 m² <1.15 m²	得满分 得 5 分 不得分	10
	中学≥1.39 m²、 1.22～1.39 m²	≥1.39 m² 1.22～1.39 m² <1.22 m²	得满分 得 5 分 不得分	
噪声 (4 分)	外环境对普通教室产生的噪声≤50 dB	>50 dB	不得分	2
	两排教室相对长边距≥25 m	<25 m	不得分	2
微小气候 (4 分)	CO_2≤0.15%	>0.15%	不得分	2
	室温 16℃以上(冬季采暖地区)	<16℃	不得分	2
教室采光 (10 分)	采光系数≥2.0%	<2.0%	不得分	4
	窗地面积比≥1∶5	<1∶5	不得分	4
	后(侧)墙壁反射比 0.7～0.8	<0.7	不得分	2
教室照明 (10 分)	课桌面照度≥300 lx、 200 lx～300 lx	≥300 lx 200～300 lx <200 lx	得满分 得 3 分 不得分	5
	灯桌间距≥1.7 m	<1.7 m	不得分	2
	黑板面照度≥500 lx	<500 lx	不得分	3
黑板 (10 分)	尺寸,小学≥1 m×3.6 m 中学≥1 m×4.0 m	弧形黑板的长度按照弦长测量		5
	下缘与讲台面的垂直距离:小学 0.8～0.9 m; 中学 1.0～1.1 m	不在此范围不得分		3
	反射比 0.15～0.2	≥0.2	不得分	2
课桌椅符合率 (10 分)	≥80%、79%～40%、<40%	≥80% 79%～40% <40%	得满分 得 5 分 不得分	10
监测频率为每 2 年 1 次(除合理缺项)		≥1 项未测	不得分	2
生活环境卫生监测(8 分)				
厕所 (4 分)	男生,每蹲位≤40 人	>40 人	不得分	1
	女生,每蹲位≤13 人	>13 人	不得分	1
	0.6 m 长小便槽≤20 人(或 20 人设 1 个小便斗)	>20 人	不得分	1
	小学厕所蹲位宽度≤18 m	>18 人	不得分	1

项目	评价指标	评判标准		评分
学生宿舍 （4分）	人均使用面积≥3.0 m²	<3.0 m²	不得分	2
	盥洗室门与居室门间距离≤20 m	>20 m	不得分	2

（二）传染病防控工作的卫生监督

依据《学校卫生监督工作规范》为职责依据，参照《中华人民共和国传染病防治法》、《学校卫生工作条例》、《学校和托幼机构传染病疫情报告工作规范（试行）》、《消毒管理办法》等的相关规定，结合学校传染病防控特点，重点对疫情报告、制度建立健全及措施落实情况进行监督检查。

1. **监督内容** 传染病防控制度建立及措施落实情况；学校依法履行传染病疫情报告职责情况；发生传染病后防控措施落实情况。

2. **监督方法** 以学校为单位，检查学校传染病预防管理、疫情报告、传染病控制以及预防接种等工作情况。查阅学校传染病防控制度及应急预案等资料，查阅传染病疫情信息登记报告制度和记录等资料。

以学校卫生室或保健室为对象，检查传染病预防控制措施的落实情况。查阅学生晨检记录、因病缺勤登记、病愈返校证明、疑似传染病病例及病因排查登记、学生健康体检和教师常规体检记录、新生入学预防接种证查验及补种记录、校内公共活动区域及物品定期清洗消毒记录等资料。

对发生传染病病例的学校，查阅传染病病例登记及报告记录、被污染场所消毒处理记录、使用的消毒产品卫生许可批件等相关资料，核实学校传染病控制措施落实情况。

3. **评价指标** 制度建设指标：成立以校长为第一责任人的传染病防控工作小组；有专人负责疫情报告；有传染病疫情报告制度。

传染病防控措施落实指标：建立学生晨检制度；学生因病缺勤与病因追查登记制度、复课医学证明查验制度；新生入学预防接种证查验制度等。

（三）生活饮用水卫生监督

作为影响学生健康的重要因素，饮用水卫生在《学校卫生工作条例》、《学校卫生监督工作规范》中均以单独条款着重要求，是学校卫生监督的重要内容。

1. **监督内容** 对学校集中式供水、二次供水、小型集中式供水及分散式供水进行卫生管理情况检查：①生活饮用水管理制度建立及措施落实情况；②水质情况；③学校内供水设施卫生许可、管理情况；④供、管水人员持有效"健康合格证明"和"卫生培训合格证明"情况；⑤学校索取涉水产品有效卫生许可批件情况；⑥学校内供水水源防护情况。

2. **监督方法**

（1）档案、文件查阅：生活饮用水卫生管理制度及水污染应急预案；水质卫生检测资料；供水设施卫生许可证，供、管水人员"健康合格证明"和"卫生培训合格证明"；供水设施设备清洗消毒记录；涉水产品的卫生行政许可批件。

（2）检查检测：检查学校饮用水供应方式，根据实际情况，开展现场水质检测或采样送检；检查学校内供水水源防护设施。

3. **评价指标**

（1）主要指标：集中式供水依法取得卫生许可证；水质检测指标符合卫生要求。

（2）其他指标：建立供水卫生管理制度；配备专（兼）职供水人员；供水人员持健康证明上岗；涉水产品（包括水箱、供水管材和管件、饮用水消毒剂和絮凝剂、饮水机、净水器、现制现售饮用水机、饮用水消毒设备等）符合相关卫生要求；二次供水蓄水设施定期清洗消毒（每年1次）；分散式供水有卫生安全防护设施并对水质进行消毒。

（四）医疗卫生监督

依据《中华人民共和国执业医师法》、《医疗机构管理条例》、《医疗机构基本标准（试行）》、《国家学校体育卫生条件试行基本标准》、《学校卫生监督工作规范》等的规定，重点对职责范围内的学校内设医疗机构资质审查、学校内设医疗机构或保健室开展公共卫生服务情况进行监督指导。

具体监督内容：①学校内设医疗机构（校医院、卫生室、医务室）或保健室设置及学校卫生工作开展情况；②医疗机构持有效执业许可证、医护人员持有效执业资质证书情况；③医疗机构传染病疫情报告、消毒隔离、医疗废物处置情况。

重点对学校内设医疗机构的资质进行监督，评价指标：医疗机构持有效《医疗机构执业许可证》，医护人员持有效执业资质证书，诊疗活动在执业许可证登记范围内。

（五）公共场所卫生监督

对校内公共场所，如体育馆、图书馆、游泳馆、公共浴室等的资质和开展公共卫生服务情况进行监督指导。

游泳场馆作为学校传染病防控重点环节，在校内公共场所卫生监督中尤应侧重。学校内游泳场所的卫生监督内容：①持有卫生许可证的情况，从业人员健康检查和培训考核情况；②卫生管理制度落实及卫生管理人员配备情况；③游泳场所水质净化、消毒情况；④传染病和健康危害事故应急工作情况。

（谭　晖）

【思考题】

1. 试述大脑皮质活动特性及其卫生学意义。
2. 简述正常儿童青少年学习日和学习周脑力工作能力的变化规律，及其对学校课程表的编排具有的启示。
3. 简述影响脑力工作能力的环境因素。
4. 学习疲劳一般分为几个阶段，各有何特点？
5. 如何利用剂量作业试验评价学习负荷？
6. 简述学校体育锻炼的基本卫生要求，以及合理组织体育课应关注的要素。
7. 体育课教学中，如何利用学生脉搏曲线图说明运动负荷较适宜？
8. 为保证学生观看黑板、投影幕布的视觉和工效学需要，对水平视角和垂直视角有哪些规定？为满足这些规定，教室课桌椅布置中应注意哪些方面？
9. 分别简述教室自然采光、人工照明的主要卫生要求。
10. 简述学校经常性卫生监督的监督内容。

第十二章
学校突发公共卫生事件的预防和应急处置

第一节　学校突发公共卫生事件的分级与应对原则

一、突发公共卫生事件的概念

突发事件是指突然发生、造成或可能造成严重社会危害，须采取应急处置措施予以应对的自然灾害、事故灾难、公共卫生事件和社会事件。

突发公共卫生事件(public health emergency events)是指突然发生、造成或可能造成社会公众健康严重损害的重大传染病疫情、群体性不明原因疾病、重大食物和职业中毒以及其他严重影响公众健康的事件。

学校突发公共卫生事件是专指发生在各级各类学校中的事件，主要有学校传染病流行、集体性食物中毒、群体心因性事件等。学校突发公共卫生事件具有很大的危险性，主要体现在影响面广、造成的社会舆论大，并且由于是在未成年人密集的场所，往往具有明显的突发性和紧迫性，有可能对师生造成严重的影响。

二、突发公共卫生事件的分级

根据突发公共卫生事件的性质、危害程度、涉及范围，划分为一般(Ⅳ级)、较大(Ⅲ级)、重大(Ⅱ级)和特别重大(Ⅰ级)四级。

1. 特别重大突发公共卫生事件　有下列情形之一的为特别重大突发公共卫生事件(Ⅰ级)。

(1) 肺鼠疫、肺炭疽在大、中城市发生并有扩散趋势，或肺鼠疫、肺炭疽疫情波及2个以上的省份，并有进一步扩散趋势。

(2) 发生传染性非典型肺炎、人感染高致病性禽流感病例，并有扩散趋势。

(3) 涉及多个省份的群体性不明原因疾病，并有扩散趋势。

(4) 发生新传染病或我国尚未发现的传染病发生或传入，并有扩散趋势，或发现我国已消灭的传染病重新流行。

(5) 发生烈性病菌株、毒株、致病因子等丢失事件。

(6) 周边以及与我国通航的国家和地区发生特大传染病疫情，并出现输入性病例，严重危及我国公共卫生安全的事件。

(7) 国务院卫生行政部门认定的其他特别重大突发公共卫生事件。

2. 重大突发公共卫生事件 有下列情形之一的为重大突发公共卫生事件(Ⅱ级)。

(1) 在一个县(市)行政区域内,一个平均潜伏期内(6天)发生5例以上肺鼠疫、肺炭疽病例,或者相关联的疫情波及2个以上的县(市)。

(2) 发生传染性非典型肺炎、人感染高致病性禽流感疑似病例。

(3) 腺鼠疫发生流行,在一个市(地)行政区域内,一个平均潜伏期内多点连续发病20例以上,或流行范围波及2个以上市(地)。

(4) 霍乱在一个市(地)行政区域内流行,1周内发病30例以上,或波及2个以上市(地),有扩散趋势。

(5) 乙类、丙类传染病波及2个以上县(市),1周内发病水平超过前5年同期平均发病水平2倍以上。

(6) 我国尚未发现的传染病发生或传染人,尚未造成扩散。

(7) 发生群体性不明原因疾病,扩散到县(市)以外的地区。

(8) 发生重大医源性感染事件。

(9) 预防接种或群体预防性服药出现人员死亡。

(10) 一次食物中毒人数超过100人并出现死亡病例,或出现10例以上死亡病例。

(11) 一次发生急性职业中毒50人以上,或死亡5人以上。

(12) 境内外隐匿运输、邮寄烈性生物病原体、生物毒素造成我境内人员感染或死亡的。

(13) 省级以上人民政府卫生行政部门认定的其他重大突发公共卫生事件。

3. 较大突发公共卫生事件 有下列情形之一的为较大突发公共卫生事件(Ⅲ级)。

(1) 发生肺鼠疫、肺炭疽病例,一个平均潜伏期内病例数未超过5例,流行范围在一个县(市)行政区域以内。

(2) 腺鼠疫发生流行,在一个县(市)行政区域内,一个平均潜伏期内连续发病10例以上,或波及2个以上县(市)。

(3) 霍乱在一个县(市)行政区域内发生,1周内发病10~29例,或波及2个以上县(市),或市(地)级以上城市的市区首次发生。

(4) 1周内在一个县(市)行政区域内,乙、丙类传染病发病水平超过前5年同期平均发病水平1倍以上。

(5) 在一个县(市)行政区域内发现群体性不明原因疾病。

(6) 一次食物中毒人数超过100人,或出现死亡病例。

(7) 预防接种或群体预防性服药出现群体心因性反应或不良反应。

(8) 一次发生急性职业中毒10~49人,或死亡4人以下。

(9) 市(地)级以上人民政府卫生行政部门认定的其他较大突发公共卫生事件。

4. 一般突发公共卫生事件 有下列情形之一的为一般突发公共卫生事件(Ⅳ级)。

(1) 腺鼠疫在一个县(市)行政区域内发生,一个平均潜伏期内病例数未超过10例。

(2) 霍乱在一个县(市)行政区域内发生,1周内发病9例以下。

(3) 一次食物中毒人数30~99人,未出现死亡病例。

(4) 一次发生急性职业中毒9人以下,未出现死亡病例。

(5) 县级以上人民政府卫生行政部门认定的其他一般突发公共卫生事件。

三、学校突发公共卫生事件的应对措施

传染病疫情暴发、饮用水污染、食物中毒、预防接种或预防性服药引起的群体性异常反应、群体性心因性疾病等是各类学校常见的突发公共卫生事件类型。在日常的学校卫生管理中，应重视做好学校传染病、饮用水、学生食堂等卫生管理工作，排除卫生安全隐患。学校还应建立突发公共卫生事件应急处置书面工作预案，建立应急处置工作领导小组，配备专（兼）职报告人员，健全突发公共卫生事件信息监测与报告制度，明确报告流程与应急处置措施，做好应急的物资储备。一旦发生突发公共卫生事件，学校应按《突发公共卫生事件应急条例》等要求，在2小时内向属地的疾病预防控制机构和教育主管部门报告，配合疾病预防控制机构开展调查并按要求采取控制措施，同时配合医疗机构开展病人救治。另外，还应注意与家长、学生和老师的沟通，开展健康教育，避免由于沟通不良造成的影响。

对于学校这样一个特殊的场所，在发生突发公共卫生事件之后，要严格遵循统一领导、分级负责、报告与处置相结合、日常管理和紧急调动相结合的原则，在学校层面切实贯彻和落实以下10项措施。

（1）及时向卫生专业防病机构、教育行政主管部门报告。

（2）核实、掌握校内学生发病情况，协助专业防病机构开展流行病学调查，提供准确的缺课/发病日期和病例数（传染病要见过诊断病历卡）。

（3）配合专业防病机构工作，安排足够的教学、如厕和用餐场地供隔离班级使用。必要时调整课时，安排缺课学生的后续补课。

（4）做好教室开窗通风，并在专业防病机构指导下对发病班级教室进行终末消毒，并对其他教室宿舍楼及公共场所进行预防性消毒。

（5）与防病机构保持沟通，把事件的调查情况及时向学生和家长沟通，并进行安抚，随访在家隔离的学生。

（6）对发病班级未发病学生进行医学观察，有新情况及时报告和反馈。近期暂停发病班级的集体性活动。

（7）加强晨检、日间巡查和缺课追因，发现疑似患者及时隔离，并通知家长带其前往医院明确诊断。

（8）开展师生和家长的健康教育活动，做好风险沟通。必要时协助专业防病机构开展应急接种。

（9）严格把握病愈返校学生的管理，须验看其有效的病愈医学证明。

（10）事件后续动态，随时向专业防病机构报告。事件结束之后及时召集相关部门总结，及时整改在学校日常卫生管理中存在的不足。

（罗春燕）

第二节　学校传染病疫情的预防和应对

一、学校传染病概况

传染病是由病原微生物和寄生虫感染人体后出现的、具有传染性的疾病，其特点是有传染

性与流行性。传染源、传播途径、易感人群（人群易感性）是传染病传播的三个重要环节。学校是免疫力尚不完善的未成年人聚集的场所，往往也是社会流行的传染病的集散地。我国卫生行政主管部门的历次统计数据表明，80％以上发生在学校的突发公共卫生事件是由传染病引起的，目前中小学校中常见的传染病有流感、手足口病、腮腺炎、猩红热、急性出血性结膜炎、肺结核、菌痢等。因此，预防与控制学校传染病，不仅能保护和促进师生的健康，更是能控制传染病流行的有力措施。

（一）学校传染病流行特点

1. 个体易感性高　儿童青少年的免疫功能发育还不完善，因而传染病抵抗能力低，易感染致病。

2. 流行范围广，影响人群多　学校是个独特的公共场所，每天有来自不同方位、不同家庭的学生汇集到学校，可能把传染源带入学校。一个班学生集中在几十平方米的教室里共同学习、生活，相互间接触密切，如果学校卫生设备、卫生制度不健全，学生卫生习惯不良，则很容易导致传染病发生和流行，甚至暴发。

3. 学校传染病发生流行的季节特点　学校传染病与一般传染病一样具有明显的季节性，呼吸道传染病在冬春季、肠道传染病在夏秋季多发。学校传染病的发生流行与寒暑假也有密切关系，学生走亲访友、旅游活动增多可能将外地的传染源带到本地和学校，在学校乃至社区造成传播，从而导致更广泛区域的疾病传播。并且，学校中传染病流行季节性高峰还与传染病潜伏期长短有关，如流脑潜伏期较短，春节开学后很快出现流行高峰；而病毒性肝炎潜伏期较长，传播途径不像呼吸道传染病那样容易实现，故流行高峰出现较晚，一般在10～11月份。

（二）学校场所的特殊性及其与传染病疫情发生的关系

1. 学校人员来自于社会　学生来自于社会的每个家庭，课余时间与校外环境发生交往，随时有发生传染病可能。节假日后返校或新学期开学不久，是学生传染病的多发期。学生家庭分布区域越广、学生人数越多，学校输入病原体的概率也就越大。学校食堂从业人员，大多来自学校附近的社会人群，一旦染上病原体，也可通过污染作业环境，引发严重的食源性疾病发生。

2. 学校物资来自于社会　校园内人群的一切学习、生活所需物资都得从社会中输入，其中的一些物资可作为病原体的媒介，如食物和水等，这些物资进入校园，如果把关不严，随物引入病原体，可引发经食物、水传播的传染病。部分学校将食堂承包出去，更增大了病原体随食品进入校园的概率。另外，学校附近的小摊小贩，卫生状况差，学生购买和食用这些食品后，极有感染病原体的可能。由校外输入的水源，易受环境的影响，很容易被污染，如果学校用来作为饮用水水源，易传播感染性腹泻。

3. 容易形成疾病传播的条件　学校中的一些场所，如教室、食堂、寝室等，学生在这里学习、用餐、住宿，呼吸着同室的空气，使用着室内的物品，而当这些场所存在结构不合理，如场地空间狭窄，人均占有量小。设施不全，如通风、消毒、排污设施等。管理不严，如无卫生制度，室内的空气、物品就易受到污染，在此环境下，一旦受病原体污染，这里的人群要遭受疾病感染的威胁。不仅如此，学校内还存在着大量污物，如生活污水、粪便、垃圾等。这些污物如果处理不当，极易造成校园内环境的污染，如污染水源、井水、污染食堂或成为媒介昆虫的孳生地等。

4. 大多数学生对传染病易感　人群的易感性取决于他们的免疫力，而机体的免疫力的获得，则取决于他们既往感染史和免疫接种史。学生群体与社会群体相比，人生历程不长，期间感染某种传染病的机会较少，因而对很多传染病缺乏免疫力、易感性较高。众所周知，通过有效的免疫接种可预防相关传染病,这使得低年龄段人群可通过接种相关疫苗获得免疫,从而降低其易感性。然而,在实施计划免疫的今天,影响他们是否获得免疫力的因素还很多,如得不到疫苗的及时免疫接种、接种质量不高、免疫持久性差等。因此,在疫苗接种人群中仍有一部分人缺乏免疫力。当易感人群数量累积到一定程度,一旦病原体侵入到他们的生活环境之中,而外部的环境又为他们的感染提供了条件,就可能引发疫情局部爆发。另外,新型传染病流行、病毒不断变异等因素的存在,使得传染病疫情防控形势更加严峻。

二、学校传染病的报告

(一)学校传染病报告制度

学校应建立、健全传染病报告制度,开展每日晨检和日间巡检,对传染病疑似病人及时予以隔离,同时进行体温测量、症状检查以及相关调查。掌握传染病确诊病例或不能排除的疑似传染病病人,要按照时限,由校内传染病报告人以电话等即时通讯方式向所在街道(乡镇)社区卫生服务中心或卫生院报告。建立传染病报告登记专册。

街道(乡镇)社区卫生服务中心或卫生院接到辖区内学校报告的法定传染病病人,应通过"中国疾病预防控制信息系统"核实。另外,应定期对学校开展传染病报告工作指导,并将结果及时反馈上报相关部门;也应定期完成辖区学生传染病报告统计,报所在区县疾病预防控制中心。

中小学校晨检 每日早自习或者早晨第一节课前对学生进行晨检,了解学生的出勤和健康状况。工作内容:观察学生的精神状态,询问学生健康状况,登记因病缺勤情况。应重点检查学生中有无发热、皮疹、腹泻、黄疸、结膜充血等症状发生,调查了解学生缺勤原因、所患何种疾病和症状等信息。学校疫情报告人应及时获取全校学生晨检结果,做好记录,并进行必要的核实、排查和处理,做到传染病病人的早发现、早报告。传染病流行时期,宜在下午第一节课前增加午检。住宿制学校宜对住校学生进行晚检。

(二)传染病报告病种

(1)《中华人民共和国传染病防治法》规定的传染病,包括以下3类。

甲类传染病:鼠疫、霍乱。

乙类传染病:艾滋病、病毒性肝炎、脊髓灰质炎、麻疹、流行性出血热、狂犬病、流行性乙型脑炎、登革热、除肺炭疽以外的其他炭疽、细菌性和阿米巴性痢疾、肺结核、伤寒和副伤寒、流行性脑脊髓膜炎、百日咳、白喉、新生儿破伤风、猩红热、布鲁氏菌病、淋病、梅毒、钩端螺旋体病、血吸虫病、疟疾、人感染高致病性禽流感、非典型性肺炎、肺炭疽(注:非典型性肺炎、肺炭疽按照甲类传染病管理)。

丙类传染病:流行性感冒、流行性腮腺炎、风疹、急性出血性结膜炎、麻风病、流行性和地方性斑疹伤寒、黑热病、包虫病、丝虫病,除霍乱、细菌性和阿米巴性痢疾、伤寒和副伤寒以外的感染性腹泻病,手足口病。

(2)卫计委和本市决定列入乙类、丙类传染病管理的传染病。

(3)各地卫生行政管理部门要求报告的非法定传染病:如水痘等。

(4)不明原因肺炎病例、不明原因死亡病例及其他不明原因传染病。

(5)国家根据传染病预防控制工作需要要求报告的其他传染病。

(三)传染病报告时限

一旦发现甲类传染病和乙类传染病中的肺炭疽、传染性非典型肺炎、脊髓灰质炎、人感染高致病性禽流感病人或疑似病人,或发现其他传染病、不明原因疾病暴发等相关信息时,应按有关要求于 2 小时内报告。发现其他乙、丙类传染病病人、疑似病人和规定报告的传染病病原携带者,应于 24 小时内报告(表 12-1)。

表 12-1　国家法定传染病的报告时限

报告病种	报告时限	
	城镇	农村
甲类传染病病人、疑似病人、病原携带者;乙类传染病中艾滋病、肺炭疽病人、疑似病人、病原携带者	6 小时	12 小时
乙类传染病病人	12 小时	24 小时
丙类传染病	24 小时	24 小时

若在同一宿舍或者同一班级,1 天内有 3 例或者连续 3 天内有多个学生(5 例以上)患病,并有相似症状(如发热、皮疹、腹泻、呕吐、黄疸等)或者共同用餐、饮水史时,学校疫情报告人应当在 24 小时内报出相关信息。

当学校和托幼机构发现传染病或疑似传染病病人时,学校疫情报告人应当立即报出相关信息。

个别学生出现不明原因的高热、呼吸急促或剧烈呕吐、腹泻等症状时,学校疫情报告人应当在 24 小时内报出相关信息。

学校发生群体性不明原因疾病或者其他突发公共卫生事件时,学校疫情报告人应当在 24 小时内报出相关信息。

(四) 报告方式

当出现符合工作规范规定的报告情况时,学校和托幼机构疫情报告人应当以最方便的通讯方式(电话、传真等)向属地疾病预防控制机构(农村学校和托幼机构向乡镇卫生院防保组)报告,同时向属地教育行政部门报告。

三、预防和控制学校传染病疫情

由于病原体的传染必须具有病原体本身、传染源、传播途径及宿主因素的存在,因此在控制学校传染病的蔓延上,也必须针对这几个因素(如下所示),缺一不可。

针对病原体:清洁环境或者消毒,把病原微生物清除或杀灭。

针对传染源:及早发现患者,让病人及早接受观察、隔离及治疗。

针对传播途径:注重环境、个人及食品卫生,采取有效感染控制措施,以防健康人群被病原体感染。

针对易感人群:增强个人的抵抗力,加强个人防护,接受免疫接种。

目前,可以依据《中小学校传染病预防控制工作管理规范》(GB 28932~2012),各级教育和卫生部门切实落实学校传染病的预防、监测、报告和应急处置的各项具体措施,预防和控制学校传染病疫情。

1. 建立相关工作制度和要求　学校要成立由校长作为第一责任人的传染病预防控制工作小组;制订传染病防控年度工作计划;并且在卫生技术部门的指导下,制定校内传染病防控相关制度,如学生晨检制度、因病缺课追踪和登记制度、复课证明查验制度、学生健康管理制度、学生免疫规划的管理制度、传染病预防控制的健康教育制度、通风和消毒制度，以及学校传染病疫情的报告制度和应急处置预案。

2. 开展学生免疫接种 学校根据国家和地区的免疫规划第一类疫苗接种程序，开展新生入学预防接种卡、预防接种证查验，做好查验记录。向无证或无卡者发放补证、卡通知，督促其在入学前到原接种单位补证、卡。学校保管学生预防接种卡，学生毕业或中途转学随学生资料袋转出。

3. 落实学校传染病疫情防控处置措施 街道(乡镇)社区卫生服务中心或卫生院在收到学校传染病疫情报告后，应遵循"首接负责制"原则，开展调查核实，填写"学校传染病(疑似)疫情报告记录单"，并报告所在区县疾病预防控制中心。

根据各级卫生行政部门要求，在学校传染病疫情防控中承担疫情处置任务的街道(乡镇)社区卫生服务中心应在2小时内到达现场，在学校协助下开展或配合市、区县疾病预防控制中心开展流行病学调查，指导学校落实相关防控措施：①通过加强晨检、因病缺课网络报告、传染病网络直报和专报系统监控，以及密切接触者和病人管理等，做好疫情后续监控报告。②传染病疫情期间，加强学校预防性消毒、传染病防治健康教育工作。③落实传染病病人病愈返校管理，做好专业医疗机构病愈证明查验及存档。④根据传染病最长潜伏期内无新发病人判断疫情结案，及时建立疫情档案。

4. 开展师生传染病防控相关知识的宣传教育与培训 每学期至少对学校开展一次传染病防控相关工作督导，发现并消除可能导致传染病传播的各种隐患，结果反馈学校并由学校卫生保健人员报相关部门。定期汇总辖区学校传染病疫情发生情况统计，报区县疾病预防控制中心。

(罗春燕，史慧静)

第三节 学校食物中毒的预防和应对

一、食物中毒概述

(一) 食物中毒的概念

《食品安全法》对食物中毒定义为食用了被有毒有害物质污染的食品或者食用了含有毒有害物质的食品后出现的急性、亚急性疾病。其主要症状是引起消化及神经系统的异常现象，最常见有呕吐、腹泻、腹痛等。

食物中毒不包括以下情况：①食入非可食状态(未成熟水果等)食物、暴饮暴食所引起的急性胃肠炎。②因摄入食物而感染的传染病、寄生虫病、人畜共患传染病等食源性疾病。③摄食者本身有胃肠道疾病、过敏体质者食入某食物后发生的疾病。④以慢性毒害为主要特征。

食物中毒的特征如下。

(1) 发病与食入某种食物有关。病人在近期同一段时间内都食用过同一种"有毒食物"，发病范围与食物分布呈一致性，不食者不发病，停止食用该种食物后很快不再有新病例。

(2) 潜伏期短，一般由几分钟到几小时，食入"有毒食物"后于短时间内几乎同时出现一批病人，来势凶猛，很快形成高峰，呈暴发流行。

(3) 病人临床表现相似，且多以急性胃肠道症状为主。

(4) 一般人与人之间不传染。

（二）食物中毒的分类

1. **细菌性食物中毒**　学生集体食堂引起的食物中毒多为细菌性，可分为感染中毒和毒素中毒两类。

感染中毒是指食入含有大量活菌的食物所致的中毒，是食物被致病菌污染，并有一定的时间和温度条件使细菌在食品中大量繁殖达到可引起发病的数量，如沙门菌属中的某些细菌、蜡样芽孢杆菌等。

毒素中毒是由于食品受到细菌污染后，在食品中繁殖并在适宜条件下产生大量的外毒素所引起的食物中毒，如由葡萄球菌肠毒素、肉毒梭菌毒素引起的食物中毒。

> **变质的剩饭剩菜易中毒**　变质的剩饭、剩菜中含有大量的蜡样芽孢杆菌，人们食用变质的剩饭、剩菜就会导致食物中毒。造成剩饭、剩菜变质的原因多为食品存放温度较高（20℃以上）和放置时间较长。
>
> **变质的奶及奶制品易中毒**　变质的奶及奶制品中含有大量的葡萄球菌，人们食用后容易引起食物中毒。造成奶及奶制品变质的主要原因是，在较高温度下存放时间过长（如在 25～30℃环境中存放 5～15 小时），导致产生足以引起中毒的细菌毒素。
>
> **变质的鱼虾易中毒**　变质的鱼虾类食品含有大量的副溶血性弧菌和其他细菌，人们食用后极易引起食物中毒。造成鱼虾变质的原因多为在淡盐水中存放时间较长或烹调时未烧熟煮透。
>
> **凉拌菜加工和存放不当易中毒**　凉拌菜如果加工和存放不当均可导致细菌污染及大量细菌繁殖，人们食用后就会引起食物中毒。凉拌菜加工不当的原因多为：存放生、熟食品的工具、容器未严格分开使用；凉拌菜原料未彻底清洗干净；凉拌加工人员个人卫生习惯不良；冷菜制作间卫生状况差等。学生集体食堂一般不准供应凉拌菜。

2. **真菌性食物中毒**　真菌在谷物或其他食品中生长繁殖，产生有毒的代谢产物，人和动物食入这种毒性物质而发生的中毒，称为真菌性食物中毒。真菌生长繁殖及产生毒素需要一定的温度和湿度，一般的烹调方法加热处理不能破坏真菌毒素。

> **霉变甘蔗中毒**　霉变甘蔗中存在甘蔗节菱孢霉，其毒素为 3-硝基丙酸，是一种神经毒。中毒症状最初为一时性消化道功能紊乱，如恶心、呕吐、腹疼、腹泻、黑便，随后出现神经系统症状，如头昏、头痛、眼黑和复视。

3. **化学性食物中毒**　化学性食物中毒是由于食用了受到有毒有害化学物质污染的食品所引起。有以下特点。

（1）发病与进食时间、食用量有关。

（2）发病急、潜伏期短，多在几分钟至几小时内发病。

（3）临床表现与毒物性质不同而多样化。

（4）季节性与地区性不明显，亦无特异的中毒食品。剩余食品、呕吐物、血和尿等样品中均可检出有关化学毒物。

> **亚硝酸盐对人体的伤害**　亚硝酸盐俗称"工业用盐"，为白色粉末，常因管理不当，误作为食盐、食用碱或白糖食用而引起中毒。另外，刚腌不久的蔬菜含有大量亚硝酸盐；新鲜蔬菜煮熟后若放置过久，或不新鲜蔬菜中，亚硝酸盐的含量会明显增高；腌肉制品中也会加入硝酸盐或亚硝酸盐。口服摄入 0.2～0.5 g 亚硝酸盐就可以出现中毒症状，3 g 可导致死亡。主要表现为口唇、舌尖、指尖青紫等缺氧症状，重者面部及全身皮肤青紫。

蔬菜农药残留　主要中毒物质为有机磷农药残留的苹果、桃子、葡萄、枣等水果,以及圆白菜、韭菜、油菜、小白菜等蔬菜,以葡萄和韭菜、小白菜中毒居多。中毒的轻重取决于摄入和吸收残留药量的多少。

毒鼠强中毒　毒鼠强毒性很大,对人致死量仅为 5～12 mg。一般在误食 10～30 分钟后出现中毒症状。集体食堂应加强安全管理,谨防人为投毒。

4. **有毒动植物中毒**　某些动植物在外形上与可食的食品相似,但含有天然毒素,如河豚含有河豚毒素。某些动植物食品由于加工处理不当,没有去除不可食的有毒部分,或没有去除其毒素引起中毒,常见的有四季豆、发芽马铃薯、未煮熟的豆浆等引起的食物中毒。

河豚是带毒的鱼　河豚是一种味道鲜美、但含有剧毒素的鱼类,有毒物质为河豚毒素,是一种神经毒。对热稳定,220℃以上方可分解,盐腌或日晒也不能被破坏。鱼体中的含毒量在不同部位和季节有所差异,卵巢和肝脏有剧毒,其次为肾脏、血液、眼睛、鳃和皮肤。鱼死后,内脏毒素可渗入肌肉,而使本来无毒的肌肉也含毒。

没烧熟的四季豆易中毒　四季豆又名菜豆,俗称芸豆,是普遍食用的蔬菜。一般不引起中毒,但食用没有充分加热、彻底熟透的四季豆就会中毒,主要与四季豆中的皂素、植物凝血素、胰蛋白酶抑制物有关。烹调时,要先在开水中烫煮 10 分钟以上再炒。

发芽的马铃薯不能吃　马铃薯发芽或部分变绿时,其中的龙葵碱大量增加,一般烹调加热时又不能去除或破坏,进食后就会发生中毒。春末夏初季节多发。因此,马铃薯要低温储藏,避免阳光照射,防止生芽;不吃生芽过多、黑绿色皮的马铃薯;生芽少的要彻底挖去芽眼,并把芽眼周围的皮消掉一部分。

饮用豆浆也要防中毒　生豆浆中含有一种胰蛋白酶抑制剂,如果加热不彻底,进入机体后抑制体内胰蛋白酶的正常活性,并对胃肠有刺激作用。进食后 0.5～1 小时出现症状,主要是恶心、呕吐、腹痛、腹胀和腹泻等。生豆浆烧煮时应将上涌的泡沫除净,煮沸后再以文火维持煮沸 5 分钟左右。

二、常见的导致学校食物中毒发生的原因

食品本身一般不会对人体造成危害。但是,食物从种植到收获、捕捞、屠宰,以及加工、贮存、运输、销售、烹调直到食用的整个过程的各个环节,都有可能使食物受到有害因素的污染,以致降低食品卫生质量、对人体造成不同程度的危害。

大多数情况下,食物中毒和食源性疾病的发生是由于食品生产和经营单位,特别是食堂和饮食服务单位,在加工、运输、贮藏、销售环节疏于食品卫生管理,使食品受到污染。目前,学校食堂中发生食物中毒的常见原因一般可以概括为以下 3 个方面。

(1) 食品加工、储存及管理方式不当。主要是生熟食交叉污染、热处理不足、食物放在室温下过久、冷藏不足造成。

(2) 被感染细菌的人污染了食品。如加工食品的人皮肤受到金黄色葡萄球菌的感染,细菌和毒素污染了食物。

(3) 环境与设施设置不当。厨房地面湿滑积水、未设纱窗、清洗设备不全、有老鼠等出没痕迹及原因不明等。

学校一旦发生 5 人及以上,或死亡 1 人的食物中毒事件,应当在 2 小时内以电话或传真等方式向属地卫生行政部门、食品药品监督管理部门报告。

三、学校预防食物中毒的措施

学校食堂应严格按照《食品安全法》、《餐饮服务食品安全监督管理办法》的有关规定开展

日常工作。社区卫生服务中心也要在区疾控中心的指导下,做好辖区学校食品卫生管理的指导工作。

1. 食堂建筑、设备与环境卫生要求　食堂应当保持内外环境整洁,采取有效措施,消除有害昆虫及其孳生条件。

食堂的设施设备布局应当合理,应有相对独立的食品原料存放间、食品加工操作间、食品出售场所及用餐场所。食堂加工操作间应当符合要求(面积、墙壁、地面、照明、通风排烟、污水排放设施和设备,凉菜间专用设施设备等)。餐饮具专用清洗、消毒设施设备。用餐场所应设置供用餐者洗手、洗餐具的自来水装置。

2. 食品采购、贮存及加工的卫生要求　严格把好食品的采购关。到持有卫生许可证的经营单位采购食品,并按照国家有关规定进行索证;应相对固定食品采购的场所,以保证其质量。不得订购隔餐的剩余食品,不得订购冷荤凉菜食品。学校订购集体用餐时,必须确认生产经营者有效的食品卫生许可证,并确认其卫生许可证上注有"学生营养餐"的特种许可项目,同时不能向超过一定服务半径的单位订购。

食品贮存应当分类、分架、隔墙、离地存放,定期检查、及时处理变质或超过保质期限的食品。食品贮存场所禁止存放有毒、有害物品及个人生活物品。用于原料、半成品、成品的刀、墩、板、桶、盆、筐、抹布以及其他工具、容器必须标志明显,做到分开使用,定位存放,用后洗净,保持清洁食堂炊事员必须采用新鲜洁净的原料制作食品,不得加工或使用腐败变质和感官性状异常的食品及其原料。

加工食品必须做到烧熟煮透,需要熟制加工的大块食品,其中心温度不低于70℃。加工后的熟制品应当与食品原料或半成品分开存放,防止交叉污染。食品在烹饪后至出售前一般不超过2个小时,若超过2个小时存放的,应当在高于60℃或低于10℃的条件下存放。食堂剩余食品必须冷藏,冷藏时间不得超过24小时,在确认没有变质的情况下,必须经高温彻底加热后,方可继续出售。凉菜间必须定时进行空气消毒;应有专人加工操作;加工凉菜的工用具、容器必须专用,用前必须消毒,用后必须洗净并保持清洁。每餐的各种菜品应各取不少于250 g的样品留置于冷藏设备中保存24小时以上,以备查验。

3. 食堂从业人员卫生要求　食堂从业人员、管理人员必须掌握有关食品卫生的基本要求。从业人员应持有效健康合格证上岗。食堂从业人员每年必须进行健康检查,新参加工作和临时参加工作的食品生产经营人员都必须进行健康检查,取得健康证明后方可参加工作。凡患有痢疾、伤寒、病毒性肝炎等消化道疾病(包括病原携带者)、活动性肺结核、化脓性或者渗出性皮肤病以及其他有碍食品卫生的疾病的,不得从事接触直接入口食品的工作。日常工作中,食堂从业人员及集体餐分餐人员在出现咳嗽、腹泻、发热、呕吐等有碍于食品卫生的病症时,应立即脱离工作岗位,待查明病因、排除有碍食品卫生的病症或治愈后,方可重新上岗。

食堂从业人员应有良好的个人卫生习惯:工作前、处理食品原料后、便后用肥皂及流动清水洗手;接触直接入口食品之前应洗手消毒;穿戴清洁的工作衣、帽,并把头发置于帽内;不得留长指甲、涂指甲油、戴戒指加工食品;不得在食品加工和销售场所内吸烟。

4. 管理与监督　学校应建立主管校长负责制,并配备专职或者兼职的食品卫生管理人员。食堂实行承包经营时,学校必须把食品卫生安全作为承包合同的重要指标,学校应建立健全食品卫生安全管理制度,及岗位责任制度,并在用餐场所公示,接受用餐者的监督。学校食堂必须取得食品安全监管部门发放的卫生许可证,积极配合、主动接受当地食品安全监管部门、卫生行政部门的卫生监督。食堂应建立严格的安全保卫措施,防止投毒事件的发生,确保学生用餐的卫生与安全。学校应当对学生加强饮食卫生教育,进行科学引导,劝阻学生不买街头无照(证)商贩出售的盒饭及食品,不食用来历不明的可疑食物。

四、学校食物中毒的应急处理

食物中毒事件是大家不愿看到的。一旦发生中毒事件,及时采取正确的应对措施,无疑会减少中毒事件的危害。

为了及时处理和控制食物中毒事故,保障人民身体健康,我国卫生部于 2000 年颁布并实施了《食物中毒事故处理办法》,具体给出了以下 4 项处理原则。

1. 对中毒者采取紧急处理

(1)停止食用可疑中毒食品,并对可疑中毒食物及其有关的加工工具、设备和现场采取临时控制措施。

(2)采集病人排泄物等标本,以备检验。

(3)对中毒人员开展救治,及时送医进行催吐、洗胃或洗肠,接受对症治疗和特殊治疗。

2. 对中毒食品的控制处理

(1)保护现场,封存造成食物中毒或者疑似导致食物中毒的食品及原料。

(2)为控制食物中毒事故扩散,责令食物生产、经营者收回已售出的造成食物中毒的食品,或者有证据证明可能导致食物中毒的食品。

(3)经检验,属于被污染的食品,应当予以销毁或监督销毁。

3. 对中毒场所采取相应的消毒处理

(1)封存被污染的食品加工、贮存用工具及用具,并进行清洗、消毒。

(2)对微生物性的食物中毒,要彻底清洁、消毒接触过的中毒食物餐具、容器、用具,以及贮存食物的冰箱等设备,工作人员的手也要进行消毒处理。

(3)对化学性的食物中毒,要用热碱水彻底清洁接触过的容器、餐具、用具等,并用清水冲洗干净。

4. 食物中毒的报告制度 出现食物中毒后,特别是集体性食物中毒事件,教师或食堂工作人员应当在第一时间及时向学校领导报告。学校方面要及时向所在地的卫生和教育主管部门反映情况,及时联系,确保信息通畅。如果是人为投毒可能的事件,要及时向公安机关报案,同时保留关键证物,交警察立案调查。

(1)发生食物中毒或者疑似食物中毒事故的单位应当及时向所在地人民政府的卫生和教育行政部门报告发生食物中毒事故的单位、地址、时间、中毒人数、可疑食物等有关内容。

(2)县级以上地方人民政府卫生和教育行政部门接到食物中毒或者疑似食物中毒事故的报告,应当及时进行调查分析,并报告同级人民政府。

(3)县级以上地方人民政府卫生行政部门对发生在管辖范围内的下列食物中毒或者疑似食物中毒事故,实施紧急报告制度:①中毒人数超过 30 人的,当于 6 小时内报告同级人民政府和上级人民政府卫生行政部门;②中毒人数超过 100 人或者死亡 1 人以上的,应当于 6 小时内上报卫生部,并同时报告同级人民政府和上级人民政府卫生行政部门;③中毒事故发生在学校、地区性或者全国性重要活动期间的应当于 6 小时内上报卫生部,并同时报告同级人民政府和上级人民政府卫生行政部门。

(4)任何单位和个人不得干涉食物中毒或者疑似食物中毒事故的报告。

(5)县级以上地方人民政府卫生行政部门应当在每季度末,汇总和分析本地区食物中毒事故发生情况和处理结果,定期向有关部门通报食物中毒事故发生的情况,并及时向社会公布。

(罗春燕,刘　鸿,史慧静)

第四节　学校群体性伤害与心因性反应事件的预防和应对

一、学校群体性伤害事件

学校群体性伤害事件是校园安全的隐患,是容易造成社会巨大不良影响的事件。通常,学校群体性伤害事件包括有集体踩踏事件、房屋或设备倒塌或损坏造成的群体群伤事件、校园内群架斗殴事件。预防此类事件的发生是学校管理的最重要的工作。校方除了要经常检查、维修学校场地、场所和设施的安全,以及建立各项安全管理制度以外,还要密切关注学生的心理状态,经常与学生和家长沟通了解学生的思想。学校应建立各类群体性伤害事件的处置预案,落实报告、处置各个环节的责任人和职责,经常在学校内举行应对的培训和演练。一旦发生群体性伤害事件,一定要及时抢救受伤师生、及时通知家长并做好风险沟通工作,同时通知司法部门和上级主管部门。事件发生以后也要及时总结教训和经验,杜绝再次发生。

二、学校群体性心因性事件

(一)学校群体性心因性事件概述

群体性心因性(mass psychiatric reflection)事件,又指学校群体性癔病,是指某种精神紧张相关因素在许多人之间相互影响而引起的一种心理或精神障碍,其主要特点是人群之间产生相互影响。一些人目睹一个人发病,由于对疾病不了解,也跟着产生恐惧、紧张心理,并出现相同症状。群体性癔症多发生在中小学人群中,特别是知识相对落后的偏远地区,因为群体性癔症的发生是跟这些特殊人群的心智发育不成熟有关,当某一个体出现某一症状时,其他人就很容易受到心理暗示,而年长的人或知识教育先进的地区的人群,相对来说较不容易产生这种现象。此外,如果率先发病的人在人群中地位或威信较高的人,对他人的暗示就更高。

学校常见的群体性心因性事件主要发生在集体服药、接种疫苗、集体用餐等事件中,有的则是起源于有些人的谣言。

(二)群体性心因性事件的现场处置

1. 控制事件的影响范围　事件发生开始,往往无法判断事件的真相,学校的相关领导要保持冷静,通过教师和学生班干部的工作保持学生的情绪稳定。尽快将首发、继发病例转移出现场,安置在不同房间;引导其他学生也从该环境撤离,避免学生之间的相互影响和效仿。同时及时报告专业机构到现场处置。

2. 尽快查明原因　卫生专业机构应及时到现场调查、采样和检测,同时指导学校采取措施控制事态的发展。查明原因和公布原因的过程需要按照流程和规范开展,科学规范的操作才能得出正确的结果,不能草率决定,也不能拖延时间。应在采取严格的流行病学调查获得实验室证据、疾病分布数据和临床检查结果的基础上,结合使用排除法,缜密地建立群体性心因性反应事件的假设。

3. 做好风险沟通　学校与教育主管部门应在整个事件发生的过程中与媒体保持良好的沟通状态。学校应充分掌握信息、集体决策,指定专人,用简短有力、充满信心的话语,通过媒体向社会呈现事件的过程和真相,获得社会、政府和家长的理解。学校也可以利用自身的资源来开展风险沟通,如家长会、闭路电视、广播等,为事件的处置营造良好的氛围。沟通过程中,尤其要注意消除来自周围环境的不良言语、动作的暗示,如家属或者周围人对患者症状的惊恐、焦虑和过度的照顾等。

4. 及时的健康教育和心理辅导　学校应利用各种方式快速开展事件相关的健康教育,普及基本常识,宣传卫生知识。还可以通过咨询、家长见面会等方式有针对性地进行指导。

(三) 群体性心因性事件的预防

1. 开展健康教育、普及健康知识　针对学生心理和认知能力的特点合理安排健康教育课和活动,将应知应会的知识和技能及时传递给学生。

2. 建立多方沟通渠道、保持信息畅通　学校的日常管理中应注意建立与媒体、社区和家庭有效的沟通渠道,定期召开会议互通信息。

3. 制定预案、经常演练　学校应建立应对群体性心因性事件的应急预案,明确工作流程、责任到人,除了相关人要掌握预案的内容,还要经常演练,保持预案的可操作性。

4. 开展心理教育、及时疏导不良情绪　学校通过心理教育让孩子认识自己的心理状态、识别不良情绪,掌握处置不良情绪的方法。可通过观察、调查等方式了解学生的心理状态,及时疏导不良的心理状态。

【案例】　预防接种疫苗引起的"心因性反应"

1. 事件经过

2005 年 6 月 16、17 日,安徽省泗县组织数名乡村医生对大庄镇 17 个村 19 所学校的 2 500 名中、小学生,接种了甲肝疫苗。有 304 名接种该疫苗的学生,先后出现异常反应,如满面潮红、呼吸急促、胸闷、气短、头痛、抽筋等症状。将近一个月时间内,共有 259 名患病学生被送进医院诊治。一名 6 岁的女学生,6 月 17 日接种疫苗,当天晚上出现精神萎靡不振,胃口欠佳。20 日到医院诊治并住院,23 日凌晨突发高烧,下午两点病情恶化,抢救无效死亡。后经省卫生厅专家组判定为"重症感染,呼吸循环衰竭所致"。全国哗然,惊动了国务院,原卫生部部长亲临安徽处理。

2. 群体性心因性反应事件假设的建立

经过专家调查证实,这是一起因集体接种疫苗引发的"心因性反应"事件。主要有以下 5 方面因素的考虑。

(1) 临床症状较重的 11 人,均偶合其他病症。

(2) 其他都为主观症状,如头痛、头晕、恶心、不想吃饭。各项实验室检查无异常。

(3) 疫苗的保质期、冷链、一次性注射器和注射过程等,均没有发现明显破绽。

(4) 症状发生聚集性。全省其他各地 14 万份疫苗注射没有接到不良反应报告。泗县其他村庄的接种也少有反应。

(5) 学生害怕打针、焦虑紧张,心理暗示不舒服的感觉,舆论关注、社会重视、免费住院和每天 20 元补贴、接纳和强化这种心理暗示……

3. 如何预防接种疫苗引发的"心因性反应"?

事实上,几乎所有的疫苗注射都有可能引发心因性反应。为了避免产生这种群体性不良事件,因采取以下措施。

(1) 要严格执行卫生部颁发的《疫苗流通和预防接种管理条例》。

(2) 预防接种疫苗开始前,要对有关人员进行培训,家长知情同意。

（3）接种疫苗时要严格掌握接种疫苗的禁忌证。如有发热、急性疾病患者、有过敏史者，一般应缓用或不用疫苗，以防止"偶合症"的发生（即可能把已有病在身的学生，在接种疫苗以后，由于接种疫苗反应而加重患者的某种症状，使之成为接种疫苗引发"心因性反应"的源头）。

（4）最好采取分散接种的办法。在集体接种时尽管在一个封闭的环境里进行，如专设一个注射疫苗房间。这样可以防止有些学生因害怕打针而影响其他学生的情绪，切断心理暗示的途径。

（5）一旦发生"心因性反应"时，当事人、教师、家长和学生，应沉着应对，不要惊慌。迅速隔离首发患儿，减少周围强化刺激因素，对其他患儿进行抚慰，通过讲解和引导，消除紧张情绪，及时解除躯体不适，分散注意力，促使其情绪稳定下来。

（罗春燕，史慧静）

【思 考 题】

1. 何谓学校突发公共卫生事件？学校层面的应对和处置的基本原则是什么？
2. 如何预防和控制学校传染病疫情？
3. 如何在学校场所预防学生集体性食物中毒事件的发生？
4. 一旦在学校里出现群体性心因性事件，如何合理处置？

参考文献

1. 陈华卫.中日美中小学健康教育的比较研究.外国中小学教育,2003,(12):37~41
2. 迟素敏.内分泌生理学.西安:第四军医大学出版社,2005
3. 褚仁远.眼病学.北京:人民卫生出版社,2011
4. 杜敏联.青春期内分泌学.北京:人民卫生出版社,2006
5. 杜亚松.儿童心理障碍治疗学.上海:上海科学技术出版社,2005
6. 傅华.预防医学.第4版,北京:人民卫生出版社,2006
7. 高学军,临床龋病学.北京:北京大学出版社,2008
8. 高宇,张树成,贺斌,等.我国男性首次遗精年龄影响因素的文献分析.中国计划生育学杂志.2009,169(11):653~658
9. 郭雯,俞洁,陆峰,等.低出生体重儿早期"赶上生长"多因素分析.实用预防医学,2009,16(2):486~487
10. 郭潇繁,张心刚,孙英贤.儿童青少年高血压的诊治.中国实用内科杂志,2012,32(1):24~26
11. 郭岩,谢铮.用一代人时间弥合差距:健康社会决定因素理论及其国际经验.北京大学学报(医学版),2009,41(2):125~128
12. 郝加虎,陶芳标.青春发动时相提前与终身健康.中国学校卫生杂志,2008,29(5):388~390
13. 郝伟.精神病学.第6版.北京:人民卫生出版社,2008
14. 侯冬青,李辉,孙淑英,等.北京市儿童青少年女性青春期性征发育流行病学研究.中国循证儿科杂志,2006,1(4):264~268
15. 胡德渝.口腔预防医学.第六版.北京:人民卫生出版社,2012
16. 季成叶,陶芳标,武丽杰.儿童少年卫生学.第7版.北京:人民卫生出版社,2012
17. 季成叶.2005年中国青少年健康相关/危险行为调查综合报告.北京:北京大学出版社,2007
18. 季成叶.儿童少年卫生学.第6版.北京:人民卫生出版社,2007
19. 季成叶.现代儿童少年卫生学.第2版.北京:人民卫生出版社,2010
20. 经济合作与发展组织编.董奇,周加仙主译.脑与学习科学新视野译丛.北京:教育科学出版社,2010
21. John R. Anderson 著.秦裕林等译.认知心理学及其启示.第7版.北京:人民邮电出版社,2012
22. 李大拔.健康促进学校工作指引.香港:香港中文大学出版社,2003
23. 葛立宏.儿童口腔医学.第4版.北京:人民卫生出版社,2012
24. 史慧静,张劲松,谭晖.学前儿童卫生与保育.上海:复旦大学出版社,2013
25. 李林,周登嵩.中国学校体育发展研究报告.北京:化学工业出版社,2013
26. 李扬,池慧.美国儿童和青少年糖尿病早期预防工作的启示.医学研究杂志,2009,38(3):96~97
27. 廉思.中国青年发展报告.北京:社会科学文献出版社,2013
28. Martini L.内分泌百科全书(11卷):青春期疾病(Puberty and Related Diseases).北京:科学出版社,2008

29. 彭艾平,蒋泓,刘萌,等.学校健康促进对上海外来务工人员随迁子女健康知识和行为的影响.中国妇幼保健,2013,28(5):823～827

30. 乔毅娟,星一,季成叶,等.中国18省市中学生欺侮行为流行现状分析.中华流行病学杂志,2009,30(5):444～447

31. 任弘,徐刚,祁国鹰,等.对青春期生长发育高峰年龄的研究.北京体育大学学报,2003,26(6):762～763

32. Santrock JW. 著.寇彧等译.青少年心理学.第11版.北京:人民邮电出版社,2013

33. 沈晓明,王卫平.儿科学.第7版.北京:人民卫生出版社,2007

34. 史慧静.学校健康促进实用手册.上海:上海教育出版社,2011

35. 宋尽贤,廖文科.中国学校体育30年.北京:高等教育出版社,2010

36. 陶芳标.青春发动时相提前的学校卫生学意义.中国学校卫生杂志,2008,29(8):673～676

37. 陶芳标.早期生长模式与青春发动时相提前.中国学校卫生杂志,2008,29(3):193～195

38. 王飞,潘建平,张松杰,等.中国农村0～6岁儿童忽视现状.中华预防医学杂志,2012,46(1):22～27

39. 王陇德.学校健康促进工作指南.北京:北京大学医学出版社,2003

40. 王声湧.伤害流行病学.北京:人民卫生出版社,2003

41. 王卫平,桂永浩,申昆玲.儿科学.北京:高等教育出版社,2004

42. 小泉英明.脑科学与教育入门.北京:高等教育出版社,2009

43. 辛秦,杜亚松.青少年网络成瘾干预研究进展,上海精神医学,2009,21(3):182～184

44. 徐秀.人类生长发育的长期趋势.中国儿童保健杂志,2000,8(4):257～259

45. 薛辛东,杜立中.儿科学.北京:人民卫生出版社,2007

46. 叶义言.中国儿童骨龄评分法.北京,人民卫生出版社,2005

47. 张蓓.低出生体重儿合理营养及评价的研究进展.中国儿童保健杂志,2012,20(5):431～434

48. 张永梅,唐佳丽.流动儿童母亲的儿童健康保健认知现状和需求分析.2013,35(1):36～40

49. 赵滢,杜亚松.注意缺陷多动障碍的分子遗传学进展.上海精神医学,2010,22(3):183～185

50. 郑频频,史慧静.健康促进理论与实践.第2版.上海:复旦大学出版社,2011

51. 中国学生体质与健康研究组.2010年中国学生体质与健康调研报告.北京:高等教育出版社,2012

52. 中华儿科学会内分泌代谢病学组.对中枢性(真性)性早熟诊断和治疗的建议.中华儿科杂志,2003,4:1～2

53. 中华人民共和国教育部.中小学健康教育指导纲要.北京:人民教育出版社,2009

54. 中华医学会儿科学分会内分泌遗传代谢学组.矮身材儿童诊治指南.中华儿科杂志,2008,46(6):428～430

55. Adams GR, Berzonsky MD. Blackwell Handbook of Adolescence. Oxford：Blackwell Publishing Ltd, 2005

56. Bjork JM, Knutson B, Fong GW, et al. Incentive-elicited brain activation in adolescents：similarities and difference from young adults. J Neurosci, 2004,24(8):1793～1802

57. Dixon HG, Scully ML, Wakefield MA, et al. The effects of television advertisements for junk food versus nutritious food on children's food attitudes and preferences. Soc Sci Med, 2007,65(7):1311～1323

58. Elizabeth D. Hutchison, A life course perspective, the changing life course. http://www.corwin.com/upm-data/16295_Chapter_1.pdf. 2007

59. Feng Q, Chen X, Sun J, et al. Voxel-level comparison of arterial spin-labeled perfusion magnetic resonance imaging in adolescents with internet gaming addiction. Behav Brain Funct, 2013,9(1):33

60. Giedd JN, Blumenthal J, Jeffries NO, et al. Brain development during childhood and adolescence：A longitudinal MRI Study. Nature Neuroscience, 1999,2:861～863

61. Giedd JN. Structural magnetic resonance imaging of the adolescent brain. Ann NY Acad Sci, 2004,1021:77～85

62. Gluckman PD, Hanson MA. Evolution, development and timing of puberty. Trends Endocrinol Metab, 2006,17(1):7～12

63. Hauspie RC, Vercaut EM, Susanne C. Secular changes in growth. Horm Res, 1996,45(suppl2):8～17

64. Helen LB, Denise B. The Developing Child. 13th edition. Amazon. co. UK, 2011

65. Kliegman RM, Behrman RE, Jenson HB, et al. Nelson Textbook of Pediatrics. 18th ed. Philadelphia: Saunders, 2007

66. Kronenberg HM, Melmed S, Polonsky KS, et al. Williams Textbook of Endocrinology. 11th edition. Philadelphia: Saunders, 2007

67. Krug EC, Dahlberg LL, Mercy JA, et al. World Report on Violence and health. WHO. Greneva, 2002

68. Lin F, Zhou Y, Du Y, et al. Abnormal white matter integrity in adolescents with internet addiction disorder: a tract-based spatial statistics study. PLoS One, 2012,7(1):e30253

69. Marsh R, Maia TV, Peterson BS. Functional disturbances within frontostriatal circuits across multiple childhood psychopathologies. Am J Psychiatry, 2009,166(6):664～674

70. Nathan BM, Palmert MR. Regulation and disorders of pubertal timing. Endocrinol Metab Clin North Am, 2005,34(3):617～641

71. Pompili M, Substance abuse and suicide risk among adolescents. European archives of psychiatry and clinical neuroscience, 2012,262(6):1～17

72. Steinberg, L. Risk Taking in adolescence: what changes, and why? Ann NY Acad Sci, 2004,1021: 51～58

73. Sumner G, Spieta A. NCAST Caregiver/Parent-Child interaction Teaching Manual. Seattle: NCAST Publications, University of Washington, School of Nursing. 1994,1～168

74. Tanner JM. Normal growth and techniques of growth assessment. Clin Endocrinol Metab, 1986; 15(3): 411～451

75. Torsheim T, Currie C, Boyce W, et al. Material deprivation and self-rated health: a multilevel study of adolescents from 22 European and North American countries. Soc Sci Med, 2004,59:1～12

76. Vetillard A, Bailhache T. Effects of 4-n-nonylphenol and tamoxifen on salmon gonadotropin-releasing hormone, estrogen receptor, and vitellogenin gene expression in juvenile rainbow trout. Toxicol Sci, 2006,92(2):537～544

77. WHO Child Growth Standards: Methods and development. Geneva: World Health Organization, 2009

78. WHO Regional Office for the Western Pacific. Health-Promoting Schools Series 5: Regional guidelines. Development of health-promoting schools-A framework for action. WHO/WPRO, 1996

79. WHO. Promoting health through schools. Report of a WHO Expert Committee on Comprehensive School Health Education and Promotion. World Health Organization Technical Report Series, 1997,870:1～93

80. Zhou Y, Lin F, Du Y, et al. Gray matter abnormalities in Internet addiction: a voxel-based morphometry study. Eur J Radiol, 2011,79(1):92～95

图书在版编目(CIP)数据

儿童青少年卫生学/史慧静主编. —上海:复旦大学出版社,2014.8(2024.3重印)
预防医学国家级教学团队教材
ISBN 978-7-309-10824-8

Ⅰ.儿… Ⅱ.史… Ⅲ.①儿童少年卫生学-医学院校-教材
②青年-个人卫生-医学院校-教材 Ⅳ.①R179②R161.5

中国版本图书馆 CIP 数据核字(2014)第 158837 号

儿童青少年卫生学
史慧静 主编
责任编辑/傅淑娟

复旦大学出版社有限公司出版发行
上海市国权路 579 号 邮编:200433
网址:fupnet@ fudanpress.com http://www.fudanpress.com
门市零售:86-21-65102580 团体订购:86-21-65104505
出版部电话:86-21-65642845
常熟市华顺印刷有限公司

开本 787 毫米×1092 毫米 1/16 印张 24.75 字数 601 千字
2024 年 3 月第 1 版第 4 次印刷

ISBN 978-7-309-10824-8/R·1396
定价:59.00 元

复旦大学出版社向使用本社《儿童青少年卫生学》作为教材进行教学的教师免费赠送多媒体课件，该课件有许多教学案例，以及教学PPT。欢迎完整填写下面表格来索取多媒体课件。

教师姓名：...

任课课程名称：...

任课课程学生人数：...

联系电话：(O) .... (H) .... 手机：.....................

e-mail 地址：...

所在学校名称：...

邮政编码：...

所在学校地址：...

学校电话总机(带区号)：.......................................

学校网址：...

系名称：...

系联系电话：...

每位教师限赠多媒体课件一份。

邮寄多媒体课件地址：...

邮政编码：...

请将本页复印完整填写后，邮寄到上海市国权路 579 号

复旦大学出版社傅淑娟收

邮政编码：200433

联系电话：(021)65654719

e-mail：shujuanfu@163.com

复旦大学出版社将免费邮寄赠送教师所需要的多媒体课件。

儿童青少年卫生学实习指导

主 编 史慧静

复旦大学出版社

内 容 提 要

实习指导包括 15 个实习。内容主要围绕当前儿少卫生科学研究和学校卫生工作实践的方法学需要而展开,分为 3 个模块共 15 个实习:①生长发育测量与评价的特定技术和方法,包括人体测量、青春期性发育检查、体成分测量、生长发育评价、骨龄评价;②学校卫生服务实践技能,包括学生视力筛查技术、龋病筛检技术、能量代谢和身体活动量评价技术、心理测量与评价基本技术、认知能力测试、个性人格测试,以及学校健康促进干预需求评估方法;③学校卫生监督实践技能,包括学习疲劳评价技术、教室卫生学评价技术、运动风险评估技术。

目 录

实习一 人体测量

一、人体测量的基本要求和测量点

1. **基本要求** 所有测量仪器必须经过校准,保证器械误差在允许的范围之内。

创造良好的测量环境(室温、适度空间分隔等),使被测者能够在裸露条件下,保持正确的测量姿势,按照规定的测量点和测量方法进行标准化的测量操作。

统一测量时间,统一记录方法。一般要求选用通用单位进行记录(如体重用 kg,身高用 cm),并且记录的数值精确到小数点后 1 位。

2. **常用的人体测量点** 为了对人体测量指标进行科学、准确的定义,设定标准化的测量方法,人体测量学专家对一些能够在身体表面被触及的骨骼点进行了标识。共有 11 个常用的骨性标识点(表 1-1,图 1-1)。

表 1-1 常用骨性标识点

1	颅顶点	当头部保持眼耳水平面时,头顶部正中矢状平面上的最高点。眼耳水平面是指通过左、右耳屏点上缘和眼眶下缘形成的水平面	7	大转子点	股骨大转子的最高点
2	肩峰点	在肩胛骨肩峰外侧缘上,最向外突出的点	8	胫骨点	胫骨之胫侧踝上缘最高点
3	桡骨点	桡骨小头上缘的最下端点	9	腓骨头点	腓骨头最向外凸出的点
4	桡骨茎突点	桡骨茎突的最下端点	10	内踝点	胫骨内踝最下端的点
5	指尖点	手臂下垂时,中指尖端最向下的点,也称中指指尖点	11	胸中点	左右第四胸肋关节上缘的连线与正中矢状面的焦点
6	髂棘点	髂棘的最外突点			

注:测量以上各点高度时应采取直立姿势。

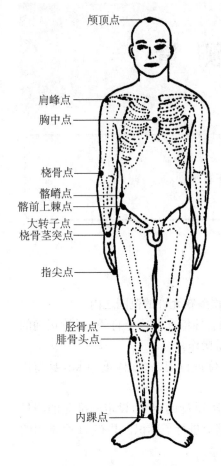

颅顶点

肩峰点
胸中点

桡骨点
髂嵴点
髂前上棘点
大转子点
桡骨茎突点

指尖点

胫骨点
腓骨头点

内踝点

图 1-1　人体测量常用骨性标识点

二、人体形态指标的测量

（一）身高

身高是指立位时颅顶点到地面的垂直高度。

1. 测量器械　自动电子身高计。

2. 校正方法　使用前利用水平仪检查身高计是否放置平稳；用直角尺检查水平压板与立柱是否垂直，连接处是否紧密。

3. 测量方法　接通电源，水平压板会自动上升到 210.0 cm 处停止，显示屏显示 210.0；受试者赤足，以立正姿势（上肢自然下垂，足跟并拢，足尖分开成 60°角）背向立柱站在底板上，足跟、骶骨正中线和两肩胛间三处与立柱紧贴，头部正直、两眼平视，使耳屏上缘与眼眶下缘最低点处于同一水平线上，两手自然下垂；按下启动开关，水平压板自动下移，触到受试者头部后，水平压板停止下移，并自动上升，此时显示屏上显示的数值即为受试者的身高。

4. 注意事项

（1）测量应在室内进行，防止尘土进入立柱内。

（2）水平压板上升、下降均是自动进行，不要任意扳动。

（3）如按启动开关后，无人站在底板上，水平压板自动下降到 120.0 cm 处后，会自动停止下降，并回升到 210.0 cm 处。

（4）随时保持身高计的清洁。

（5）水平压板与头顶接触时，发辫、发结要松开，饰物要取下。

（6）测量前被测者不应进行体育活动和体力劳动。

（二）坐高

坐高是指坐位时颅顶点到椅面的垂直距离。

1. 测量器械　身高坐高计。

2. 校正方法　使用前应用水平仪检查身高计是否放置平稳；用直角尺检查水平压板与立柱是否垂直，连接处是否紧密；用标准钢卷尺校正刻度尺，误差在 ±0.2% 以内。

3. 测量方法　被测者坐于身高坐高计的坐板上，上身姿势同身高测量时，臀部和背部紧靠立柱，两腿并拢，膝关节屈曲呈直角，双足自然平放在垫板上；测量者站在被测者侧方，轻移滑动游标板贴紧被测者头顶，测量者平视水平压板读数，误差不超过 ±0.5%。

4. 注意事项

（1）身高坐高计放置平坦，刻度面向光源。

（2）测量者读数时双眼与水平压板呈水平位。

（3）水平压板与头顶接触时，松紧要适度，发辫、发结要松开，饰物要取下。

（4）测量前被测者不应进行体育活动和体力劳动。

（三）体重

体重是人体总的重量,综合包括骨骼、肌肉、皮下脂肪和内脏等的重量。

1. **测量器械**　电子人体秤。

2. **校正方法**　打开电源开关,待仪器进入正常工作状态后,将备用的 10、20、30 千克重的标准砝码或等重标定物,分别放置在体重计的量盘上,如果显示屏上显示的数值与砝码重量相同,表示仪器准确;然后,再将备用的 100 克重的标准砝码加到量盘上,如果显示屏上显示的数值增加了 0.1 千克,表示仪器灵敏度符合测试要求。

3. **测量方法**　打开电源开关,按"启动"键,显示屏上显示 2 次"8888"后,显示"0.0"进入工作状态;被测者应在测量前排空大小便,只穿贴身短裤(女生可加乳罩或背心),轻轻站立于秤台中央,身体不与其他物体接触,并保持平稳,显示屏上的数值即为被测者体重。记录以 kg 为单位,精确到小数点后 1 位。测量误差不得超过 0.1 kg。

4. **注意事项**　受试者宜排便后,穿短衣裤、赤足,轻立在秤台中央,保持身体平稳。

（四）胸围、腰围和臀围

胸围是经胸中点的胸部水平围长,也称胸廓的围长。腰围是经脐点的腰部水平围长,反映脂肪总量和脂肪分布的综合指标。臀围是臀大肌最粗处水平位围度,反映髋部骨骼和肌肉的发育情况。

1. **测量器械**　有 mm 刻度的带尺。

2. **校正方法**　使用前必须经钢卷尺校对,每米误差不得超过 0.2 cm。

3. **测量方法**

（1）测量胸围时,受试者裸上体自然站立,双肩放松,两臂自然下垂,两足分开与肩同宽,保持平静呼吸;检测人员面对受试者,将带尺上缘经背部肩胛下角下缘至胸前两乳头的中心点(胸中点)围绕一周。

（2）测量腰围时,受试者自然站立,双脚分开 25～30 cm,体重均匀分配,两肩放松,双臂交叉抱于胸前。检测人员面对受试者,将带尺经脐上 0.5～1 cm 处水平绕一周,肥胖者选腰部最粗处。将带尺紧贴软组织,但不能压迫,带尺上与"0"点相交的值即为测量值。记录以 cm 为单位,测量值精确到 0.1 cm。

（3）测量臀围时,受试者自然站立,两腿并拢直立,两肩放松,双臂交叉抱于胸前。检测人员立于受试者侧前方,将带尺沿臀大肌最突起处水平绕一周。将带尺紧贴软组织,但不能压迫,带尺上与"0"点相交的值即为测量值。记录以 cm 为单位,测量值精确到 0.1 cm。

4. **注意事项**

（1）测量胸围时,对于男生和未发育的女生,带尺下缘在胸前沿乳头上缘;对于已发育的女生,带尺在乳头上方与第四肋骨平齐。

（2）测量时,不要把带尺拉得太紧或太松,松紧度应适宜,皮肤不产生明显凹陷。

（3）不要在锻炼后进行测量。

（五）肩宽和骨盆宽

肩宽是左右肩峰点间的直线距离。骨盆宽是左右髂棘点间的直线距离。

1. **测量器械**　马尔丁测径器或圆杆直脚规。

2. **校正方法**　使用前校正 0 点,即当两弯规触角相接时,误差不得大于 0.1 cm。

3. **测量方法**　受试者自然站立,两腿分开与肩同宽,两肩放松。

测量肩宽时,检测者站在受试者背面,先用两手的示指(食指)沿肩胛冈向外触摸到肩峰外侧缘最向外突出点,即肩峰点,水平手持测径器测量度数。

测骨盆宽时,检测者站在受试者的侧前方,先用两手的示指向外触摸到被测者两髂棘外缘最宽处,即髂棘点,水平手持测径器测量度数。

三、人体功能发育指标的测量

(一) 肺活量

肺活量是一次尽力深吸气后所能呼出的最大气量,是反映呼吸功能的指标。

1. 测量器械　电子肺活量计。

2. 校正方法　使用 2 000 ml 容量的气体容积测量器,对肺活量计进行校验。先拉动测量器的活塞到最大刻度,再将测量器的出气口与肺活量计的进气口紧密连接,然后,缓慢地推动活塞将测量器内的气体全部注入肺活量计中。如果肺活量计的刻度值在 2 000 ml±40 ml 区间内,表明肺活量计符合测试要求。

3. 测量方法　接通电源,按"启动"键,显示屏闪烁"8888"数次后显示"0",进入工作状态;将吹嘴装在流量管的进气端(锥形管一侧);受试者手握流量管并保持导压软管在流量管上方的位置,头部略向后仰,尽力深吸气直到再不能吸气时,将嘴对准吹嘴做一次缓慢的深呼气,直到再不能呼气为止,此时显示屏上显示的值即为受试者的肺活量值。

(二) 握力

握力是反映上肢肌肉力量的指标。

1. 测量器械　电子握力计。

2. 测量方法　打开电源开关;转动握距调整轮,至中指第二关节弯成 90°(便于发挥最大握力)止;按"启动"键,显示屏闪烁"888"二次后,显示屏进入工作状态。测试时,受试者手持握力计,掌心向内,身体直立,两脚自然分开(约一脚距),两臂自然下垂,握力计离开体侧10 cm左右,然后全力握内/外握柄,显示屏显示最大握力峰值。

3. 注意事项　(1)握力计一般适用于大中小学生、成年人及运动员的握力测量,握距大小一定要根据受试者手的大小来调整。(2)为保证性能,清零时一定要松手,不要触及内握柄;不用时,断开电源。(3)测试操作时,逐渐加力,不要用力过猛,以免拉伤筋骨。

(三) 背肌力

背肌力又称拉力,是反映背部及上、下肢肌肉的力量指标。

1. 测量器械　电子背肌力计。

2. 测量方法　打开电源开关;两脚站在背肌力计底盘上,手握住握柄,两腿伸直,上身前倾 30°夹角,在此姿势下调整链条长度,使链条保持稍微松弛状态;按"启动"键,显示屏闪烁"888"2 次后,显示"0",进入工作状态。测试时,被试者两脚站在背肌力计底座上,双手手心向内握住背肌力计握柄,两脚分开约 15 cm,两腿伸直,上体前倾 30°,握柄不能与身体其他部位接触,用力挺背,上拉把柄。显示屏显示背肌力最大值并保持,测量 2 次,记录最大值。

3. 注意事项　(1)背肌力计一般适用于大中小学生、成年人及运动员,一定要根据受试者的身高来调整手柄与底座间的链条长度。(2)为保证性能,清"0"时,不要用力拉链条,手柄与链条应处于松弛状态;长期不用时,切断电源。(3)接受测试时要逐渐加力,不要用力过猛,以免损伤腰肌和身体。

(四) 血压

血压是反映心血管功能的指标。

1. 测量仪器　立柱式水银血压计,医用听诊器。

2. 测量方法

(1)袖带的选择:根据不同年龄儿童的上臂长度分别选用7 cm、9 cm或12 cm宽的袖带,宽度正好盖住上臂的2/3,包绕上臂一周。

(2)测试体位:坐位,右上臂充分暴露,平放在桌面,掌心向上。血压计零位与受试者心脏和右臂袖带应处于同一水平。

(3)测试与记录:摸准肱动脉的位置,将听诊器听诊头放置其上,使听诊头与皮肤密切接触,但不能用力紧压或塞在袖带下。打气入带,使水银柱急速上升,直到听不到肱动脉搏动声时,再升高20～30 mmHg。随后缓缓放气,当听到第一个脉跳声时,水银柱高度值即为收缩压;继续放气,以每次搏动下降1.5～2 mmHg为宜,脉跳声经过一系列变化,脉跳声消逝瞬间的水银柱高度值为舒张压。

3. 注意事项　(1)测前避免儿童紧张、激动和哭吵;注意室温过高或过低;排除茶、咖啡及某些药物的影响。(2)检测人员捆扎袖带时,应平整、松紧适度,肘窝部要充分暴露,袖带下缘应在肘窝上2.5 cm处,并以覆盖受试者上臂长的1/2～3/4为宜。(3)测试前应检查血压计水银柱是否在"0"位,若不在"0"位应予校正,观察水银柱有无气泡,如有气泡应予排除。

(五)脉搏

脉搏是反映心血管功能的指标。

1. 测量仪器　秒表。

2. 测试方法　受试者休息15分钟,取坐位,右前臂平放在桌面,掌心向上;测试者示指、中指和无名指三指置于被试者的腕部桡动脉上,以适当压力可感到动脉搏动。

3. 注意事项　(1)测试前1～2小时内,受试者不要进行剧烈的身体活动,要静坐10分钟以上,互相不要打闹,保持情绪安定。(2)触诊时,应注意脉搏的频率、紧张度、充盈度和节律与心跳的一致性。

(六)最大摄氧量

最大摄氧量是评价心肺功能的常用指标。具体测试方法见实习七。

(王霞维,史慧静)

实习二　性发育检查

实习要求

1. 熟悉男性睾丸体积的测量方法,男性外生殖器发育水平的定性检查方法。

2. 掌握人群月经初潮和首次遗精平均年龄的调查方法。

3. 熟悉常用的男、女第二性征指标发育水平定性检查方法。

人类性发育包括生殖器官形态变化、功能发育、第二性征发育。在性发育调查相关项目开始前,须事先通过伦理学审查,应向青少年及其家长解释检查的目的和意义,取得他们的知情同意,得到受检学校领导和老师的配合。性发育检查应由与受检者相同性别的医务人员进行,不得已而必须由异性检查者检查时,应由与受检者同性别的其他医务人员在场。检查者应态度严肃、认真。

一、男性外生殖器的发育水平检查

1. 睾丸体积 睾丸体积增大通常是男性青春发育启动的第一信号。一般认为,睾丸单侧容积达到 3～4 ml 时,青春发育开始启动。下面 2 种方法可以定量测定睾丸的体积大小。

(1) 使用游标卡尺测量。卡尺上有游标,可以精确到 0.1 mm。受试者站立,测量者一手以拇指、示指和中指轻捏阴囊皮肤,将睾丸轻轻挤向阴囊外侧缘,紧贴绷紧的阴囊皮肤;另一手持卡尺,测量睾丸的纵径、横径和厚度,其中,纵径为睾丸上下两极最大距离(含阴囊皮肤和附睾),横径为睾丸在自然位置时其中部前后缘的最大距离,厚度则是睾丸左右侧缘中点最大距离。测得上述 3 项径度后,按照椭圆形体积公式($\pi/6 \times$ 长 $\times$ 宽 $\times$ 厚)计算睾丸体积。注意测量时尽量排除睾丸周围组织,但应避免挤压精索。

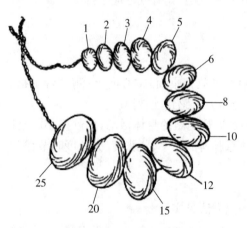

图 2-1 睾丸体积系列模型

(2) 使用睾丸模型比对。Prader 睾丸模型仿造睾丸形状,由体积分别为 1、2、3、4、5、6、8、10、12、15、20、25 ml 共 12 个大小不等的椭圆状立体组成,每个上标体积(图 2-1)。测量者一手轻持被测者单侧睾丸,另一手持睾丸模型,通过比较判定睾丸体积。若睾丸大小介于两相邻模型之间时,记录小一号标注的模型体积。本方法引起的受试者心理不适感较小,故而应用广泛。

2. Tanner 发育分期 通过对睾丸、阴囊、阴茎等生殖器官的发育状况进行观察,利用英国学者 Tanner 在 1986 年制定的 5 期分类法(表 2-1),定性地了解并记录男性外生殖器官的发育水平。这种方法更符合伦理学原则,检查依从性高,因而在使用上更普遍。

表 2-1 男性外生殖器发育 Tanner 分期

分期	外生殖器发育特点
G_1	青春期前状态,睾丸、阴囊和阴茎的大小同比例同幼童期相似
G_2	睾丸和阴囊增大,阴囊皮肤开始变红、出现纹理,阴茎无变化或者变化很小
G_3	阴茎开始生长,起初主要是变长,周径也有所增大,睾丸和阴囊进一步发育
G_4	阴茎进一步增大,龟头显著发育,睾丸进一步增大,阴囊皮肤色素沉着、皱褶增多
G_5	外生殖器的大小和形状达成人水平,G_5 期之后不再增大

二、月经初潮与首次遗精年龄的调查方法

女性月经初潮和男性首次遗精都是个体性功能发育的里程碑事件。计算平均年龄或者中位年龄可以评价和比较不同群体的性发育水平。两者的调查和计算方法几乎相同。

1. 现状调查法 适用于正在发生月经初潮/首次遗精的人群,被调查对象应有连续年龄组组成,包括尚未发生月经初潮或者首次遗精的最小年龄组(全部未来潮或未遗精)和已发生的最大年龄组(全部已来潮或已遗精)。一般男、女孩分别从 10 岁、8 岁组起询问,直到 18 岁。

具体工作步骤包括:①在了解被调查者准确年龄的基础上,询问是否来月经或遗精,回答只需"是"或"否"。②得出各年龄组的已来潮或遗精人数后,用概率单位回归法计算各年龄组月经来潮或首次遗精的发生率,计算半数月经初潮或首次遗精年龄及其 95% 可信区间。

此方法简便、易行、可靠,结果接近实际初潮或首次遗精年龄的平均年龄。

2. 前瞻性调查 适用于未发生初潮/首次遗精的人群。对该选定人群作每 3 个月或半年一次的定期追踪观察,记录初潮/首次遗精的发生年龄,直至全部对象都发生初潮/遗精。该方法所得资料最精确、可靠,但需反复调查,观察时间较长。

3. 回顾性调查 要求被调查者回答是否已来月经或遗精,如已来潮或已遗精,继续询问初潮或首次遗精发生时间并记录。统计方法有算术平均数法、百分位数法、寿命表法等,前 2 种方法结果较接近,寿命表法计算结果易偏高。本方法存在一些缺点。若用于正发生初潮或遗精人群时,可因各年龄样本量变异而使结果偏移,意思就是,如果低年龄组人群偏多,就可使初潮或遗精平均年龄偏低;若用于大多已发生初潮或遗精人群时,则容易出现回忆偏移,回忆者年龄越大,回忆偏移程度越高。

三、第二性征发育程度检查方法

女性第二性征发育水平的常用评价指标主要包括乳房、阴毛和腋毛等;男性主要包括阴毛、腋毛、胡须、变声、喉结等。

1. 女性乳房发育 表 2-2 列出了乳房发育 Tanner 各分期的外观特点。

表 2-2 女性乳房发育 Tanner 分期

分期	乳房发育特点
B_1	发育前期,乳房平坦仅有乳头突出
B_2	乳腺萌出期,乳房隆起似芽孢,在乳晕范围内可触及乳核伴轻微触痛,乳晕略增大
B_3	乳房和乳晕进一步增大,但二者仍在同一丘面上,乳晕开始着色,乳头亦增大
B_4	乳房和乳晕继续增大,乳晕高出乳房丘面形成第二个小丘;乳晕着色明显,乳头显著增大
B_5	成熟期,乳房发育完成,乳晕的第二个隆起消失

2. 男、女性的阴毛和腋毛发育 表 2-3 列出了男、女性阴毛和腋毛发育 Tanner 各分期的外观特点。

表 2-3　男、女性阴毛和腋毛发育 Tanner 分期

分期	阴毛发育		腋毛发育
PH₁	无阴毛	AH₁	无腋毛
PH₂	阴茎根(大阴唇)根部出现淡色绒毛状的细毛	AH₂	腋窝外侧出现细软、短而稀疏的细毛
PH₃	阴毛增粗、色增深,开始卷曲,范围向耻骨联合蔓延	AH₃	腋窝外侧毛较密,色较深,开始卷曲并向中心部蔓延
PH₄	似成人,但范围较小,毛稀疏	AH₄	似成人,但范围较小,毛稀疏
PH₅	成人型的菱形(倒三角形)分布,毛浓密	AH₅	毛密而长,分布在腋窝中心及后部

【练习】

1. 查阅文献,寻找性发育检查相关的标准图谱,进一步理解 Tanner 各发育分期的外观表现特点。

2. 查阅文献,了解国内外不同时期儿童各种性发育指标的年龄分布,分析变化趋势及可能的公共卫生意义。

(史慧静)

实习三　身体成分测量

实习要求

熟悉常用的体成分测量所需要的器械、方法、技术要领和注意事项。

身体成分指身体的肌肉、脂肪、骨骼和其他组织的相对百分比。一般来说,脂肪和肌肉的可变性较大,并且脂肪含量和许多健康问题有关。截至目前,已经发展了十几种的体成分测量方法,最常见的有形态学方法、生物电阻抗法、水下称重法、空气置换法、双能 X 线吸收法等。

一、形态学方法

这是一类最先发展起来的人体成分测量方法,主要是利用身高、体重、皮褶厚度、臂长、腿长、腰围等形态学指标信息来估测身体组成成分的大小。

其中,皮褶厚度(skinfold thickness)推算法就是估测身体密度、体脂百分比、体脂重和瘦体重的常用方法。皮褶厚度法简便易行,仪器轻便、容易携带,适宜于群体测量。

1. 测量器械　皮褶厚度计(仿日荣研改良型卡钳)。

2. 仪器校正方法　将皮褶厚度计上下两臂接点合拢,检查指针是否指在"0"位,如不在"0"位,轻轻转动刻度盘,使指针对准"0"位;校正压力,在皮褶厚度计下侧臂顶端的小孔上挂校验砝码(200 g),使下侧臂的根部与该臂顶端的接点呈水平线,转动旋钮使指针处在 15～25 mm(红色区域)范围内(图 3-1)。

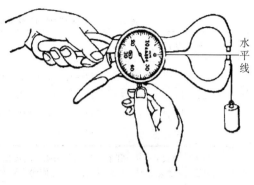

图 3-1　皮褶厚度计压力的校正

3. 常见测量部位

(1) 肱三头肌部(triceps):取右上臂肩峰点与尺骨鹰嘴连线的中点,沿上臂长轴方向纵向捏起皮褶。

(2) 肩胛下角部(subscapular):在右肩胛下角下方约 1 cm 处,与脊柱成 45°方向捏起皮褶。

(3) 髂前上棘部(suprailiac):髂棘上缘与腋中线相交处上方约 1 cm 处,捏起的皮褶走向稍向前下方。

(4) 肱二头肌部(biceps):肱二头肌肌腹中点处,为肩峰与肘鹰嘴连线中点上 1 cm,沿上臂长轴方向纵向捏起皮褶。

4. 测量方法　受试者自然站立,暴露测试部位。测试者选准测量点,用左手拇指和示指、中指将约 3 cm 间距的皮褶捏起,右手持皮褶厚度计卡钳张开,卡在捏起部位下方约 1 cm 处,放开活动把柄,待指针停稳,立即读数并作记录(图 3-2)。测量 3 次取中间值或取其中 2 次相同的值,以 mm 为单位,精确到小数点后 1 位。

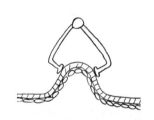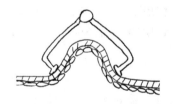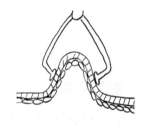

图 3-2　太浅、太深、正确

5. 推算体脂百分率　有很多的皮褶厚度计算体脂率的经验公式都是利用水下称重法作为效标发展而来,即利用水下称重法对一批受试者测量身体密度,同时利用皮褶厚度法进行测量,然后用回归分析的统计方法,得出皮褶厚度和体密度相互关系的公式,进而计算出身体脂肪含量。

长岭晋吉修正公式(表 3-1)是常用的根据肩胛下部与肱三头肌部 2 个皮褶厚度估算不同年龄男、女儿童青少年体密度的经验公式。在此基础上,可以根据 Brozek 公式,利用体密度 D 推算体脂百分比,$BF\% = (4.570/D - 4.142) \times 100\%$。

表 3-1　不同年龄、性别儿童青少年体密度的长岭晋吉修正公式

年龄（岁）	男性	女性
9～11	D＝1.087 9－0.001 51X	D＝1.079 4－0.001 42X
12～14	D＝1.086 8－0.001 33X	D＝1.088 8－0.001 53X
15～18	D＝1.097 7－0.0014 6X	D＝1.093 1－0.00 160X
19～20	D＝1.091 3－0.001 16X	D＝1.089 7－0.001 33X

注：表中 D 为体密度，X 为肩胛下部与肱三头肌部的皮褶厚度之和。
来源：陈明达，浅见义雄等. 中日合作青少年体质研究联合调查报告. 1986

　　国际上，也常用肱二头肌部、肱三头肌部、肩胛下部与髂前上棘部 4 个部位的皮褶厚度之和，估算成人的体密度和体脂百分比（表 3-2）。

表 3-2　基于皮褶厚度的不同年龄、性别成年人的体密度（g/cm³）估算方法

年龄（岁）	男性	女性
17～19	D ＝ 1.162 0－0.063 0×logΣ	D ＝ 1.154 9－0.067 8×logΣ
20～29	D ＝ 1.163 1－0.063 2×logΣ	D ＝ 1.159 9－0.071 7×logΣ
30～39	D ＝ 1.142 2－0.054 4×logΣ	D ＝ 1.142 3－0.063 2×logΣ
40～49	D ＝ 1.162 0－0.070 0×logΣ	D ＝ 1.133 3－0.061 2×logΣ
50 及以上	D ＝ 1.171 5－0.077 9×logΣ	D ＝ 1.133 9－0.064 5×logΣ

注：表中 Σ 为肱二头肌部、肱三头肌部、肩胛下部与髂前上棘部 4 个部位的皮褶厚度之和（mm）。体脂肪量＝体重（kg）×（4.95/D－4.50）。
来源：王自勉. 人体组成学. 北京：高等教育出版社，2008

　　姚兴家等（1993）利用皮褶厚度建立了我国 7～12 岁儿童的回归公式，无需先计算体密度 D，即可利用肩胛下部与肱三头肌部 2 个皮褶厚度之和 X，直接计算体脂率（BF％），公式为：

$$男生 BF\% ＝ 6.931 4＋0.428 4X$$
$$女生 BF\% ＝ 7.896 0＋0.457 7X$$

二、生物电阻抗法

　　人体的电阻阻抗是由体内水分含量的多少所决定的。脂肪组织因水分含量低而不导电，而肌肉等细胞组织因水分含量高，导电性能好，其电阻率低。因此，根据人体的电阻阻抗来推定脂肪和其他组织的比例。这种测定身体脂肪含量的方法叫做生物电阻抗法（bioimpedance analysis method，BIA）。随着生物电阻抗及分析技术的不断发展，目前不断有站立式、手捏式、手脚并用式测量仪器问世。

　　（一）方法的优缺点

　　此法的优点是：①设备简单，便于移动；②测试费用低廉；③测试速度快捷；④适用于临床和大规模测试。

　　缺点有：①理论基础还比较薄弱；②误差较大；③对个体测定的准确性尚较差。尽管如此，BIA 方法已广泛地用于测定身体的水含量和脂肪含量。这是一个有希望的方法，值得进一步研究。

(二) 测量方法

1. 以欧姆龙身体脂肪测量器为例

（1）打开电源，按下设定按钮，输入身高、体重、年龄、性别。

（2）做好测量姿势：取站立位，把手电极，用中指勾住把手电极的凹处，用拇指和示指牢牢握住上侧的电极，无名指和小指勾住下侧的电极，并用手掌正好按住电极，伸直胳膊肘勿弯曲，使手臂与身体成 90°角。

（3）按下测量按钮，记录测量结果。

（4）注意事项：测量中请站稳不要晃动，不要躺着或坐着时测量。

2. 以美国 BI-310 身体成分分析仪为例

（1）正确放置电极：受试者取仰卧位，红色电极分别放置在右侧的手腕部和脚踝部，黑色电极放置在右侧的近手指和近脚趾的部位。

（2）打开电源，按下设定按钮，依次输入性别、年龄、身高、体重、每周锻炼时间。

（3）按下测量按钮，打印测试结果，包括脂肪百分比、脂肪重量、瘦体重、基础代谢率。

（4）注意事项：测试前 24 小时内不饮酒，4 小时内不做运动和进食；如果没有能平躺的测试场地，也可以取站立位来测试，但人体电阻比仰卧减少 10 欧姆，结果降低 0.5%～1.0%。

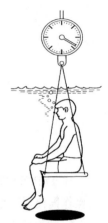

图 3-3　水下称重示意图

三、水下称重法

　　所谓水下称重法（underwater weight measurement，UWM），就是在测量时，受试者进入温水池，尽力呼气，浸没于水面之下，由称重设备记录其水下体重（图 3-3）。将水下称得的体重和在空气中称得的体重进行比较，从而计算出身体的体积，然后得出身体密度和体脂百分比。

　　水下称重法测量体成分使用了两分法的模式。因为该方法假定，所有的身体组织都划分为脂肪成分和非脂肪成分。非脂肪成分包含了除液体以外的所有身体组织。水下称重法还建立在阿基米德原理的基础上，也就是浸没在水下的物体所受到的浮力等于它所排开的水的重量。浮力使浸没于其中的物体重量比其在空气中的重量减轻，这两个重量的差就是浮力的大小，或者说物体排开的水的重量。水在不同温度下的密度是已知的，因此就可以得出物体排开的水的体积，也就是受试者的身体的体积。这样就可以计算受试者的身体密度。

　　水下称重法得出的人体密度和体脂率是相对准确的，即以水中体重和空气中体重的差值求出人体的体积，并以该体积和空气中体重的比值来求出身体密度，进而从身体密度来推断体内脂肪的比例。本法多年来是体成分研究中被作为评价体脂率的标准方法（金标准），为其他的测试方法提供比较和参照的依据。但这种方法需要被测者身穿泳装将整个身体潜入水中，保持静止状态，并将肺中的空气完全排出来测量体重，推算的过程也比较复杂，不适合较大样本的人群调查。

四、空气置换法

　　空气置换法（BOD POD）测量体成分，是 Boyle 定律在人体组成研究中的应用，即一定质量的气体在温度保持不变时，其压强（P）和体积（V）成反比。它所依据的体成分模型理论、用全身的密度来计算出脂肪量和瘦体重的百分比这些原理都与水下称重法相同。具体来说，BOD POD法假定瘦体重的密度为 1.10 g/cm³，被测者进入空气置换舱内几秒钟（图 3-4），感受器计算压力并测出人体排出的空气量，精确地分析身体成分，确定脂肪及瘦体重的基准值，包括密度、体脂量、体脂率、瘦体重等。

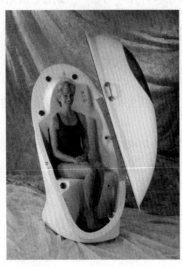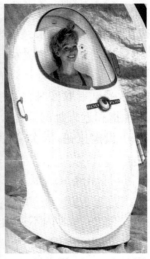

图 3-4　BOD POD 体成分测量仪

BOD POD 是一种新型、快速、能安全进行测试的全新方法，在以下这些方面具有优势：①操作简便、快速，完成一次测试平均只需 5～8 分钟；②测量误差±3%，重测一致性系数 0.93；③测试过程无创伤，受试者可配合程度高；④适用人群广泛，年龄范围包括 5～90 岁，体重最高可达 165 kg。因此，使用前景广泛。近年来发展出可测定新生儿脂肪含量的小型 BOD POD，但新生儿的 FFM 密度＜1.10 g/cm³，因而装置尚待校正。

五、双能 X 线吸收法

双能 X 线吸收法（dual energy x-ray absorptiometry, DEXA）的主要工作原理是，体内的脂肪、矿物质和其余的瘦组织对同一能量的 X 线的吸收率有很大差别，同一身体成分对不同能量的 X 线的吸收率也有很大差别。因此，当利用两束不同能量（如 40 keV 和 70 keV）的 X 线来照射受试者时，并通过全身扫描系统将信号传送至计算机处理，可以精确得到骨矿含量、肌肉量和脂肪量。

DEXA 是近十多年发展起来的新方法，极具潜力，目前是国际学术界公认诊断身体成分和骨质疏松症的金标准方法。具有性能先进、全身性、测试时间短、精确度和准确度高且辐射小等优点，既可测量腰椎、股骨近端、全身骨等部位骨密度，也可测量人体肌肉、脂肪组织的全身含量和分布情况。

六、体成分测试时机的选择

图 3-5 显示的是人体一天中身体脂肪率的变化。一般来说，身体成分测试结果容易受到以下 3 个方面因素的影响：①水分、食物的摄取，如早餐、午餐、晚餐后 1～2 小时内；②血流的变化，如洗澡后、运动后、寒冷时、发热和疲劳时；③体位的变化，如躺着时、急速站起。

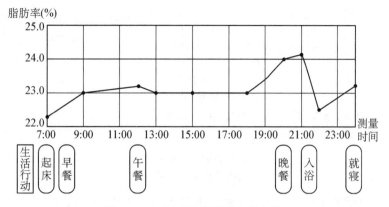

图 3‐5 一天中身体脂肪率的变化

因此,宜选择合适的时间测量体成分,如在起床后 2 小时以上、午餐后 2 小时以上、晚餐后 2 小时以上。

(史慧静,陆大江)

实习四 生长发育评价

实习要求
1. 了解国内外比较常用的生长发育评价标准和参数指标。
2. 掌握儿童生长发育水平、生长发育趋势和速度的评价技术,营养筛查的方法。

生长发育评价方法广泛应用于个体或群体儿童生长发育状况和营养状况的评价中。评价依据的是生长发育标准,即某些生长参数(指标)的标准值或正常参考范围,是通过有代表性的大样本横断面、追踪或混合生长调查,获得不同城乡地区、性别、年龄的数据分布性质基础上,利用离差或百分位数原理而制订的。常用的表达形式包括平均值($\bar{x}$)和标准差(s)表、百分位数表或曲线图、Z 分表或曲线图。

有关评价参数(指标),除基本形态指标(身高、体重、头围等)、生理功能指标(血压、肺活量等)和身体素质指标外,还可以根据需要计算各种指数(BMI,Quetelet 指数,Ververck 指数等)、年(月)增长值、发育年龄等,应根据评价目的和内容进行合理选择。表 4‐1 列出了目前我国广泛使用的生长标准/参考值所包含的参数。

表 4 - 1　目前我国广泛使用的生长标准/参考值所包含的参数

项目	中国 9 市儿童体格发育参考值(0~6岁),2005	中国学生体质与健康调研参考值(7~22岁),2010	WHO 儿童生长标准(0~5岁),2006	NCHS/WHO 生长参考值(5~19岁),2007
形态发育水平	生长速度 体重,身高,坐高,头围,胸围	(2~24月婴幼儿) 身长,体重,头围 身高、体重、胸围	身高,体重,头围	身高,体重
青春期发育		月经初潮平均年龄 首次遗精平均年龄		
营养状况	身高别体重,Kaup 指数,Ververck 指数,Quetelet 指数	皮褶厚度(上臂/肩胛/腹部),BMI*,身高体重指数,Ververck 指数,身高标准体重	BMI,身长(身高)别体重,臂围,皮褶厚度(上臂/肩胛)	BMI
生理功能		脉搏,血压,肺活量,握力,肺活量/体重指数		
身体素质		50 m 跑,立定跳远,肌力,耐力跑,立位体前屈		

* 使用中国肥胖工作组(WGOC)2004 年发布的"中国学龄儿童超重肥胖筛查 BMI 分类标准(WGOC - BMI 标准)"

一、个体儿童生长发育评价

(一) 生长发育水平评价

这是对儿童个体或群体的发育水平在参照人群中所处的等级或相对位置作出判断的过程。评价结果以生长发育等级或所处区间表示。表 4-2 是常用的等级划分界点,表 4-3 是全国汉族城市男生身高生长资料的部分统计结果。

表 4 - 2　生长参考值制订中常用的等级界点

发育等级	方法 1 WHO 生长参考值采用的百分位数界点	方法 2 我国常用的离差等级界点	方法 3 我国常用的百分位数界点
下	$< P_3$	$< \bar{x} - 2s$	$< P_{10}$
中下	$P_3 \sim P_{15}$	$< \bar{x} - 2s \sim \bar{x} - s$	$P_{10} \sim P_{25}$
中等	$P_{15} \sim P_{85}$	$\bar{x} \pm s$	$P_{25} \sim P_{75}$
中上	$P_{85} \sim P_{97}$	$\bar{x} + s \sim +2s$	$P_{75} \sim P_{90}$
上	$> P_{97}$	$> \bar{x} + 2s$	$> P_{90}$

表 4-3 2010 年全国汉族城市男生身高统计结果

年龄 （岁）	$\bar{x}$	s	P_3	P_{10}	P_{15}	P_{25}	P_{50}	P_{75}	P_{85}	P_{90}	P_{97}
7	126.90	5.82	116.0	119.5	120.8	122.8	127.0	130.8	133.0	134.5	138.0
8	132.15	5.89	121.2	124.6	126.0	128.2	132.1	136.0	138.2	139.8	143.2
9	137.44	6.33	125.3	129.4	131.0	133.3	137.4	141.7	144.0	145.6	149.4
10	**142.45**	**6.85**	**130.0**	**133.7**	**135.3**	**137.8**	**142.3**	**147.0**	**149.3**	**151.1**	**155.7**
11	148.14	7.86	133.8	138.7	140.3	142.9	148.0	153.2	156.2	158.3	163.5
12	154.23	8.61	138.8	143.2	145.0	148.1	154.0	160.2	163.4	165.5	170.4
13	161.71	8.21	145.5	150.6	153.0	156.2	162.1	167.2	170.1	172.0	176.0
14	166.99	7.27	152.5	157.8	159.6	162.2	167.2	171.9	174.4	176.2	180.2
15	170.01	6.60	157.4	161.7	163.3	165.2	170.0	174.5	176.6	178.2	182.0
16	171.48	6.25	159.9	163.7	165.1	167.4	171.4	175.5	178.0	179.5	183.2
17	172.24	6.19	160.8	164.6	166.0	168.0	172.1	176.4	178.6	180.3	184.2
18	172.77	6.30	160.0	164.0	165.8	168.1	172.1	176.5	178.7	180.1	183.7

【案例】 请利用上述两个表格，对上海市某校 2 名 10 岁男孩的身高进行生长水平评价，甲身高 130.5 cm，乙身高 148.0 cm。并从标准参考值制订的原理上，讨论应用不同方法制定的标准可对身高水平评价产生怎样的影响。

在评估儿童发育水平时，应重点关注测量当时个体儿童身高在同龄儿童中的相对位置。若标准的参照人群不同、等级的划分方法不同，都会影响评价结果。本例中，若按照表 4-2 中方法 1 划分等级界点，男孩甲的身高位于 P_3（130.0 cm）～P_{15}（135.3 cm）之间属中下水平，乙的身高位于 P_{15}（135.3 cm）～P_{85}（149.3 cm）之间属于中等水平。应用方法 2 划分，甲身高位于 $\bar{x}-2s$（128.75 cm）～$\bar{x}-s$（135.6 cm）之间也属中下水平，乙身高位于 $\bar{x}\pm s$ 之间也属于中等水平。但应用方法 3 划分，甲身高位于 P_{10}（133.7 cm）以下属下等水平，乙身高位于 P_{75}～P_{90} 之间属中上水平。

（二）发育趋势评价

当评价一名儿童的生长发育动态变化趋势时，应重点观察生长曲线的走向和形态变化。

【案例】 表 4-4 是某幼儿园 3 名男孩从小班（3 岁）到大班（5 岁）的身高测量值，试利用图4-1 对他们的身高发育趋势作出评价。

表 4-4 某幼儿园 3 名男孩 3～5 岁时的身高测量值（cm）

学生	3 岁	4 岁	5 岁
甲	95.0	102.0	108.5
乙	92.5	103.5	115.0
丙	99.0	103.0	107.0

评价过程：对每一个个体评价时，首先在横坐标上找年龄，在纵坐标上找身高值，将个体身高测量值标记于测量时该儿童所在年龄组中，然后连接各标记点即成为该儿童的身高生长曲线图。应重点观察曲线的走向和形态，并作出发育趋势平稳、加速或停滞、下降等评价。

评价结果：本例中，儿童甲的生长曲线与标准曲线走向相平行，匀速顺时增长，说明身高增长正常，发育趋势平稳。儿童乙的曲线上扬，即身高值明显增加，说明身高增长较快，发育趋势

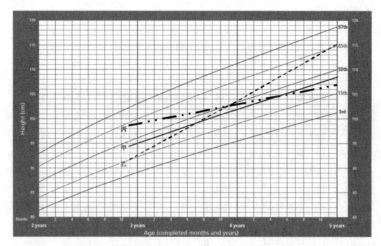

**图 4 - 1　WHO 0~5 岁男孩身高生长百分位曲线图及某幼儿园 3 名男童
3~5 岁期间的身高发育趋势图**

加速。儿童丙的曲线向下偏离,即身高增长量低于平均值,说明身高增长较慢,发育趋势停滞
或下降,可能存在营养不足、疾病等干扰因素。

【练习】　试利用图 4 - 2 对表 4 - 5 中的 3 名男孩进行身高发育趋势评价。

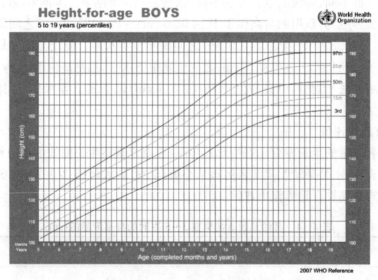

图 4 - 2　NCHS/WHO5~19 岁男孩身高生长曲线图

表 4 - 5　3 名男孩 7~12 岁期间的身高(cm)资料

学生	7 岁	8 岁	9 岁	10 岁	11 岁	12 岁
甲	128.6	133.8	139.0	147.8	152.5	158.8
乙	128.0	132.2	134.0	137.5	140.2	144.5
丙	125.4	130.1	131.6	133.7	144.0	151.5

二、群体儿童生长发育评价

（一）发育水平评价

1. 均数比较法　适用于：①城乡之间、不同国家或地区之间儿童群体间发育指标比较；②将某群体儿童的单项指标均值与该地区同年龄同性别生长标准的均值进行比较。

评价方法：按性别—年龄计算 2 个或多个儿童群体待评价指标测量值的均值和标准差，以年龄为横坐标绘制生长曲线图并进行比较；同时也可按性别—年龄组分别对指标的均值进行统计学检验和推断（t 检验、方差分析、u 检验）。

【练习】　图 4-3 是 2010 年中国学生体质与健康调研中，北京、安徽、贵州三城市汉族男生的身高均值曲线，试据此分析学生身高的地区性差异以及造成这种差异的可能影响因素。

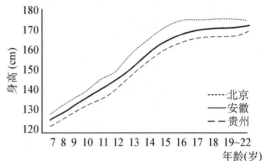

图 4-3　2010 年中国不同地区城市汉族男生身高均值曲线

2. 等级构成比较法　在个体发育等级评价基础上，分别计算两组儿童各发育等级所占的百分比，并进行统计学检验。

【练习】　表 4-6 是某学校对初一年级 2 个班级开展运动干预 1 年前后学生肺活量指数（肺活量/体重）的等级构成，假设干预前两组的年龄、性别均衡，试分析该运动干预对学生肺活量有无影响？该研究设计可能存在的局限性？

表 4-6　试验班和对照班运动干预 1 年前后的肺活量指数等级构成

等级	干预前				干预后			
	试验班（$N=50$）		对照班（$N=52$）		试验班（$N=48$）		对照班（$N=52$）	
	n	%	n	%	n	%	n	%
中等以上	17	34.0	11	21.2	27	56.3	8	15.4
中等	29	58.0	32	61.5	20	41.7	33	63.5
中等以下	4	8.0	9	17.3	1	2.1	11	21.2
x^2 检验	$P>0.05$				$P<0.05$			

（二）发育趋势评价

通过分析某一地区儿童不同时期发育指标的均值变化，反映儿童群体发育水平的时间变化趋势。可比较单位时间内发育指标的变化量；也可比较达到某一发育水平的时间变化量。

【练习】　表 4-7 是上海城市女生 1985 年和 2005 年身高、胸围发育资料，试根据此表绘制生长曲线图，并分析 2 个指标的生长长期变化情况，讨论这种变化反映出的学生体质与健康问题。

表 4-7 上海城市女生 1985 年和 2005 年身高、胸围统计结果

| 年龄 | 1985 年 | | | | 2005 年 | | | |
| | 身高（cm） | | 胸围（cm） | | 身高（cm） | | 胸围（cm） | |
	$\bar{x}$	s	$\bar{x}$	s	$\bar{x}$	s	$\bar{x}$	s
7	122.18	4.91	56.30	2.77	126.86	5.16	58.01	4.10
8	128.07	5.85	58.87	3.84	132.74	4.79	60.13	4.33
9	133.67	5.66	60.60	3.75	139.40	5.28	62.22	5.11
10	139.21	6.16	62.87	4.08	144.59	6.15	65.49	5.68
11	146.12	7.03	66.48	4.68	150.47	6.68	69.33	6.40
12	150.69	6.23	69.16	5.08	156.51	5.70	73.31	5.95
13	155.79	5.67	73.45	4.90	158.92	5.32	74.56	5.74
14	157.85	5.51	75.05	4.52	161.37	5.73	76.44	5.61
15	158.81	5.24	76.62	3.98	161.40	5.46	77.69	5.58
16	159.36	4.97	77.09	4.25	161.74	5.16	79.38	5.79
17	159.87	5.16	78.23	4.44	162.17	5.28	78.67	5.93
18	159.74	5.36	77.99	4.33	161.72	4.95	78.59	5.24

（三）生长速度评价

通常用生长发育指标的年增长值反映生长速度。对于个体儿童，应以发育时相一致的同龄儿童的生长速度期望值为参照标准，这类参照标准需要利用追踪资料制定。对于群体儿童，也可利用横断面调查资料制订的修匀平均生长速度作为参照标准。

【练习】 表 4-8 左栏是根据 2010 年全国学生体质与健康调研生长资料计算的汉族城市男生身高生长速度修匀值，右侧两栏为上海和贵州城市男生的身高统计结果，请：①计算上海、贵州男生的身高年增加值、修匀值；②以全国城市男生身高年增加值的修匀值为参照标准，试分析上海、贵州两地男生的生长速度特点。

年增加值 $\Delta_t = H_t - H_{t-1}$，如全国 8 岁组男生身高年增加值（cm/ 年）= 132.15 − 126.90 = 5.25；

修匀值 = $\dfrac{\Delta_{t-1} + 2\Delta_t + \Delta_{t+1}}{4}$，如全国 9 岁组男生 Δ_9 修匀值（cm/ 年）= $\dfrac{5.25 + 2 \times 5.29 + 5.01}{4} = 5.21$

表 4-8 我国 7~18 岁城市学生身高及身高生长速度（2010 年）

| 年龄（岁） | 中国城市男生（参照） | | | 上海城市男生 | | | 贵州城市男生 | | |
	均值（cm）	年增加值（cm/年）	修匀值（cm/年）	均值（cm）	年增加值（cm/年）	修匀值（cm/年）	均值（cm）	年增加值（cm/年）	修匀值（cm/年）
7	126.90	—	—	129.17			123.39		
8	132.15	5.25	—	134.36			127.33		
9	137.44	5.29	5.21	139.55			133.01		

年龄 (岁)	中国城市男生（参照）			上海城市男生			贵州城市男生		
	均值 （cm）	年增加值 （cm/年）	修匀值 （cm/年）	均值 （cm）	年增加值 （cm/年）	修匀值 （cm/年）	均值 （cm）	年增加值 （cm/年）	修匀值 （cm/年）
10	142.45	5.01	5.25	143.77			136.30		
11	148.14	5.69	5.62	151.73			141.49		
12	154.23	6.09	6.34	157.79			148.97		
13	161.71	7.48	6.58	164.59			156.05		
14	166.99	5.28	5.27	170.91			160.49		
15	170.01	3.02	3.20	172.68			163.73		
16	171.48	1.47	1.68	174.76			166.34		
17	172.24	0.76	0.88	174.93			166.97		
18	172.77	0.53	0.46	175.01			167.02		

（四）营养筛查

NCHS/WHO（5～19 岁）生长标准采用 BMI 法筛查超重、肥胖和消瘦；我国常用 BMI 法筛查超重、肥胖，以身高标准体重法筛查营养不良。

表 4-9 是中国肥胖问题工作组以 BMI 的 P_{85} 和 P_{95} 为筛查界值点制定的中国学龄儿童青少年超重、肥胖筛查标准；图 4-4、图 4-5 是 WHO 以 Z 分法制定的 5～19 岁男孩和女孩的 BMI 分类标准，其中 Z 分值>1 为超重，>2 为肥胖。

表 4-9　中国学龄儿童青少年超重、肥胖筛查 BMI 分类标准

年龄（岁）	男生		女生	
	男超重	男肥胖	女超重	女肥胖
7～	17.4	19.2	17.2	18.9
8～	18.1	20.3	18.1	19.9
9～	18.9	21.4	19.0	21.0
10～	19.6	22.5	20.0	22.1
11～	20.3	23.6	21.1	23.3
12～	21.0	24.7	21.9	24.5
13～	21.9	25.7	22.6	25.6
14～	22.6	26.4	23.0	26.3
15～	23.1	26.9	23.4	26.9
16～	23.5	27.4	23.7	27.4
17～	23.8	27.8	23.8	27.7
18	24.0	28.0	24.0	28.0

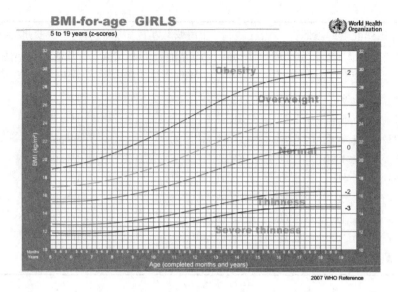

图 4 - 4　NCHS/WHO 5～19 岁女孩 BMI 分类标准

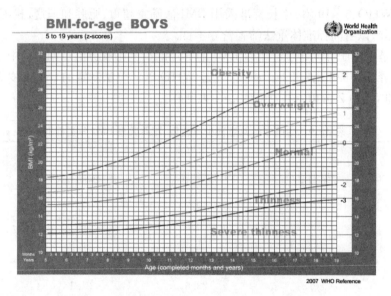

图 4 - 5　NCHS/WHO 5～19 岁男孩 BMI 分类标准

【练习】　应用上述两个标准分别对表 4 - 10 中 15 名小学生的营养状况进行评价,讨论评价结果产生不一致的原因。

表 4 - 10　部分小学生的体检数据

序号	性别	年龄	身高(cm)	体重(kg)	BMI	NCHS/WHO BMI 分类标准	我国 BMI 分类标准
1	男	7	130.0	32.5			
2	男	8	130.0	34.0			
3	男	8	135.3	46.4			

序号	性别	年龄	身高(cm)	体重(kg)	BMI	NCHS/WHO BMI 分类标准	我国 BMI 分类标准
4	男	9	142.5	43.3			
5	男	9	137.0	30.1			
6	男	10	135.8	23.8			
7	男	10	143.0	40.9			
8	男	11	153.2	47.0			
9	女	8	131.8	20.8			
10	女	9	141.0	43.1			
11	女	9	142.0	38.0			
12	女	10	143.0	41.0			
13	女	10	140.9	34.9			
14	女	11	146.5	52.0			
15	女	11	145.5	35.0			

(谭 晖)

实习五 骨龄评价

实习要求

1. 了解 TW 评分法的评分系统。
2. 熟悉 CHN－05 中各骨发育分期、分期特征及赋值方法。
3. 掌握利用 CHN－05 的骨发育标准进行骨龄评定的过程。

骨龄是儿童青少年骨骼发育成熟度的度量单位,是目前判断发育成熟程度最客观、准确的评价指标。骨龄能为从出生到成熟的整个发育期提供评价依据,在体育、医学、儿少卫生学领域具有广泛的实用价值。

骨龄测评是利用骨的 X 线摄片,通过观察各骨成熟标志,与作为参照的"骨龄标准"比较,得出个体儿童骨龄的过程。手腕部是最常用的摄片部位。骨龄评价方法以图谱法和评分法应用最普遍,G－P 图谱法和 TW 评分法是目前国际间骨成熟度评价的经典方法。我国 2005 年运用 TW 骨评分技术,制定的《中国人手腕部骨发育标准－中华 05》(简称 CHN－05),是我国抽样范围最广、样本量最大、制定年代最近的标准,该标准以体育行业标准(TY/T 3001－2006)的形式发布并推广应用。本实习重点介绍 CHN－05 的制定和评价方法。

CHN－05 是利用 TW3 骨发育评分系统,制定的我国儿童青少年骨龄评定方法,包括

TW3‑C RUS、TW3‑C Carpal 和 RUS‑CHN3 个评价系列。这里着重介绍在医学和儿少卫生学领域广泛应用的 TW3‑C RUS 和 TW3‑C Carpal 系列。它们直接采用 TW3 评分系统，对应于 TW3 的 R 系列和 C 系列，所得发育分可进行国际间比较；两个系列的骨发育标准是利用 2005 年 6 城市 1.7 万余名 0～20 岁健康抽样儿童骨发育横断面调查研究资料而制定的。

一、CHN‑05 参评骨的选择

直接采用 TW3 的选骨方法。选取左手腕部骨 20 个，划分为 RUS 系列（radius，ulna and short finger bones）和 C 系列（carpal）。如图 5‑1 所示。

二、各骨发育期的划分及赋分

CHN‑05 直接采用 TW3 法的各骨发育期划分和赋分方法，骨标志描述借鉴了 TW3 法、G‑P 图谱法、李果珍百分计数法。

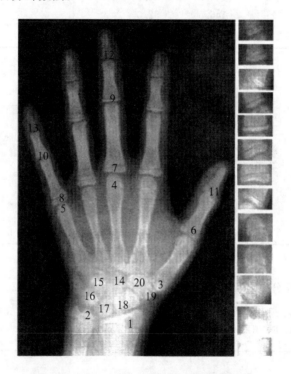

图 5‑1 左手、腕部 X 线片 20 个骨的观察部位

R 系列：1. 桡骨远端；2. 尺骨远端；3. 第 1 掌骨近端；4. 第 3 掌骨远端；5. 第 5 掌骨远端；6. 第 1 近指骨近端；7. 第 3 近指骨近端；8. 第 5 近指骨近端；9. 第 3 中指骨近端；10. 第 5 中指骨近端；11. 第 1 远指骨近端；12. 第 3 远指骨远端；13. 第 5 远指骨近端
C 系列：14. 头状骨；15. 钩骨；16. 三角骨；17. 月骨；18. 舟骨；19. 大多角骨；20. 小多角骨

（一）各骨发育期及其标志

TW3‑C RUS 系列尺骨分为 7 期，桡、掌、指骨各分为 8 期；TW3‑C Carpal 系列钩骨和大多角骨各分为 8 期，其余 5 个腕骨各分为 7 期。

一般 1 期为萌出期，骨化中心刚出现；2 期为骨核期，骨化中心轮廓清晰；3 期为增大期，骨髁或骨核增大到一定大小;中间各期为构形期;最后一期为成熟期。

每一期有标志1~3个,须满足以下2项条件方可评为相应期:①该期只有1个标志的符合这1个;有2个标志的符合其中1个;有3个标志的符合其中2个。②符合其上一期的第1个标志。

各骨各分期的X线标志描述如下。

1. 桡骨(radius) 观察桡骨远端,其继发性骨化中心的发育分为8期(图5-2)。

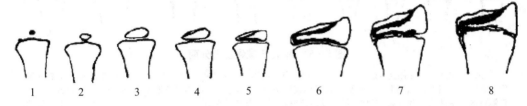

图5-2 桡骨发育分期

① 骨化中心可见1个钙化点,边缘不清。② 骨化中心圆盘形、清晰、有平滑连续的缘。③ 有3个标志:a)骨骺最大径≥干骺端宽度的1/2;b)骨骺外侧端增大、变厚、圆滑,内侧端为锥形;c)骨骺近侧面的1/3变得稍致密,干骺间隙变窄。④ 骨骺远侧缘内出现致密白线和阴影。⑤ 有2个标志:a)骨骺近侧缘可区分为掌侧面和背侧面,掌侧面为该缘上不规则的致密白线;b)骨骺内侧端向内侧和近侧生长,近侧缘走向与干骺端平行一致。⑥ 有3个标志:a)骨骺背侧面出现月骨和舟骨关节面,其交接处呈小峰状;b)骨骺内侧缘出现与尺骨骨骺相关节的掌侧面(白线)和背侧面(阴影),向内侧突出;c)骨骺近侧缘稍凹。⑦ 骨骺在一侧覆盖骨干。⑧ 有2个标志:a)干骺开始融合,融合线黑白相间,白线代表融合;b)干骺完全融合,融合线全为白色,可部分或完全消失。

2. 尺骨(ulna) 观察尺骨远端,其继发性骨化中心的发育分为7期(图5-3)。

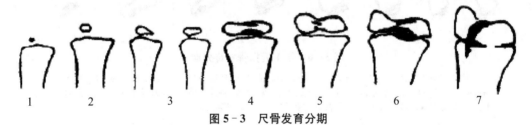

图5-3 尺骨发育分期

① 骨化中心可见1个钙化点,边缘不清。② 骨化中心清晰可见,有平滑连续的缘。③ 有3个标志:a)骨骺最大径≥干骺端宽度的1/2;b)骨骺变长,横径明显大于纵径;c)骨骺呈楔形,尖端指向外侧,骨骺近侧和远侧缘变直,但不一定平行。④ 骨骺茎突清晰可见,但凸起小。⑤ 有2个标志:a)骨骺尺骨头清晰可见,密度大于茎突(尺骨头和茎突交接处较狭窄);b)骨骺与桡骨骺相邻的缘变平。⑥ 有2个标志:a)骨骺近侧缘与骨干等宽;b)干骺在中间1/3处重叠。⑦ 有2个标志:a)干骺开始融合;b)干骺完全融合。

3. 第1掌骨(first metacarpal) 观察近端,其继发性骨化中心的发育分为8期(图5-4)。

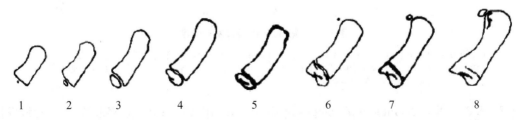

图5-4 第1掌骨发育分期

① 骨化中心可见1个钙化点,边缘不清。② 骨化中心清晰、椭圆形,有平滑连续的缘。③ 骨骺最大径≥干骺端宽度的1/2。④ 有2个标志:a)骨骺与干骺端等宽;b)骨骺近侧缘凹陷。⑤ 骨骺近侧面已清晰分化出掌侧面和背侧面,其鞍状关节面与大多角骨的相邻缘一致。⑥ 骨骺在一侧覆盖骨干。⑦ 干骺开始融合。⑧ 干骺完全融合。

4. 第 3、5 掌骨(third and fifth metacarpals) 观察远端,此二骨继发性骨化中心的发育分期标志相同,各分为 8 期(图 5-5)。

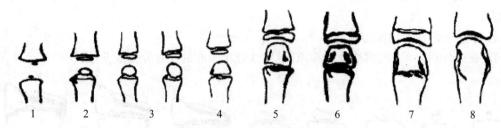

图 5-5 第 3、5 掌骨发育分期

① 骨化中心可见 1 个钙化点,边缘不清。② 骨化中心清晰、圆形,有平滑连续的缘。③ 骨骺横径≥干骺端宽度的 1/2。④ 骨骺由椭圆形或半圆形变为铲形或指甲形,骨骺外、内、近侧缘清晰可见,在相互连接处成角。⑤ 骨骺可区分掌侧面和背侧面,掌侧缘可见纵向致密白线。⑥ 骨骺≥干骺端。⑦ 干骺开始融合。⑧ 干骺完全融合。

5. 第 1 近指骨(proximal phalanx of the thumb) 观察近端,其继发性骨化中心的发育分为 8 期(图 5-6)。

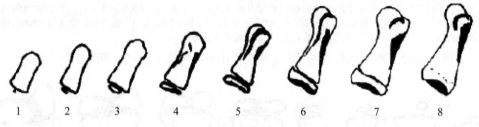

图 5-6 第 1 近指骨发育分期

① 骨化中心可见 1 个钙化点,边缘不清。② 骨化中心清晰、圆盘形,有平滑连续的缘。③ 骨骺最大径≥干骺端宽度的 1/2。④ 有 2 个标志:a)骨骺近侧缘凹,通常致密;b)骨骺呈楔形,内缘比外缘长。⑤ 骨骺宽于骨干。⑥ 骨骺在一侧覆盖骨干。⑦ 干骺开始融合。⑧ 干骺完全融合。

6. 第 3、5 近指骨(proximal phalanx of third and fifth fingers) 观察近端,此二骨继发性骨化中心的发育分期标志相同,各分为 8 期(图 5-7)。

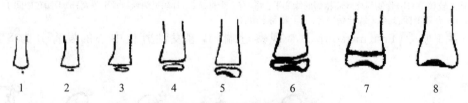

图 5-7 第 3、5 近指骨发育分期

① 骨化中心可见 1 个钙化点,边缘不清。② 骨化中心清晰、圆盘形,有平滑连续的缘。③ 骨骺最大径≥干骺端宽度的 1/2。④ 骨骺近侧缘凹,明显致密。⑤ 骨骺在两侧与骨干等宽。⑥ 骨骺在一侧覆盖骨干。⑦ 干骺开始融合。⑧ 干骺完全融合。

7. 第 3、5 中指骨(middle phalanges of third and fifth fingers) 观察近端,此二骨继发性骨化中心的发育分期标志相同,各分为 8 期(图 5-8)。

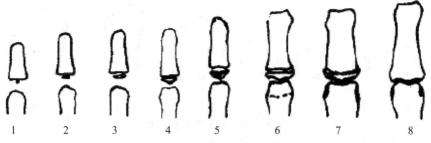

图 5 - 8　第 3、5 中指骨发育分期

① 骨化中心可见 1 个钙化点,边缘不清晰。② 骨化中心清晰、圆盘形,有平滑连续的缘。③ 骨骺最大径≥干骺端宽度的 1/2。④ 骨骺近侧缘的中间部分变厚,呈滑车形,朝向相邻指骨的末端生长。⑤ 骨骺在两侧与骨干等宽。⑥ 骨骺在一侧覆盖骨干。⑦ 干骺开始融合。⑧ 干骺完全融合。

8. 第 1 远指骨(distal phalanx of the thumb)　观察近端,其继发性骨化中心的发育分为8 期(图 5 - 9)。

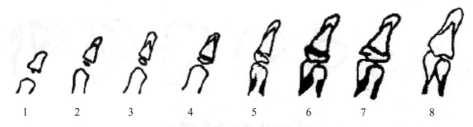

图 5 - 9　第 1 远指骨发育分期

① 骨化中心可见 1 个钙化点,边缘不清。② 骨化中心清晰、圆盘形,有平滑连续的缘。③ 骨骺最大径≥干骺端宽度的 1/2。④ 有 2 个标志:a)骨骺与骨干等宽;b)骨骺远侧缘变平,近侧缘成角。⑤ 有 3 个标志:a)骨骺近—外侧缘凹,与第 1 近指骨头的形状相匹配;b)骨骺远侧缘可见内、外侧面,呈鞍形;c)骨骺宽于骨干。⑥ 骨骺在一侧覆盖骨干。⑦ 干骺开始融合。⑧ 干骺完全融合。

9. 第 3、5 远指骨(distal phalanges of third and fifth fingers)　观察近端,此二骨继发性骨化中心的发育分期标志相同,各分为 8 期(图 5 - 10)。

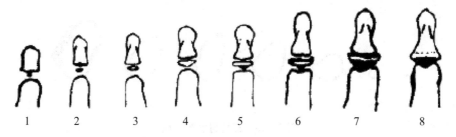

图 5 - 10　第 3、5 远指骨发育分期

① 骨化中心可见 1 个钙化点,边缘不清。② 骨化中心清晰、圆盘形,有平滑连续的缘。③ 骨骺最大径≥干骺端宽度的 1/2。④ 有 2 个标志:a)骨骺与骨干等宽;b)骨骺近侧缘向中节指骨末端生长,但掌侧面和背侧面尚不清晰。⑤ 骨骺近侧缘可区分为掌侧面和背侧面,呈滑车形。⑥ 骨骺在一侧覆盖骨干。⑦ 干骺开始融合。⑧ 干骺完全融合。

10. 头状骨(capitate)　其原发性骨化中心的发育分为 7 期(图 5 - 11)。

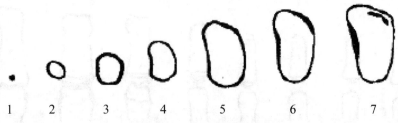

图 5-11　头状骨发育分期

① 骨化中心可见 1 个钙化点,边缘不清。② 骨化中心清晰、椭圆形,有平滑连续的缘。③ 有 3 标志:a)骨化中心最大径≥桡骨干骺端宽度的 1/2;b)骨化中心的钩骨缘变平,或稍凹;c)骨化中心近似 D 形,其第 2 掌骨缘开始清晰并与钩骨缘相区别。④ 有 2 个标志:a)骨化中心钩骨缘凹,稍致密;b)骨化中心变长,纵径明显大于横径,但小于近侧缘到桡骨干之间的距离。⑤ 骨化中心纵径等于或大于近侧缘到桡骨干的距离。⑥ 有 2 个标志:a)骨化中心外—远缘致密;b)钩骨缘凹陷的中央出现致密白线。⑦ 骨化中心第 2、3 掌骨关节面可区分掌侧面和背侧面;上一期中外—远缘致密白线移位到外—远缘内部。

11. **钩骨(hamate)**　其原发性骨化中心的发育分为 8 期(图 5-12)。

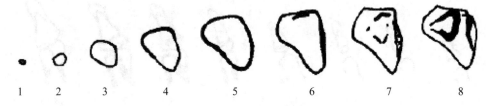

图 5-12　钩骨发育分期

① 骨化中心可见 1 个钙化点,边缘不清。② 骨化中心清晰、圆形,有平滑连续的缘。③ 有 2 个标志:a)骨化中心最大径≥桡骨干骺端宽度的 1/2;b)骨化中心呈斜 D 形,三角骨关节面变平,与手的长轴成斜线走向。④ 有 2 个标志:a)骨化中心头状骨缘按头状骨的钩骨关节面成形;b)可区分出掌骨缘和头状骨缘,形状由 D 形变为三角形。⑤ 骨化中心三角骨缘凹陷。⑥ 骨化中心第 4 掌骨关节面可区分为掌侧面和背侧面,其远侧缘或远侧缘以内可见致密白线。⑦ 有 2 个标志:a)开始出现钩的致密轮廓线;b)远侧白线变为折线,横向的为第 4 掌骨关节面,与手纵轴成斜线方向的为第 5 掌骨关节面。⑧ 钩骨的钩已完全可见。

12. **三角骨(triquetral)**　其原发性骨化中心的发育分为 7 期(图 5-13)。

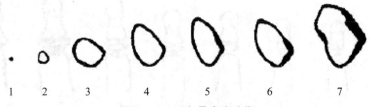

图 5-13　三角骨发育分期

① 骨化中心可见 1 个钙化点,边缘不清。② 骨化中心清晰、圆形,有平滑连续的缘。③ 有 2 个标志:a)骨化中心最大径≥尺骨干骺端宽度的 1/2;b)与钩骨相邻的缘变平。④ 骨化中心变长,纵径明显大于横径。⑤ 骨化中心月骨缘变平,并与钩骨缘形成略大于 90°的角,该一条或两条缘致密。⑥ 骨化中心钩骨缘或月骨缘可见掌侧面和背侧面,上一期的缘上致密线里移。⑦ 骨化中心远侧缘增宽,内侧缘凹陷。

13. **月骨(lunate)**　其原发性骨化中心的发育分为 7 期(图 5-14)。

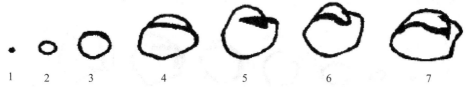

图 5 - 14　月骨发育分期

① 骨化中心可见 1 个钙化点,边缘不清晰。② 骨化中心清晰、椭圆形,有平滑连续的缘。③ 有 2 个标志:a)骨化中心最大径≥尺骨干骺端宽度的 1/2;b)远侧缘致密。④ 有 2 个标志:a)骨化中心远侧可见掌侧面或背侧面,两者汇合处的致密线向远侧凸出,但尚未形成马鞍形;b)桡骨缘变平。⑤ 有 2 个标志:a)远侧关节面形成于头状骨相关节的马鞍形,背侧面(较淡阴影)朝舟骨方向生长并超过掌侧(致密)的外缘,但不足掌侧缘到舟骨距离的一半;b)舟骨缘和三角骨缘变平,稍致密。⑥ 有 2 个标志:a)头状骨鞍的背侧面增长,超过了鞍的掌侧缘到舟骨距离的一半;b)舟骨缘(仍为直线)与桡骨缘成角。⑦ 有 2 个标志:a)头状骨鞍的背侧面向外侧延伸,与舟骨缘接触或重叠;b)舟骨缘凹陷。

14. **舟骨**(scaphoid)　其原发性骨化中心的发育分为 7 期(图 5 - 15)。

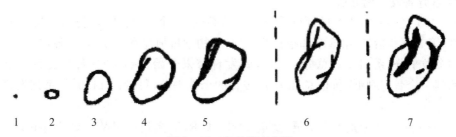

图 5 - 15　舟骨发育分期

① 骨化中心可见 1 个钙化点,边缘不清。② 骨化中心清晰、圆形,有平滑连续的缘。③ 骨化中心最大径≥尺骨干骺端宽度的 1/2。④ 骨化中心掌侧面的致密线外部可见头状骨关节面的背侧面。⑤ 有 2 个标志:a)头状骨关节面的掌侧面(白线)和背侧面(白线内的阴影)都凹陷;b)大多角骨缘和小多角骨缘变平。⑥ 有 2 个标志:a)头状骨关节面的背面阴影明显超过掌面致密白线,朝向月骨和头状骨近侧;b)月骨缘清晰,自内上斜向外下,即该缘的头状骨端更接近中轴线,且在此端与月骨相接处。⑦ 有 3 个标志:a)头状骨关节面与头状骨走向密切一致;b)月骨缘改变走向,自外上斜向内下,该缘远侧的大部分与月骨相接触;c)外侧缘远侧部分有凹陷,或出现明显的远侧头。

15. **大多角骨**(trapezium)　其原发性骨化中心的发育分为 8 期(图 5 - 16)。

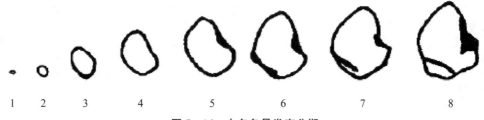

图 5 - 16　大多角骨发育分期

① 骨化中心可见 1 个钙化点,边缘不清。② 骨化中心清晰、圆形,有平滑连续的缘。③ 有 2 个标志:a)骨化中心最大径≥第 1 掌骨干骺端宽度的 1/2;b)第 1 掌骨缘和(或)舟骨缘变平,两缘之间的距离明显小于另两缘之间的距离。④ 与第 2 掌骨之间的间隙小于大多角骨最大径的 1/3。⑤ 第 1 掌骨缘明显凹陷,其中部稍致密。⑥ 有 2 个标志:a)远侧缘与第 2 掌骨底的外侧尖顶相重叠;b)舟骨缘变平、致密,该缘的掌侧面和背侧面刚分化。⑦ 有 2 个标志:a)外侧远侧变直,出现直线段,与第 1 掌骨关节面的相接处形成尖角;b)第 1 掌骨关节面可区分掌侧面和背侧面,与第 1 掌骨骺的马鞍形相一致。⑧ 外侧缘向外凸出而将该缘分为两段,远段朝外,近段朝桡骨茎突、稍凹陷或平直。

16. 小多角骨（trapezoid） 其原发性骨化中心的发育分为 7 期（图 5-17）。

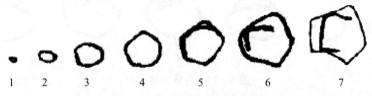

1　　2　　3　　4　　5　　6　　7

图 5-17　小多角骨发育分期

① 骨化中心可见 1 个钙化点，边缘不清。② 骨化中心清晰、圆形，有平滑连续的缘。③ 骨化中心最大径≥第 1 掌骨干骺端宽度的 1/2。④ 头状骨缘和（或）第 2 掌骨底内侧缘变平。⑤ 有 2 个标志：a) 沿头状骨缘和（或）第 2 掌骨底内侧缘出现致密白线，其中一个缘可区分掌侧面和背侧面；b) 远侧缘形成了与第 2 掌骨底凹陷部相关节的小圆顶（阴影），但尚不能区分掌侧面和背侧面。⑥ 第 2 掌骨缘和头状骨缘都已可见掌侧面（致密白线）和背侧面（阴影）。⑦ 近侧缘背侧面（阴影）有凹陷，掌侧面（致密白线）仍然为直线。

（二）各骨各发育期分值

CHN-05 直接采用 TW 的评分系统，RUS 系列 13 个骨，分为桡骨远端、尺骨远端、第 1 掌和指骨、第 3 掌和指骨、第 5 掌和指骨等 5 项，生物学价值总和为 1，5 项各占 20%，每项内再按骨的个数平分；系列发育总分从 0（各骨发育都未开始）～1 000（各骨发育都已完成）。Carpal 系列 7 个骨，生物学价值总和为 1，按骨的个数平分，每骨占 14.3%；系列发育总分为 0～1 000。

表 5-1～表 5-4 分别列出了男、女童 TW3-C RUS 系列和 TW3-C Carpal 系列的骨发育评分。

表 5-1　TW3-C RUS 系列骨发育等级得分表（男）

骨发育等级	1	2	3	4	5	6	7	8
桡骨	16	21	30	39	59	87	138	213
尺骨	27	30	32	40	58	107	181	–
掌骨								
Ⅰ	6	9	14	21	26	36	49	67
Ⅲ	4	5	9	12	19	31	43	52
Ⅴ	4	6	9	14	18	29	43	52
近节指骨								
Ⅰ	7	8	11	17	26	38	52	67
Ⅲ	4	4	9	15	23	31	40	53
Ⅴ	4	6	9	15	21	30	39	51
中节指骨								
Ⅲ	4	6	9	15	22	32	43	52
Ⅴ	6	7	9	15	23	32	42	49
远节指骨								
Ⅰ	5	6	11	17	26	38	46	66
Ⅲ	4	6	8	13	18	28	34	49
Ⅴ	5	6	9	13	18	27	34	48

表 5 - 2　TW3 - C RUS 系列骨发育等级得分表（女）

骨发育等级	1	2	3	4	5	6	7	8
桡骨	23	30	44	56	78	114	160	218
尺骨	30	33	37	45	74	118	173	–
掌骨								
Ⅰ	8	12	18	24	31	43	53	67
Ⅲ	5	8	12	16	23	37	47	53
Ⅴ	6	9	12	17	23	35	48	52
近节指骨								
Ⅰ	9	11	14	20	31	44	56	67
Ⅲ	5	7	12	19	27	37	44	54
Ⅴ	6	7	12	18	26	35	42	51
中节指骨								
Ⅲ	6	8	12	18	27	36	45	52
Ⅴ	7	8	12	18	28	35	43	49
远节指骨								
Ⅰ	7	9	15	22	33	48	51	68
Ⅲ	7	8	11	15	22	33	37	49
Ⅴ	7	8	11	15	22	32	36	47

表 5 - 3　TW3 - C Carpal 系列骨发育等级得分表（男）

骨发育等级	1	2	3	4	5	6	7	8
头状骨	100	104	106	113	133	160	214	–
钩骨	73	75	79	100	128	159	181	194
三角骨	10	13	28	57	84	102	124	–
月骨	14	22	39	58	84	101	120	–
舟骨	26	36	52	71	85	100	116	–
大多角骨	23	31	46	66	83	95	108	117
小多角骨	27	32	42	51	77	93	115	–

表 5 - 4　TW3 - C Carpal 系列骨发育等级得分表（女）

骨发育等级	1	2	3	4	5	6	7	8
头状骨	84	88	91	99	121	149	203	–
钩骨	72	74	78	102	131	161	183	194
三角骨	11	16	31	56	80	104	126	–
月骨	16	24	40	59	84	106	122	–
舟骨	24	35	51	71	88	104	118	–
大多角骨	20	27	42	60	80	95	111	119
小多角骨	21	30	43	53	77	97	118	–

三、骨发育标准

　　骨发育分是骨发育成熟程度的测量值，但要理解骨发育分所提供的发育信息含义，需要与骨发育标准比较,求得骨发育百分位数和骨龄等具有医学用途的生物值。

CHN‐05 的骨发育标准是依据我国社会经济中上等的 6 个城市(上海、广州、温州、大连、石家庄)1.7 万余名健康抽样儿童 2005 年横断面调查资料制定的。

骨发育百分位数标准是根据骨发育分制定的不同骨发育水平参考值范围。2006 年发布的 CHN‐05,是将各性别年龄组骨发育得分进行对数转换后绘制百分位数评价图。2009 年,借鉴 WHO 多中心生长标准研究中的方法,应用 Box-Cox 幂指数(BCPE)分布模型重新拟合了百分位数曲线,提出修订 CHN‐05 骨成熟度百分位数曲线。图 5‐18～图 5‐21 为修订后的男、女童 TW3‐C RUS 系列和 TW3‐C Carpal 系列骨发育得分百分位数评价图,其中 P_{50} 所对应的时间年龄即为标准骨龄。

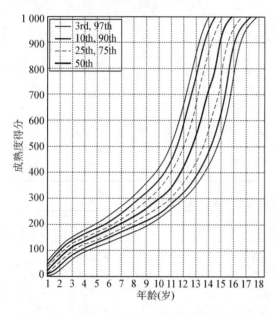

图 5‐18　TW3‐C RUS 骨成熟度得分标准(男)

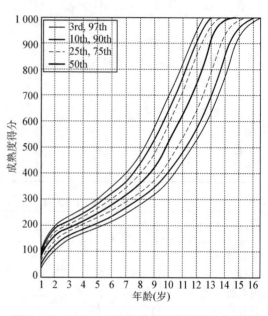

图 5‐19　TW3‐C RUS 骨成熟度得分标准(女)

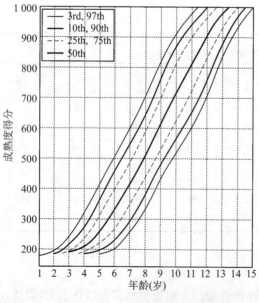

图 5‐20　TW3‐C Carpal 骨成熟度得分标准(男)

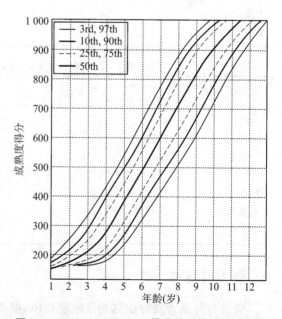

图 5‐21　TW3‐C Carpal 骨成熟度得分标准(女)

四、骨发育评价过程

(一) 不同评价方法的适用范围

TW3 - C RUS 法适用于整个生长期骨龄评价,也专用于儿童成年身高预测。

TW3 - C Carpal 法适用于儿童期,即在各腕骨发育完成前,骨系列中一旦有一个骨发育完成,即使其他腕骨尚未发育完成,也不再适用。

(二) 骨发育评定的步骤

1. 手腕部 X 线片拍摄 具体要求参见本教材第三章第三节相关内容。

2. 手腕骨发育等级评价 按前述各骨各发育分期(等级)的 X 线标志逐一评定 TW3 - C RUS 系列 13 个骨和(或)TW3 - C Carpal 系列 7 个骨的发育等级。

3. 手腕骨发育等级得分计算 查表 5-1～表 5-4 每个骨发育等级的得分;将各骨发育等级得分相加,得到 TW3 - C RUS 系列和(或)TW3 - C Carpal 系列手腕骨成熟度得分。

4. 手腕骨发育成熟度评价 按评价对象的性别和评价目的,在图 5-18～图 5-21 中选择相应评价图。

(1) 发育水平评价:以时间年龄为横坐标,观察该儿童骨发育得分在同一性别年龄组中的相对位置,评价其发育等级或区间。

(2) 骨龄评价:观察该儿童骨发育得分在 P_{50} 标准曲线上所对应的时间年龄,即为该儿童的骨龄。

(三) 骨发育评定的可靠性检验

读片可靠性检验是保证读片质量和可比性的重要措施。骨龄评定者应定期进行读片可靠性检验,控制骨龄评价的质量。

读片可靠性包括评价者本人和评价者间读片可靠性;检验方法常采用重复测试法,重复读片之间的时间间隔至少 15 天;分析方法包括分期可靠性和骨龄可靠性。

分期可靠性以分期符合率作为指标,即两次重复读片中骨发育分期一致的比例。一般认为,有经验的读片者,分期符合率约为 90%,分期相差不应超过 1 期。值得注意的是,同样相差 1 期,但由于各骨各期的分值不同,对骨龄大小的影响也不同,因此,还需进行骨龄可靠性分析。

骨龄可靠性通过对重复读片的骨龄值进行配对 t 检验和骨龄差值 95% 可信区间估计进行分析,前者反映系统误差,后者反映随机误差。一般认为,有经验的读片者,骨龄差值 95% 可信区间在 ±0.16 岁以下。

通过重复读片,可以发现评价重复性较差的个骨和发育等级,应对照评定标准反复进行读片练习,或与有经验的读片者进行交流、讨论,不断修正读片过程中的偏差,以提高读片质量。

(谭　晖)

实习六　能量代谢和身体活动量评价

实习要求

1. 了解能量代谢基础知识,熟悉人体一日热能需要量的计算方法。
2. 熟悉不同强度身体活动量的观察和监测方法。
3. 熟悉国际体力活动调查问卷的使用方法。

卡路里(calorie, cal)是能量单位,1 cal 是使 1 g 水的温度升高 1 ℃所需的能量。由于该单位太小,故在实际应用中,常用千卡(kilocalorie, kcal)单位。食物中的碳水化合物、蛋白质、脂肪、酒精均可提供不同量的卡路里。其中,1 g 碳水化合物可以提供 4 kcal 能量,1 g 蛋白质可提供 4 kcal,1 g 脂肪可提供 9 kcal,1 g 酒精可提供 7 kcal。并且,无论来源于何种营养成分的能量,均可以转变成脂肪贮存在机体中。

一、能量摄入与消耗

进入体内的能量,一方面不断地释放出热量,维持体温的恒定并不断地向环境中散发;另一方面作为能源可维持各种生命活动的正常进行。每个人摄入的卡路里是否适量,这与个体的行为方式、情绪状况和生活环境等密切相关,在评估个人每日卡路里摄入需要量时,首先应查阅各种食物的单位卡路里含量手册,进而制订科学的饮食方案。身体有 3 种消耗卡路里的途径:基础代谢、食物特殊动力作用(食物消化吸收过程的能量消耗)和身体活动。

1. **基础代谢**　指的是维持生命的最低能量消耗,即人体在安静和恒温条件下,禁食 12 小时后,静卧、放松而又清醒时的能量消耗。确定基础代谢时的能量消耗量(basic energy expenditure, BEE),必须首先测定基础代谢率(basal metabolic rate, BMR),即人体处于基础代谢状态下每小时每平方米体表面积(或每千克体重)的能量消耗。图 6-1 显示,基础代谢随着年龄的增长而减少。

结合图 6-1 和表 6-1,就可以计算出不同年龄、性别个体的 1 日热能需要量。

表 6-1　身体活动强度分级

活动强度	活动内容	活动系数
轻	1 天大部分时间坐在办公室工作、修理电器钟表、售货员、酒店服务员、化学实验操作、讲课等	1.50
中	学生日常活动、机动车驾驶、电工安装、车床操作、金工切割等	1.75
重	非机械化农业劳动、炼钢、舞蹈、体育运动、装卸、采矿等	2.00

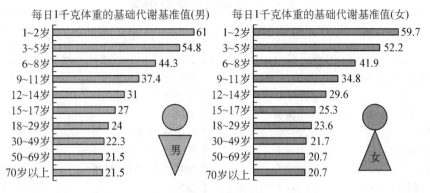

图 6-1 不同性别年龄人体的基础代谢基准值

1 日基础代谢量＝基础代谢基准值×体重（kg）

1 日热能需求量＝1 日基础代谢量×身体活动强度

【案例】 6 岁男童，体重 24 kg，1 日基础代谢量＝44.3×24＝1 063 kcal

1 日热能需求量＝1 063 kcal×1.75＝1 861 kcal

影响人体基础代谢率的因素有：①体表面积，较大体表面积者的基础代谢率也较高；②年龄，随着年龄增长，基础代谢率呈下降趋势，30 岁以上每 10 年降 2％，但孕妇较高；③性别，男性基础代谢率比女性高；④饮食，长期禁食、少食、饥饿状态下，能使基础代谢率降低；⑤运动，运动中和运动后一段时间，基础代谢率增加；⑥体格，同等体重情况下，瘦高者＞矮胖者，男性高于女性 5％～10％；⑦环境，长时间处于炎热或者寒冷环境中，或者精神紧张状态下，基础代谢率会增加；⑧尼古丁和咖啡因可以刺激基础代谢水平升高。

2. **食物特殊动力作用**（specific dynamic action of food, SDA） 是指人体在摄食过程中，由于要对食物中营养素进行消化、吸收、代谢转化等，需要额外消耗能量，同时引起体温升高和散发能量。不同的产能营养素其食物热效应不等，其中脂肪消耗本身产生能量的 4％～5％，碳水化合物 5％～6％，蛋白质 30％。

3. **身体活动** 以每天的卡路里摄取和卡路里消耗来估算能量平衡的确是不容易做到的事情，因为我们每一天的生活内容都不尽相同，我们吃的东西、吃的时间以及运动方式和时间都有很大的变异。但是，如果想要减轻体重，就必须改变生活方式，多进行一些体育锻炼，通过各种身体活动（physical activity, PA）多消耗一些卡路里。

通常被用来表示能量消耗量的卡路里会因为每个人的体重不同而产生不同。例如，体重 40 kg 的人和 80 kg 的人在做同样内容的身体活动时所消耗的热量有 2 倍之差。因此，为了不受个人体重差别的影响，可以对每一种身体活动类型的能耗效率（即活动强度）进行界定，采用"代谢当量"表示单位。

代谢当量（metabolite equivalents, METs）是表示运动时代谢率对静息代谢率的倍数，简称"梅脱值"。1 MET 常被定义为：每千克体重、从事 1 分钟活动、消耗 3.5 ml 的氧，即 1 Met ＝3.5 ml O_2/min。所以，只要能测出活动时的每分钟摄氧量，就可以计算出该运动的强度相当于多少个 METs。例如，每分钟 100 m 快走时，摄氧量约 14.0 ml/(kg·min)。故：

$$14.0 \text{ ml}/(\text{kg}\cdot\text{min})\div 3.5 \text{ ml } O^2/(\text{kg}\cdot\text{min})＝4 \text{ METs}$$

表 6-2 列出了日常各项身体活动的每千克体重每分钟能量消耗。

表 6-2 日常活动能量消耗估算

项目	能量消耗[kcal/ (kg·min)]	项目	能量消耗[kcal/ (kg·min)]
休闲活动休息、谈话、学习	0.017 0	太极拳(杨氏)	0.086 0
吃饭	0.026 9	上楼梯	0.134 9
着装、娱乐、开车、裁缝	0.028 7	滑雪	0.078 2~0.134 8
乘车(站位)	0.037 5	跑步(轻~强)	0.134 8~0.156 1
散步(50 m/min)	0.046 4	骑自行车(上坡)	0.147 2
炊事、购物	0.048 1	练习滑冰、排球、网球	0.143 7
家务(洗涤、扫除)	0.047 1~0.049 9	登山	0.104 8~0.150 8
洗澡	0.060 6	游泳	0.196 8
步行(70 m/min)	0.062 3	剑道	0.212 5
广播体操	0.055 2~0.108 3	橄榄球(前卫)	0.223 4
骑自行车(平地)、下楼梯	0.065 8	篮球	0.258 8
拿放被褥	0.081 8	跳绳	0.266 7
高尔夫球(平均)	0.083 5	长跑	0.295 9

二、运动量的一般感觉判定法

一般情况下,身体活动量适宜的标志是:锻炼后有微汗,感觉轻松愉快,食欲和睡眠良好;虽然稍感疲乏,肌肉酸痛,但休息后可以消失;次日感觉体力充沛,有继续运动的欲望。

运动量过大的表现:锻炼后大汗淋漓,头晕眼花,胸闷、气喘,非常疲劳;有倦怠感,情绪易激动,睡眠不佳,食欲减退;脉搏在运动后 15 分钟尚未恢复;次日周身乏力,缺乏运动欲望。若出现上述情况,应注意减量调整。

运动量不足的表现:运动后身体无发热感、无微汗,脉搏也无明显变化(或者在停止运动后2 分钟内很快恢复),说明运动量不足,对身体的心肺功能没有刺激作用,就不会产生运动效果。

此外,慢跑或急行时的适宜速度,以不紧张费劲、不面红耳赤、不太气喘,觉得轻松自如,还能和同伴谈话为宜。

三、身体活动量测试

定量地测试人的身体活动是一件很困难的事情。理想的测量方法应该具有这些特点,准确、客观、简便易行、低成本、无干扰、易于被接受,可以记录体力活动的细节,可以在人群中大规模的应用。

目前来说,常用的身体活动量测量方法有以下几种:双标水法、间接热量测定法、心率测试法、运动传感器法、行为观察法、问卷调查法等。其中,问卷调查法在较大样本人群调查中较为实用。

国际上,体力活动测量的标准化问卷发展开始于 1998 年的日内瓦,目的是为了提供一个公用的量表,能被用于获得在与健康相关的体力活动方面的具有国际可比性的资料。2000年,国际体力活动问卷(International Physical Activity Questionnaire,IPAQ)经过在 12 个国家(14 个基地)进行大量的可靠性和有效性的测试后开始正式发布。IPAQ 分为长卷(5 个活动领域)和短卷(4类项目)两个量表,通过电话或自我填写的途径来完成都是可行的。截至目前,已经有多个语言的版本出现,用于不同地区人群的体力活动监控和研究。但问卷编制小组建议,在问题的次序或用语上不要做变化,因为这会影响量表的心理测验属性。

国际体力活动问卷(长卷)

针对年轻人和中年人(15~69岁)

指导语:我们对人们日常生活中一些体力活动种类和时间感兴趣。下面这些问题将询问你在过去7天里花在各种强度体力活动上的时间。即使你不认为自己是一个经常运动的人,也请回答每一个问题。请仔细回想你在日常学习和工作过程中、从事家务活过程中、从一个地方到另一个地方过程中,以及你在业余休闲时间内的娱乐/训练/运动过程。请注意,大强度活动是指那些能产生剧烈体力效果并使你的呼吸比平常加快很多的活动;中等强度活动是指那些能产生适当体力效果并使你的呼吸比平常稍微加快的活动。

第一部分:与工作和学习相关的体力活动。包括有偿工作、农活、志愿工作、课程、论文以及任何在家以外的无偿工作。但是不包括在你家里做的无偿工作,这些将在第三部分出现。

1. 目前,你在家以外是否有工作、从事某种无偿工作,或者到学校上学?

是, 否 ──→跳至第二部分:交通

以下问题是关于你在过去7天里从事的作为你有偿或无偿日常生活中一部分的所有体力活动。这不包括你上班或下班所走的步数。

2. 在过去7天里,你在日常的工作和学习过程中,有几天从事了大强度体力活动(例如:沉重的提抬、挖掘、繁重的建筑或爬楼梯、跑步、快速骑自行车或快速游泳等)上?仅回忆那些至少10分钟/次的大强度体力活动。

＿＿＿＿＿＿天/周,没有与工作或学习相关的中等强度体力活动──→跳至问题4

3. 在那些天里,你每天通常花多少时间在这些大强度活动?

＿＿＿＿＿＿分钟/天

4. 再想想那些你花了至少10分钟/次的中等强度体力活动。在过去7天里,你有几天时间在日常工作和学习过程中从事了中等强度体力活动(比如:搬动轻的物体,匀速骑车、匀速游泳、网球双打等,不包括步行)上?

＿＿＿＿＿＿天/周,没有与工作或学习相关的中等强度体力活动──→跳至问题6

5. 在那些天里,你每天通常花多少时间在这些中等强度活动?

＿＿＿＿＿＿分钟/天

6. 过去的7天里,你有几天在日常的工作和学习过程中进行了步行(至少10分钟/次)?请不要计算你上班(学)或下班(放学)所走的步数。

＿＿＿＿＿＿天/周,没有与工作或学习相关的步行──→跳至第二部分:交通

7. 在那些天里,你每天通常花多少时间在这些步行中?

＿＿＿＿＿＿分钟/天

第二部分:交通中的体力活动。是关于你如何往返于两地之间,包括你工作或学习的地方、商店、电影院等等。

8. 在过去7天里,你有多少天是乘公共汽车、小轿车或者地铁这样的电动车辆的?

_____天/周,没有乘坐电动车辆——→跳至问题10

9. 在那些天里,你每天通常花多少时间乘坐公共汽车、小轿车、电车或者其他电动车辆?

_____分钟/天

现在,仅想想你骑车和步行上下班、出差或从一个地方到另一个地方。

10. 在过去的7天里,你有多少天是骑车(至少10分钟/次)从一个地方到另一个地方?

_____天/周,没有骑车从一个地方到另一个地方——→跳至问题12

11. 在那些天里,你每天通常花多少时间骑车从一个地方到另一个地方?

_____分钟/天

12. 在过去的7天里,你有多少天是步行(至少10分钟/次)从一个地方到另一个地方?

_____天/周

没有步行从一个地方到另一个地方——→跳至第三部分:家务事、住宅养护和照顾你的家庭

13. 在那些天里,你每天通常花多少时间步行从一个地方到另一个地方?

_____分钟/天

第三部分:家务事、住宅养护和照顾你的家庭。是关于过去7天里你在家庭屋子内外从事的一些体力活动,例如:家务事、园艺、调车、一般养护工作和照顾你的家庭。

14. 想想那些你花了至少10分钟/次的大强度体力活动。在过去的7天里,你有几天时间在你家院子里从事了大强度体力活动(例如:在花园/庭院重提、劈柴、铲雪,或挖掘)?

_____天/周,没有在花园/庭院的大强度活动——→跳至问题16

15. 在那些天里,你每天通常花多少时间在花园/庭院的大强度活动上?

_____分钟/天

16. 再想想那些你花了至少10分钟/次的中等强度体力活动。在过去7天里,你有几天时间在你家院子里从事了中等强度体力活动(比如:在花园/庭院搬轻负荷物、打扫、洗窗子和粗筛)上?

_____天/周,没有在花园/庭院的中等强度活动——→跳至问题18

17. 在那些天里,你每天通常花多少时间在花园/庭院的中等强度活动上?

_____分钟/天

18. 再一次想想那些你在屋子里的至少10分钟/次的中等强度体力活动。在过去7天里,你有几天在你的屋子里进行了中等强度的体力活动(例如:在你的屋子里搬轻负荷物、洗窗子、擦地板和打扫)上?

_____天/周,没有在屋内的中等强度活动——→跳至第四部分:娱乐、运动和业余时间里的体力活动

19. 在那些天里,你每天通常花多少时间在屋子里的中等强度活动上?

_____分钟/天

第四部分:娱乐、运动和业余时间里的体力活动。是关于过去 7 天里你所有其他(业余)时间中的娱乐、运动、训练和休闲的体力活动。请不要包括上面任何你已经提到的活动。

20. 不要计算任何你已经提及的步行,在过去的 7 天里,在你业余时间里有多少天是步行至少 10 分钟/次的?

_____天/周,业余时间没有步行——→跳至问题 22

21. 在那些天里,你每天通常花多少时间在业余时间中的步行上?

_____分钟/天

22. 想想那些你花了至少 10 分钟/次的体力活动。在过去的 7 天里,在你业余时间里有多少天是有大强度体力活动(比如:有氧运动、跑步、快速骑自行车或是快速游泳)的?

_____天/周,在业余时间没有大强度活动——→跳至问题 24

23. 在那些天里,你每天通常花多少时间在业余时间中的大强度体力活动上?

_____分钟/天

24. 再想想那些你花了至少 10 分钟/次的中等体力活动。在过去的 7 天里,在你业余时间里有多少天是有中等强度体力活动(例如:匀速骑自行车、匀速游泳和网球双打)的?

_____天/周,在业余时间无中等强度活动——→跳至第五部分:坐着的时间

25. 在那些天里,你每天通常花多少时间在业余时间中的中等强度体力活动上?

_____分钟/天

第五部分:坐着的时间。最后的问题是关于你在工作中、家里、在学校学习、在业余时间里花在"坐"上面的时间。这可能包括坐在桌子边与朋友交谈,读书、写字、使用电脑,坐或躺着看电视等的时间。不包括任何你已经告诉过我的花在坐电动车辆的时间。

26. 在过去的 7 天里,你在工作(学习)日通常花多少时间在坐上?

_____分钟_____分钟/天

27. 在过去的 7 天里,你在周末通常花多少时间在坐上?

_____分钟_____分钟/天

国际体力活动问卷(长卷)评价方法:

1. 分别计算问卷各部分的不同程度体力活动的梅脱—分钟/周　按照表 6-3 所列,分别计算出被调查对象日常工作或学习中的、交通行程有关的、家务有关的、休闲时间内的不同强度体力活动的每周"梅脱—分钟"数。

表 6-3　国际体力活动(长)问卷各部分的不同程度体力活动的梅脱—分钟/周的统计方法

活动	大强度体力活动	中等强度体力活动	步行
日常工作或学习中的	8.0×分钟数/天×天数/周	4.0×分钟数/天×天数/周	3.3×分钟数/天×天数/周
交通行程有关的		自行车活动:6.0×分钟数/天×天数/周	3.3×分钟数/天×活动天数/周
家务有关的		院子里重体力活动:5.5×分钟数/天×天数/周 院子里中等体力活动:4.0×分钟数/天×天数/周 自家室内中等体力活动:3.0×分钟数/天×天数/周	
休闲时间内的	8.0×分钟数/天×天数/周	4.0×分钟数/天×天数/周	3.3×分钟数/天×天数/周

2. 分类合计步行、中等强度体力活动和大强度体力活动

总的步行活动的梅脱—分钟/周=(在工作中的+交通中+闲暇时间的)步行活动的梅脱—分钟/周

总的中等强度体力活动的梅脱—分钟/周=(工作中的+院子里+自家室内+闲暇时间的)中等强度体力活动的梅脱—分钟/周+交通中骑脚蹬自行车活动的梅脱—分钟/周+院子里的大强度体力活动的梅脱—分钟/周

总的大强度体力活动的梅脱—分钟/周=(在工作中的+闲暇时间的)大强度体力活动的梅脱—分钟/周

注意:骑自行车的运动和院子里的重体力活动属于中等强度体力活动的范围。

3. 计算一周(7 天)总的体力活动　有两种等价的计算方法。

(1) 总的体力活动的梅脱—分钟/周=总的步行活动的梅脱—分钟/周+总的中等强度体力活动的梅脱—分钟/周+总的大强度体力活动的梅脱—分钟/周

(2) 总的体力活动的梅脱—分钟/周=工作中总的活动的梅脱—分钟/周+交通中总的活动的梅脱—分钟/周+家务中总的活动的梅脱—分钟/周+休闲时间总的活动的梅脱—分钟/周

4. 体力活动等级的评价标准　按照每周总的梅脱值及其运动强度的不同,把体力活动情况划分为 3 个水平,即:体力活动水平高、体力活动充足和体力活动不足。其划分标准如下。

(1) 体力活动水平高　(至少应满足以下两个条件中的一条)

1) 一周中至少 3 天参加大强度体力活动,并且累计活动量至少达到 1 500 梅脱/周。

2) 一周 7 天都参加中等强度或大强度或步行的活动,并且累计活动量达到至少 3 000 梅脱/周。

(2) 体力活动中等　(至少应满足以下三个条件中的一条)

1) 一周中至少有 3 天,参加至少 20 分钟大强度体力活动。

2) 一周中至少有 5 天,参加中等强度体力活动,和/或每天步行 30 分钟以上。

3) 一周中至少有 5 天,参加中等强度或大强度或步行的活动,并且其累计活动量达到至少 600 梅脱/周。

(3) 体力活动不足(符合下列任一条即可)

1）根据问卷结果显示，根本没有任何体力活动。

2）有少量体力活动，但无法满足上述 1 或 2 的要求。

【练习】 两个学生一组，各自填写《国际体力活动问卷（长卷）》后，相互为对方评价其身体活动量。

（陆大江，史慧静）

实习七 运动风险评估

实习要求

1. 了解心肺运动能力测试的目的和基本原理。
2. 熟悉常用的几种心肺运动能力测试的仪器、方法和注意事项。

运动能促进健康是人所共知的，随着社会的发展和人们生活水平的提高，人们愈来愈重视运动锻炼，但运动引起猝死的事件也时有报道。因此，应用科学的方法指导人们进行有利于健康的运动，同时应最大限度地降低由运动引起的不良事件。本实习主要介绍几种心肺运动能力的测试方法，以评估运动风险。

一、心肺运动能力测试的目的和基本方法

心肺功能是人体心脏泵血及肺部摄入氧气的能力，而两者的能力又直接影响全身器官及肌肉的活动。人体在进行有大量肌肉参加的长时间激烈运动时，心肺功能和肌肉利用氧的能力达到本人极限水平时，单位时间内（通常以每分钟为计量单位）所能摄取的氧量成为最大摄氧量（VO_2max），它反映了机体氧运输系统的工作能力，是评定人体有氧工作能力的重要指标之一。

心肺运动能力测试的主要目的是定量评估这样几个因素：①有氧运动能力（即最大摄氧量）；②运动时的血流变化（用心跳和血压变化反映）；③运动时的心脏电生理变化（有无心律不齐或者 ST 波段变化）；④限制运动的症状或征兆。因此，心肺运动能力测试经常被用来评估一个人的运动能力，建立个性化的运动处方，避免运动方式和运动量方面的健康风险因素。

运动方式可以选用台阶、自行车功率计，或者跑台等。需要说明的是，如果在亚极量运动测试时受试者出现了异常反应，那就需要接受进一步的医学检查。如果亚极量运动测试的结果正常，那么就可以开始一个运动强度不超过测试中运动强度的运动健身计划。例如，测试时的心率若达到了最大心率的 85%，健身运动时的心率则可以保持在最大心率的 70%。待受试者适应了有规律的运动，并且体质状况出现明显增强时，即可进行极量强度的运动试验。

亚极量运动试验同样也可以用来估算最大摄氧量 VO_2max。首先推算出预期的最大心率，然后根据心率和最大摄氧量之间的线性关系估算最大摄氧量。虽然这种方法计算出的预

期最大值可以用于评价个人当前的机能状况以及帮助制订运动处方,但它和实际值之间存在着相当的误差。

安静时心率和亚极量运动时心率常被用来反映体质水平,而最大心率对确定健身运动的靶心率很有帮助。有氧训练可以使安静心率和标准的亚极量负荷时的心率值下降,但对极量负荷时的最大心率没有影响。如果运动中记录了心电图,那么可以从心电图上计算心率;如果没记录心电图的话,通过遥测心率表、听诊器、甚至手指触摸受试者的桡动脉或颈动脉搏动都可计算心率。遥测心率表和心电图一样,利用接收心电信号来测量心率,具有方便即时的特点。触摸法最为简便,但要注意若触摸颈动脉搏动时一定不要压力过大,以免造成反射性心跳减慢乃至骤停。在静息时和稳态运动时心率的测量应进行 30 秒以确保准确性,而运动后即刻心率的测量进行 10~15 秒即可,因为此时心率的变化非常快。然后将所测值换算成每分钟心率。

血压的测量通常在运动前、运动中、运动后进行。在安静测量时,受试者两足着地,上肢处于有支撑的自然放松状态。袖带绑在上臂与心脏水平位置,导气管一般在上臂内侧,听诊器头放置在袖带以下,位置以能清晰听到动脉搏动的声音为准,一般在上臂内侧。当第一次听到动脉搏动的声音时记录压力,为收缩压;当动脉搏动的声音消失或出现明显减弱的转折时,记录舒张压。在递增负荷的运动中,如果收缩压不再上升,或舒张压出现过度增高(超过 115 mmHg),测试就应中止。

二、常用的心肺运动能力测试

(一)台阶试验

台阶测试非常经济实用,它能够进行极量和亚极量的运动试验。其不利之处在于,针对不同体质水平的受试者,在某一高度的台阶上所能够进行的运动强度等级测试。

1. 测试仪器　台阶若干(男台高 30 cm,女台高 25 cm),电子台阶试验仪、秒表(备用)和节拍器。

2. 测试方法　受试者自然站立在台阶前方,做好准备。测试人员打开台阶测试仪的电源开关,显示屏出现闪烁信号;按"启动"键,使台阶试验仪进入工作状态;在台阶试验仪的节拍器发出 3 声预备音后,受试者按照提示音开始进行上下台阶运动。当蜂鸣器发出第一声响时,一只脚踏上台阶;第二声响时,另一只脚踏上台阶,双腿伸直,呈站立姿势;第三声响时,先踏上台阶的脚下台阶;第四声响时,另一只脚下台阶。持续运动 3 分钟。当节拍器发出一声长鸣后,受试者结束上下台阶运动,立刻静坐,前臂前伸,掌心向上,手指自然分开,呈弯曲状。测试人员随后将指脉夹夹在受试者中指或示指的远节指骨,传感器贴紧指腹。台阶试验仪开始测量运动后 3 次脉搏。当仪器发出结束提示音后,表明测试结束。测试人员按"功能"键,依次记录运动时间、运动后第 1 分钟末、第 2 分钟末、第 3 分钟末 30 秒脉搏。在测试过程中,如果受试者不能坚持运动或连续 3 次不能按规定频率上下台阶,测试人员应立即让受试者停止运动,同时按下相应的"功能"键,并为受试者夹上指脉夹,使测试仪进入脉搏测试程序。

3. 注意事项

(1)心脏功能不良或患有心脏疾病者,不能进行此项测试。

(2)受试者在测试前不得从事任何剧烈活动。

(3)受试者在每次登上台阶时,腿必须伸直,膝关节不得弯曲。

(4)受试者必须严格按照提示音的节奏完成上下台阶运动。

(5)测试人员在使用仪器测量脉搏时,应经常用手指触压桡动脉搏动,与试验仪进行对比，如果 10 次脉搏相差超过 2 次，可视为仪器不准，及时改用人工的方法测量脉搏。

（6）人工测试脉搏的方法：测试运动停止后 1 分钟到 1 分 30 秒、2 分到 2 分 30 秒、3 分到 3 分 30 秒的 3 次脉搏数。

4. 台阶指数评价　用下面的公式计算台阶指数，并利用表 7-1 评价心肺功能。通常台阶指数越大，心肺功能越好。

台阶指数＝［踏台上、下运动的持续时间（秒）×100］/（2×3 次测定脉搏之和）

同时，VO_2max 推算公式如下：

VO_2max(ml/kg·min)＝0.258 8×台阶指数＋24.170（男生）

VO_2max(ml/kg·min)＝0.191 2×台阶指数＋17.264（女生）

表 7-1　不同性别中、小学生的台阶指数评价

学生		1级（最差）	2级	3级	4级	5级（最好）
小学	男	≤51.6	51.7～62.8	62.9～74.0	74.1～85.2	≥83.5
	女	≤44.8	44.9～56.7	56.8～68.6	68.9～80.5	≥80.6
初中	男	≤41.8	41.9～56.5	56.6～71.3	71.4～85.9	≥86.0
以上	女	≤36.6	36.7～50.6	50.7～64.8	64.9～78.8	≥78.9

（二）功率自行车试验

功率自行车也是广泛应用的心肺功能评价仪器，主要通过增加车轮的阻力增加负荷。摩擦型功率自行车是利用皮带和重单摆对车轮造成阻力，手控调紧或松开刹车皮带来调整负荷。其功率输出一般可用 kg·m/min 或 W(1W＝6 kg·m/min)表达，通过方程式很容易测得：功率＝力×距离/时间，其中力为车轮的阻力或张力(kg)，距离为踏板每分钟转动车轮边缘走过的长度。

功率自行车能测试包括心脏、血管、血液、呼吸系统和肌肉在内的全部运动系统状态。耐力好的运动员在全力踏车或自行车试验中，每分钟能摄入 5 L 或 6 L 氧气。而普通受试者在一次为期 1 分钟的试验内只能摄入 2 L 或 3 L。

功率自行车计具有简便实用、可靠方便的特点。由于测试时上身基本静止，容易被受试者接受。其不利之处在于，运动的负荷具有一定的顺应性，因而腿部肌肉的疲劳就可能成为限制性因素。一般情况下，测试时脚踏板的转速往往要求固定在一定的范围内，在 50～60 转/分到 70～100 转/分之间，随受试者体质水平和对自行车运动的熟练程度而异。蹬踏转速的保持通过节拍器或者设备自身的速度显示仪表来为受试者提供反馈信息。由仪器自行设计的系统施加递增性的阻力，测试开始阻力和阻力增加的幅度取决于受试者本身的情况和测试的目的。

1. **功率自行车的使用步骤**

（1）在一辆固定的测力自行车上以每分钟 50 圈的频率骑 6 分钟（每圈每只脚蹬一次）。试验后恢复至安静。

（2）将自行车的工作负荷设定在 300～1 200 km/min。对于能力较低者或体重较小者，300～600 km/min 的负荷是比较合适的。而体重较大者或能力较强者则可采用 750～1 200 km/min 的负荷。在试验过程中，适宜的负荷应能使心率升高至 125 次/分以上，但也不能超过 170 次/分。

（3）在 6 分钟的测试过程中（如果心率在正常范围内——回顾上一步骤），记录整个 6 分钟内的脉搏数。可采用胸带传感器、颈动脉或桡动脉进行测定。

2. 估计最大摄氧量

（1）通过列线表估计摄氧分数。在连线表（图 7-1）上，将代表脉搏心率的点和右手边图表上代表骑自行车时的运动负荷点连接起来（注意区分性别），读取连接这两点的直线与表示最大摄氧量的直线的交点的数值。例如，某少年在功率自行车上运动，负荷功率为 1 200 kg·m/min，负荷后即刻心率 166 次/分，可在列线图上相应的脉率轴和运动负荷轴上标出数值所在点，两点连线与 VO_2max 轴的相交点 3.6 L/min 即是其 VO_2max 估计值。其实，除了功率自行车试验，由 Astrand 和 Rhyming 等人首创的这种列线图，还可以用在台阶试验、步行机定量负荷运动中。以登台阶试验为例，某女性体重 61 kg，以 22.5 次/分的频率登台阶 5 分钟后的即刻心率 156 次/分，此两点连线与 VO_2max 轴的相交点 2.4 L/min 即为该女性的 VO_2max 估计值。

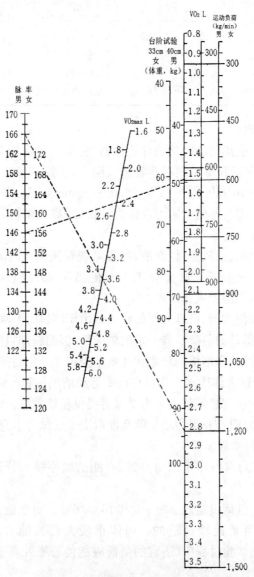

图 7-1　间接测定最大摄氧量的列线图

（2）确定心肺功能状态的等级。用列线表中得到的结果,除以被试者体重,得到每千克体重的最大摄氧量,查找表 7 - 2 后,就可以确定心血管和呼吸功能的状态等级。

表 7 - 2　基于每千克体重最大摄氧量(ml/min・kg)的心肺功能状态等级

	年龄	17～26	27～39	40～49	50～59	60～69
男性	优	50+	46+	42+	39+	32+
	良	43～49	35～45	32～41	29～38	24～31
	合格	35～42	30～34	27～31	25～28	18～23
	差	<35	<30	<27	<25	<18
女性	优	46+	40+	38+	35+	32+
	良	36～45	33～39	30～37	28～34	24～31
	合格	30～35	28～32	24～29	21～27	18～23
	差	<30	<28	<24	<21	<18

引自:Astrand Po and Rodahl K,Textbook of Work Physiology,1986

【练习】 Monark 839 E 电脑心功量计测试

1. 测量仪器　monark 839 E 电脑心功量计,包括主体(功率自行车、胸带传感器)、终端(计算机和打印机),见图7 -2。

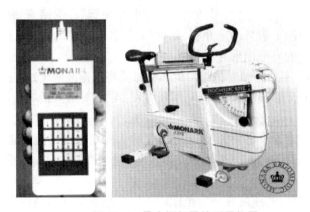

图 7 - 2　最大摄氧量的测量仪器

2. 测试方法

（1）测试前准备:最好用胸带传感器监测受试者的心率。胸带应该以舒适的松紧度,固定围绕,中部在乳房的下面。在使用前要将电极用清水涂湿。受试者放电极处的皮肤要用酒精擦拭干净。胸带安好后将显示心率,脉搏的搏动次数必须与显示的心率一致。

调节车座和手把,使受试者得到舒适、正确的机械距离。车座高度要符合要求,即当踏板在最低处时受试者的拇趾趾腹仍放在踏板上,膝盖有轻微的弯曲。在功率自行车上静坐10～15 分钟,待心率稳定后开始测试。受试者的测试坐姿见图 7 - 3。

注意:受试者在测试最大摄氧量之前的几个小时不应该从事重的体力活动。所有的测试都应在餐后合适的时间里进行。

（2）操作方法

● 菜单选择和数字输入

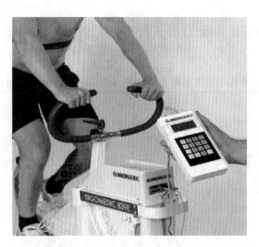

图7-3 最大摄氧量受试者的测试坐姿

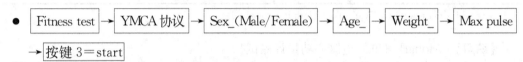

● Fitness test → YMCA 协议 → Sex_(Male/Female) → Age_ → Weight_ → Max pulse → 按键 3＝start

● 每3分钟,负荷会提高一个等级,共3个水平,需要9分钟。如果受试在最初的负荷中最大心率出现异常值,测试将在第二水平末结束。

● 若受试者完成第三水平有难度,可随时按"开始/结束键"提前结束测试。

● 协议在下面两种情况下会自动中止:9分钟(3个水平)全部完成;6分钟(2个水平)完成而且第一水平下的心率出现异常值。

(3)测试结果和评价。最大摄氧量的绝对值和相对值将根据前两个水平搜集的数据推断得到,并在终端(计算机或打印机)显示。同时,利用列线表方法计算最大摄氧量,并进行结果比较。

(三)跑台试验

最大摄氧量的直接测定方法之一的 Bruce 法,又称为多级跑台试验。通过气体分析仪,收集受试者的呼出气,分析和计算 O_2、CO_2、VO_2 浓度等指标,直到力竭运动负荷时测出运动中的最大摄氧量。

与功率自行车相比,跑台的速度在一定范围内可以根据受试者的具体情况随意调节,因而其运动负荷协议可以有很多种,比如 Astrand 运动程序、Bruce 运动程序等,适用于各种体质水平的人进行测试。但不同的运动形式影响测得的结果,上坡跑测试所得的最大摄氧量的值最高,水平面上的跑所测得值次之,而步行的测试所得值最低。由于走和跑是很自然的运动形式,而且能对心血管系统产生很强的作用,因此,跑台运动对于心肺功能的测试是非常有利的。

但是,跑台试验不仅需要昂贵、精密的仪器设备,而且需要周密的安全保护设施和技能(包括一旦出现意外时的抢救措施),一般不适合用于基层。因而本实习中就不详细介绍这一方法。

(四)12分钟跑试验

12分钟跑测试的优点在于,不需要昂贵的仪器,并可以定期有规律地复测。对于骑自行车、游泳以及采用其他运动形式的练习者,他们对这种方法也可以很快地适应,并可以通过多次的自测,判断自身通过练习所取得的进步。然而,这种耐力跑的测试对于刚刚开始运动健身计划的人不宜马上应用。开始锻炼的人应通过慢跑等手段逐步使自身的体质水平有所提高,然后才考虑进行室外的耐力跑测试。

具体的测试和评价方法如下：

（1）选择既定距离的场地，如学校跑道或足球场，或者用自行车或摩托车的里程表测量一特定距离。

（2）用秒表或手表准确记录 12 分钟的时间。

（3）为得到最好的结果，测试前作热身活动，用固定的拍子完成整个 12 分钟跑（测试之后休息恢复至安静）。

（4）确定在 12 分钟内你所跑的距离（米），然后根据性别、年龄按照表 7-3 进行等级评价。

表 7-3 不同等级体能者的 12 分钟跑距离范围(m)

	分级	17～26 岁	27～39 岁	40～49 岁	50＋岁
男性	优	2 896＋	2 574＋	2 414＋	2 253＋
	良	2 494～2 800	2 333～2 558	2 253～2 397	2 011～2 237
	及格	2 172～2 478	2 092～2 317	2 011～2 237	1 770～1 995
	差	＜2 172	＜2 092	＜2 011	＜1 770
女性	优	2 333＋	2 172＋	2 011＋	1 850＋
	良	2 011～2 317	1 931～2 156	1 850～1 995	1 689～1 834
	及格	1 850～1 995	1 689～1 915	1 609～1 843	1 529～1 673
	差	＜1 850	＜1 689	＜1 609	＜1 512

最后需要说明的是，跑步试验的结果很大程度上受到受试者参与试验的动机的影响。如果受试者不尽力，则其测试结果低于估测水平。而功率自行车和台阶试验则较少受到受试者的动机影响，因为受试者必须在特定负荷以及节奏下参与试验。另外，由于心率可受到心理、情绪因素以及在试验前有否进行练习等其他一些因素的影响，因而利用心率作为监测指标的运动能力试验有时会得到不正确的结果，所以在相对安静及不紧张的状态下完成心率自我测评也是十分重要的。

（陆大江，史慧静）

实习八 视力筛查

实习要求

1. 了解不同视力表的表达意义，掌握远视力检查的操作步骤、视力检查结果的记录方法。

2. 了解电脑验光仪的基本原理，熟悉电脑验光仪的基本操作步骤和结果分析。

3. 了解 IOL Master 人工晶体生物测量仪的工作原理和特点。

一、视力检查

视力即视敏度,是指两眼分辨最小物象的能力。视力分为中心视力与周边视力,中心视力反映视网膜黄斑中心凹处的视觉敏感度,视力表检查的就是中心视力,又可分为远视力和近视力;周边视力又称视野。

(一)视力表原理

视力表是根据视角原理设计的。视角指的是一物体两端的延长线与眼的节点所形成的夹角。人眼所能分辨的两点间最小距离的视角为 $1'$ 视角。视力表上 $1'$ 视角的视标大小,就是其笔画或笔画空隙为 $1'$ 视角,如图 8-1 所示。视力是视角的倒数,视角为 $1'$ 时,视力 $=1/1'=1.0$;视角为 $5'$ 时,视力 $=1/5'=0.2$ 。

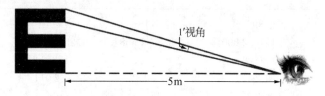

图 8-1 视力表原理图

目前我国常用的视力表有国际标准视力表(图 8-2)、对数视力表(图 8-3),视标有英文字母、数字、图形等,最常用的是 E 字形或 C 字形(Landolt 环)。国际上采用不同的视力记录方法,我国通常采用小数制,记录为 0.1、0.5、1.0 等,或对数视力结果 4.0、4.6、4.8 等。西方国家多采用分数制,检查距离常为 6 m,记录为 6/60～6/6;或检查距离为 20 英尺,记录为 20/200～20/20 等。

(二)视力检查器械

国际标准视力表灯箱/对数视力表灯箱、近视力表、儿童视力表、遮眼板、指示杆、手电筒等。

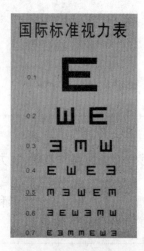

图 8-2 国际标准视力表

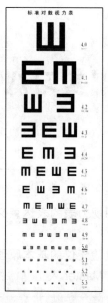

图 8-3 对数视力表

（三）视力检查方法

1. **检查前准备工作**　视力表箱照度均匀，大致为 350～500 Lux 单位。检查环境以自然光线最好，或类似自然光的照度。

被检者离视力表的距离为 5 m。视力表与被检查者的距离必须正确固定，如果室内的距离不够 5 m 长时，则应在 2.5 m 处放置平面镜来反射视力表。视力表放置高度应以 1.0(或对数视力表 5.0)行视标与受检者眼睛在一个水平面上。

2. **视力检查操作方法**　检查视力一般是先右后左，两眼分别进行。不戴镜视力为裸眼远视力，戴镜视力为矫正视力。检查一眼时，另一眼可用遮眼板遮盖。被检查者眼睛必须睁大，不能眯眼、斜视或歪头等。

检查者用指示杆从第一行的最大视标开始，由上而下指视标，要求被检查者在 3 秒钟内说出或用手势表示视标缺口的方向，回答正确再指点下一行视标，记录回答准确的最后一行视标旁的视力数值。如能正确说出 0.5 这行视标，但 0.6 行无法辨认出方向，则视力记录为 0.5。

如果在 5 m 处不能识别视力表 0.1 行视标，则应向视力表逐渐走近，直至刚能识别 0.1 行视标为止，并记录被检查者和视力表的距离，然后根据公式计算出被检眼的视力：视力=0.1×(被检眼与视力表距离/5)。例如：被检者在距离视力表 3 m 处方能识别 0.1 行视标，其视力为 0.1×(3/5)=0.06

如距视力表 1 m 仍看不清 0.1 视标，则检查指数视力。检查者在被检查者眼前方伸出不同数目的手指，由 1 m 处逐渐移近被检者，直到能正确辨认指数，并记录距离。如被检者在 20 cm 处可辨认手指数，则记录为"指数/20 cm"。

如靠近至 5 cm 仍不能看清手指数，则检查手动视力。被检者背光而坐，检查者在其眼前摆动手掌，嘱其辨认手动，并从远处逐渐移近，记录能看清手摆动的距离。如被检者在 10 cm 处能辨认手动，则视力记录为"手动/10 cm"。

如不能辨别手动，则可在暗室用光投射于眼睛上，检查有无光感和能否判断光投射方向。如光感丧失为全盲。对有光感者还应检查光源定位，嘱被检查向前方注视不动，检查者在被检查者眼前 1 m 处，上、下、左、右、鼻上、鼻下、颞上、颞下各方位改变光源，让被检查者判断是否感知到各方位光源，有则"＋"，无则"－"。

二、电脑验光

相比上面的视力表检查，电脑验光是一种客观检查方法。电脑验光仪是在视力筛查中经常使用的设备，具有自动化程度高、操作简便、测量迅速等特点，可以迅速了解被检查者的屈光状态，提供基本的信息。

1. **基本工作原理**　临床上视力筛查时使用的电脑验光仪通常是手持式和台式的双目电脑验光仪。电脑验光仪采用红外线光源及自动雾视装置达到放松眼球调节的目的，采用光电技术及自动控制技术检查屈光度。不同型号的电脑验光仪在设计原理上稍有不同，大致有检影镜原理、焦度计原理和谢纳原理。

检影镜原理设计的电脑验光仪，是采用波长为 800～950 nm 的红外光源，红外光源入眼后，照亮眼底，仪器通过监测被检眼视网膜反射回来的映光特性(顺动和逆动)，同时令自动调焦的随动系统调整裂隙的方向(确定轴位)和位置(确定度数)，向正视眼的共扼远点位置接近，移动距离和方向通过计算机的运算，即可得出屈光不正的数值和轴位。

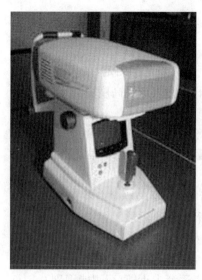

2. 基本装置　常用的电脑验光仪的基本装置包括：红外光线发射与接收系统、成像的光学检测系统、自动调焦和随动系统、监视屏、摄像机、微型电子计算机、热敏打印机及各种控制杆、操纵旋钮、开关部件、升降台等（图8-4）。

3. 电脑验光特点　电脑验光技术作为一种客观验光的方式，测量技术容易学习和掌握，很多情况下不需要扩瞳，在几分钟甚至几秒钟内便可得知被检查的屈光程度以及性质，结果是自动打印，不需要换算，一般仪器能提供球镜度数、轴向数值和散光度数，现在很多仪器能够同时提供角膜弯曲度（角膜曲率）的数值、暗瞳下瞳孔直径以及瞳距等很多信息，在视力普查以及日常工作中发挥很多作用。

然而，电脑验光仪测量的准确性也受很多因素的影响，低龄儿童若不配合，眼注视验光仪内目标不够集中，或其他因素导致眼调节放松不够，会影响检查结果的准确性。对低龄儿童或者本身存在屈光间质混浊的患者，电脑验光仪测试的误差较大，甚至不能检查出屈光度数。虽然仪器设计时已经考虑到雾视放松调节的需求，但由于被检眼与电脑验光仪主机近距离接触，不可避免产生视近性调节，造成近视度数过深，远视度数过浅的结果。所以，电脑验光的结果不能代替检影师验光及主观验光步骤，仅为主观验光提供有益的参考，或作为视力筛查时提供初步的信息。

图8-4　电脑验光仪

4. 测量操作步骤

（1）电脑验光测试在暗室内进行，照明灯在电脑监视屏一侧，灯光照明适宜。仪器电源接通。

（2）用酒精棉擦拭仪器上与患者皮肤接触的部位，颌托垫上可用一次性垫纸。

（3）被检查者测试前脱去框架眼镜或接触镜。

（4）调整电脑验光仪工作台的高度或调整工作椅的高度，使被检查者轻松地将下巴放在电脑验光仪的颌托上。

（5）两眼分别进行，通过电脑显示屏监测被测眼的位置，通过调整电脑验光仪控制旋钮上下左右移动，将所测眼位于监测图标测定位置，并且聚焦清晰。

（6）按确定按钮获得结果，连续操作3次。打印并分析结果。

三、IOL Master 人工晶体生物测量仪

IOL Master 人工晶体生物测量仪是一种使用非接触技术的光学生物测量仪器，可以测量并获得被检眼的眼轴长度、角膜曲率及前房深度等重要屈光信息，为了解眼球的屈光发育特性提供了更有价值的信息。因为是非接触式的，能避免患者交互感染，易被检查者接受，所以在专业的视力筛查中得到很好的应用。

1. 基本原理和特点　IOL Master 应用光学反射原理，利用呈六边形分布的6个光点反射到角膜中央2.3 mm范围，测量反射光影像之间的距离，通过这些光点的对称分布情况计算角膜曲率。

测量前房深度是基于裂隙光投射原理,IOL Master 通过 0.7 mm 宽的光带从颞侧 38°角投射到视轴,计算从角膜表面到晶状体前表面的距离。

对于眼轴的测量,是利用部分相干光测量仪的原理,通过光的部分干涉现象,将激光二极管发出的激光分裂为 2 股独立的轴线光,经光线分离器后,被图像探测器捕获而测出视轴的长度。

IOL Master 最大的优点是非接触式,测量精确、节省时间,获得信息量大(图 8 - 5)。

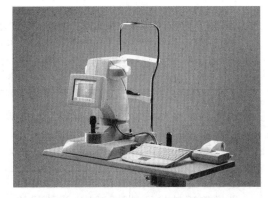

图 8 - 5　IOL Master 人工晶体生物测量仪

2. 检查操作步骤　患者端坐于检查台前,检查前准备工作以及调节仪器高度和聚焦方式同电脑验光仪。

双眼分别进行,被检查者注视视标,依次对 K1、K2、前房深度和眼轴长度进行测量。测量 3 次,取其平均值。最后打印测量结果并分析数据。

(瞿小妹)

实习九　龋病筛检

实习要求
1. 掌握普遍性龋病筛查常用指数的定义和计算分析方法。
2. 了解龋病高危人群检测方法的基本原理和方法。

组织开展儿童青少年人群龋病流行情况的调查与筛检,分析龋病流行与预测趋势,对评价龋病预防措施的效果、建立龋病防治管控机制、提高龋病预防工作效率具有重要意义。常用龋病筛检技术包括口腔健康普遍检测(mass oral health test)和龋病高危人群检测(caries activity test)两种。

一、口腔健康普遍检测

1. **基本概念和内容**　口腔健康普遍检测是指在特定时间范围内(1～2 天或 1～2 周),对选定人群的每一位人员逐个进行检测,也称为普查。目的是为了能够采集全部人群口腔健康的信息资料,获得准确的疾病流行与分布情况,为制定防治计划提供依据。受检率要求大于 95％以上,受检率太低会影响结果的准确性。依据 WHO 口腔健康调查基本方法(1997 版),结合儿童青少年口腔健康实际情况,目前通常检查的项目包括:一般情况、临床评价、口腔黏膜、氟牙症、釉质发育不全、社区牙周指数、牙周附着丧失、牙列状况和治疗需要、牙颌异常项目等。

口腔分为 4 个象限,按顺时针方向,恒牙依次分为右上(1)—左上(2)—左下(3)—右下(4),乳牙依次分为右上(5)—左上(6)—左下(7)—右下(8)。牙位标记是根据国际牙科联盟"2位数标记法",十位数表示象限,个位数表示牙位,如"右上大门牙"表示为"11",十位数上的"1"表示第 1 象限,个位数上的"1"表示右上第 1 颗门牙,分别读作"1""1",不能读作"11"。具体的乳恒牙 2 位数标记法如图 9-1 所示。

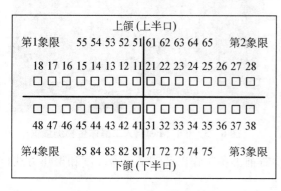

图 9-1 乳恒牙 2 位数标记法

2. 有关龋病的普遍性筛查常用指数

(1)冠龋诊断标准:采用 CPI 探针,可在牙冠部点隙窝沟或光滑面探到有明显龋洞、釉质下破坏,或可探到软化龋洞底或壁部。

(2)根龋诊断标准:采用 CPI 探针,可在牙根面探到软的皮革样损害即为根龋。

(3)进行普遍性龋病筛查的常用指数包括:恒牙的龋失补牙数/面数 DMFT、DMFS,乳牙的龋失补牙数/面数 dmft、dmfs 等。可以一次检查所有牙齿,并按照图 9-2 的规范符号进行记录。

牙列状况及治疗需要

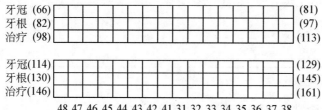

乳牙	恒牙		治疗
冠	冠/根	状况	0=无需治疗
A	0 0	无龋	P=预防、制龋保健
B	1 1	有龋	F=需窝沟封闭
C	2 2	已充填牙有龋	1=有 1 个牙而需充填
D	3 3	已充填牙无龋	2=有 2 个牙面需充填
E	4 —	因龋失牙	3=需作冠修复
—	5 —	因其他原因失牙	4=贴面或贴片
F	6 —	窝封、涂料	5 牙髓治疗及充填修复
G	7 —	桥基牙或冠、贴面/种植	6=需拔牙
—	8 8	未萌牙(冠)或未暴露的根	7=需其他治疗,请说明
T̄	T̄	外伤/折断	8=需其他治疗,请说明
—	9 9	不记录	9=不记录

图 9-2 乳恒牙龋患情况和治疗需要的记录内容和符号

(来源:WHO 口腔健康调查表)

3. 检查质量控制　在实际工作中,重复筛检和观察判断不一致的情况在所难免。因此,为了保证筛检者能按照标准方法进行筛检,采取标准一致性检验(calibration)是必要的。可以在校准试验中聘请一位有经验的专家作为统一标准的参考,对每位筛检者本身和筛检者之间的差别都必须进行评价,目前多采用 1997 年 WHO 推荐使用的 Kappa 统计法,作为评估标准一致性试验的方法,一般认为一致性达到 85%～90% 为比较可靠的。

具体做法:选 15 名受检者,由 4 名筛检者与 1 名参考筛检者对受检者各做 1 次口腔筛检,次日再做 1 次筛检,然后每个筛检者的检查结果按相同牙位与参考筛检者比较,观察筛检者之间误差大小,筛检者 2 次检查结果比较,观察本身诊断误差大小(表 9-1)。Kappa 值大小与可靠度的关系为:0.40 以下可靠度不合格;0.41～0.60 可靠度中等;0.61～0.80 可靠度优;0.81～1.0 完全可靠。一般来说,Kappa 值≥0.75,已取得不错的一致程度;若小于 0.4,则一致程度不理想。

表 9-1　15 名受检者的 4 颗第 1 恒磨牙龋病筛检结果

检查者 A	参考检查者		合计(%)
	正常(%)	龋(%)	
正常	22(0.37)[a]	6(0.10)[c]	28(0.47)[a+c]
龋	9(0.15)[b]	23(0.38)[d]	32(0.53)[b+d]
合计	31(0.52)[a+b]	29(0.48)[c+d]	60(1.00)[a+b+c+d]

公式:$Kappa = 2(ad - bc)/p_1 q_2 + p_2 q_1$

本例:a = 23;d = 22(a、d 为筛检者 A 与参考筛检者检查结果一致的牙数)。

　　　b = 9;c = 6(b、c 为二者筛检结果不一致的牙数)。

代入公式:$Kappa = 2(23 \times 22 - 9 \times 6)/32 \times 31 + 28 \times 29 = 0.501\,1$

结论:检查者 A 第 1 恒磨牙龋病筛检可靠度为中等。

二、龋病高危人群检测

一般认为,全部人口中,约 20% 的人群特别容易发生龋病,他们患龋的牙数几乎占全部人口患龋牙数的 80%,表明人群中有龋齿易感性的现象存在。如何筛检和预测这 20% 存在龋病高危风险的易感人群,及时采取针对性预防措施,是龋病预防研究热点。目前主要方法是龋病活跃性试验,测试和分析一定时间内牙齿新龋发生和现有龋坏进行性发展速度的总和,主要从宿主(牙齿敏感性)和口腔微生物在龋病过程中的两个方面进行的,检测龋病发生、发展趋势。近年来,将上述两个方面的检测与特定人群患龋病史数据结合,找出龋病高危人群检测的区域预测阈值,也是比较受关注的方法。

1. 宿主敏感性的龋病活跃性试验　这类试验以唾液和牙齿的理化特性作为判定龋病活跃性的依据。唾液缓冲力试验是比较常用方法,在酸性条件刺激下,采集一定量的唾液,测定唾液中重碳酸盐和磷酸盐等的缓冲作用程度。对所采集的唾液,测定它达到一定 pH 值时,其酸溶液的消耗量。观察有色指示剂颜色变化达到终点时的酸和碱消耗量,以此作为唾液缓冲力的指标。

常用 Dreizen 法,用长颈烧瓶,采集全唾液 5 ml,再用 1/10 N 乳酸进行滴定,测定 pH 值。当唾液 pH 从 7 滴定到 6 时,其乳酸用量则表示唾液的缓冲值,其判定标准见表 9-2。还可以采用厌氧唾液缓冲力试验、唾液流量测定、葡萄糖清除试验、牙菌斑 pH 值变动试验、S - 3105 试验等方法。

表 9 - 2　不同乳酸用量对应的龋病易感性(Dreizen 法)

1/10 N 乳酸(ml)	龋病易感性评价	1/10 N 乳酸(ml)	龋病易感性评价
0.61 以上	—	0.48~0.35	+
0.61~0.48	+	0.35 以下	++

2. 口腔微生物的龋病活跃性试验　该试验以致龋菌及酸性产物为指标,检测龋病发生危险因素。乳酸杆菌计数和产酸速率是常用的判定龋病活跃性的两种方法。

(1) Dentocult SM 试验,观察唾液中每毫升菌落单位(CFU/ml)的变形链球菌数量,来判定龋病活跃性。检测方法,先让受试者咀嚼一粒石蜡丸 1 分钟后,持附着板在舌背部翻转涂抹 10 次,立即将板放置培养试管内旋上螺盖,37℃48 小时培养后,计数附着板上的变形链球菌(蓝色)密度情况。结果判断分 4 级:"0 和 1"$< 10^5$;"2"$< 10^5 \sim < 10^6$;"3"$< 10^6$。其中"3"为龋高度活跃性。

(2) Dentocult LB 试验,观察乳酸杆菌在唾液的数量。检测方法:先让受试者咀嚼一粒石蜡丸 1 分钟后,收集唾液于容器中,再将唾液均匀浇在培养板上的培养基表面,悬去多余唾液,放置培养管内,35℃4 天培养后,计数培养板上附着乳酸杆菌菌落密度。结果判断分 4 级:10^3 CFU/ml; 10^4 CFU/ml; 10^5 CFU/ml; 10^6 CFU/ml。$> 10^4$ CFU/ml 为龋高度活跃性。

此外,还可以采用 Cariostat 试验、Dentobuff Strip 试验、定量 PCB 试验等方法。

3. 龋病高危人群检测的区域预测阈值　1987 年世界卫生组织编写的《口腔卫生的监测与评价》报告中指出,尽管预测龋病高危人群是困难的,但对特定年龄组患龋率的特别监测,可以鉴别出较整个年龄组患龋率更高的人。例如,若在 7~8 岁时有 2 个患龋的乳磨牙,到 12 岁时 DMFT 数应该偏高,这种判断标准可以很好地用来预测潜在的高危人群,为获得针对性预防措施提供依据。

然而,这种预测方法的前提条件就是,需要建立可以跟踪的口腔健康电子档案。例如,将儿童作为特定年龄组人群,在幼儿园建立人群口腔健康档案,记录乳牙龋均值、乳酸杆菌计数和变形链球菌计数情况,待进入小学后再跟踪检查恒牙萌出时的患龋情况,分析论证以乳牙患龋情况预测恒牙患龋的相关性,确定区域龋病高危人群检测的预测阈值,提出该地区大面积筛检龋高危人群的口腔卫生预测指标值,为快速简便筛检龋高危人群提供科学方法。我国香港特别行政区便采用这种简便快速筛检方法,在幼儿园建立儿童口腔健康电子档案,标出乳牙筛检发现的龋均为 3 只及以上儿童作为重点跟踪对象,并告知家长待孩子上小学(6~8 岁)新生恒磨牙萌出时,便可带孩子去口腔专业医疗机构接受预防龋齿发生的窝沟封闭项目。

【练习】　利用某一个小学五年级班级全部 30 名学生的龋齿检查记录表,计算和分析该班级学生的龋患率和龋均。

(李存荣)

实习十 心理测量与临床常用心理测试

实习要求
1. 掌握常模的概念,信度和效度的概念、类型。
2. 熟悉心理测量的基本过程。
3. 熟悉常用于儿童青少年的临床心理问卷。
4. 了解如何解读常用的临床心理测量报告。

心理测量(psychological testing),虽然不同于一些常见的物理测量,但是其科学性和实用性已经得到了广泛的认同。目前最常见的心理测量内容包括智力测量、人格测量和一些心理行为的测量;心理问卷是心理行为测量的常用方法。本实习将帮助学生掌握心理测量中最基本的概念;熟悉心理测量的特点;了解常用心理测量问卷的类型。最后,由学生完成情绪自我评价,学习如何解读心理测量问卷,熟悉心理测量的基本过程。

一、心理测量与心理测量问卷

心理学是一门科学。然而,与其他的科学课程不同,心理总是给人以神秘的感觉。要对人的心理进行研究,打开这扇神秘的大门,心理测量就是其中非常重要的一个环节。

(一) 心理测量的特点

心理测量不同于一般意义上的测量,具有自己独特的特点。

(1) 是一种间接测量。在生活中我们所熟知的测量方法,例如拿着尺子去量一件东西的长短,我们可以立刻知道我们想要的结果,这是一种直接测量的方法。而人的心理无法直接进行测量,我们能够测量的往往是个体的外显行为,因此,心理测量是一种间接测量。

(2) 具有相对性。我们可以将水凝固的温度设定为零,在此标准上建立起温度的测量。但我们不能将人的心理属性设有一个零点,然后给不同的心理状态打分。因此,心理测量具有相对性,被试个体的心理特征是在与整个群体的比较当中获得的。

(3) 具有客观性。作为一门科学,心理测量必须体现出其可重复性,测量过程不受主观意愿所支配,测量结果稳定有效。为了达到这样一个要求,心理测量需要一个标准化的过程,包括:标准化的题目、标准化的施测程序、标准化的评分原则、标准化的解释系统。

(二) 心理测量问卷

心理问卷是心理测量中最常用的测量工具,因为其操作性强、简单易行,对场合、人员的要求相对较低等因素,目前得到了广泛的使用。有一点需要强调,心理测量并不等同于心理量表的测量,但是心理问卷是心理测量的重要手段之一。心理测量是一门科学,那么,什么才是衡量心理测量问卷科学性的标志呢? 在心理测量中需要关注两个非常重要的基本概念:信度和效度。

1. 信度(reliability) 是指心理测量结果的可信性和稳定性。测量的结果能否在多次测量中稳定重复,测量工具内部能否表现出一致的测量结果,是衡量心理测量质量的重要指标。信度的评估中,需采用相关系数来评估。

(1) 重测信度(test-retest reliability):它是指在不同的时间内用同一测量工具对同一被试者进行首测和再测,计算首测与再测得分的相关系数。

(2) 分半信度(split-half reliability):它是将测量试题分成理论上等值的两部分,即所谓"分半",求出两部分测量结果的得分,再计算两部分得分之间的相关性。分半多采用将测量试题进行奇、偶数分半的方法。

同质性信度是与分半系数相似的一个信度概念,它是指评价测量试题之间有否较高的相关性,这一系数仅仅用于测量的试题均指向同一种心理特征时,相关性越高则试题的同质性越强。

(3) 复本信度(alternate form reliability):在编制某些心理测量工具时,例如成就测量,编者有时会编制两个平行的测量复本。两个版本在短时间内施测于同一个被试者所得得分的相关系数,即等值性系数(coefficient of equivalence)。

2. 效度(validity) 是指测量结果的有效性。效度往往被认为是一个心理测量工具真正重要的指标,它代表着心理测量工具能否起到它预想中的作用。效度可以分为内容效度、结构效度和效标关联效度。

(1) 内容效度(content validity):是指测量试题对所要测量的内容范围所具有的代表程度,是与试题内容相关的效度。

(2) 结构效度(construct validity):是指测量结果能否反映所需测量的心理学概念。它的特点是将测量的效度与某种理论假设相联系,以人格测量为例,心理测量的结构能否与"特质理论"的解释相一致。

(3) 效标关联效度(criterion-related validity):是指测量得分能否与某个既定的外部效标具有一致性,又称实证效度。

3. 常模 常模的建立也在心理测量工具标准化的过程中扮演了很重要的角色,建立常模的过程是对测量工具建立标准化参照的重要步骤。

其理论基础在于:根据概率论,选取一组适合目标测量项目的人群,其测量结果能够代表整体人群在该测量中的表现。这样的一组人群可以称为"标准化样组",而"标准化样组"在这一测量上的平均得分则称为"常模"。

随后,如果想要使用某项测量,则只需要将被试者的得分情况,根据已经建立起来的常模进行度量,就可以了解该名被试者的这一心理特质在整体人群中处于怎样的位置。

二、常用心理测量问卷

每一份心理测量问卷都有其独特的用途,但想要作到合理地使用,并不简单。在选择测试问卷时,必须清楚地知道每份问卷的来源和用途,随意使用问卷而鲁莽得出的结论只会徒然增加儿童及其家长的顾虑,对诊断和进一步的处理不利。

（一）常用于精神科的问卷

精神科是以行为医学为基础的学科,很多时候需要测量其心理特征。在精神科临床中进行心理测量有助于最终的诊断,例如通过智力测试来了解患儿的智力水平,排除智力问题;通过人格测量来了解患儿的性格基础,评估性格与症状。此外,还有不少问卷有辅助诊断的作用。

1. 用于评估精神病性症状的问卷　90 条症状清单(SCL－90),由 Derogatis 于 1973 年完成,国内王征宇完成翻译和引入。顾名思义,清单包括 90 个条目,采用 1～5 级评分,条目内容涉及个体的感知、思维、情感、行为、意识、生活习惯(饮食、睡眠)、人际关系等内容,包含躯体化、强迫、人际敏感、抑郁、焦虑、敌对、恐怖、偏执、精神病性症状及其他纬度。统计的评分项目包括总分、总均分、阳性项目数、阴性项目数、阳性项目均分,同时也统计各个纬度的单项得分,根据评分评估问题及其严重程度。目前该量表已经有信效度的分析、有国内常模可供参考。在临床工作中,该量表由被试者自评完成,多用于对轻性精神科门诊儿童的症状筛查,如神经症、适应障碍等,但一般不太适合评估严重的精神疾病患者,如幻觉/妄想症状。

焦虑自评问卷(SAS)和抑郁自评量表(SDS),都是由 Zung 编制完成的,由被试者按照自身情况进行 1～4 分的自评,评估个体焦虑和抑郁的水平。由于其条目简单、针对性强、操作方便等优势,目前在临床上得到了广泛的使用。与之类似的还有汉密尔顿焦虑和抑郁量表。其中 SAS 包含了焦虑心情、植物神经功能紊乱、运动型紧张、焦虑与植物神经功能紊乱的混合因子 4 个部分;而 SDS 包含了躯体症状与焦虑、乐观情绪、生理状态、恶劣心境 4 个部分。目前两个量表均完成国内的修订、信效度的检验和常模的制定。虽然 SAS 和 SDS 具有这些优点,但是两者较多适用于成人。

也有一些比较具有儿童特色的情绪评价问卷,如儿童抑郁指数(CDI),适用于评估 7～17 岁儿童青少年的典型抑郁障碍,该量表包含了 27 个纬度:悲哀、悲观、自我贬低、无愉快感、不良行为、忧虑、自我憎恨、自我责备、自杀观念、哭泣、烦躁、社交减少、犹豫、负性体像、学习困难、睡眠障碍、疲劳、食欲变化、躯体忧虑、孤独感、讨厌学校、缺少朋友、成绩不良、自我贬低、缺乏被爱感、不顺从和吵架,目前我国已经完成了信效度的检验。

此外,还有一些量表,如儿童焦虑性情绪障碍筛查量表(SCARED)、Yale－Brown 强迫量表、儿童社交焦虑量表等,这些量表均有其特定的用途,适合由精神科医生选择后有针对性地使用。

2. 用于评估儿童青少年情绪行为的常用问卷　Conners 问卷系列是筛查儿童行为问题,尤其是注意缺陷多动障碍最常用的量表。Conners 问卷系列包括 Conners 父母问卷、Conners 问卷教师版本及其各自的简明版本等多个版本。其中 48 条的父母问卷版本在临床上使用更为广泛。全量表分为品行问题、学习因子、心身障碍、多动/冲动、焦虑、多动指数 6 个纬度。国内版本中,除了心身障碍的鉴别度不高之外,其他纬度均具有很高的灵敏度,而品行因子、学习因子、多动/冲动、多动指数 4 个纬度对 ADHD 儿童非常敏感。

Achenbach 儿童行为量表(CBCL)是由美国心理学家 Achenbach T M 及 Edelbrock C 修订的父母用儿童行为量表,适用于对 4～16 岁儿童青少年的情绪行为筛查。1988 年开始,已经先后多次总结出了 CBCL 我国常模的初步数据。近 20 年来也在湖南等地区不断地修订使用。该量表的项目内容主要包括社会能力和行为问题两个方面。但是其包含的纬度由于性别和年龄段的不同,如果加以整合的话,男孩包括:分裂样、抑郁、交往不良、强迫性、体诉、社交退缩、多动、攻击性、违纪、不成熟、敌意；女孩包括：抑郁、交往不良、体诉、分裂强迫、多动、性问题、违纪、攻击性、残忍、焦虑强迫、分裂样、抑郁退缩、不成熟、违纪、攻击性。CBCL虽然对儿童的行为筛查比较完整，但是其男女生分开、不同年龄分段等问题，导致在使用上比较繁琐，因此，Goodman编制了长处与困难问卷（SDQ）来对儿童青少年的行为问题进行简易的筛查。

Rutter儿童行为问卷，分为父母和教师两种版本的问卷，同样是常用的儿童行为研究用问卷，适合于对学龄儿童使用，不仅可以用于区别儿童的情绪、行为，同样可以用于儿童精神病性问题的筛查。以父母版本为例，评估的板块包括健康问题、其他行为问题、日常生活中的某些习惯问题。此外，量表还将儿童的行为分为反社会行为（A行为）和神经症行为（N行为）两大类。

3. 用于评估儿童孤独症的心理测量问卷 孤独症行为评定量表（autism behavior checklist，ABC）由儿童的主要抚养人根据儿童存在相应问题的与否，采用"是"、"否"两分法填写。该量表由57个条目组成，分成感觉能力、社交能力、运动能力、语言能力和自我照顾能力5个纬度，界限分为51分。

儿童期孤独症行为评定量表（childhood autism rating scale，CARS），由15项评价儿童行为、情绪、交往、感觉、智力等多个纬度的条目组成，为专业人员使用的半定式量表，对测试环境有一定的要求，如安静的场合和适当的儿童玩具。主试采用"1 - 4"的5级评分，界限分为30分，30～36分为轻—中度孤独症，36以上为重度孤独症。

儿童心理教育评核（psycho-educational profile，PEP）是基于结构化教学法的评估方法，通过该套评估，可以获得儿童发育剖面图，测试纬度包括：认知、语言表达、语言理解、运动（大肌肉、小肌肉）、模仿（视觉、动作）、情感表达、社交互动、行为特征（语言、非语言），主试者可以据此合成沟通、体能和行为3个纬度的得分，对患儿之后的干预提供依据。

（二）常用于临床心理科的问卷

临床心理科常常处理的是儿童青少年的一般心理问题、心理障碍等。虽然实际工作中，心理科和精神科很难明确分开，但是，除了精神症状，其他一些重要的因素也是儿童心理评估重要的部分。

1. 气质评估 气质是个体相对稳定的心理活动特征，对于了解儿童的先天特征十分有益。按照纽约纵向研究（NYLS）小组的研究结果，气质可以分为9个纬度：活动水平、节律性、趋避性、适应度、反应强度、情绪本质、坚持度、注意分散度和反应阈，并且根据其中的节律性、趋避性、适应度、反应强度和情绪本质5个纬度分为难养型、易养型、缓慢启动型和中间型4种气质类型。纽约纵向研究小组编制了3～7岁儿童气质问卷，北京医科大学精神卫生研究所引入国内并完成修订工作，目前该量表在临床心理科的应用十分广泛。

在该套量表的理论基础上，Carey发展出1～4个月、4～11个月、1～3岁、3～7岁、8～12岁5套儿童气质量表，成为一个系列，由张劲松完成国内信效度和常模的编制。

2. 感觉统合能力评定 感觉统合是指人体感知到的各部分感觉信息输入在大脑内整合起来的能力，只有感觉统合良好的个体，神经系统才能进行协调工作，并对外界刺激作出合适的反应。而感觉统合失调是指感知信号整合不良，导致个体的学习等行为无法照常开展。感觉统合失调主要包括以下内容：运动协调障碍、结构和空间知觉障碍（视知觉）、前庭平衡障碍、听觉言语障碍、触觉障碍。

儿童感觉统合能力发展评定量表是Ayres编制，由台湾郑信雄完成国内版本，由58个条目组成的 1～5 五级评分问卷,由父母或者其他抚养人填写。对于学龄前 ADHD 儿童来说,感觉统合失调的情况比较常见,而且,对 ADHD 的儿童进行感觉统合的训练也会取得不少进步。此外,对年幼的发育行为问题儿童、学习困难儿童进行感觉统合能力的评定,及早发现问题并予以感觉统合的训练十分重要。

3. 家庭及养育质量评估　家庭是儿童青少年成长的重要环境,对家庭功能的评定和对父母养育方式的评价可以了解儿童青少年所面临的家庭环境。

家庭功能评定(FAD)是基于 McMaster 家庭功能模式而编制的一套问卷,分为问题解决、沟通、角色、情感反应、情感介入、行为控制和总的功能 7 个纬度。用途在于筛查出家庭中可能存在的问题,为临床工作指引方向,适合 12 岁以上的家庭成员填写。

父母养育方式评价量表(EMBU)可以用于探讨父母教养行为与子女心理健康关系,该量表将父母养育行为分为:辱骂、剥夺、惩罚、羞辱、拒绝、过度保护、过度干涉、宽容、情感、行为取向、归罪、鼓励、偏爱同胞、偏爱被试和非特异性行为 15 种,分为 4 种大类,分别是:管束、行为取向和归罪行为,情感温暖/鼓励和爱的剥夺与拒绝,偏爱同胞或者被试,过度保护。但是该套量表需要通过子女的回忆来评价父母的教养方式,因此,子女的年龄是该量表使用的重要问题之一。

此外,还有一些问卷可以使用,例如家庭环境量表、家庭亲密度和适应性量表等也可以根据需要选用。

4. 应激及相关因素评估　生活事件是青少年生活中的不可预测因素,而其中一些重要的能导致个体情绪、行为的明显改变的又可以称为应激事件。

青少年生活事件量表(ASLEC)是用于评估青少年常见的日常应激事件,以及应激强度的量表。其测量的 27 件生活事件包括人际关系、学习压力、受惩罚、丧失、健康适应及其他事件,并且按照对个体心理影响的严重程度,分为无、轻、中、重、极重 5 个等级。通过该量表便于评估青少年所遭受的负性生活事件,以便寻找当下心理问题的原因。

防御方式是源自于精神分析的概念,根据精神分析的观点,防御方式可以分为成熟的、不成熟的、神经症的等。研究证明,采用成熟的防御方式的个体,生活适应得更好,同时预测其心理健康程度更高;而不成熟的防御方式往往伴随着人格的不成熟乃至人格障碍,心理健康程度也较差。应对方式问卷将防御(应付)方式分为解决问题、求助(成熟性),自责、逃避(不成熟性)和幻想(混合性)。

与应付方式相对应,个体在应激状态时,另一个重要的因素是青少年能够得到的社会支持。显然,良好的社会支持有利于个体的身心健康,为应激状态下的个体提供支持,是重要的保护性因素。社会支持可以大体上分为客观、可见的实际支持和主观、情感上的社会支持。社会会支持评定量表可以用于这一纬度的评估。

【练习】　焦虑自评量表(表 10-1)是常见的用于筛查焦虑情绪的自评量表。目前在国内具有很好的信度、效度,曾经使用于 13 岁及以上的儿童青少年,同样也适用于普通成人。下面,让我们尝试使用 SAS 对自己施测并进行评价。

指导语:请根据您最近 1 周内的情绪体验,如实回答每个条目,按照 4 级评分进行评价:"没有或很少时间—1"、"少部分时间—2"、"相当多时间—3"、"绝大部分或全部时间—4"。

表 10-1 焦虑自评量表

1. 我觉得比平常容易紧张和着急(焦虑)	1—2—3—4
2. 我无缘无故地感到害怕(害怕)	1—2—3—4
3. 我容易心里烦乱或觉得惊恐(惊恐)	1—2—3—4
4. 觉得我可能将要发疯(发疯感)	1—2—3—4
5. 我觉得一切都好,也不会发生什么不幸(不幸预感)	1—2—3—4
6. 手脚发抖打颤(手足颤抖)	1—2—3—4
7. 我因为头痛、颈痛和背痛而苦恼(躯体疼痛)	1—2—3—4
8. 我感觉容易衰弱和疲乏(乏力)	1—2—3—4
9. 我觉得心平气和,并且容易安静坐着(静坐不能)	1—2—3—4
10. 我觉得心跳得很快(心悸)	1—2—3—4
11. 我因为一阵阵头晕而苦恼(头昏)	1—2—3—4
12. 我有晕倒发作,或觉得要晕倒似的(晕厥感)	1—2—3—4
13. 我吸气呼气都感到很容易(呼吸困难)	1—2—3—4
14. 我的手脚麻木和刺痛(手足刺痛)	1—2—3—4
15. 我因为胃痛和消化不良而苦恼(胃痛,消化不良)	1—2—3—4
16. 我常常要小便(尿意频数)	1—2—3—4
17. 我的手脚常常是干燥温暖的(多汗)	1—2—3—4
18. 我脸红发热(面部潮红)	1—2—3—4
19. 我容易入睡并且一夜睡得很好(睡眠障碍)	1—2—3—4
20. 我做恶梦(恶梦)	1—2—3—4

其中,第 5、9、13、17、19 题是反向评分题,"没有或很少时间—4"、"少部分时间—3"、"相当多时间—2"、"绝大部分或全部时间—1"。

将所有得分相加得到粗分,并乘以 1.25 可换算成标准分。最终得分越低,代表个体焦虑水平越低,而得分越高提示焦虑水平更高。以 50 分为界,大于等于 50 分提示可能存在焦虑问题。

【拓展学习】 随着心理量表的普及,不少研究者以为只要有量表就可以用,常常看到量表的名称就确定其是否适用,因此造成心理量表滥用的现象。

实际上,心理测量是一门科学,而心理测量量表也有一定的局限性,有不同的灵敏度和特异度。如果不能按照操作的规范,不去了解每个量表的应用范围,很难真正发挥心理量表的作用。例如,前文中介绍的长处与困难问卷(SDQ),其编制之初是为了简化对儿童青少年心理健康问题的筛查过程(早期使用的 CBCL),而对心理问题的筛查不能等同于精神科/心理科的诊断。如果通过 SDQ 的筛查得到个体在"多动/注意缺陷"纬度上得分处于异常状态,而被诠释为患有"多动症",则犯了一个很大的错误。SDQ 的得分异常仅仅说明儿童在行为上有一定的多动特征,距离诊断 ADHD 存在很大的距离。而即使 SDQ 的得分处于正常范围,也不能排除 ADHD 的诊断,这也就是所谓假阴性。SDQ 的使用目的,仅仅在于大样本人群心理健康问题的筛查。进一步说，Conners 问卷系列是对 ADHD 的筛查和诊断较为特异的问卷，它对 ADHD 的敏感性和特异度就高了很多。但是，单纯依靠 Conners 问卷来诊断 ADHD 也是不科学的，父母亲的自身感受、期望、情绪状态也会影响父母对孩子的判断。例如，高焦虑的家长容易关注孩子的缺点，再加上社会文化对 ADHD 的宣传，这类家长容易更高地估计孩子的多动行为。

另一方面，有一些心理测量公司开始对自己编制的量表进行版权的保护，但凡使用该套量表并计划在公开场合中发表相关研究结果，都需要经过版权的许可和费用的支付，这样的做法类似于韦氏智力测量第四版。这样做，虽然保护了心理量表使用的合理性，但也局限了专业人员对量表的认识和可以应用的程度。这样做的利弊，同样需要时间来验证。

(江文庆，杜亚松)

实习十一 认知能力测试

实习要求
1. 掌握韦氏智力测量对智力的评估标准，离差智商的概念。
2. 熟悉常用的儿童认知发育测量工具，智力的概念。
3. 了解常用的儿童认知发育测量工具的测量纬度，比率智商的概念。

认知能力测量中，非常重要的一部分是对个体智力的测量，而智力测量又是心理测量中重要的一部分。在目前的智力测量中，韦氏智力测量是重要测量工具，其得分不仅可以辅助医学诊断，同时也能解析个体的智力构成，取长补短。此外，我们应当认识到，认知能力并不完全等同于智力，认知能力还包括更广泛纬度上的测量。对于儿童青少年来说，尤其是低年龄阶段的儿童，另一个测量的任务还包括对个体发育程度，或者说发育商的评估。

一、认知能力与认知能力测量

认知能力是指个体获取、加工、储存和提取信息的能力，是人类对事物的构成、性质、与他物的关联、发展方向及动力等基本规律的把握能力。主要包括知觉、注意、记忆、思维和想象力等重要方面。

认知能力测试是测量个体学习及完成某项任务时表现出来的能力，常常用于测试求职者的实际学习、工作能力；在学校中进行的各类测试，如语文、数学等也可以被看作是认知能力的一部分。认知能力测试通常包括：一般能力（智力）测试和特殊智力能力测试。可以看出，智力是认知能力的重要部分，而智力测量是认知能力测量的重要组成部分。

二、智力测量

智力测量是最早的心理测量之一,它的发展走过了一条艰辛的道路。从一开始的质疑,到智力结构假说的百家争鸣,再到现代智力模型与智力测量的产生,智力测量逐渐得到了人们的接受。人类对智力的测量过程实际上代表了人类对自身能力的认识过程。

(一) 智力与智力测量

对于"什么是智力"这个问题,每种智力理论对智力都有着自己的独特诠释。传统的智力观点重视个体认识现象和作出反应的能力;多元智力将智力分为多个方面进行分解,并且重视不同环境下智力的不同表现;情绪智力的理论重视个体对情绪的控制能力;现代的智力观点则将人类的认知活动类比于计算机的信息处理过程。没有一种理论能够充分展现智力的方方面面,智力的复杂程度可见一斑。在本书中,我们不妨将智力看作是一种获得知识、通过他人经验进行学习、运用知识解决实际问题、最终适应环境的能力。

智力测量是一种能力测量,这样它就带有其本身的特点,也就是(能力有)高低之分。怎样评估一个人智力的高低,是智力测量需要解决的一个重要问题。

(二) 常见的智力测量方法

实践工作中,最为常用的智力测量一般可以分为:一般智力测量和特殊才能测量,个别智力测量和团体测量,正常智力测量和病理智力测量等。这里主要介绍的是一般智力测量的方法。

1. 斯坦福-比奈智力量表 斯坦福-比奈智力量表的前身是比奈-西蒙量表(Binet-Simon scale),是由法国心理学家比奈(Binet)和西蒙(Simon)医生,在 1905 年编制的第一个正式智力测量量表。此量表至今已经得到了 5 次修订,1986 年修订的第 4 版在格局上有了较大的突破,而 2003 年推出了第 5 版。

在比奈早期的工作中,已经认识到年龄是影响测量结果的关键因素,因此在比奈-西蒙量表中主要采用"心理年龄"的概念。他将个体通过评估得到的心理年龄与个体的实际年龄进行比较。而推孟在第 2 版斯坦福-比奈量表的修订中,采纳了德国汉堡大学斯腾(L. W. Stern)教授提出的智商概念,使智商得以在全世界内得以推广。在该版本中,推孟采用的是比率智商(IQ)的概念,计算公式为"智商(IQ)=智龄(MA)÷实际年龄×100",这样的计算使智力能在不同年龄间得以比较。

2. 韦克斯勒智力量表(Wechsler scale,WS) 是由美国临床心理学家韦克斯勒(D. Wechsler)于 1939 年开始逐渐修订的一套智力评估工具,也是目前使用最多的智力量表工具之一,它和比奈量表(BS)是智力测量中的两种主要类型。

韦氏量表由言语分量表和操作分量表组成。言语能力测量包括:常识、类同、算术、词汇、理解、背数。操作能力测量包括:图画补缺、图片排列、积木、拼图、译码、迷津。以上各个分量表都可单独记分,这样就可以直接评估智力的各个侧面。韦氏智力测量常规使用 11 个分测验,对个体智力的不同侧面进行详细的评估,并备有备用分测验。各分测量的意义介绍如下。

(1) 常识:一般知识水平测试,得分越高,说明知识面越广泛、常识越丰富。

(2) 领悟:社会价值观念、社会习俗测试,测量对社会规范的认识程度、对社会的适应能力。

(3) 算术:由心算题组成,同时测量注意力及对数字的概念、运算能力。

(4) 相似性:找出两样东西的共同性,测量个体的抽象概括能力。

（5）背数：包括顺序、倒背两种，测量个体对数字的短时记忆，同时测试注意力。

（6）词汇：解释词汇，测量个体的词语理解和表达能力。

（7）译码：1～9诸数各代表一个符号，要求被试者填写数字所定义的符号，用于测量视觉—运动协调性、操作速度。

（8）填图：找出每幅图画所缺少的要点，测量视觉辨认能力、注意力，同时测量常识。

（9）积木：用特定木块拼出规定的平面图案，测量空间关系能力、视觉分析、动手能力等。

（10）图片排列：将凌乱的图片排列成有意义的故事，测量逻辑性、思维灵活性。

（11）拼物：将碎片拼装为一个整体图像，测量想象力、手—眼协调能力。

备用测试：

（1）迷津：在迷宫图中寻找出路，测量计划预见能力、手—眼协调能力。

（2）几何图形测评：要求被试者临摹几何图形，测量空间能力、手—眼协调能力。

（3）动物房子和动物下蛋：用于对年幼儿童的测量，用此代替译码和符号测评。

（4）填句：要求完成一句不完整的句子，测量词语理解力、流畅性。

韦氏儿童智力量表采用的是离差智商，离差智商的计算公式为智商（IQ）$=100+15Z$，其中 $Z=(X-MX)/S$。韦克斯勒假定，人群智商分布呈现平均数为 100、标准差为 15 的正态分布特征。公式中 MX 代表团体平均分数，X 代表个体测量的实际分数，S 代表团体分数的标准差，Z 代表个体在团体中所处位置。

比率智商将人的智力与年龄看作一种正比例的直线关系，但实际上个体在 26 岁左右时，智力增长的规律发生了改变，处于相对稳定的状态，因此这一假设就不成立了。而离差智商是根据同年龄组的平均分和标准差进行计算，确定个体在（同年龄组）同质团体中的相对位置，是个体与同年龄组平均成绩的相对得分。

韦氏智力量表在国内得到了多次修订，目前国内最新的修订版本是韦氏智力第 4 版。应该说韦氏智力测量是一个难以替代的智力测量，与临床密切结合。至今，我国的精神疾病诊断系统仍然将韦氏智力测量的得分低于 70 作为"精神发育迟滞"的诊断标准之一。

【课堂演示】　由受过专业培训的专业人员，课堂演示《WISC-Ⅳ 中文版》的测量操作过程。

3. 瑞文推理测验　瑞文标准推理能力测验（Raven's Standard Progressive Matrices，SPM），是英国心理学家瑞文（JC Raven）设计的非语言智力测量，共由 60 张图案组成，评估的是个体的图形逻辑推理能力，是一个单一能力的智力测量。

1938 年出版的瑞文推理测量适用于 5.5 岁以上的儿童至成人，其使用最广泛。由于采用的是非文字的形式，克服了不同文化背景的限制，还可以使用在聋哑者身上。

【练习】　利用《瑞文标准推理测验图册》和答题纸进行练习，学习并理解个体和团体施测步骤和指导语、记分方法、标准分数转换以及智力评价方法。

三、其他认知能力测量

就像之前所说的那样，智力是认知能力测量的重要组成部分，但是并不能囊括所有的认知能力测试，还应当包括对一些特殊能力的测量。严格来说，瑞文推理测量就是单一的推理能力测试，并不能作为一种完整的智力测量工具。

其实，人类的基础认知能力测量包括：视觉/空间记忆广度、短视记忆、注意分配、双手协调、手眼协调性、深度/速度知觉。这些基础认知能力测量与神经心理学的测量有很多重叠。

此外,还有一些更高级的认知能力,例如工作记忆、计划/监控、概念形成、策略形成等。常用的测量工具包括:威斯康辛卡片分类测验、河内塔,还有一些认知测量工具逐渐将个体认知能力的测量成套化和计算机化,例如剑桥神经心理成套测试。

四、儿童认知能力发展测量

对于儿童青少年来说,虽然韦氏智力测量可以覆盖 4 岁以上儿童,但是 0～3 岁的测量仍然是个空白。而对于这一年龄段的幼儿来说,给出一个确切的智力水平似乎并不可能,重要的原因在于其稳定度和对未来智力的预测性;其二,年幼儿童的自我表达能力不足也使测量者难以作出客观的评判。

因此,对儿童早期认知能力的评判往往从发育的角度出发。发育商就是用来衡量婴幼儿心智发展水平的指标,评估是基于婴幼儿在粗大运动、精细动作、认知、情绪和社会性发展等方面的发育情况。

Gesell 量表,适用于 0～3 岁幼儿的发育情况评估,由评分者观察和父母报告两部分组成。通过适应性行为、粗大动作、精细语言、语言行为、个人—社交行为等纬度评估,最终得出发育年龄。Gesell 量表经过使用,已经制定出一系列标准,有助于筛查可能存在发育性问题的婴幼儿。目前该量表的使用在临床上较为广泛。

贝利婴幼儿发展量表,适用于评估 2～30 个月的婴幼儿。主要分为智力量表、运动量表和行为记录 3 个部分,用于评价儿童的感知敏感性、辨别力;对外界的反应力;物体恒常性、记忆、学习及解决问题的能力;发声、语言交往、概括分类能力;身体控制程度、大小肌肉运动能力。该量表目前在我国有良好的信效度。

此外,用于评估儿童智力、发育商的工具还包括 0～6 岁儿童神经心理发育量表、图片词汇测试(PPVT)等。

【拓展学习】 韦氏儿童智力测量第 4 版

上文已经提到,韦氏智力测验具有不可替代的重要功能,在医学诊断中扮演了重要的角色。而在我国,韦氏智力测量第 2 版及其修订版都由龚耀先教授牵头修订,也是目前国内应用最为广泛的版本,但是,这一版本也同样受到了时间的考验。例如,第 2 版中提问到"江南三楼",而实际上,这一问题很少能在现代的教科书上找到;而一些图片当中呈现的情景(如珠算),也逐渐在现代生活中消失。

在国外,对于韦氏智力测量的修订不曾间断过,经历了第 1 版到第 4 版的修订,而目前国外广泛使用的是韦氏智力测量第 4 版。在我国,并没有引进韦氏智力测量第 3 版,近来由北京师范大学心理系张厚粲主持并制订了第 4 版,并由"京美心理测量公司"完成第 4 版的推广工作。

不同于既往的韦氏儿童智力测量版本,韦氏智力测量第 4 版的编制是以现代的认知心理学为其理论基础。在我国的第 2 版及其修订版中,也加入了背数、迷津、字母数字等测量项目,但是仍然将个体的智力分为言语智商和非言语智商(操作智商)两方面。在这一方面,韦氏智力测量第 4 版的中文版有所突破,将两个分量表的方式改为了 2 个指数,共 4 个分量表。它们分别是一般能力指数,包含了言语理解和知觉推理 2 个分量表;认知效率指数,包含了工作记忆和加工速度 2 个分量表。这样的变革,突出了认知心理学中的几个重要概念,使我们对智商的认识和解释也更贴近于现代的认知心理学。以"工作记忆"为例,这一概念既往被认为等同于"短时记忆",但是随着研究的深入,逐渐发现"工作记忆"在个体的认知表现中扮演了重要的角色,是人们接受、加工、处理信息的重要中转站。我们可以类比一个电脑的短时存储器,其储备的能力有效,而在我们的人脑中,也存在这样一个存储器,也就是工作记忆脑区。

国外使用过程中还发现,WISC-Ⅳ对一些儿童青少年的常见问题都具有评估的作用。例如,在对孤独症谱系障碍的测量中,被试的个体在"言语理解"这一分量表中的得分明显低于其他几个分量表。而在对注意缺陷多动障碍儿童的评估当中,被试者在认识加工速度的得分以及工作记忆的得分上会有较明显的缺陷。

应该说 WISC-Ⅳ是一个有用的工具。但是目前它在国内的使用并没有想象中广泛。其中一个重要的问题在于,怎样将第4版中关于智力落后者的评估整合到目前我国使用的精神疾病诊断及分类手册当中去,使其具有对"精神发育迟缓"等重要儿童青少年心理问题的诊断作用。而将第4版进行商业化操作以后,能否得到中国社会的认可,可能也更需要时间来验证。

(江文庆,杜亚松)

实习十二　人格测试

> **实习要求**
>
> 1. 掌握常见的人格测量工具种类,艾森克人格问卷的测量纬度。
> 2. 熟悉明尼苏达多相人格问卷和16种人格因素问卷的特点与区别;艾森克人格测量的编制基础。
> 3. 了解人格的概念,人格测量的常用方法。

人格测量是重要的心理测量内容之一。在人格测量中最常用的人格测量工具是明尼苏达多相人格问卷(MMPI)和16种人格因素问卷(16PF)。这两个问卷的编制初衷和实际用途完全不同,但是这两个问卷仅适用于16岁以上的个体。而对于年幼的儿童,最常用的人格测量工具是艾森克人格问卷(少年版)(EPQ)。此外,要了解年幼儿童的特点,另一个重要的工具是儿童气质问卷。

一、人格与人格的特征

对人格(personality)的研究有悠久的历史。古希腊的亚里士多德就有关于人格的论著;而我国古人著作中也不乏对人格的描述。美国心理学家奥尔波特的著作《人格:心理学的解释》发表后,当代人格心理研究开始迅速发展。

什么是人格? 人格的定义与它的理论发展难以分割,一些比较经典的人格理论包括:人格特质说、精神分析的人格理论、社会学习理论和人本主义的人格理论。虽然对人格的定义至今仍没有统一的看法,但是我们可以从以下几个角度来理解人格:人格是多方面的;是个体与环境相互关系时所表现出来的;具有稳定性和持续性的个体行为、情绪特征;个体之间互不相同。

因此,人格具有以下特征:

(1) 整体性。人格结构是多层次、多侧面的,而不是某种性格侧面的特征,也不是众多人格特征的枚举和杂呈,而是多种特征在个体身上的统一和整合。

(2) 相对稳定性。人格在一定时期内仅发生缓慢的变化。

(3) 独特性。组成人格的不同心理特征强度在不同人身上不同,因而每个人才会表现出其独特性。

(4) 可塑性。人格虽然相对稳定,但是随着个体生理、环境的不断改变,人格中的特征也发生着或大或小的变化,随着时间的累积而表现出一个人的变化。

(5) 始终受着遗传、环境因素的影响。

二、人格测量

人格测量是基于人格理论而产生的,以人格为测量对象,用来鉴别人格差异的工具。它与认知测量的不同之处在于,人格没有高低之分,而仅有每个个体的差异之别。

1920 年出版的伍德沃思个人资料表是第一个正式编制的人格问卷,主要用于第一次世界大战期间的美国士兵中。同年,罗夏墨迹测验诞生。此后一些重要的人格测量方法涌现,包括 1943 年发表的明尼苏达多相人格问卷(Minnesota Multiphasic Personality Inventory, MMPI);1956 年,卡特尔(R. B. Cattell)发表的 16 种人格因素问卷(Cattell's 16 Personality Factor Questionnaire, 16PF)。我国在使用以上量表的中国修订版的同时,也编制了一些适合中国人的人格测量问卷,比如,中国人个性测量表(Chinese Personality Assessment Inventory, CPAI)。

三、常见的人格测量方法

人格测验的种类很多,大致可以分为两大类,即问卷测验和投射测验。此外,也有学者认为可以加上作业法共三大类。问卷式人格测验,包括自陈量表和他人评定量表,是采用严密编制的测验量表,以每个条目提出一个问题的形式,根据被试者自身情况作出的回答,最终作出评价。投射测验,是一种独特的人格测量方式,使用意义不明的各种图形或数字,允许被试者自由作出反应,由主试根据反应来推测人格。这种方法源自于精神分析理论的外投射机制,即每个人的人格结构大部分处于潜意识中,当任由其对各种刺激物作出反应时,潜意识中的欲望、需求、态度、心理冲突就能表露出来。

问卷测验的结构比较清晰,操作和解释的过程具有标准化的优势,但是被试个体可以对自己的反应进行修饰、伪装,再熟悉的个体也难以对另一个人作出完美的"评分",因此问卷测验的形式被质疑其能否真正揭示个体人格。另一方面,投射测验结构不清晰,对进行分析的专业人员要求比较高,解释的体系不完整,是其关键的缺陷所在,但是它不受文字的束缚,可以跨国界、跨语言地使用和比较,又是它的一大优点。

一般认为,儿童青少年时期的人格还处于未定型的时期,因此适用于儿童青少年真正意义上的"人格测量"或者"人格测量工具"并不存在,对于儿童青少年早期性格特质的测量可能需要包括气质测量(具体内容见实习十中的相关内容)。本实习中主要介绍的两种人格测量(MMPI 和 16PF),其编制思路具有明显的代表性,由于适用年龄在 16 岁以上,因此,可以作为青少年测量的一部分。此外,艾森克人格问卷(少年版)适用于 7～15 岁的儿童青少年,是重要的儿童青少年人格测量工具。

（一）明尼苏达多相人格问卷

明尼苏达多相人格问卷（MMPI）由美国明尼苏达大学临床心理系主任哈撒韦（S. R. Hathaway）和心理治疗家麦金利（J. C. Mckinley）共同制定。该量表是目前世界上广为采用的人格测量工具之一。与其他的人格测量不同，MMPI 在编制伊始，就将编制量表的目标放在区分正常人群和异常人群、鉴别与诊断精神疾病上。

MMPI 由效度量表和临床量表组成。

1. 效度量表　效度量表的作用在于判断个体是否真实完成了量表的测试，这在自陈式量表中非常重要。MMPI 当中的效度量表包括以下 4 个。

（1）无回答（Q 或?）：对试题无反应或对"是"与"否"都进行反应的项目总数，等于"不回答"的得分。

（2）说谎（L）：与社会期许密切关系的题目，用于判断被试者是否故意让别人把自己看得更理想化。

（3）效度（F）：用于发现那些"离题"或"胡来"的做法。

（4）修正（K）：用于鉴别那些掩饰自己"心理不健康"的情况。

主试者首先要根据 4 个效度量表评价测量是否真实地反映了被试者的情况，如果某些效度量表过高，那么测量结果不可信。

2. 临床量表　包括疑病症、抑郁症、歇斯底里、精神病态偏倚、男性化—女性化、妄想症、精神衰弱、精神分裂症、轻躁狂、社会内向性格 10 个量表。大致上可以理解为个体在某一分量表上的得分越高，异常的可能性越大，反映出被试者存在这一方面的心理问题。

3. 结果分析　大部分心理测量都涉及分数转化这一步骤，将原始分数向标准分数转化，以便对其表现作出标准化的解释。以 MMPI 的评分为例，首先计算原始分，随后将原始分转换成 T 分。换算公式：$T=50+10(X-M)/SD$，X 为所得的原始分，M 与 SD 为量表正常组原始分数的平均数及标准差，50 为平均数，平均数加一个标准差所得 T 分为 60，平均数加两个标准差所得 T 分为 70。

对 MMPI 的解释需要经过专门训练，除了简单地看每个量表的单独得分外，MMPI 比较独特的解释方法是将多个分量表结合起来，比如剖析图形态分析、二元组合分析和四元组合分析。

（1）形态分析法就是将 MMPI 剖析图与现有的剖析图相对照，直接套用或略加修改已有的解释。

（2）二元组合分析是将在剖析图上得分最高的 2 个临床量表数字符号联结起来，得分最高的写在前面，例如 68/86，这种组合分析简洁易行，准确性高，已备有相应的解释体系。

（3）四元组合分析是把临床量表中得分最高的 3 个量表符号，按照大小顺序排列作为分子，如 1、4、7；把临床量表中得分最低的量表符号作为分母，如 6，这样就成了"147/6"4 个量表的组合（四元组合），然后直接套用已有的解释。

（二）16 种人格因素问卷

16 种人格因素测验，或称 16 种个性因素问卷（16PF）是美国伊利诺州立大学人格及能力测验研究所教授卡特尔（R. B. Cattell）根据人格特质理论编制，于 1947 年发表。16PF 与 MMPI 不同之处在于，在它编制伊始，就以健康人群为测量对象；MMPI 以实际操作作为量表编制的重要手段，重视其经验效度，而 16PF 的编制有着缜密的理论依据，是一项建立在理论依据基础上的人格测量工具。

特质理论认为:特质(trait)是人格的基本结构元素,是一种心理结构,个体在其人格特质基础上,外化为持久和广泛的行为倾向。而特质又分为表面特质和根源特质。表面特质是指可以观察到的行为特征、模式,比较容易随环境变化而变化,是根源特质的外在表现。根源特质是行为的最终根源,隐藏于表面特质的后面,是人格的深层结构,一个根源特质控制着许多表面特质。通过因素分析法才能找到支配其表面特质的根源特质。编制者在特质理论的基础上,试图寻找根源特质,从而来测量、解释乃至预测人类的行为。通过"因素分析"这一重要的手段,共得到 16 个因素。这 16 种人格因素名称和标记符号分别是:乐群性(A)、聪慧性(B)、稳定性(C)、恃强性(E)、兴奋性(F)、有恒性(G)、敢为性(O)、实验性(Q1)、独立性(Q2)、自律性(Q3)、紧张性(Q4)。

除了单纯观察 16FP 当中的 16 个不同侧面以外,卡特尔还通过多重回归方程的计算,求得了 4 个次元人格因素,分别测量个体的:适应与焦虑性;内向与外向性;感情用事与安详机警性;怯懦与果断性。此外,卡特尔提出的"预测应用公式"来预计个体在某一情景下可能的表现,包括:"心理健康因素"推算公式;"专业有成就者的个性因素"推算公式;"创造能力个性因素"推算公式;和"新环境中有成长能力的个性因素"推算公式。

【操作练习】 艾森克人格问卷

艾森克人格问卷是由英国心理学家 H. J. Eysenck 和其夫人共同编制,于 1952 年正式发表的一套相对简单易行的人格测量,分儿童(7~15 岁)及成人(16 岁以上)两种形式,由 80 余题组成。每一题都只需要回答"是"或者"否"。我们现在请大家完成的是成人版。

(1) 请先各自完成自己的 EPQ 问卷,请按照指导语所说的那样,尽量完整地完成问卷。

(2) 请与您旁边的同学交换问卷,并根据指导老师的计分方法将 4 个分量表的得分相加。

(3) 现在,我们来进行数据转换。请各位将得到的 4 个分量表的粗分,对照转化为标准分。

(4) 接下来,我们进行的是量表解释的工作。L 量表的得分提示矛盾回答的次数,现在大家可以观察一下,这份问卷是否符合真实性的要求,有没有掩饰、假托或者自身隐瞒的倾向。

(5) 我们可以观察 E 量表和 N 量表的得分。E 维度提示"外向-内向"。高分表示性格外向,开朗善交际;低分表示人格内向,好静而内省。N 维度提示"神经质水平"(情绪易波动性),高分表示容易焦虑担忧,有强烈的情绪反应;低分表示情绪反应缓慢轻微,性格平静而稳重,不容易剧烈紧张或者焦虑。

请大家将 E 量表和 N 量表得分标记在下面的图 12 - 1 上,4 个象限其实分别对应了古希腊的 4 种人格特征。我们可以观察一下我们各自属于怎样的人格特征呢?

● 稳定外向型(多血质)的人,善交际、活泼开朗、有领导力;
● 稳定内向型(黏液质)的人,被动平静、谨慎深思、有节制;
● 不稳定外向型(胆汁质)的人,兴奋冲动、敏感不安、多变;
● 不稳定内向型(抑郁质)的人,忧郁悲观、刻板严肃、不善交际。

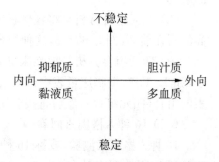

图 12 - 1 基于艾森克问卷内外向和神经质两个维度的 4 种人格

(6) 最后,我们来观察一下 P 量表的得分。精神质(又称倔强性),并不是指精神病,它在所有人身上都有不同程度的存在。高分者提示孤独、不善于关心他人、与他人不友好、难以适应外部环境;或者缺乏同情心、感觉迟钝、不惧安危。

【拓展学习】 罗夏墨迹测验

区别于寻常的人格测量问卷,罗夏墨迹测验(Rorschach Inkblot Method)具有独立的特征,即通过墨迹对人格进行推测。因此,罗夏墨迹测验有时显得甚为神秘。实际上,罗夏墨迹测验是根据投射机制为基础而创立,并逐步得到完善的一类人格测量方法。由精神科医生 Hermann Rorschach 于 1921 年创立,由于其超越语言的限制,可以在不同文化背景下被使用。目前,同样成为临床心理学界应用最广的心理测量之一。

罗夏墨迹测验的工具由 10 张的墨迹图片组成,双侧对称,5 张是黑白的(1、4、5、6、7),各张墨色不一;2 张由黑白墨色加上红点(2、3);3 张彩色(8、9、10)。施测时,主试者需要让被试者尽量放松,以固定而简单的指导语告诉被试者如何做,例如:"这看上去像什么?""这可能是什么?""这使你想到什么?"

施测过程一般包括自由反应阶段和提问阶段。自由反应阶段,主试者对被试者的反应不予回应从而避免暗示,尽量详细地记录下被试者的反应和细节。当被试者完成了所有图片后,主试者将图片逐一递交给被试者并开始进入提问阶段。测验过程完成后,主试者需要对测试结果进行解释。

在对罗夏墨迹测验进行解释时,一般要从以下几个维度着手。

(1) 定位:被试者的每个反应关注于墨迹的哪一部分,是整体(W)、部分(D)、还是小部分(d)、抑或是细节(Dd)。

(2) 决定因素:也就是刺激被试者作出反应的要素,例如,形状(F),色彩(C)。

(3) 内容(content):被试者反应出的内容。

(4) 独创和从众(original and popular):被试者的反应和一般人反应是否相近。

(江文庆,杜亚松)

实习十三　学习疲劳评价

实习要求

1. 了解心理—行为学方法测量学习疲劳的基本原理。

2. 熟悉和掌握背数测验、剂量作业测验、视觉运动反应时测定、明视持久度测定、闪光融合临界频率测定这些常用的学习疲劳测量步骤和结果评定方法。

本实习重点介绍学习疲劳测量中的心理—行为学方法,这些方法较敏感,便于在现场和自然条件下使用,并符合被测者的年龄特点。

一、工作记忆测量法

工作记忆是我们进行有意识的智力活动时保存和提取所需要信息的平台,是影响信息加工能力的主要因素。工作记忆最常用的测量方法是记忆广度测量,包括数字记忆广度、空间位置记忆广度、短时词汇记忆等。韦氏儿童智力量表(WISC - Ⅳ)中背数、字母—数字排序分测验为工作记忆的测量提供了标准化的工具。

下面以背数测验为例,介绍工作记忆测量法在学习疲劳评定中的应用。

(一)原理

背数测验是以数字记忆广度为指标反映工作记忆容量的测量方法。认知能力下降是疲劳的重要特征,当疲劳出现时,大脑对信息的编码和贮存能力下降,表现为工作记忆容量减少。背数测验是通过对口头呈现的数字进行存储、加工,并按特定顺序转换组织等能力的测量,来反映工作记忆能力;测验包括顺背和倒背,顺背测量工作记忆的语音回路信息保持系统,倒背测量工作记忆的视觉空间画板信息保持系统。

(二)测量工具

WISC-Ⅳ中顺序背数题目由 2～11 位数字随机构成数字组,每一数字长度组包括 2 题;倒序背数题目由 2～9 位数字随机构成数字组,每一数字长度组包括 2 题。

(三)测量方法

(1)施测环境:应在安静的环境下进行,避免声光等干扰。

(2)回答要求:顺序背数施测要求被试者按照正确顺序重复主试者读出的一系列数字(如 5—3—8—7—1—2—4—6—9),倒序背数施测要求被试者按照与主试者相反的顺序重复主试者所读的一系列数字(如 8—5—9—2—3—4—6)。

(3)数字呈现:以每秒 1 个数字的速度读出,最后 1 个数字音调略微加重和拖长;每读完一系列数字,暂停几秒以便让被试回答;不重复读任何一题。

(4)中止测验:同一数字长度的 2 个小题都没有背出,即中止测验。

(5)记分:每个小题回答正确计 1 分;答错或没有回答计 0 分。

(四)评价方法

1. 分析指标　包括背数最大长度(LDS)和背数得分(SDS)。

(1)背数最大长度(LDS):指最后回答正确的数字串个数。顺序背数长度 2～11,倒序背数数字长度 2～9。

(2)背数得分(SDS):合计顺序背数各题得分,即为顺序背数得分(S-DSF);合计倒序背数各题得分,即为倒序背数得分(S-DSB);合计顺序背数和倒序背数得分,即为背数得分(SDS)。

2. 评价标准　对每一被试者比较不同时间学习前后的测试结果,如果 SDS 或 LDS 下降,判断为疲劳发生;计算学生群体不同学习时间的疲劳发生率,疲劳发生率为 50% 的学习时间,判断为学习负荷临界值。也可利用 SDS、S-DSF、S-DSB 和疲劳发生率分析学习疲劳的特点和影响因素。

(五)优缺点

背数测验是不涉及长时记忆存储的复述过程,因此即便在短时间内对同一个体重复测试,也不会导致测验敏感性降低;且操作简单,不需要特殊设备。但是,背数测验只能对个体施测,且不能区分疲劳的两个阶段。

二、剂量作业测验

剂量作业测验是一种从心理学角度测量脑力工作能力的方法,这类方法要求被试者在限定时间内完成指定作业,如数学演算、译码、校字等。剂量作业的完成与多种心理能力有关,包括视知觉警觉性、视觉扫描和辨别、选择性注意与忽略。当疲劳发生时,这些能力降低,而导致信息处理的速度和准确性下降。

根据指定作业类型的不同,测验分为校字法、校数法、校图形法、图形译码法等。校字法采用随机编排的英文字母表,以安菲莫夫校字表最常用;校数法采用随机排列的阿拉伯数字表;校图形法多采用几何图形、钟表图形、动物或常见物体图片等;图形译码法包括图形—符号匹配和图形—数字匹配等。

以下以校字法为例介绍剂量作业测验在学习疲劳评定中的应用。

(一) 原理

从认知心理学和神经心理学角度看,脑力疲劳的核心主要是注意和唤醒的问题,剂量作业测验正是从这两方面测量信息加工速度。测验中以单位时间内完成的作业量作为工作速度指标,反映脑皮质的兴奋过程;以完成作业过程中发生的错误率,作为工作准确性指标,反映脑皮质的内抑制过程。学习疲劳时中枢活动出现障碍,完成作业的速度减慢而错误增加。

(二) 测量工具(剂量作业测验表)

校字表:通常采用安非莫夫校字表(图 13-1),该表由 A、B、C、E、H、K、N、X 等 8 个字母组成;每个字母各出现 150 次,共 1 200 个字母,随机编成 30 行,每行 40 个字母。

安非莫夫校字表

学校＿＿＿＿＿班级＿＿＿＿＿姓名＿＿＿＿＿性别＿＿＿＿＿学号＿＿＿＿＿

日期＿＿＿＿＿第＿＿＿＿＿次测验　第＿＿＿＿＿节课（前/后）

K E X H B A E B X K N X B E C K A C N E A B E C A E K N A C X K H C B K N B H E

H C B A N X K X C A X N K H X N H E C H B A H K E N X C K B N H C A N X E A N X——80

A B X K A C E H K X E H N E A B K C E K H C A E K C A B H C B K N X N H B X A B

N E H X B H N A H E C A B H E X C H N B K A X H E A H X K A N E X B C X N A C K——160

X B K N A C H E N C A H N C N B K C B A X K B E N C B K H E X K E N K E B X H C

B A H K E X K B H X C E A B K E X A N K H C E B K H N A E X H B N E X K H C N A——240

H X E N A C B A N C K B C A N C N K E X N E X C A B X K H N A C K X H N E B K H

C B X H C N C X K A N E A X B K H E N C A B K E X C A X N X H K C B K E N H E B——320

H K N E X C A K N X A B E H A N C X A B H K C B H K X E B H A E N H A K E H B X

B E C X B A K C H N X C N X H B E K C A B E K C N B A K N C H A B N E X C A H E——400

X N A K H E N B N K A X K B N C H E B E X C H K A H B C K N B H E X A N K X E C

A C X E K A X C A C K H B X H K B A H C E N K B H N X E A B K E X A B K E H C N——480

K H N A E B H X C K X E H C N A H X E X A C B A N C B N C A B C E N A X N E X A

C K B N H X C B K E H N E B H K X E N C B K A X K H N A K C X H N E B A H C B X——560

N C H B X K A H E A C B K H E N C A B K E X C A X N B H C K B K E H N E A N X E

A H B N A C X A B K N C E X K H E B H A N E H K A H E C X B E C X A B K C H N X——640

K B N C X E H C A B E N X K H C B E K B H X E N C B A K N C N A C B E N A X K H

H N C E N K A X C A H X K N C E H K B A X E K A B E X N H K B X E K H A B H B E——720

N H E K A C K H B N X C A X E K B A X N K H E B C A E K A N X B H C N X C B H A

B E N H K X C N A H K X C A B X E N A X E N C K E B C A K E H X B N C N H X C K——800

A B C E X N K A H X B E H N E A H B X E B H K C N H K C X A N A H B E X A N K C

C N X H K A C X A K E A C X B C E K E X K A H N X N A E K B X B C K H E B K N H——880

X A E X H B N K E X H C N A C K E X B H C X E H N K C B A N H A B N C B K N C X

E N C B K A H X C E K A B N E H N C A B K E X C A X K H B K B E H K N E B H E A——960

K E N H A X K C N H B X H B C X A E N K E C B X E C N X A E H B A N C K A B H N

A H B N C A X A B K N C E X K H E B H A N E H K A H E C X B E C X A B C K H N X——1040

K B N C X E H C A B E N X K H C B E K B H X E N C B A K N C N A C B E N A X K H

H N C K N K A X C A H X K N C E H K B A X E K A B E X N H K B X E K H A B H B E——1120

N H E K A C K H B N X C A X E I B A X N K H E B C A E K A N X B H C N X C B H A

B E N H K X C N A H K X C A B X E N A X E N C K E B C A K E H X B N C N H X C K——1200

总阅字数＿＿＿＿＿总应删数＿＿＿＿＿校字时间（分）＿＿＿＿＿错漏数＿＿＿＿＿

错误率（%）＿＿＿＿＿工作速度＿＿＿＿＿IMC 指数＿＿＿＿＿

图 13-1 剂量作业校字法测验(安非莫夫校字表)

校数字表:该表由 1～9 九个数字随机编排成 30 行,每行 40 个,共 1 200 个数字。

(三) 测验方法

1. 确定测验形式 校字法有简单划消和带条件划消两种测验形式。所谓简单划消测验,就是要求被试者在规定时间内在指定字母上划线;带条件划消测验,则要求被试者在带特定条件的指定字母上划线,如要求在 C 后的 A 上划线(C 为抑制条件),而在其他字母后的 A 不划线。

带条件划消测验对注意力的要求更高,反映注意力方面的问题更敏感;同一个体两种测验结果的比较也有助于分析儿童注意的特点。

应用于疲劳评定时,为使测验前后结果可比,应规定同一种测验形式。

2. 施测步骤

(1) 准备:准备笔,下发剂量作业测验表,请被试者填写一般项目,包括人口学信息、测验日期和测验序号。

(2) 告知测验要求:从左至右逐行逐字查看,不得跳行、漏行;在指定字母上划线,越快越好,但不要划错,一旦发现划错,可在该字母下划一横线以示纠正;听到"开始"口令,立即开始校阅,听到"停止"口令立即停笔并在停笔处的字母右侧划中止符"∥"。

(3) 练习:校字表第 1～2 行可规定为练习行,正式测验前,需练习 3～5 次至掌握方法。

(4) 施测:测试时间 2 分钟;计时要准确,说明划消条件后立即"开始"并计时,同时将划消条件写在黑板上;2 分钟后发"停止"口令,上交校字表。例如,简单划消测验,在发出"准备,删除 H,开始"口令同时计时,并将"H"写在黑板上。再如,带条件划消测验,在发出"准备,删除 H 后 K,开始"口令同时计时,并将"H 后 K"写在黑板上。

若要观察学习日脑力工作能力变化,一般在早读前,上午第 2、4 节课后,下午上课前和末节课后各测试一次,共 5 次。若要观察学周内工作能力变化,可取周一至周五早读前各测一次,共 5 次。每次测验的划消形式应一致,但指定的划消字母应变换,这样各次测验难易程度基本一致。

(5) 阅卷:可使用记分表(在应删字母处打孔并标注每行字母数和应删字母数的校字表)阅卷;逐行检查标记错、漏字数,至中止符前;漏查一行计 1 个错误,该行阅字数和应删字数均不计入;合计总阅字数、总应删数、错漏数。

(四) 指标计算及疲劳评价

1. 评价指标 包括工作速度、错误率、脑力工作能力指数(mental capacity index,MCI)。计算方法如下:

$$工作速度=\frac{阅字数(个)}{阅字时间(分钟)} \qquad MCI=工作速度\times\frac{应删数-错漏数}{应删数}$$

$$错误率=\frac{错漏数}{阅字数}\times100\%$$

2. 判断标准 根据个体学习前后指标的计算结果,可将脑力工作能力划分为以下 4 种类型。

(1) 良好:工作后阅字速度增加,错误率降低。

(2) 不变:工作前后阅字速度、错误率基本一致。

(3) 早期疲劳:工作后阅字速度减慢,或错误率增加。

(4) 显著疲劳:工作后阅字速度减慢,同时错误率增加。

3. 确定学习负荷临界值　个体评价以早期疲劳发生的学习时间为学习负荷临界值。群体评价以各次测验的早期疲劳发生率做概率分析,以早期疲劳发生率为50%的学习时间,判断为该群体学习负荷临界值;也可利用 MCI、疲劳率分析脑力工作能力的变化特点。

(五) 优缺点

该方法操作简便,不影响课堂教学,适用于集体测验;但测验结果受被试者的情绪、精细动作能力和熟练程度影响。我国儿童对数字和字母 ABC 较敏感,在跨文化比较时,也可利用 WISC-Ⅳ的划消测验,以动物和常见物体图片为指定作业形式。

三、视觉运动反应时测定

视觉运动反应,是利用光或声刺激,结合事先的语言指示,形成手指按压的条件反射;从刺激信号发出到产生手指按压的反应时间称视觉运动反应时。本实习介绍视觉运动反应时的测定在学习疲劳评定中的应用。

(一) 原理

反应时与大脑皮质的功能状态密切相关,大脑皮质的兴奋性越高,反应的潜伏期越短。随着疲劳的累积,大脑皮质功能下降,对声、光等刺激的反应能力减弱,表现为反应时延长,反应错误增多。

(二) 测量工具和测定类型

1. 测量仪器　视觉运动反应时测定仪的品种较多,但一般都由刺激信号显示器、按压反应键、记录分析器(自动计时装置)、输出显示器 4 个部分组成;测量精度 1/1 000 秒。

2. 测定类型　测定有简单、复杂两种,可分别测定简单反应时和选择反应时、辨别反应时。

(1) 简单反应时(A 反应时),是指呈现一个刺激,要求被试者作出单一的反应时间。例如,要求被试者一见到仪器呈现红色信号光就立刻按键。

(2) 选择反应时(B 反应时),是指呈现两个或两个以上的刺激,要求被试者对每种刺激选择一种符合要求的反应时间;选择反应时在简单反应时间的基础上,还包含了辨别刺激的时间和选择反应方式的时间。例如,仪器有可能呈现红光也有可能呈现绿光,要求被试者看见红光用右手按键,看见绿光用左手按键。

(3) 辨别反应时(C 反应时),是指呈现两个或两个以上的刺激,要求被试者对某一特定的刺激作出反应,对其他刺激不做反应。辨别反应时在简单反应时间的基础上,仅包含了辨别刺激的时间而不包含选择反应方式的时间。例如,呈现两种或两种以上色光,要求被试者只对红光作出按键反应。

分析结果时需注意:简单反应时,即 A 反应时;辨别反应时,等于 C 反应时 - A 反应时;选择反应时,等于 B 反应时 - C 反应时。

(三) 疲劳评价方法

评价指标包括平均反应时,错误反应次数。

测定简单反应时的话,以学习前后两次测定的平均反应时判断。如果工作后反应时延长,判定为疲劳。

测定选择反应时的话,以前后两次测定的平均反应时和错误反应次数综合判断。如果两项指标都没有下降,表示脑力工作能力状况良好,未出现疲劳;如果其中一项指标变差,判断为早期疲劳;如果两项指标都变差,判断为显著疲劳。

(四)注意事项

反应时受许多因素影响,如刺激的种类(颜色、光强、光面积)、强度及个体的因素(练习程度、适应水平、动机和情绪)等。反应时仅适用于分散的个体测试;如用于集体测试,应注意每台仪器限制测定人数,避免测定时间间隔太长影响结果。

【操作实习】 体会测试过程

测试过程主要包括选择反应类型、设置刺激呈现次数和形式、开始测试、结果输出等步骤。不同的测试仪给予的刺激信号和测量的反应类型会有所不同,本实习以下面两种常用的测定仪为例,进行演示和操作实习。

(一)SHJ-Ⅲ型视觉反应时测试仪

包括5类实验,可测量视觉的简单反应时、辨别反应时、选择反应时。

1. **仪器组成** 仪器(图13-2)由单片机及开关控制电路、主试面板、被试面板等部分组成。主试面板设有操作键和8位数码显示管(1位标志、4位反应时、3位次数);被试面板是7×15三色(红、黄、绿)光点阵显示屏,是刺激呈现的部分;反应键包括被试的左、右手按压回答键。

2. **实验类别** 仪器内设5类17组实验,包括刺激概率(4组)、数奇偶(3组)、数大小(3组)、信息量(3组)和刺激对时距(4组)。通过主试面板按键及指示灯选择。其中刺激概率实验可测量

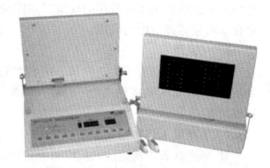

图13-2 SHJ-Ⅲ型视觉反应时测试仪

简单反应时;数奇偶、数大小、刺激对时距实验可测量选择反应时;信息量实验可测量辨别反应时。以下介绍刺激概率、数奇偶和信息量实验。

(1)刺激概率实验。对应主试面板"概率"键,可测量简单反应时。4组的差别在于3种色光呈现的概率不同。

(2)数奇偶实验。对应主试面板"数奇偶"键,可测量选择反应时。刺激呈现:在显示屏两侧4×4点阵区呈现红色光刺激,被试者判别点数之和是奇数还是偶数;奇数按左手键,偶数按右手键。3组差别在于数排列特征不同(横向、竖向、随机)。

(3)信息量实验。对应主试面板"信息量"键,可测量辨别反应时。刺激呈现:红/绿色光和大/小正方形刺激,被试者辨别刺激是"正刺激"(需要作反应的)还是"负刺激"(不作反应的)。正刺激按左右手任一键,负刺激不回答。3组差别在于"正刺激"(颜色、大小、位置)不同,组1光点呈现在显示屏中央,正刺激为"红大正方形";组2光点呈现在显示屏中央,正刺激为"红大或绿小正方形";组3光点呈现在显示屏左右,正刺激为"红左大右小正方形"或者"绿左小右大正方形"。

3. **操作方法**

(1)仪器检查:检查设备连接,接通电源;按"自检"键,进行仪器自检;按左右手键,检测反应手键。

(2)设定实验参数:选择实验类型、组别和反应次数。按主试面板左侧实验类型选择键(概率、数奇偶、数大小、信息量、时距键),选择某一类实验,相应灯亮。再按该键,选择需要

的组别,面板上相应"组别"灯亮。确定反应次数:设置范围在 10～255 之间;按面板上"次数"键,以"＋"键设置百位数;再按"次数"键,以"＋"键设置十位数;再按两键,设置个位数。

(3) 测前准备:正式测试前,向被试者说明测试内容及要求;被试者面对显示屏,左手握"左"回答手键,右手握"右"回答手键,作好回答准备;在回答正确的前提下,回答越快越好。

(4) 测试:按"启动"键输出刺激信号,开始测试;每次实验开始前有 2 秒预备,此时被试者不能按键。开始测试后,被试者注视显示屏,按要求进行回答。回答正确,主试面板自动显示反应时间;回答错误,蜂鸣声响提示,并记录一次错误次数。实验结束,蜂鸣长声响,显示该组实验结果。

(5) 测试结果显示与打印。"概率"实验结束后,按"＋"键,显示平均简单反应时(总平均简单反应时和 3 种色光各自平均简单反应时)与实验次数。数码显示管第一位(标志位)的数字分别代表"0"总平均,"1"红色光,"2"黄色光,"3"绿色光。其他实验结束后,仪器自动显示正确回答的平均选择反应时(信息量实验为平均辨别反应时)和错误回答次数,标志位无显示。如果已接好微型打印机,可按主试面板"打印"键,打印实验结果。

一组测试结束后,换新的被试者,若实验内容不变,主试只需按"启动"键,测试即重新开始。如果要更换实验内容,则按"复位"键,然后重新设定实验参数。

(二) EP204 声光反应时测定仪

可测量选择反应时,包括在不同声、光条件下和在不同光色条件下的选择反应时。

1. 仪器组成　仪器(图 13 - 3)由单片机及开关控制电路、主试面板、光电反应键盘等部分组成。主试面板设有操作键和 8 位数码显示管;以 4 个半导体四色发光二极管作为光刺激,以仪器内部压电蜂鸣器发出声响作为声刺激;反应键盘包括对应 4 种颜色的四孔光电反应键。

2. 操作步骤

(1) 仪器检查,开机。

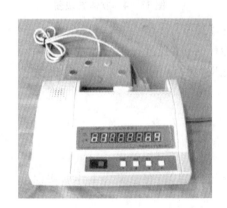

图 13 - 3　EP204 声光反应时测定仪

(2) 设定实验参数:按"1"键,选择光色反应实验;再按"1"键设置反应次数(20、40、60、80)。

(3) 测前准备:正式测试前,向被试者说明测试内容及要求;被试者将手指放在反应键盘 4 个圆孔中的任意一个,作好回答准备;在回答正确的前提下,反应越快越好。

(4) 测试:主试者按"2"键启动,测试开始。4 种色光(红、绿、蓝、黄)随机呈现,但每种色光呈现次数相等;被试者根据呈现的光色,用手指按压反应键盘上的对应颜色圆孔,然后返回重新将手指放在反应键盘 4 个圆孔中的任意一个;仪器自动记录反应时间和错误次数。当所设置的测试次数完成后,仪器自动鸣响 1 秒,实验结束。

(5) 测试结果显示:连续按"3"键,显示器将依次显示实验结果:1—＃＃平均反应时间;2—＃＃至 5—＃＃红、绿、蓝、黄四色光的平均反应时;6—＃＃测试次数;7—＃＃错误次数。记录或打印测试结果。按"复位"键,继续下一个测试。

四、明视持久度测定

明视持久度指注视时间中明视时间所占的百分比,是反映视觉和心理功能(注意力)的综合性指标之一,也常用于学习疲劳的测定。以下介绍立体方块图明视持久度测定法。

(一) 原理

当大脑皮质兴奋性降低时,视觉分析功能下降,注意力涣散,视敏度和对比度等视觉机能也随之降低,眼睛对细小对象的分辨能力减弱。此时,眼睛的明视时间缩短,不明视的时间增长,明视持久度降低。

(二) 测定方法

1. 测量工具　立体方块图(图 13 - 4)。该图是在白色背景上呈"品"字形排列的 3 个立体方块图,方块边长 1 cm。注视立体方块图,呈现正"品"字为明视,倒"品"字时为不明视。测试需配秒表 2 只。

2. 施测环境　室内照度恒定;立体方块图表面照度在 100~150 Lx,且均匀无暗区;立体方块图放置的高度应与受试者(坐姿时)眼睛齐平,距离 30~40 cm。

3. 测定方法　测定前,让受试者熟悉秒表断续计时的方法,学会在注视过程中用秒表记下方块图呈正"品"字的累计总时间。

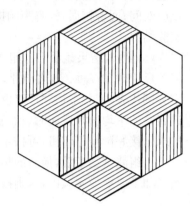

图 13 - 4　立体方块图

测试时,主试者持另一秒表,发"开始"口令的同时计时,测试时间 3 分钟。受试者听到口令后立即注视方块图并开始计时;注视过程中当方块呈倒"品"字时立即暂停计时;再看到正"品"字时开表继续计时,如此反复直至主试者叫"停",立即关秒表停止计时;记录明视时间。

(三) 疲劳评价方法

$$计算明视持久度\left(=\frac{明视时间}{注视总时间}\times100\right)。$$

比较个体学习前后测试的明视持久度,前后两次相差超过上 10% 有意义。工作后明视持久度降低,判断为疲劳。

本方法的缺点是不能评价疲劳的两个阶段,测定结果容易受到测试场所照明的影响。

五、闪光融合临界频率测定

当间歇频率较低的光刺激作用于人眼时,会产生亮暗的闪烁感;当光刺激的间歇频率逐渐增大到一定程度时,闪烁感觉消失,而产生稳定光或持续光的感觉,这一现象称闪光的融合。从闪光感到融合光感(或反之从融合光感到闪光感)变化瞬间的闪烁频率,称闪烁光融合临界频率,又称闪光融合临界频率(critical flicker frequency, CFF)。CFF 是测量视觉疲劳和脑力疲劳的常用指标。

(一) 原理

CFF 反映视觉的敏锐程度,视觉敏锐时,CFF 较高;视觉迟钝时即眼睛疲劳时,CFF 较低。当疲劳发生时,大脑及视觉分析器的敏感性均降低,CFF 也表现为降低。

（二）方法

1. 测定仪器　闪光融合频率仪（亮点闪烁仪）由观察筒和频率指示器（主试机）两部分组成。观察筒是内壁涂黑的金属筒，上端装有与眼眶形状吻合的黑色接目镜；下端为闪烁光发生器，由微电机带动的三叶片齿轮和光源组成。

2. 测试和评价方法

（1）准备：接通电源，打开电源开关。

（2）设置参数：背景亮度设为1/16，亮点颜色选红，亮度（强度）选1，占空比选1∶1。

（3）被试者熟悉测量方法：要求被试者双眼紧贴观察筒，观察位于视觉中央的亮点；让被试者熟悉用控制旋钮调节光点频率并熟悉"闪"与"不闪"现象。

（4）施测：主试者将亮点调至明显闪烁，然后告诉被试"你现在看到的是一个闪烁的亮点，请调节旋钮直到刚刚看不到亮点闪烁为止；在闪与不闪附近可以反复调整，直至您确定不再闪烁为止"；记录频率值。主试者将亮点调至明显不闪烁，然后告诉被试者"你现在看到的是一个不闪烁的亮点，请转动旋钮直到刚刚看到亮点闪烁为止；在闪与不闪附近可以反复调整，直到您确定闪烁为止"；记录频率值。

（5）评价：工作后 CFF 降低，判断为疲劳。

（谭　晖）

实习十四　教室的卫生学评价

实习要求

1. 了解教室卫生学调查的内容和信息收集过程。
2. 掌握教室采光照明主要卫生学指标的测量和评价方法。
3. 掌握课桌椅分配符合率的计算和评价方法。

教室是学生日常在校学习和活动的重要环境，教室的卫生学评价是学校卫生监督的重要内容。评价时，以学校教室为抽样单位，在对教室环境和教学设施进行全面调查基础上，侧重于采光照明及课桌椅的调查和评价。本实习将通过对教室的实地调查，重点掌握采光照明及课桌椅的测量和评价方法。

一、教室的卫生学调查

教室卫生学调查中，应根据学校教室的设置情况抽样。首先确定需要调查的教室数，然后，按学校教室的结构、层次、朝向、单侧/双侧采光类型等分层，从中抽取有代表性的教室进行调查。

1. 一般状况

(1) 基本信息:学校名称、年级、班级、学生人数。

(2) 教室尺寸:教室位置(楼层、方位、毗邻等),朝向,门窗数和门窗结构(材料),双层或单层窗;教室的长、宽及净高,并计算人均面积和容积。

(3) 教室设备:黑板长、宽,黑板下缘距地面高度,黑板的材料颜色及反光情况;前排课桌(桌前缘)至黑板的距离,水平视角和垂直视角,后排课桌(桌后缘)至黑板的距离;教室的其他设备(清洁柜、挂衣钩等)。

(4) 教室微小环境:教室通风换气和采暖设备情况;室内空气中 CO_2 含量及微小气候检测结果等。

2. 自然采光

(1) 自然采光状况:课桌面和黑板面照度(最大、最小、平均),照度均匀度(最小照度/平均照度);教室课桌面上的采光系数最低值(通常在 10 点~14 点照度相对稳定的时间测量)。注明测量时间和天气状况。

(2) 影响采光的因素:①教室主要采光窗朝向,采光方式(单侧、双侧、左侧、右侧采光)。②窗台高度,窗上缘至地面高度,窗上缘至天棚距离,窗间墙宽,窗与前、后墙距离,窗玻璃面积,窗外遮挡情况(树木、建筑物和间距),玻璃清洁状况。③墙壁和天棚颜色及反射系数,墙裙的高度和颜色;有无纱窗和窗帘。④室深系数,窗地面积比,投射角和开角。

3. 人工照明

(1) 照明测量:课桌面和黑板面的照度(最大、最小、平均)及照度均匀度;黑板、课桌面的反射系数。注明测量时间。

(2) 照明影响因素:①教室灯具种类、数量及配置情况(纵向或横向排列、灯间距、灯墙距、悬挂高度)。②每盏灯的功率及总功率,平均每平方米功率。③黑板局部照明的设置情况。④灯的安装时间及使用情况,是否需清拭或更换等。

4. 课桌椅

(1) 课桌椅型式(单人或双人,连式或分离式等),颜色,材料结构。

(2) 课桌长、宽,桌面形式(平面或斜坡,能否翻转)。

(3) 课桌椅排列情况:桌列间距,桌墙间距(与侧墙、后墙),水平观察角和垂直视角。

(4) 屉箱设置情况(封闭或揭盖式),桌下空区及踏板。

(5) 各套桌高、椅高和桌椅高差,可用数据或号数记录;各套桌椅就座学生的身高(号数)等。

二、教室采光照明的卫生学评级指标测量方法

《学校卫生综合评价》(GB/T 18205 – 2012)中规定,利用采光系数、窗地面积比、后墙壁反射比等指标评价教室采光;采用照度、照度均匀度、灯桌间距等指标评价教室的照明。

主要的测量工具是照度计,这是一种利用光敏半导体元件的物理光电现象制成的测光仪器,由光接收器(硒或硅光电池)和电流表组成。外来光线射到硒(或硅)光电池后,光电池即将光能转为电能,通过电流表显示出光的照度值,以勒克斯(lx)为单位。照度计的照度值可由数字显示或指针指示。

(一) 数字式照度计的使用方法

(1) 打开电流表开关,校正"0"点,熟悉电流表的读数范围和方法。

（2）测量时，将光电系统的插头插入电流表插孔内，接收器感光面（加滤光罩）水平放在欲测量位置；打开滤光罩，选择适合测量档位（如果显示屏左端只显示"1"，表示照度过量，需要按量程选择键调整测量倍数）。照度计开始工作，并在显示屏上显示照度值；显示数据不断变动，当显示数据稳定时，按下 HOLD 键，锁定数据；读取并记录照度值。照度值等于显示数字与量程值的乘积，如：屏幕上显示 500，右下角显示状态为"×10"，照度测量值为 5 000 lx，即（500×10）。再按 HOLD 键取消数值锁定功能，每一观测位点，连续读数 3 次并记录。测量完毕，关闭电流表电源开关，取下插头，接收器感光面盖上滤光罩，妥当放置。

（3）照度计使用注意事项：①测量前先将接收器曝光 2 分钟后再开始。②测人工照明时，荧光灯应在燃点 40 分钟后（白炽灯燃点 15 分钟后），待光源的光输出稳定后测量。③各测点取 2～3 次读数的平均值，提高准确性。④先用大的量程挡数，然后根据指示值大小逐步下调到适当挡数；原则上不允许在某挡满量程的 1／10 范围内测定。⑤照度计在运输或携带中应避免震动；放置环境要干燥，无腐蚀性气体，周围无强大磁场；不得用湿布擦拭电流表有机玻璃罩，也不要用力揩拭，以防引起静电效应。⑥每年校正一次照度计。

（二）照度的测量

1. 选定照度测量点

按 GB 5699 - 2008、GB 5700 - 2008 有关标准要求，选定教室内的照度测量点。室内工作面测点高度一般为 0.7 m 高的水平面，小学可适当降低；通道可取距地面 15 cm 高的水平面。教室内照度测量的水平布点有以下几种形式。

（1）纵横线交叉布点：如图 14 - 1 所示，测自然采光的室内照度时，先从采光窗和窗间墙的中点划数条平行横线，再按室宽在分别距内、外墙各 50 cm 处的横线段内划 4 等分纵向平行直线，取各纵横交叉处的 30 或 25 个点（最后排 5 点不测）进行测量。测人工照明的照度时，按室内灯的布置分别在灯下和灯间划若干条横向、纵向平行线，取各纵横交叉处的数十个点作为人工照明测点。

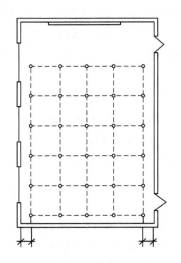
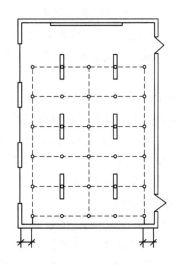

a. 教室采光的照度测点　　　　　　　b. 教室照明的照度测点
（按窗交叉布点）　　　　　　　　　　（按灯交叉布点）

图 14 - 1　教室采光照明测定点

（2）等距布点：在室内划横向和纵向平行线各若干条，每条平行线的间隔均为 1 m，则在纵横交叉处可有数十个点,以此作为采光或照明的测点。

(3) 自行选点:测量课桌面照度时,可根据课桌椅配置情况,选取均匀分布的 9、12、16 或 20 个点。测量黑板面照度时,可在黑板中横线上取左、中、右 3 点,左右各距黑板有效边缘 30 cm;也可在上下左右各距黑板边缘 10 cm 的横、纵向各取 5 点和 3 点共 15 点测量。

2. 计算平均照度及照度均匀度　按上述无论哪种布点方式测量教室课桌面和黑板面照度,观察最低照度值是否符合国家要求,并计算平均照度和照度均匀度。

$$照度均匀度 = \frac{最小照度值}{平均照度值}$$

《中小学校教室采光和照明卫生标准》中规定,教室人工照明条件下,课桌面最低照度不低于 300 lx,照度均匀度不低于 0.7;黑板面照度不低于 500 lx,照度均匀度不低于 0.8。

(三) 采光系数的测量

采光系数指室内工作面(课桌面或黑板面)一点的天然光照度与同时室外开阔天空漫射光的水平照度的比值。

中小学教室采光照明卫生标准规定,以最小采光系数作为评价教室采光状况的客观指标。在 III 类光气候区,室内课桌面上采光系数最低值不应低于 2%。

测量室内照度时,关闭人工照明,选择教室内光线最差的课桌面测量,测量值为室内照度值。

测量室外照度时,选择周围无遮挡的空地,避免直射阳光,在测量室内照度前后各测量一次室外照度,取两次平均值作为室外照度值。

$$采光系数 = \frac{室内照度值}{室外照度值} \times 100\%$$

(四) 窗地面积比的测量和计算

用卷尺测量教室采光窗洞口总面积和教室地面面积;以窗洞口总面积为 1,计算与地面面积的比例。《中小学校教室采光和照明卫生标准》中规定教室窗地面积比不低于 1:5。

例如,某教室采光窗 3 扇,窗洞尺寸 2 100 mm×2 000 mm,总面积 12.6 m²;教室尺寸 7 000 mm×9 000 mm,地面面积 63.0 m²;则窗地面积比=12.6 / 63.0=1 / 5.0,故该教室窗地面积比为 1:5。

窗地面积比是采光计算中的重要指标,是以窗洞面积估算透光面积。需要注意的是,不同光气候区、不同窗框材料将影响窗地面积比的估算。国家标准中是以 III 类光气候区的普通玻璃单层铝窗采光估算的窗地面积比,非 III 类光气候区的窗地面积比应乘以光气候系数 K(见教材第十一章表 11-5);此外,木窗窗框、窗棂的遮光面积较铝窗大,近似的估算方法为木窗的实际透光面积约占窗洞面积的 65%。

(五) 反射系数的测量

反射系数,即反射比,指某物体表面上反射的光通量与入射该物体表面上的光通量之比,以 ρ 表示。教室内各表面的反射系数可通过测量表面照度和反射照度后计算获得。《学校卫生综合评价》(GB/T 18205-2012)中,是以"后墙壁反射比"作为评价教室表面反射系数的指标,并规定后墙壁反射比不低于 0.7~0.8。

后墙壁反射比的测量方法:将后墙壁分为左、中、右,取 3 个测量点;左、右测点应离相邻墙面相接处 10~20 cm,然后求出反射比的平均值。过程中,入射照度测量时,将照度计接收器感光面朝上,置于被测表面某一位置,读取入射照度值;反射照度测量时,将照度计接收器感光面对准同一被测表面的原来位置,逐渐平移离开,待照度稳定后,读取反射照度值。

$$反射系数=\frac{反射照度值}{入射照度值}$$

(六)投射角和开角测量

投射角,是室内桌面一点到窗侧所引水平线与该点到窗上缘之间连线的夹角;反映室进深和窗高比例关系对室内采光的影响。开角,是课桌面测定点到对面遮挡物顶点的连线与该测定点到教室窗上缘连线之间的夹角;反映窗外遮挡物对室内采光的影响。一般投射角应不小于 20°~22°;开角应不小于 4°~5°

单侧采光时,投射角和开角均以室内离窗最远的课桌面测定值最小。因此,在测定时应选择室内离窗最远排座位,先用皮卷尺测出距离,再以三角函数法计算角度数,或用测角器直接测量角度。

以下介绍三角函数法测量投射角和开角的具体步骤,如图 14-2 所示。

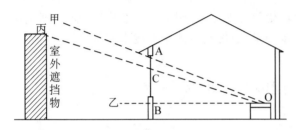

图 14-2 教室的投射角和开角测量

1. 投射角 从测量点 O 引出甲、乙两线,甲线通过窗上缘相交于 A 点,乙线为从 O 点引向窗侧的水平线,与窗玻璃或墙相交于 B 点,∠AOB 为投射角。用卷尺分别测量 AB 和 BO 线长度,按三角正切法,求 ∠AOB 值。假设 AB = 2.6 m,BO = 5.5 m,则 $\tan\angle AOB=\frac{AB}{BO}=\frac{2.6}{5.5}=0.47$;查三角函数正切表(表 14-1),0.47 为 25°,则该教室课桌面上的最小投射角为 25°。

2. 开角 从 O 点向窗外最近建筑物(或遮挡物)顶部方向引丙线,与窗玻璃相交于 C 点,∠AOC 即为开角。测量 CB 线的长度,按三角函数正切法,先求出 ∠COB 的值;∠AOB 与 ∠COB 值相减即得开角(∠AOC)之值。设 CB = 2.0 m,BO = 5.5 m,则 $\tan\angle COB=\frac{CB}{BO}=\frac{2.0}{5.5}=0.36$;查三角函数正切表(表 14-1),∠COB 为 20°,所以 ∠AOC = ∠AOB - ∠COB = 25° - 20° = 5°,即该教室课桌面上的最小开角是 5°。

表 14-1 三角函数正切表

正切	角度	正切	角度	正切	角度
0.017	1	0.176	10	0.344	19
0.035	2	0.194	11	**0.364**	**20**
0.052	3	0.213	12	0.384	21
0.070	4	0.231	13	0.404	22
0.087	5	0.249	14	0.424	23
0.105	6	0.268	15	0.445	24
0.123	7	0.287	16	**0.466**	**25**
0.141	8	0.306	17	0.488	26
0.158	9	0.325	18	0.510	27

正切	角度	正切	角度	正切	角度
0.523	28	0.675	34	0.839	40
0.554	29	0.700	35	0.869	41
0.577	30	0.727	36	0.900	42
0.601	31	0.754	37	0.933	43
0.625	32	0.781	38	0.966	44
0.649	33	0.810	39	1.000	45

（七）亮度测量

亮度指单位投影面积上的发光强度，单位坎德拉每平方米（cd/m²）。教室窗、墙、顶棚、室内设施和课桌面等表面的亮度，可用亮度计直接测量，也可通过测量照度来间接计算，计算公式如下：

$$漫反射表面亮度 = \frac{该表面照度 \times 该表面反射系数}{\pi}$$

三、课桌椅功能尺寸的测量及评价

（一）课桌椅的型号鉴定

课桌椅出厂前，应标明其型号和适用身高范围。对原有课桌椅应测量桌高与椅高、按《学校课桌椅功能尺寸》（GB/T 3976）分别确定其型号和相应使用者身高范围，标注在课桌椅上。鉴定时记录教室内课桌椅结构形式和排列情况、课桌和课椅的型号、就座学生身高等。

为便于大批量测量和鉴定，可利用"学生身高及课桌椅型号测量尺"。该尺由身高测量尺和课桌椅测量尺两部分组成，身高测量尺两侧分别标有身高尺寸与身高号刻度；课桌椅测量尺尺面设有桌高号和椅高号的刻度，桌高和椅高的尺寸刻度分别排列在测量尺的两侧。

使用时，测量者逐套测量课桌椅高度和就座学生身高，记录课桌号、椅号、就座学生身高号以及课桌椅在教室中的排列位置。为使获得的资料尽量完备，宜在全体学生就座的情况下调查；如组织困难，应收集学生的座位分布和身高数据。

（二）课桌椅分配的卫生评价

在抽样教室中，以"学生身高及课桌椅型号测量尺"测量在座学生身高及相应课桌椅高度，直接记录课桌号、课椅号与身高号，三者号数相同，则分配符合；也可用普通测量尺测量，按照 GB/T 3976 规定的课桌椅各型号的身高范围进行评价，被测课桌椅号数在使用者身高范围内，则分配符合。测量后按以下公式计算课桌椅分配符合率：

$$课桌椅分配符合率 = \frac{课桌与课椅号与就座学生身高相符合的人数}{被测学生人数} \times 100\%$$

《学校卫生综合评价》中规定，课桌椅分配符合率≥80%得满分，40%～79%得 5 分（总分 10 分），＜40%不得分。

（谭　晖）

实习十五　学校健康促进干预的需求评估

实习目的：

1. 了解学校健康促进需求评估的内容框架。
2. 熟悉和掌握学校健康促进干预快速需求评估中的定性调查方法。

需求评估（needs assessment）是指确定某一个人或某个组织的需要及确定促使其目标实现的优先需求。需求评估可分为扩大需求评估（extensive needs assessment）和集中需求评估（intensive needs assessment）。扩大需求评估和集中需求评估最主要的区别在于，扩大需求评估是通过对大样本的评估发现人群特征，而集中需求评估是对一个或几个案例进行深度分析，发现因果关系。卫生领域中还有针对灾后、突发公共卫生事件暴发后或针对特殊人群的快速需求评估。本次实习课中的学校健康促进干预的需求评估指的是扩大需求评估。

学校健康促进干预的需求评估是通过一系列的评估活动来发现影响学生健康的主要问题，或者是找出现实与期望状态之间的"鸿沟"，为学校健康促进干预提供依据。学校健康促进是一个系统工程，需要通过学校、家长和学校所属社区内所有成员的共同努力，来达到促进学生健康和发展的目标，因此学校健康促进干预的需求评估需要从学生个体、家庭、社区和社会多个层面进行。其中，社会层面除了国家和地方法律法规外，大众传播媒介对儿童青少年行为的影响也不容忽视，大众传媒可以说是学校健康促进干预目标的一个特殊领域。具体评估框架如表 15-1 所示。

表 15-1　学校健康促进干预的需求评估内容框架

评估层面	评估对象	评估内容
个体	学生	健康问题、健康危险行为、健康素养、可得卫生资源、卫生服务利用情况等
家庭	家长	家庭环境、养育行为、卫生服务利用情况等
学校	学校教职工	教学环境卫生、生活环境卫生、卫生服务提供和卫生政策等
社区	社区管理者	社区中与儿童青少年相关卫生服务提供、卫生环境和卫生政策等
社会	卫生和教育行政部门官员	国家和地方学校卫生相关法律、法规、政策现况
	媒体工作者	儿童青少年相关的健康教育和健康促进媒体资源内容、种类和现况等

一、评估的目标人群

目标人群可分为：一级目标人群（如学生本人）；次级目标人群（包括学生家长、学校领导、教职员工、社区领导、大众传媒工作者等）。

二、评估内容

根据 1986 年首届国际健康促进大会通过的《渥太华宣言》中提出的健康促进的 5 个主要活动领域，评估学校卫生相关的多个方面。

1. 学生主要健康问题评估　对学生面临的健康问题进行分析，包括主要的健康问题、严重程度、危害等。分析健康相关行为，找出主要的健康危险行为和主要成因等。寻找学生的适宜卫生服务利用行为不足的原因，搞清楚究竟是不了解信息、缺乏技能，还是缺乏资源等。

2. 家庭影响因素评估　了解家长的健康素养、受教育程度、家庭经济水平和医疗保险等。

3. 学校影响因素评估　评估学校卫生政策，了解是否存在相关的制度和规定，执行程度如何等。了解教学环境卫生和生活环境卫生方面的现状水平；评估学校卫生保健服务，包括对卫生保健服务内容、程序、质量、卫生保健人员能力的评估等；了解学校卫生资源，包括现有资源、可开发资源、需外部引入资源等。

4. 社区和社会环境评估　社区中与儿童青少年健康相关的卫生服务提供、卫生环境和卫生政策等；儿童青少年健康教育和健康促进相关的媒体资源内容、种类和现况。

三、评估资料来源和评估方法

资料来源可以是对现有资料的回顾，即资料法。现有资料包括卫生统计部门报表、政府文件、学校学生的健康档案等。也可以是实地调查或评估，评估方法可以是定量研究，如问卷调查、实验室检查和健康体检等；也可以是定性研究，如各种形式的访谈法。

（一）资料法

所谓资料，主要是指包含各种信息的书面材料或文字材料。根据资料的形式和来源的不同，可以分为个人资料、官方资料及大众传播媒介三大类。个人资料主要是指个人的日记、自传及信件等；官方资料是指政府机构和有关组织的记录、报告、统计、计划、信函等；大众传播媒介是指报刊、电影、电视、网络等。

对资料进行收集、整理和分析是定性调查中常用的方法。资料分析中最常用的是内容分析法。内容分析法通过考察人们所写的文章、书籍、日记、信件，所拍的电影、电视和照片，所创作的歌曲、图画等，来了解人们的行为、态度和特征，进而说明社会结构及文化变迁。内容分析法假定：在这些传播材料中所发现的行为模式、价值观念和态度，反映出并影响着创造和接受这些材料的人们的行为、态度和价值观。内容分析法分析资料的过程包括收集资料、整理、编码、分析和总结。

（二）定量研究

定量研究又称为量化研究（quantitative research），指的是采用统计、数学或计算技术等方法，对社会现象进行系统性的经验考察。定量研究设计的主要方法有调查法和实验法。学校健康促进干预的需求评估常用到的定量研究方法是问卷调查、测量和实验室检查。

（1）问卷调查。对学生和家长的健康素养、健康行为习惯等都可以进行问卷调查，具体实施包括问卷设计，调查实施，数据录入和分析，调查报告撰写。

（2）测量。如对学生身高、体重、血压值的测量。

（3）实验室检查。如留取学生的唾液、血液、尿液等生物样品进行实验室检查，学校食品和饮用水的卫生监测等。

(三) 定性研究

定性研究(qualitative research)方法包括观察法、焦点小组讨论(focus group discussion)、深度访谈(in-deep interview)、德尔菲法(Delphi method)、头脑风暴法(brain storming)与逆向头脑风暴法(anti-brain storming)等。下面着重对学校健康促进干预快速需求评估中常用的两个定性调查方法进行介绍和练习。

1. 观察法 观察是指带有明确目的,用自己的感官和辅助工具去直接地、有针对性地了解正在发生、发展和变化着的现象。

根据是否参与所要观察的对象,又将观察分为局外观察和参与式观察。局外观察是指观察者处在被观察群体或现象之外,完全不参与行动,尽可能不对观察对象和群体产生影响;参与观察就是观察者深入到所研究对象的生活背景中,在实际参与研究对象日常生活的过程中所进行的观察。

根据观察方式的结构程度,又可以将观察分为结构式观察和非结构式观察。结构式观察是指按照一定的程序、采用明确的观察提纲或观察记录表格对现象进行观察,其观察内容是固定的,观察记录表也类似于结构式问卷,观察者根据统一的要求,对每个观察对象进行统一的观察和记录;无结构观察则是指没有统一的、固定不变的观察内容和观察表格,完全依据现象发生、发展和变化的过程所进行的自然观察。学校健康促进项目需求评估最常用的观察方法是结构式的观察法。结构式的观察法由于统一使用提纲或记录表而使得每次观察结果结构一致,有的资料除了可以做定性分析还可以做定量分析。

【课堂练习】 针对学生肥胖日益高发的问题,某研究小组准备开展一项针对小学生肥胖相关行为危险因素干预的项目。现在,请你帮助设计一份结构式观察记录表,观察和记录学生每日校内外活动过程中可能与肥胖相关的一些行为模式。

2. 知情人深入访谈 知情人个人深入访谈(key informant in-deep interviews)是一对一式个人访问的变化形式,它可以从较少的调查样本中收集到非常详细的信息。它所需要的样本数较小,但能获得受访者意见、价值、动力、回忆、表情、感觉等详细资料;并可对受访者的非语言反应进行较长时间的观察。个人深入访谈时,由于允许访问者根据每个受访者回答问题的具体情况提出问题,因而可能受到访问情境的影响。

个人深入访谈实施的基本步骤:①选择主题;②文献评阅,决定哪些因素需要通过知情人访谈获得;③利用模板格式设计访谈的问题;④选择需访谈的知情人;⑤制作访谈内容概要记录单;⑥进行访谈,并总结每一位受访者的资料,整理成表格或方阵;⑦按照每一个分主题内容进行概括总结;⑧书写描述性的报告。

个人深入访谈前,一般要准备好这些:欢迎词,明确访谈目的,排除其不当期望,保证回答的真实性;知情同意书;知情人访谈问题单;知情人访谈内容概要记录单;记录用的电脑/笔记本;方便记录开始/结束时间的时钟/表;录音机/录音笔;知情人访谈资料总结报告框架。

设计访谈问题时应该注意,问题的"组成或构成"可以不同,视具体的研究主题而定。可以从比较一般的问题开始,通过试探,逐渐引向特定的和深入的问题。研究人员要注意每一个"大的"开放式问题的措辞,不断探索和挖掘相关的信息,直至了解详情。问题要保持中立,不要"引导"受访者朝着某一固有的方向回答问题。要努力让受访者尽量自由地陈述其观点,分享其工作经验。

而访谈实施者应该具有这样的素质:良好的人际沟通技能;使访谈顺利进行下去,能够确定受访者讲了哪些,哪些还没有讲;保持聆听,不对受访者的观点进行评判或作出反应;善于试探,但不作引导或威逼;善于问题的过渡,不让人感到有程序和仪式;善于从受访者的言谈中发现其主要观点。

【课堂练习】 同样针对学生肥胖日益高发的问题,某研究小组计划对某中学的一些学生、家长和老师代表开展个人深入访谈,分别了解他们对青少年肥胖的看法、造成青少年肥胖行为生活方式原因、改变不健康生活习惯的障碍、采取怎样的措施促使维持健康体重等,以便为后期干预方案的制定提供参考依据。现在,请你帮助设计访谈提纲,并且两人一组,相互访谈,记录对方的主要观点。

(童　连,史慧静)